Florence Peterson Kendall
Elisabeth Kendall McCreary

Muskeln
Funktionen und Test

Muskeln
Funktionen und Test

Von
Florence Peterson Kendall, P. T.
Elisabeth Kendall McCreary

2., durchgesehene deutsche Übersetzung
und Bearbeitung
nach der 3. amerikanischen Auflage
von Christiane Schierenberg

Mit 325 Abbildungen

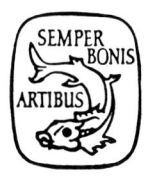

Gustav Fischer Verlag
Stuttgart · New York · 1988

Original English language edition
Muscles, Testing and Function – Third Edition
Copyright © 1983 by Williams & Wilkins
All rights reserved

Illustrationen von
Ranice W. Crosby
Diane K. Abeloff
Marjorie B. Gregerman
William E. Loechel

Fotografien von
Charles C. Krause, jun.

Anschrift der Übersetzerin:
Christiane Schierenberg, Sanatorium Hohenfreudenstadt, 7290 Freudenstadt

CIP-Titelaufnahme der Deutschen Bibliothek

Kendall, Florence Peterson:
Muskeln : Funktionen u. Test / von Florence Peterson Kendall ;
Elisabeth Kendall McCreary. Dt. Übers. u. Bearb. nach d.
amerikan. 3. Aufl. von Christiane Schierenberg. [Ill. von
Ranice W. Crosby ... Fotogr. von Charles C. Krause]. – 2. Aufl.
– Stuttgart ; New York : Fischer, 1988
    Einheitssacht.: Muscles <dt.>
    ISBN 3-437-00524-3
NE: McCreary, Elisabeth Kendall:

© Gustav Fischer Verlag · Stuttgart · New York · 1988
Wollgrasweg 49 · D-7000 Stuttgart 70
Das Werk einschließlich aller seiner Teile ist urheberrechtlich geschützt.
Jede Verwertung außerhalb der engen Grenzen des Urheberrechtsgesetzes
ist ohne Zustimmung des Verlages unzulässig und strafbar.
Das gilt insbesondere für Vervielfältigungen, Übersetzungen, Mikroverfilmungen
und die Einspeicherung und Verarbeitung in elektronischen Systemen.
Satz: Typobauer Filmsatz GmbH, Scharnhausen
Druck und Einband: Graphischer Großbetrieb Friedrich Pustet, Regensburg
Printed in Germany

ISBN 3-437-00524-3

Den Kendall Enkeln
gewidmet

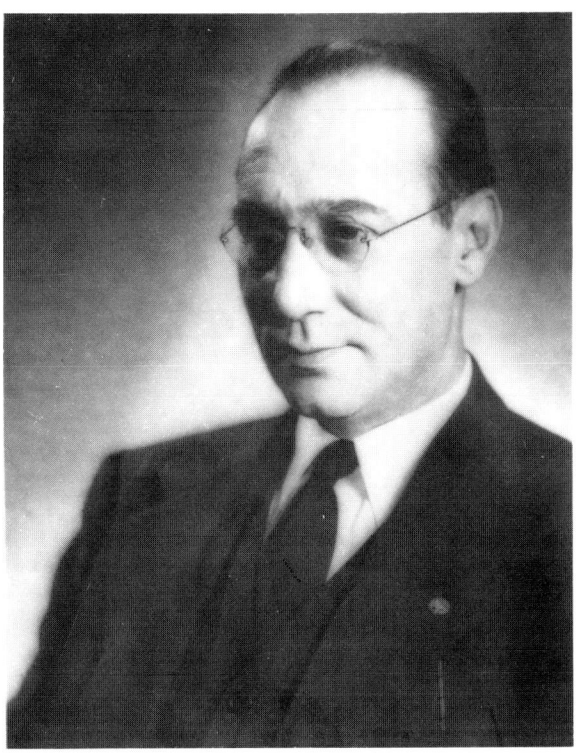

Henry Otis Kendall, P. T. (1898–1979)
Koautor der 1. und 2. Auflage

Ehemaliger Direktor des Physical Therapy Department,
Children's Hospital, Baltimore, Maryland. Supervisor für
Physical Therapy, Baltimore Board of Education; Instructor
für Body Mechanics, John Hopkins School of Nursing; Privatpraxis.

Vorwort zur deutschen Ausgabe

Meine erste Begegnung mit «Muscle-Testing and Function» hatte ich 1973 in England. Später habe ich das Buch in Deutschland erfolgreich im Unterricht benutzt. Ich fand, daß besonders die anatomischen Zeichnungen und die Fotografien dem Schüler halfen, sich den Verlauf des Muskels in der jeweiligen Testposition vorzustellen und sich Fixation und Art des Druckes bzw. Widerstandes durch den Prüfer einzuprägen.

Bei der Übersetzung der hier vorliegenden 3. Auflage ergaben sich so manche Schwierigkeiten bezüglich anatomischer Terminologie und krankengymnastischer Definitionen. Es besteht z.B. für den Begriff «Substitution» keine gleichbedeutende deutsche Bezeichnung. In anderen Büchern gleicher Thematik wird dafür «Ersatzfunktion» oder «Ersatzbewegung» angegeben. Ich habe meistens «Kompensationsbewegung», einige Male auch «Ausweichbewegung» gewählt.

Die Bewegungsachsen, die im Text sagittale bzw. frontale Achsen genannt werden, verlaufen sagittotransversal bzw. frontotransversal.

Bei der Abduktion des Daumens habe ich die Unterteilung in *radiale* und *palmare* Abduktion hinzugefügt.

Für die Bewegungen der Scapula, des Beckens und der Fußwurzelgelenke habe ich die Definitionen von der Funktionellen Bewegungslehre nach Frau Dr. S. Klein-Vogelbach übernommen. Die Einteilung der Fußwurzelgelenke entspricht der der Manuellen Medizin.

Die Tabellen der Gelenkmessung für die obere und untere Extremität erforderten eine Umänderung von der geometrischen Messung in die nach der Neutral-Null-Methode.

Kapitel 6 «Muskeln des Rumpfes» erscheint in etwas geänderter Form. Dieses Kapitel wurde für die 3. amerikanische Auflage mit der Zielsetzung revidiert «to put much of the material in simple language and make it more understandable for the layman» («einen Großteil des Textes in einfache Sprache zu fassen, um ihn dem Laien besser verständlich zu machen». Aus dem Vorwort zur 3. Auflage). Um den Charakter eines Fachbuches zu bewahren, wurde das Kapitel für die deutsche Ausgabe unter Beibehaltung aller Fakten gekürzt und umstrukturiert.

Das 8. Kapitel «Muskelfunktion und Haltung» wurde nicht übernommen. Es basiert zum großen Teil auf einer Arbeit von Kendall, Kendall und Boynton über «Posture and Pain» (The Williams and Wilkens Co., 1952, s. Literaturhinweise). In den letzten Jahren hat es vor allem auch durch die Funktionelle Bewegungslehre von Frau Dr. S. Klein-Vogelbach eine Wandlung in der Definition und Betrachtungsweise von Haltung und Bewegung gegeben. Neue Wege der therapeutischen Beeinflussung haben sich entwickelt.

Die fachliche Sprache und das therapeutische Konzept der Verfasser zeigen in diesem Kapitel deutliche Unterschiede zur deutschen Krankengymnastik. Eine Übersetzung hätte besonders bei Schülern zu Unklarheiten geführt; eine Anpassung an unsere Vorstellungen hätte eine weitgehende Veränderung des Originaltextes zur Folge gehabt.

Ganz besonderen Dank möchte ich meinen Kolleginnen Trude Müller, Ursel Erler und Rosi Haarer für ihre fachliche und sprachliche Hilfestellung bei der Übersetzung aussprechen. Ebenso danke ich Herrn Lutz Zachmann für seine Geduld bei der Durchsicht der anatomischen Anteile des Textes.

Ich hoffe, daß das Buch Krankengymnasten, Ergotherapeuten und Ärzten eine wertvolle Hilfe bei der Muskelfunktionsprüfung ist und besonders auch dem Therapeuten in der Ausbildung das Erlernen des Muskeltests erleichtert.

Christiane Schierenberg
Krankengymnastin

Danksagung

In den vergangenen Jahren haben viele Menschen in der einen oder anderen Weise zu den drei Auflagen dieses Buches beigetragen. Denen, die bei der 1. und 2. Auflage mitgewirkt haben, ist schon gedankt worden. Einigen möchte ich aber nochmals für die hervorragende und unveränderte Qualität ihrer Beiträge danken. Es sind dies der Fotograf und die Künstler, die schon an den früheren Auflagen mitwirkten und deren Namen auf dem Titelblatt stehen.

Zwei der Künstler, Ranice Crosby und Marjorie Gregerman, haben dem Buch durch ihren besonders aufmerksamen Blick für das Detail und ihre vielen schöpferischen Ideen neue Dimensionen gegeben. Die mehrfarbige Darstellung der Nerven und der spinalen segmentalen Innervation auf den komplizierten Zeichnungen der Nervengeflechte sind Ausdruck ihres Könnens. Darüber hinaus war die Zusammenarbeit wegen ihrer hilfsbereiten, ruhigen und ermutigenden Art höchst erfreulich.

Ich möchte dem Krankengymnasten Irvin Miller für einige der neuen Fotografien danken. Als ehemaliger Schüler kam er seiner früheren Lehrerin zur Hilfe. Fotografieren hat seine frustrierenden Augenblicke, und zusammen haben wir manche derartige Episode überstanden. Mein Dank geht auch an die Krankengymnastikschüler der Universität von Maryland, an vier Enkel und die anderen Personen, die bei den vielen Fotografien Modell standen.

Dr. Roger Michael, Chief of Orthopedic Surgery am Union Memorial Hospital und Assistant Professor of Orthopedic Sugery an der John Hopkins University School of Medicine, möchte ich meine Dankbarkeit ausdrücken, daß er sich trotz seines vollen Terminkalenders die Zeit nahm, Kapitel 6 zu lesen und wertvolle Kommentare zu geben. Shirley Sahrmann spreche ich meinen aufrichtigen Dank für ihren professionellen Rat und ihre Ermutigung aus.

Es war ein großes Glück für mich in all den Jahren eng mit dem Verlag zusammenarbeiten zu können. Trotz großen Personalwechsels besteht bei Williams und Wilkins nach wie vor ein Geist der Kooperation und des Engagements. Das Buch verdankt seine unveränderte Qualität weitgehend dem hohen Leistungsanspruch von Verlegern und Druckern. Ich möchte besonders Sara Finnegan und George Stamathis für ihre Hilfe danken.

Von den vielen Menschen, die geholfen haben, sind Mitglieder meiner Familie nicht die unwichtigsten. Da sind die drei kleinen Mädchen, die manchmal auf dem Boden unter dem Tisch saßen (auf dem wir unsere Arbeit ausgebreitet hatten), um nicht zu stören und doch in unserer Nähe zu sein. Sie «halfen», in dem sie auf so manches Blatt kritzelten oder «komische Gesichter» für die Gesichtsmuskeltests machten. Denselben drei – nun erwachsen –, die sich geduldig die vielen Neufassungen anhörten, beim Redigieren oder Korrigieren halfen, sage ich Dank, daß Ihr es all die Jahre mit Euren Eltern ausgehalten habt. Besonderer Dank gebührt derjenigen von ihnen, die mit mir an dieser 3. Auflage als Koautorin mitgewirkt hat.

Aus dem Geleitwort zur 3. Auflage

«Muskeln-Funktionen und Test» wird am besten als «Klassiker» bezeichnet. Das Ehepaar Kendall hat mit der Veröffentlichung des Buches vor mehr als dreißig Jahren in der Muskelfunktionsuntersuchung einen Maßstab gesetzt, dessen Stand bis heute nicht erreicht oder übertroffen wurde. Die 1. Auflage zeichnete sich besonders durch die klare und genaue Darstellung der Testmethoden und die Auswertung des Muskelbefundes aus. In der 3. Auflage hat Florence Kendall die Muskeluntersuchungsmethoden durch Texterweiterungen und zusätzliche ausgezeichnete Illustrationen noch verständlicher gemacht.

Das Buch übermittelt alle erforderlichen Informationen, um die Aufgabe der Muskeln bei Bewegung zu verstehen. Es enthält außerdem die Beschreibung des isolierten Muskeltests und von einzelnen Muskeln die Prüfung der Dehnfähigkeit.

Das Buch ist für den Krankengymnasten als Grundlagen- und Referenzwerk in seiner Arbeit der Diagnose von Bewegungsstörungen unentbehrlich. Auf Grund seiner klaren Darstellungsweise wird es auch all denen ein wertvoller Führer sein, die andere bei Übungen oder übungsverwandten Aktivitäten anleiten.

Die Hoffnungen des Ehepaares Kendall, daß sich mit der 2. Auflage der Muskeltest sowohl zu einer Kunst als auch zu einer Wissenschaft entwickeln möge, können als erfüllt betrachtet werden. An die 3. Auflage knüpft sich die Erwartung der weiteren Verbreitung der Methode, besonders in bezug auf Früherkennung und Behandlung gestörten Muskelgleichgewichtes.

Shirley A. Sahrmann
Assisant Professor, Neurology
(Physical Therapy)
Associate Director for Research
Program in Physical Therapy,
Washington University School
of Medicine

Aus dem Vorwort zur 3. Auflage

Die 3. Auflage von «Muskeln-Funktionen und Test» enthält alle fachlich wichtigen Informationen, die die 1. und 2. Auflage auszeichneten. Das Buch wurde um Einiges an neuem Text, viele neue Fotografien und Zeichnungen erweitert. Ein neues Kapitel «Muskelfunktion und Haltung»* wurde hinzugefügt.

Eine Inhaltsübersicht erscheint zu Beginn eines jeden Kapitels. In einigen Kapiteln wurde der Text neu strukturiert und die dargestellten Konzepte zum besseren Verständnis folgerichtiger geordnet.

Da sich Ursprung und Ansatz der Muskeln nicht ändern, ist für die Neuauflage keine Überarbeitung dieser Beschreibungen erforderlich gewesen. Die Funktion der Muskeln ist ebenfalls ein konstanter Faktor.

Die Fotografien der 1. und 2. Auflage wurden wegen ihrer Qualität und ihrer Genauigkeit, mit der sie die Tests widergeben, unverändert in die 3. Auflage übernommen.

Die neuen Zeichnungen dieser Auflage wurden von zwei der drei Künstler angefertigt, die auch an der 2. Auflage mitgearbeitet haben. Auf diese Weise blieb ein einheitlicher Stil in der Darstellung erhalten.

«Muskeln-Funktionen und Test» zu revidieren war eine lohnende Erfahrung für mich und hat mir die seltene Gelegenheit gegeben, eine neue Auflage, dreißig Jahre nach dem ersten Erscheinen, zu überarbeiten. Von jeweils fünfzig Jahren Berufserfahrung haben mein verstorbener Mann, Henry O. Kendall, und ich mehr als vierzig Jahre zusammen gearbeitet und Störungen des Bewegungsapparates untersucht und behandelt.

Muskeln testen und ihre Funktion verstehen, erfordert Wissen in Anatomie und Physiologie, gepaart mit Erfahrung durch die praktische Anwendung dieses Wissens. Die erste und zweite Auflage haben die «Probezeit» bestanden; ich hoffe, daß die erweiterte 3. Auflage den Anforderungen der Zukunft gerecht wird.

Florence Kendall

---

* Dieses Kapitel wurde nicht in die deutsche Übersetzung übernommen.

Aus dem Vorwort zur 1. Auflage

Die Durchführung des Muskeltests ist ein wesentlicher Bestandteil der Befunderhebung; erst mit Hilfe des Muskelbefundes lassen sich die individuellen Ziele und Maßnahmen für die Behandlung muskulärer und neuromuskulärer Störungen festlegen.

Wir glauben, daß dieses Buch besonders Ärzten, Chirurgen, Krankengymnasten, Ergotherapeuten und Sportlehrern von Nutzen sein wird. Wir konnten mehrere Tausend Patienten mit und ohne Lähmungen eingehend testen. Zusätzlich haben wir aus wissenschaftlichen Gründen an ca. tausend gesunden Personen verschiedener Altersgruppen einen Muskeltest durchgeführt und einen Haltungsstatus aufgenommen. Die Erkenntnisse, die wir durch die Erfahrung mit dem Muskeltest gewonnen haben, waren bei den späteren Untersuchungen muskulärer Funktionsstörungen von unschätzbarem Wert. Wir halten das für ein Privileg und fühlen uns verantwortlich, anderen unser Wissen weiterzugeben.

Dr. Robert Lovett und seine Mitarbeiter haben den Grundstein für die meisten der heute gebräuchlichen Muskeltests gelegt. Mit diesem Buch wollen wir nicht die frühere Arbeit verdrängen, sondern unser Ziel ist, das Anwendungsgebiet des Muskeltests zu vergrößern und einige der Probleme, die immer noch bestehen, zu klären. Dieses Buch stellt das Testen der Muskelfunktionen in einer unkomplizierten durch instruktive Abbildungen unmittelbar anschaulichen Weise dar: die Vorgehensweise, die Bewertung und die Protokollierung. Durchweg bemühten wir uns um eine lehrbuchmäßige Darstellung und sehr reichhaltige und anschauliche Illustrationen.

Henry O. Kendall
Florence P. Kendall

Inhalt

Kapitel 1

Grundlagen des Manuellen Muskeltests

Grundlagen des Manuellen Muskeltests

Der Muskeltest ist ein wesentlicher Bestandteil der Befunderhebung. Er gibt Informationen, die durch andere Verfahren nicht ermittelt werden können. Für die Differentialdiagnose und Prognose sind diese Informationen ebenso nützlich wie für die Behandlung von neuromuskulären Störungen und Erkrankungen des Bewegungsapparates.

Viele neuromuskuläre Störungen sind durch Schwäche gekennzeichnet. Einige zeigen eine ganz bestimmte Beteiligung der Muskulatur, andere verstreute Schwächen ohne erkennbare Verteilungsmuster. Bei einigen ist der Befall symmetrisch, bei anderen nicht. Ort und Höhe der peripheren Läsion lassen sich bestimmen, da die Muskeln distal der Läsion schwach oder gelähmt sind. Durch sorgfältiges Testen und genaues Aufzeichnen der Testergebnisse werden sich typische Ausfälle zeigen, die bei der Diagnosestellung von Hilfe sind.

Erkrankungen des Bewegungsapparates zeigen oft ein gestörtes Muskelgleichgewicht. Manchmal steht dieses in Zusammenhang mit Rechts-Linkshändigkeit, manchmal tritt es in Verbindung mit schlechter Gewohnheitshaltung auf, und Schmerzen sind häufig die Folge. Auch einseitige Beanspruchung in Beruf und Freizeit ohne ausreichende Übung der antagonistischen Muskeln kann zu einem gestörten muskulären Gleichgewicht beitragen.

Bei der Beurteilung der verschiedenen Bilder der Schwäche und der Wiedererlangung der Kraft spielen viele Faktoren eine Rolle. Außer durch neurogene Ursache kann Schwäche auch durch Inaktivität, langandauernde Dehnung, Schmerz oder Ermüdung entstehen. Die Kraft kann auf vielfältige Weise wiederhergestellt werden: spontane Rückkehr nach einer Erkrankung, Reinnervation nach Trauma und Operation, Hypertrophie nicht betroffener Muskelfasern, Muskelzuwachs durch Kräftigungsübungen bei Inaktivitätsatrophie, Abklingen einer Verstauchung oder Zerrung.

Die Durchführung des Muskeltests erfordert große Sorgfalt. Scheinbar unbedeutende Faktoren, die nicht berücksichtigt werden, können das Testergebnis verändern. Ein Befund ist nur brauchbar, wenn er genau ist, und ungenaue Testergebnisse verfälschen das Bild. Die Verläßlichkeit des Tests hängt von dem Wissen, dem Geschick und der Erfahrung des Prüfers ab. Er sollte die Erwartungen, die andere berechtigterweise in dieses Verfahren setzen, nicht durch mangelnde Sorgfalt oder nicht ausreichendes Können enttäuschen.

Die eigentliche Durchführung und die Auswertung der Muskelkraft sind die zwei grundlegenden Bestandteile des manuellen Muskeltests. Sie verlangen ein umfassendes und detailliertes Wissen der Muskelfunktionen. Dazu gehören Kenntnisse über die Bewegungsmöglichkeiten der Gelenke, über Ursprung und Ansatz der Muskeln, ihre agonistische und antagonistische Wirkungsweise; außerdem ist es wichtig, die Beteiligung der Muskeln bei Stabilisation und Kompensation zu kennen. Der Prüfer sollte den Muskel oder seine Sehne tasten und ein normales Muskelrelief von einem atrophierten unterscheiden können, sowie Fehlhaltungen und Ausweichbewegungen erkennen.

Mit einem umfassenden Wissen der Muskelfunktionen kann jeder in relativ kurzer Zeit die eigentliche Durchführung des Tests erlernen. Allerdings ist Erfahrung nötig, um Kompensationsbewegungen, die immer bei Schwäche auftreten, zu entdecken, wie auch die genaue Bewertung der Muskelkraft einige Übung erfordert.

Es werden immer wieder Versuche unternommen werden, einen mechanischen Ersatz für den manuellen Muskeltest zu erfinden. Technisch würde es wahrscheinlich möglich sein, die Kraft einer Muskelgruppe objektiv zu messen. Die Schwierigkeit wird in der Konstruierung eines Apparates bestehen, der die Muskelkraft eines einzelnen Muskels testen und gleichzeitig Kompensationsbewegungen registrieren kann.

Der Muskeltest, wie er in diesem Buch beschrieben ist, ist auf die Prüfung einzelner Muskeln ausgerichtet, soweit diese möglich ist. Jeder, der Muskeln testet, weiß um das Überlappen der Muskelfunktionen und um die Abhängigkeit der Muskeln untereinander. Die enge Beziehung der Muskeln untereinander schließt aber nicht aus, daß Muskeln einzeln getestet werden können (s. Abb. S. 4).

Von Kinesiologen wird besonderer Wert darauf gelegt, den bei einer Bewegung jeweils am meisten beteiligten Muskel zu bestimmen. Es wird davon ausgegangen, daß jeder Muskel bei einer spezifischen Bewegung der Hauptmuskel ist. Die Suche nach dieser Bewegung führte zum Test des einzelnen Muskels.

Im Körper haben niemals zwei Muskeln die gleiche Funktion. Bei Lähmung eines Muskels ist die Stabilität des betreffenden Körperteiles vermindert oder eine ganz bestimmte Bewegung ist nicht möglich. Die Auswirkungen der Bewegungsausfälle zu beobachten, hilft die Muskelfunktionen zu bestimmen. Die Bedeutung des Muskeltests wird klar, wenn die entsprechende Testbewegung wegen Lähmung nicht durchgeführt werden kann.

Bei neuromuskulären Erkrankungen ist es für die Diagnose wichtig, die Muskeln einzeln und nicht in Gruppen zu testen. Imitiert werden können die Verteilungsmuster der Funktionsausfälle bei peripheren Schädigungen durch eine teilweise oder komplette Läsion eines peripheren Nerven, einer oder mehrerer Stränge eines Plexus, eines Spinalnerven oder seiner Wurzeln.

Das Testen einer einzelnen Muskelfunktion ist mit «isolieren» bezeichnet worden. Technisch gesehen kann das Wort «isolieren» nur auf wenige Muskeltests angewandt werden. Die Funktion des Flexor digitorum profundus und Flexor digitorum longus kann z.B. in dem Beugetest der distalen Finger- und Zehengelenke isoliert werden, weil keine anderen Muskeln über diese Gelenke ziehen und an der Beugung beteiligt sind.

Die Funktion verschiedener anderer Muskeln kann wenigstens so weit differenziert werden, daß der Test durchführbar und von diagnostischem Wert ist. Die

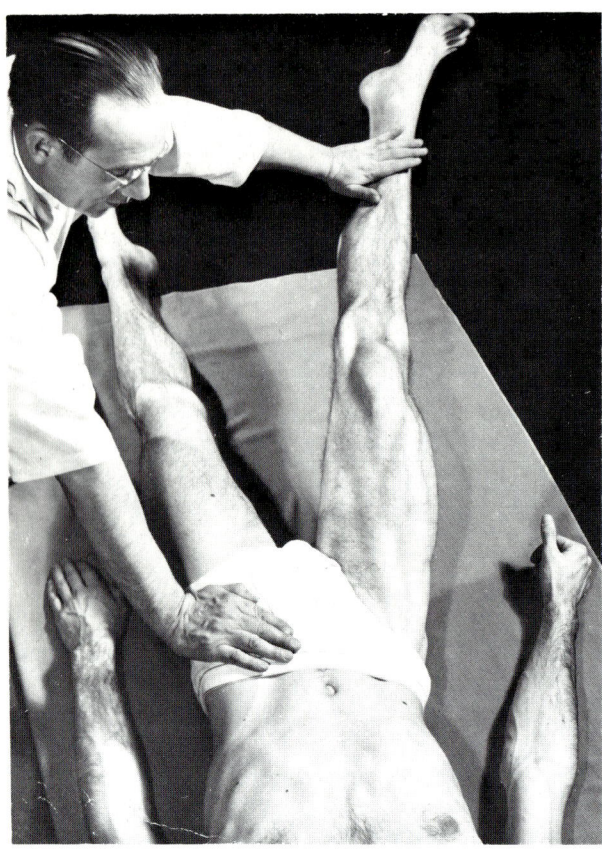

Das obige Bild zeigt den Test des Iliopsoas mit Betonung des Psoas major. Der Mann ist ein Athlet, an dem sich die Muskelaktivität besonders gut demonstrieren läßt. Die Fotografie läßt deutlich erkennen, daß der Quadriceps (Rectus femoris als Hüftbeuger), der Sartorius und die Adduktoren das Hüftgelenk in Flexionsstellung halten. Die Richtung des Druckes durch den Prüfer entspricht jedoch der Richtung des Muskelzuges des Psoas major und ist auf die Funktion dieses Muskels ausgerichtet. Der Test zeigte eine Schwäche des Psoas major (s. S. 162).

Differenzierung des Tests hängt von der Beziehung der Muskeln oder Teilen von Muskeln zueinander ab. Dies kann bedeuten, daß zwischen eingelenkigen und mehrgelenkigen Muskeln und verschiedenen Anteilen eines fächerförmigen Muskels unterschieden werden muß.
Um die Funktion eines eingelenkigen Muskels von der eines mehrgelenkigen abzugrenzen, wird der mehrgelenkige Muskel in eine Stellung gebracht, die seine Kontraktionsfähigkeit erschwert (s. Glutaeus maximus Test, S. 5).
Wenn ein mehrgelenkiger Muskel gleichzeitig alle Gelenke, über die er zieht, bewegt, erreicht er bald einen Grad der Verkürzung, mit der er keine wirkungsvolle Kontraktionskraft mehr entwickeln kann. Der Muskel ist *aktiv insuffizient* (O'Connell und Gardner[1]). Diese aktive Insuffizienz tritt z.B. ein, wenn die volle Hüftgelenksextension bei maximaler Kniegelenksflexion durchgeführt werden soll. Die zweigelenkigen Ischio-

cruralen sind nicht in der Lage, sich genügend zu verkürzen, um das volle Bewegungsausmaß in beiden Gelenken gleichzeitig zu erreichen.
«Aktive Insuffizienz» betrifft nur Muskeln, die über zwei oder mehr Gelenke ziehen, nicht aber eingelenkige gesunde Muskeln. Normalerweise wird von einem eingelenkigen Muskel erwartet, daß er das Gelenk, über das er zieht, in vollem Ausmaß bewegt, und daß die Kraft mit «Normal» bewertet werden kann.
Haines[2] erklärt dieses Merkmal der mehrgelenkigen Muskeln mit der Länge ihrer Fasern. Außer auf die Ischiocruralen bezieht er sich auf den Biceps brachii und den Gastrocnemius. Sie sind Muskeln, die sich nur für kurze Zeit kontrahieren können, da die Länge ihrer Fasern nicht ausreicht, um das Bewegungsausmaß aller Gelenke, auf die sie wirken, gleichzeitig endgradig zu erreichen. Werden diese Muskeln in Annäherung von Ansatz und Ursprung gebracht, nimmt ihre Fähigkeit Spannung zu entwickeln ab, bis bei maximaler Verkürzung d.h. bei ca. 60% der Ruhelänge (Mountcastle[3]) die Spannung so gering ist, daß keine Kraftentfaltung mehr möglich ist.
Das Wissen, daß ein eingelenkiger Muskel von einem mehrgelenkigen nur isoliert getestet werden kann, wenn der mehrgelenkige in maximale Annäherung gebracht wird, muß mit Verständnis angewandt werden. Wird beim Testen eines eingelenkigen Muskels zuviel Druck gegeben, wird die Mithilfe des zweigelenkigen Muskels gefordert. Dieser wird sich in seiner Annäherung maximal kontrahieren, was einen Muskelkrampf erzeugen kann. Wird z.B. beim Testen des Supinators bei angenäherten Insertionen des Biceps zuviel Druck ausgeübt, kann ein Krampf des Biceps ausgelöst werden, der den Muskel für mehrere Tage schmerzhaft macht.
Ein mehrgelenkiger Muskel darf zum Testen nicht in eine Ausgangsstellung gebracht werden, die zur maximalen Annäherung von Ansatz und Ursprung führt. Die Kraft vermindert sich, wenn z.B. bei Fingerflexion gleichzeitig Handgelenksflexion zugelassen wird. In dieser totalen Flexionsstellung ist es nicht möglich, die wirkliche Kraft der Fingerflexoren zu ermitteln. Gleichzeitig würde man an die Grenze der Dehnfähigkeit der mehrgelenkigen Fingerextensoren kommen.
Um der übermäßigen Verkürzung mehrgelenkiger Muskeln vorzubeugen, kontrahiert sich jeweils der Muskel über ein Gelenk, während er über den anderen Gelenken gedehnt wird. Ebenso müssen sich die mehrgelenkigen Antagonisten, um Überdehnung zu vermeiden, über ein oder mehr Gelenke verkürzen, während sie über andere Gelenke gedehnt werden. Bekannte Beispiele dafür sind: 1. Kontraktion der Handgelenksextensoren während der Fingerflexion. Durch die Anspannung des Extensor carpi radialis longus und brevis und des Extensor carpi ulnaris werden die Fingerflexoren über das Handgelenk gedehnt, während sie sich über die Fingergelenke verkürzen. Zu gleicher Zeit wird durch die Stellung des Handgelenkes die volle Deh-

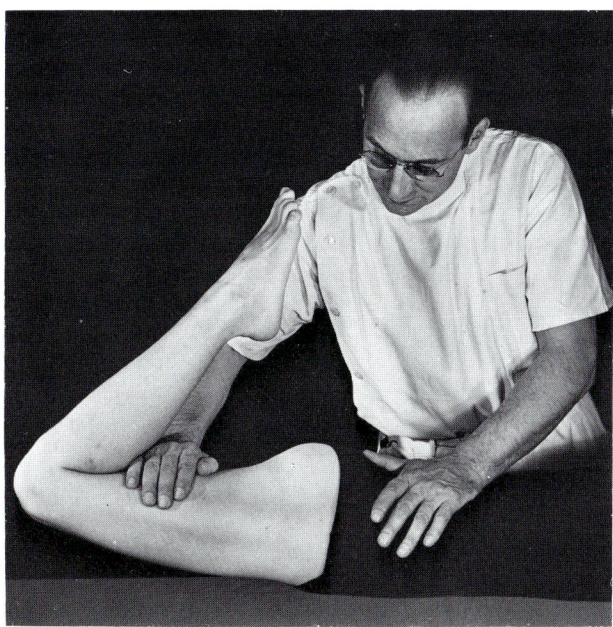

Beim Test des Gluteus maximus werden die Ischiocruralen durch Flexion im Kniegelenk ausgeschaltet.

nung des Extensor digitorum verhindert, dessen Sehnen über das Handgelenk und alle Fingergelenke ziehen. (Dieses Beispiel wird häufig angeführt, um synergistische Tätigkeit zu veranschaulichen. «Synergie» bedeutet «Zusammenwirken» und wird in vielfältiger Weise gebraucht. In diesem Text verbindet sich keine spezielle Bedeutung mit dem Wort «Synergie».) 2. Kontraktion der Schultergelenksextensoren während vollständiger Ellbogenflexion gegen starken Widerstand. Auf diese Weise wird der Biceps im Schultergelenk gedehnt. 3. Kontraktion der Hüftflexoren und damit Dehnung der Ischiocruralen im Hüftgelenk, so daß das Kniegelenk gegen starken Widerstand vollständig gebeugt werden kann.

Ein eingelenkiger Muskel wird vollständig gedehnt, wenn das Gelenk, über das er zieht, bis an die Bewegungsgrenze bewegt wird. Ein Muskel, der über zwei Gelenke zieht, ist schon vollständig gedehnt, bevor in beiden Gelenken, über die er zieht, das volle Bewegungsausmaß erreicht ist. Auf diese Weise verhindert der Muskel das gleichzeitige Erreichen der endgradigen Stellung in beiden Gelenken. Die normale Dehnfähigkeit der Ischiocruralen läßt z.B. vollständige Hüftgelenksflexion bei gebeugtem Kniegelenk zu oder volle Kniegelenksextension bei nicht vollständig gebeugtem Hüftgelenk, aber keine volle Hüftgelenksflexion bei gestrecktem Kniegelenk. Dieses charakteristische Verhalten zweigelenkiger Muskeln wird als «*passive Insuffizienz*» bezeichnet und ist ein sinnvoller Schutzmechanismus. O'Connell und Gardner[1] schreiben:

«Passive Insuffizienz eines Muskels besteht immer dann, wenn das volle Bewegungsausmaß eines oder mehrerer Gelenke, über die der Muskel zieht, nicht erreicht wird. Passive Insuffizienz wird durch die Muskellänge verursacht und weniger durch die Anordnung der Bänder oder durch die Struktur des Gelenkes. Die Ischiocruralen sind passiv insuffizient, wenn z.B. im Stand, unter Beibehaltung der vollen Kniegelenksextension, der Boden mit den Fingerspitzen nicht erreicht werden kann.»

Durch die enge Beziehung der Muskeln untereinander können beim Testen der einzelnen Muskeln andere Muskeln kompensatorisch, synergistisch oder stabilisierend tätig werden. Die Muskeln sind in Gruppen, entsprechend ihrer Wirkung auf die Gelenke, auf den Tabellen S. 122 und S. 178 zusammengefaßt, um dem Prüfer zu helfen, die engverknüpften Funktionen der Muskeln zu verstehen.

Die Reihenfolge der Tests im Text ist ohne besondere Bedeutung. Muskeln, die durch Lage oder Funktion in enger Beziehung zueinander stehen, sind nacheinander aufgeführt, um auf Unterschiede in der Testdurchführung hinzuweisen.

Obwohl der Muskeltest hauptsächlich bei Patienten mit Schwäche oder Lähmung unterschiedlichen Ausmaßes durchgeführt wird, haben die Verfasser gesunde Personen ausgewählt, um im Test die normale Funktion, Kontur und Lokalisation des Muskels darzustellen.

Erläuterungen zur Durchführung der Muskeltests

Die Beschreibungen der Muskeltests in den Kapiteln 4, 5 und 6 sind folgendermaßen gegliedert: «Patient», «Fixation», «Test» und «Druck». Jeder Begriff ist ausführlich beschrieben, um seine besondere Bedeutung für die Genauigkeit der Testdurchführung aufzuzeigen.

Patient. Für jeden Muskel wird die genaue Ausgangsstellung angegeben, in die der Patient gebracht wird, um den jeweiligen Test am besten durchführen zu können. Die Ausgangsstellung ist aus zwei Gründen wichtig: 1. Sie sollte allen Muskeln, soweit durchführbar, die Funktion gegen die Schwerkraft erlauben; dies nur insoweit, wie es für die Bewertung von Bedeutung ist. 2. Der Körper sollte in eine Stellung gebracht werden, in der die Körperabschnitte, die nicht getestet werden, so stabil wie möglich bleiben. (Dieser Punkt wird unter «Fixation» noch näher beschrieben).

Bei allen Muskeltests ist das Wohlbefinden des Patienten und das sorgfältige «Handling» der betroffenen Muskeln von größerer Bedeutung als Regeln und Prinzipien der Testdurchführung. Auf einer «gegen die Schwerkraft Position» zu beharren, kann bedeuten, daß der Patient aus einer wenig geeigneten Ausgangsstellung getestet wird. Die Seitlage, die für viele Muskeln die beste Testposition ist, kann unbequem und anstrengend sein, besonders im akuten oder subakuten Stadium einer Lähmung. Ein guter Prüfer sollte in der Lage sein, die Kraft zufriedenstellend einzuschätzen, unabhängig von der Testposition des Patienten.

Fixation. Unter diesem Begriff müssen zahlreiche Faktoren berücksichtigt werden. Im allgemeinen bezieht sich Fixation auf die Stabilität eines Körperteiles oder Körperabschnittes, die nötig ist, um genaues Testen eines Muskels oder einer Muskelgruppe zu gewährleisten. Bei den Extremitäten muß der Körperabschnitt proximal des zu testenden Körperteiles stabil sein. «Stabilisation», «Unterstützung», «Gegendruck» sind Begriffe, die bei der Fixation eine Rolle spielen.

Die Stabilität mit der nötigen Unterstützung hängt in hohem Maße von der Härte des Untersuchungstisches ab. Das Testergebnis kann nicht genau sein, wenn die Unterlage nachgibt, während der Prüfer Druck ausübt.

Auch das Körpergewicht kann zur erforderlichen Stabilität beitragen. Deshalb ist die horizontale Lage, ob Rücken-, Bauch- oder Seitlage, für die meisten Tests die beste Ausgangsstellung.

Beim Testen der Finger-, Handgelenks-, Zehen- und Fußmuskeln fixiert der Prüfer proximal des zu testenden Körperteiles, aber in anderen Tests sollte das Körpergewicht helfen, den proximalen Körperabschnitt zu stabilisieren. In manchen Fällen ist die Fixation des proximalen Körperabschnittes, zusätzlich zum Körpergewicht, erforderlich, damit es zu keiner Ausweichbewegung kommt, wenn Druck auf den distalen Körperteil ausgeübt wird. Bei den Rotationstests muß der Prüfer Druck in entgegengesetzte Richtungen geben, damit die genaue Testdurchführung gewährleistet ist (s. S. 106, 109, 169, 171).

In einigen Tests übernehmen Muskeln die erforderliche Stabilisation. Das sind im besonderen die Muskeln, die die Scapula bei Armbewegungen und das Becken bei Beinbewegungen stabilisieren. Sie sind an der eigentlichen Testbewegung nicht beteiligt, sondern durch ihre stabilisierende Funktion wird für den Testmuskel ein Punctum fixum geschaffen, so daß sich dieser verkürzen kann. Das gilt auch für die vorderen Bauchmuskeln, die den Thorax am Becken fixieren, wenn die Halsflexoren den Kopf aus Rückenlage anheben (s. auch S. 215 Fixation des Beckens bei Hüftgelenksextension).

Muskeln, die antagonistisch tätig sind, haben ebenfalls eine stabilisierende Wirkung, da sie ungewollte Bewegungen verhindern. Die Stabilisation der Grundgelenke bei der Fingerstreckung durch die Lumbricales und Interossei ist dafür ein Beispiel. Normalerweise verhindern diese Muskeln Hyperextension im Grundgelenk. Bei Schwäche der Lumbricales und Interossei entsteht durch den Muskelzug des kräftigen Extensor digitorum Hyperextension in den Grundgelenken und passive Flexion in den Mittel- und Endgelenken. Verhindert der Prüfer durch Fixation, entsprechend der Funktion der Lumbricales und Interossei, die Hyperextension der Grundgelenke, können die Finger normal gestreckt werden (s. Abb. A und B).

Wenn die Muskeln mit stabilisierender Funktion zu schwach sind oder überwiegen, muß der Prüfer die normale Stabilisationsstellung in dem entsprechenden Gelenk herbeiführen. Er muß zwischen der normalen Funktion dieser Muskeln bei der Stabilisation und der zu großen Aktivität bei gestörtem Muskelgleichgewicht unterscheiden können.

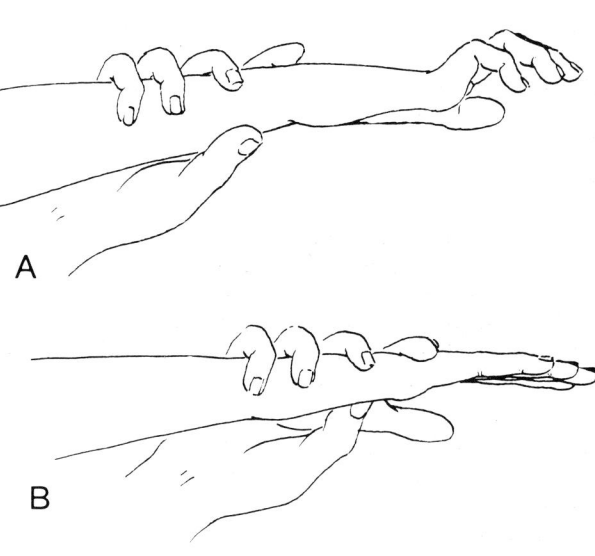

Hyperextension der Grundgelenke (bedingt durch Schwäche der Lumbricales und Interossei) verhindert Extension der Mittel- und Endgelenke durch den Extensor digitorum (Abb. A).
Übernimmt der Prüfer die Fixation, die normalerweise von den Lumbricales und Interossei geleistet wird, kann ein kräftiger Extensor digitorum die Finger strecken (Abb. B).

Test. Unter «Test» kann entweder die abgeschlossene Testposition oder die Testbewegung beschrieben sein, je nachdem was benützt wird.

Die *Testposition* ist die Stellung, in die der zu testende Körperteil vom Prüfer gebracht wird und dort von dem Patienten, wenn möglich, gehalten wird.

Die *Testbewegung* ist eine Bewegung, die der zu testenden Funktion des Testmuskels entspricht.

Die Abbildungen der Muskeltests in den Kapiteln 4 und 5 zeigen die Testposition für jeden einzelnen Muskel.

Die Anwendung der Testposition ist zeitsparend und gewährleistet Genauigkeit in der Testdurchführung. Erfordert ein Test eine Kombination von zwei oder mehr Funktionen, so ist es für den Patienten schwierig, die genaue Testposition einzunehmen, die ihm verbal vermittelt wurde oder die Bewegung nachzuahmen, die ihm demonstriert wurde. Der Prüfer kann hingegen den Körperteil genau in die gewünschte Stellung bringen. Außer daß die Genauigkeit des Tests auf diese Weise garantiert wird, lernt der Prüfer gleichzeitig das

Ausmaß der Gelenkbeweglichkeit kennen (s. unten). Versucht der Patient bei Schwäche die Testposition zu kompensieren, wird das sofort an der veränderten Bewegungsrichtung des distalen oder des proximalen oder beider Körperteile sichtbar. Die Kompensationsbewegung zeigt, daß andere Muskeln arbeiten, um eine Stellung zu halten, die der Testposition ähnlich ist. Die Beurteilung durch die Testposition erlaubt eine schnellere Beurteilung. Damit wird die Fähigkeit oder Unfähigkeit, die Stellung gegen die Schwerkraft zu halten (50% oder Ausreichend/3), sofort ermittelt. Kann die Stellung gehalten werden, übt der Prüfer für den Wert über 50% (3) Druck aus. Kann die Stellung nicht gehalten werden, ist die Kraft unter 50% (s. Bewertungsschlüssel, S. 11).

Abgesehen von einigen Ausnahmen muß ein eingelenkiger Muskel am Ende des vollen Bewegungsweges die Position halten können. Von einem Muskel, der über zwei oder mehr Gelenke zieht, wird nicht erwartet oder gefordert, daß er das volle Bewegungsausmaß in zwei oder mehr Gelenken zur gleichen Zeit erreicht oder die endgradige Stellung in allen Gelenken gleichzeitig hält. Diese Forderung ist sowohl wegen der maximalen Verkürzung des Testmuskels als auch wegen der Überdehnung der Antagonisten nicht sinnvoll.

Muskelschwäche muß von Einschränkungen der Gelenkbeweglichkeit unterschieden werden. Oft kann ein Muskel wegen Schwäche, Kontraktur oder Spastizität des Antagonisten das volle Bewegungsausmaß nicht ausführen. Der Prüfer sollte das Gelenk passiv bewegen, um festzustellen, ob Einschränkungen bestehen. Liegt keine Einschränkung vor, muß die mangelnde Bewegung als Schwäche interpretiert werden.

Der Test wird nicht ganz genau sein, wenn das Bewegungsausmaß nicht voll erreicht werden kann. In diesem Fall wird der Muskelwert in Klammern gesetzt, z.B. weist (50% oder 3) darauf hin, daß der Muskel den entsprechenden Körperteil bis zur möglichen Bewegungsgrenze bewegen oder dort gegen die Schwerkraft halten kann.

Der Grad der tatsächlichen Muskelschwäche ist bei mangelnder Stabilität der Gelenke schwer zu beurteilen. In der getesteten Funktion kann der Muskel schwach sein und muß auch so bewertet werden. Für die Behandlung ist es jedoch wichtig, festzustellen, ob der Muskel in der Lage ist, sich kräftig zu kontrahieren. Es kann z.B. sein, daß sich der gesamte Delta «voll» anspannt und doch nicht in der Lage ist, das Gewicht des Armes am Bewegungsbeginn zu heben. Muskeln wie diese sollten durch eine entsprechende Unterstützung vor Überdehnung geschützt werden, damit die Gelenksstrukturen durch natürliche Schrumpfungsvorgänge wieder ihre normale Länge erreichen.

Druck. Abgesehen von den wenigen Beispielen, in denen «Widerstand» zutreffend ist, wird fast im ganzen Text das Wort «Druck» gebraucht. Widerstand wird deshalb nicht verwendet, weil er «eine Kraft ist, die

darauf abzielt, Bewegungen zu bremsen». Dem Patienten wird erlaubt, die Bewegung vollständig auszuführen, bevor von dem Prüfer eine entgegengesetzte Kraft angewendet wird. Schwerkraft und Reibung durch den Tisch setzen den Testbewegungen Widerstand entgegen (s. S. 9–11), vom Prüfer wird aber kein manueller Widerstand ausgeübt.

Druck bedeutet die von außen angewandte Kraft durch den Prüfer, um die Stärke des Muskels beim Halten der Testposition zu ermitteln. Bei der Beschreibung der einzelnen Muskeltests wird der Druck als «gegen» und «in Richtung» angegeben. «Gegen» bezieht sich auf die Lage der Hand des Prüfers am Patienten; «in Richtung» gibt die Richtung der auszuübenden Kraft an, genau entgegengesetzt der Zugrichtung des Muskels oder seiner Sehne. Stelle und Richtung des Druckes sind ebenso wichtig für die Genauigkeit des Tests, wie die Testposition selbst.

Die Stelle, an der der Druck ausgeübt wird, steht in Beziehung zum Ansatz des Testmuskels, zu den beteiligten Gelenken und zu dem Prinzip der Hebelkraft. Der Prüfer macht sich den Vorteil der Hebelwirkung zunutze, indem er den Druck im allgemeinen nahe dem distalen Ende des Körperteiles gibt, an dem der Muskel ansetzt. Ausnahmen von dieser Regel bilden die Muskeln, bei denen ein längerer Hebelarm erforderlich ist, s. Glutaeus medius (S. 167), Hüftadduktoren (S. 174), Serratus anterior (S. 117) und mittlerer Trapezius (S. 112).

So wie die *Richtung des Druckes* ein wichtiger Bestandteil der genauen Testdurchführung ist, ist die *Stärke des Druckes* der entscheidende Faktor für die Bewertung über 50% (3). Die Stärke des Druckes hängt ab von der Größe des Patienten, von dem zu testenden Muskel und von der Länge des Hebelarmes. Die Fähigkeit eines Muskels gegen leichten oder minimalen Druck zu halten ergibt einen Wert von 60% = ausreichend plus (3+) bis 70% = ausreichend minus (4−), mittlerer Druck ergibt 80% = ausreichend (4) und maximaler Druck 100% = normal (5). In einigen Fällen wird «Normal» als die Fähigkeit angesehen, den zu testenden Körperteil gegen so viel Druck zu halten, bis es im Körperabschnitt proximal davon zu einer Ausweichbewegung kommt. Im Sitzen kann z.B. ein normaler Quadriceps das gestreckte Knie gegen so starken Druck halten, daß sich das Gesäß abhebt. Um den Wert «Normal» zu ermitteln, wird starker Druck ausgeübt, aber es ist nicht erforderlich und manchmal sogar schädlich, das Nachgeben des Muskels zu erzwingen.

Die 100% Bewertung beabsichtigt nicht, die maximale Kraft zu ermitteln, sondern eher was als «volle» Kraft des Muskels betrachtet wird. Ein Prüfer sollte sich mit der Kraft normaler Personen verschiedener Altersgruppen vertraut machen, um in der Beurteilung dieser vollen Kraft kompetent zu werden.

Um den Grad der Muskelkraft über 50% (3) bestimmen zu können, muß der Druck allmählich gegeben werden. Schon leichter Druck, wenn plötzlich gegeben, kann die Kontraktion in dem Kraftbereich 3 plus bis 5 «brechen». Dem Patienten muß deshalb erlaubt werden, sich mit seiner Muskelspannung langsam auf den Druck des Prüfers einzustellen.

Der angewandte Druck unterliegt natürlich einer subjektiven Beurteilung. Unterschiede in der Kraft sind so offensichtlich, daß ein erfahrener Beobachter diese mit einem hohen Grad an Genauigkeit einschätzen kann, während er dem Prüfer zuschaut, wie er den Druck gibt.

Schwäche, Verkürzung, Kontraktur. Bei den einzelnen Muskeltests sind, außer der eigentlichen Durchführung, noch die Auswirkungen von Schwäche, Kontraktur und Verkürzung beschrieben. Schwäche wird als ein übergeordneter Begriff gebraucht, der bei den Muskeln, die nicht bei Belastung arbeiten, die Werte Null bis Ausreichend (3) umfaßt und bei den Muskeln, die bei Belastung tätig sind, die Werte bis Ausreichend plus (3 +). Schwäche, Verkürzung und Kontraktur führen zu Bewegungsbeeinträchtigungen. Das eine Mal, weil der Muskel sich nicht ausreichend kontrahieren kann, um den Körperteil im möglichen Bewegungsbereich zu bewegen; das andere Mal, weil der Muskel sich nicht ausreichend dehnen läßt, damit das volle Bewegungsausmaß in dem entsprechenden Gelenk erreicht werden kann.

Wenn ein Muskel geschwächt ist und sein Antagonist ist kräftig, so ist das muskuläre Gleichgewicht gestört. Beim kräftigeren Muskel besteht die Tendenz der Verkürzung und beim schwächeren die der Überdehnung. Schwäche, ebenso wie Verkürzung, können zu Fehlstellungen führen. In manchen Fällen kommt es trotz der Schwäche nicht zur fixierten Fehlstellung, es sei denn, in den kräftigeren Antagonisten entwickeln sich Kontrakturen. Im Handgelenk wird sich z.B. auf Grund schwacher Handgelenksextensoren keine Flexionskontraktur entwickeln, es sei denn, die Handgelenksflexoren werden kontrakt.

Trotzdem werden häufig Deformitäten als Folge der Schwäche entstehen, auch wenn die antagonistischen Muskeln nicht kontrakt werden, weil Schwerkraft plus Belastung als verstärkende Kraft wirken. Bei Schwäche der supinatorisch wirkenden Muskeln wird sich z.B. die Pronationsstellung des Fußes unter Belastung verstärken. Die Fehlstellung wird noch zunehmen, wenn die antagonistischen Peronaeen kontrakt werden.

Kompensation

Versucht ein Muskel oder eine Muskelgruppe die mangelnde Funktion eines schwachen oder gelähmten Muskels zu übernehmen, kommt es zu einer Kompensationsbewegung. Muskeln, die normalerweise bei einer Bewegung zusammenarbeiten, können auch bei Kompensationsbewegungen so wirken. Das bezieht sich auf stabilisierende Muskeln, auf Agonisten und Antagonisten.

Im Schulter- und Hüftgelenk sowie bei der Flexion der Halswirbelsäule können Kompensationsbewegungen durch Muskeln entstehen, die normalerweise stabilisierend tätig sind. So kann eine Scapulabewegung eine Bewegung im Schultergelenk oder eine Beckenbewegung eine Bewegung im Hüftgelenk vortäuschen. (s. unten Abb. A und B). Kontrahieren sich die Bauchmuskeln beim Hochkommen zum Sitzen aus der Rückenlage, und die Schultern lösen sich von der Unterlage, kann sich auch der Kopf trotz schwacher Halsflexoren mit abheben. Diese Bewegung ist aber keine echte Flexion der Halswirbelsäule.

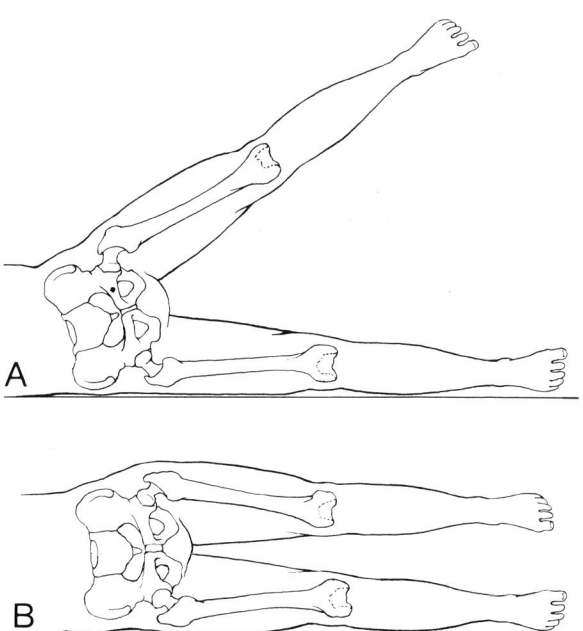

Die reine Abduktion des Oberschenkels im Hüftgelenk wird von den Hüftabduktoren ausgeführt; zusätzlich ist Stabilisation durch die seitlichen Bauchmuskeln erforderlich (Abb. A).

Bei Schwäche der Hüftabduktoren kann es durch Kontraktion der lateralen Bauchmuskeln zu einer scheinbaren Abduktion kommen. Das Bein wird durch seitliches Hochziehen des Beckens abgehoben, aber eine echte Abduktion im Hüftgelenk findet nicht statt (Abb. B).

Durch antagonistische Tätigkeit können testähnliche Bewegungen entstehen. Bei schwachen Fingerflexoren kann durch Kontraktion der Handgelenksextensoren ein Zug auf die Beugesehnen ausgeübt werden, der passive Fingerflexion bewirkt.

Eine Kompensationsbewegung, die durch agonistische Tätigkeit entsteht, kann sich auf verschiedene Weise zeigen: 1. Als eine Bewegung des getesteten Körperteiles in Richtung des kräftigeren Agonisten. Unterstützt z.B. der Tensor fasciae latae den Glutaeus medius (Test in Seitlage), wird sich der Oberschenkel im Hüftgelenk in Richtung Flexion bewegen. 2. Als eine Veränderung der Ausgangsstellung, um die Zugrichtung eines bestimmten Agonisten zu begünstigen. Der Rumpf dreht sich z.B. beim Glutaeus medius Test zurück, so daß der Tensor fasciae latae das Bein in einer Stellung halten kann, die wie die gewünschte Testposition aussieht.

Bei eingeschränkter Gelenkbeweglichkeit kann eine Bewegung als Kompensation erscheinen, ist aber eine Ausweichbewegung, um den Zug eines verkürzten Muskels zu mindern (s. S. 154 unter «Anmerkung», Beispiel des Rectus femoris).

Um die Genauigkeit des Muskeltests zu gewährleisten, ist es erforderlich, daß keine Kompensationsbewegungen erlaubt werden. Ohne Veränderung der Ausgangsstellung des Körpers oder des zu testenden Körperteiles sollte die Testposition gehalten oder die Testbewegung ausgeführt werden. Auf diese Weise wird den kräftigen Muskeln nicht erlaubt, den schwachen oder gelähmten Muskel zu kompensieren.

Ein erfahrener Prüfer, der weiß, mit welcher Leichtigkeit normale Muskeln den Test ausführen, wird Kompensationsbewegungen schnell entdecken. Wenn die Testposition anstelle der Testbewegung benutzt wird, ist sogar für einen unerfahrenen Prüfer die plötzliche Veränderung der Testposition zu sehen. Dies ist als ein Versuch zu werten, die Schwäche zu kompensieren.

Bewertung

Die Werte sind Ausdruck der Einschätzung der Kraft oder Schwäche der Muskeln durch den Prüfer. Die Beurteilung ist in einem erheblichen Maß subjektiv. Zur objektiven Beurteilung der Kraft hat es sich als Hilfe erwiesen, die Wirkung der Schwerkraft einzusetzen. Dr. Robert Lovett führte eine Testmethode ein, bei der die Schwerkraft als Widerstand benutzt wird. Die folgende Beschreibung der Muskelkraftwerte, die 1932 veröffentlicht wurde, beruht auf dem System von Lovett:

Null –	keine Kontraktion zu fühlen.
Muskelzuckung –	Kontraktion zu fühlen, aber keine Bewegung möglich.
Schwach –	Bewegung unter Ausschaltung der Schwerkraft möglich, aber nicht gegen die Schwerkraft.
Ausreichend –	Bewegung gegen die Schwerkraft möglich.
Gut –	Bewegung gegen die Schwerkraft und gegen Widerstand möglich.
Normal –	mehr Widerstand als bei einem guten Muskel möglich.

Die Bewertungssymbole können variieren, aber die von Lovett festgelegten Kriterien in bezug auf Bewegung und Schwerkraft bilden die Basis für die meisten der heute gebräuchlichen Tests. Die Verfasser hatten zuerst die Buchstabensymbole nach dem System von Lovett übernommen und diese dann später auf Werte in Prozent übertragen.

In dem Bemühen die verschiedenen Bewertungssysteme zu standardisieren, haben sie eine Tabelle zusammengestellt (s. S. 11). Sie zeigt die Werte in Prozent an und die entsprechenden Symbole anderer Autoren und Institutionen.

Die Bewertung in Zahlen hat gegenüber der in Worten oder Buchstaben deutliche Vorteile. In Studien über das Ausmaß der Veränderung in der Muskelkraft können Zahlen direkt zur Berechnung verwendet werden. Prozent ist eine überall übliche Bewertungseinheit und bedarf keiner Erklärung. Worte wie «Gut» und «Normal» können für die Interpretation der Muskelwerte gebraucht werden, sollten aber nicht in die Bewertungsskala aufgenommen werden.

Eine genaue Beurteilung der Muskelkraft ist für die Prognose von größerer Bedeutung als für die Diagnose. Eine Aussage über das Ausmaß der Beteiligung kann durch einfache Bewertung wie Null, Schwach oder Normal deutlich gemacht werden (s. S. 36). Eine genauere Beurteilung ermöglicht es hingegen, die Schnelligkeit und den Grad der wiederkehrenden Muskelkraft festzustellen und etwas über die Prognose auszusagen. Ein Muskel kann monatelang «Schwach» erscheinen, während die Aufzeichnungen in dieser Zeit eine Verbesserung von 10% auf 60% zeigen (s. Definition der Schwäche, S. 8).

Die Bedeutung der Schwerkraft bei der Bewertung.
Die Schwerkraft stellt eine Form von Widerstand dar und ist bei der Durchführung des manuellen Muskeltests von grundlegender Bedeutung. Sie wird in den Tests für Rumpf und Hals und bei ungefähr 60% der Extremitätentests eingesetzt.

In den Tests der Finger- und Zehenmuskeln und der Unterarmrotatoren spielt sie keine Rolle. Das Gewicht der Phalangen und des Unterarmes ist im Vergleich zur Kraft der Muskeln so gering, daß die Wirkung der Schwerkraft unbedeutend ist.

Für den Test der Gesichtsmuskeln ist die Schwerkraft ebenfalls ohne Bedeutung. Wie die Werte der mimischen Gesichtsmuskeln in den Befundbogen eingetragen werden, ist auf S. 237 dargestellt.

In den Tests der Rhomboideen, des unteren und mittleren Trapezius, des Serratus anterior und des Latissimus dorsi wird die Schwerkraft bis zu einem gewissen Grad eingesetzt.

In einigen Bewertungssystemen ist die Formulierung «volles Bewegungsausmaß gegen die Schwerkraft» für einen 50% (3) Wert gebraucht worden. Diese Definition ist nicht in vollem Umfang korrekt. Häufig wird der Test nicht durch den vollen Bewegungsweg ausgeführt, wie z.B. beim Test der Ischiocruralen aus Bauchlage. Bei der Flexion im Kniegelenk wird der Unterschenkel von der Horizontalen bis zur Vertikalen gegen die Schwerkraft und ab da, bis zum Ende der Bewegung, mit der Schwerkraft bewegt. Ab der Vertikalen sind die Ischiocruralen nicht mehr tätig, sondern die Flexion im Kniegelenk erfolgt durch exzentrische Kontraktion des Quadriceps. Ein anderes Beispiel ist der Quadricepstest aus dem Sitz. «Vollständiges Bewegungsausmaß» würde bedeuten, daß die Extension aus voller Kniegelenksflexion beginnt. Der für die Testbewegung ausschlaggebende Bereich des Bewegungsausmaßes ist aber der, der gegen die Schwerkraft stattfindet. Eine zutreffendere Formulierung wäre «vollständige Bewegung in dem Bereich, in dem der Muskel gegen die Schwerkraft arbeitet».

Für die Bewertung gilt, daß die Muskelkraft, die zum Halten der *Testposition* erforderlich ist, gleichzusetzen ist mit der, die die *Testbewegung* ausführt. In einigen Tests bewegt sich der Körperteil, an dem der Muskel ansetzt, aus einer vertikalen Ebene (in der die Schwerkraft ausgeschaltet ist) in Richtung einer horizontalen Ebene (in der die Schwerkraft wirksam wird). Quadriceps, Deltoideus und Hüftgelenksrotatoren (im Sitzen getestet), Triceps und Schultergelenksrotatoren (in Bauchlage getestet) gehören in diese Gruppe. Die Einwirkung der Schwerkraft auf den bewegenden Körperteil nimmt während der Bewegung zu.

Bei wenigen Tests bewegt sich der Körperteil, an dem der Muskel ansetzt, aus einer horizontalen in eine vertikale Stellung; hierbei ist weniger Kraft erforderlich, um die Testposition zu halten, als die Testbewegung auszuführen. Dies trifft zu auf die Ischiocruralen (in Bauchlage durch Kniegelenksflexion getestet), die Ellbogenflexoren, den Triceps brachii und den Pectoralis major (in Rückenlage getestet).

Bei den übrigen Muskeltests behält der Körperteil, an dem der Muskel ansetzt, eine relativ horizontale Stellung bei. Es gibt wenig Ausnahmen von der allgemeinen Regel, daß die Testbewegung ausgeführt werden kann, wenn die Testposition gehalten werden kann.

Bewegungen gegen die Schwerkraft erfolgen nach oben und mit der Schwerkraft nach unten in einer vertikalen Ebene. Bewegungen in einer horizontalen Ebene werden als «unter Ausschaltung der Schwerkraft» angegeben. Da die Einwirkung der Schwerkraft aber nicht völlig ausgeschaltet, sondern nur geringer ist, sollte diese Bezeichnung geändert werden.

Testposition mit geringerer Einwirkung der Schwerkraft.
In diesem Text wird «Stellung unter Ausschaltung der Schwerkraft» ersetzt durch «Stellung mit geringerer Einwirkung der Schwerkraft». Eine Bewegung mit geringerer Einwirkung der Schwerkraft fordert nicht annähernd soviel von einem Muskel, wie eine Bewegung gegen die Schwerkraft. Das trifft im besonderen Maße auf die Muskeln des Hüftgelenkes zu. Die Abduktoren des Hüftgelenkes können z.B. in Rückenlage das Bein abduzieren und gegen Druck halten, so daß die Kraft in dieser Lage als «Gut» angesehen werden kann. In Seitlage, in der die Muskeln gegen die Schwerkraft arbeiten müssen, können sie nur mit 50% oder Ausreichend (3) bewertet werden. Alle Werte, die bei der Beurteilung der Schwerkraft unter 50% (3) liegen, können in rot eingetragen werden.

Werden die Hüftextensoren oder -flexoren in Seitlage getestet (zu testendes Bein untenliegend), ist das Kriterium für Ausreichend minus (3−) bzw. Schwach (2) eine horizontale Bewegung durch den ganzen, bzw. einen Teil des Bewegungsweges. Es gibt allerdings Faktoren, die eine solche Bewertung ungenau machen. Die Oberfläche des Tisches kann z.B. glatt oder rauh sein, so daß sich der Grad der Reibung und damit der Widerstand erheblich ändert. Der Test der Hüftflexoren oder -extensoren aus Seitlage kann durch die Kraft der Hüftadduktoren wesentlich beeinflußt werden. Bei schwachen Adduktoren wird das Gewicht der Extremität mehr auf der Unterlage ruhen und Flexion und Extension erschweren, während kräftige Adduktoren die Tendenz haben, die Extremität anzuheben. Die Reibung wird somit geringer und Flexions- und Extensionsbewegungen können leichter ausgeführt werden.

Um Schwach (2) oder Ausreichend minus (3−) objektiv beurteilen zu können, ist es erforderlich, den Patienten aus einer «Gegen die Schwerkraft Stellung» in eine Testposition mit geringerer Einwirkung der Schwerkraft zu bringen. Der Bewegungsweg muß für die Werte Schwach bzw. Ausreichend minus teilweise bzw. ganz zurückgelegt werden können. Die nicht vollständige Bewegung kann am Anfang oder in der Mitte des Bewegungsweges liegen; für die Bewertung «Schwach» ist es nicht von Bedeutung, aus welcher Winkelstellung die Bewegung begonnen wird.

Wird der zu testende Körperteil an den möglichen Bewegungsbeginn gebracht und auf den Muskel wird etwas Dehnung ausgeübt, so kann es zu einem «Zurückspringen» in die Ausgangsstellung kommen, das mit aktiver Bewegung verwechselt werden kann.

Ein allmähliches Absinken aus der Testposition gegen die Schwerkraft stellt einen Ausreichend minus (3−) Wert dar und ist eine relativ objektive Beurteilung. Die Werte Muskelzuckung (1) oder Schwach minus (2−) können in jeder Ausgangsstellung bestimmt werden. Durch die Änderung der Testposition kann höchstens festgestellt werden, ob der Wert Schwach (2 oder 20%) oder Schwach plus (30%) ist.

In der Praxis ist ein häufiger Lagewechsel des Patienten oder die Wiederholung des Tests aus verschiedenen Stellungen ermüdend für den Patienten und zeitaufwendig für den Prüfer. Wenn das genaue Ergebnis relativ unbedeutend ist, sollte darauf verzichtet werden. Für die Werte Schwach (2) und Schwach plus (2+) wird empfohlen, den Test aus einer Stellung gegen die Schwerkraft, aber mit Unterstützung, durchzuführen. Die Einschätzung der erforderlichen Unterstützung bei schwachen Muskeln ist vergleichbar mit der Einschätzung des Druckes bei kräftigen Muskeln. Für die Bewertung entspannt der Patient den zu testenden Körperteil, so daß der Prüfer das Gewicht fühlen kann. Wenn der Patient dann die Testbewegung versucht, beurteilt der Prüfer subjektiv das Leichterwerden des Körperteiles. Für eine Schwach plus (30%) Bewertung ist eine mäßige Unterstützung des zu testenden Körperteiles nötig, für Schwach (20%) entsprechend etwas mehr.

Bewertungsschlüssel

Kriterien für die Bewertung der Muskelkraft	Kendall und Kendall	Lovett[4]		Nat. Found. for. Inf. Paral. and a Study[5]	Aids to Invest. of Periph. N. Injuries[6]	Neurolog.
	Prozent	Worte und Buchstaben	Abkürzung von %	Prozent	Zahlen	Plus Bewertung
Die Fähigkeit, die Testposition gegen die Schwerkraft und maximalen Druck zu halten – oder – die Fähigkeit, den Körperteil in die Testposition zu bewegen und gegen die Schwerkraft und maximalen Druck zu halten.	100	Normal	N	10	100	5	++++
	95	Normal minus	N–			5–	
Wie oben, aber – Halten gegen mäßigen Druck.	90	Gut plus	G+	9		4+	
	80	Gut	G	8	75	4	+++
Wie oben, aber – Halten gegen geringen Druck.	70	Gut minus	G–	7		4–	
	60	Ausreichend plus	A+	6		3+	
Die Fähigkeit, die Testposition gegen die Schwerkraft zu halten – oder – den Körperteil in die Testposition zu bewegen und gegen die Schwerkraft zu halten.	50	Ausreichend	A	5	50	3	++
Langsames Nachlassen aus der Testposition gegen die Schwerkraft – oder – die Fähigkeit, den Körperteil gegen die Schwerkraft bis fast in die Testposition zu bewegen – oder – mit leichter Hilfe in die Testposition zu bewegen – oder – den Körperteil bei geringerer Einwirkung der Schwerkraft durch das volle Bewegungsausmaß zu bewegen.	40	Ausreichend minus	A–	4		3–	
Die Fähigkeit, den Körperteil durch einen Teil des Bewegungsausmaßes bei geringerer Einwirkung der Schwerkraft zu bewegen. Mäßiges Beweg.-Ausmaß: 30% (2+) Geringes Beweg.-Ausmaß: 20% (2)	30	Schwach plus	S+	3		2+	
Um den Patienten nicht in eine Position mit geringerer Einwirkung der Schwerkraft bringen zu müssen, werden die Werte anhand der Unterstützung, die während der «Gegen die Schwerkraft Bewegung» nötig ist, ermittelt. Mäßige Unterstützung: 30% (2+) Mehr wie mäßige Unterstützung: 20% (2)	20	Schwach	S	2	25	2	+
Es ist eine schwache Kontraktion tastbar – oder – die Sehne wird während der Muskelanspannung deutlicher sichtbar, aber eine beobachtbare Bewegung des Körperteiles findet nicht statt.	10	Schwach minus	S–			2–	
	5	Zuckung	Z	1		1	
Keine Kontraktion zu fühlen	0	Null	0	0	0	0	0

Bei Bewegungseinschränkung kann der Wert in Klammern gesetzt werden.

Der Prüfer sollte die Bewegung führen, aber dem Patienten in seinem Bemühen, den Körperteil zu bewegen, nicht voraus sein. Wenn er zu schnell bereit ist, Hilfe zu geben, wird es ihm nicht möglich sein, die Muskelkraft des Patienten zu ermessen.

Der Gebrauch des Wortes «Normal» beim Muskeltest

In den verschiedenen Testmethoden wird «Normal» als der Grad der Kraft definiert, mit der eine Bewegung gegen die Schwerkraft ausgeführt und gegen maximalen Widerstand gehalten werden kann.

Die meisten 100% (Normal) Werte beziehen sich auf die Norm Erwachsener. Der Prüfer muß erkennen können, wann ein geringerer Wert als 100% für Kinder bestimmter Altersgruppen normal ist, wie z.B. bei den Tests der ventralen Hals- und Bauchmuskulatur. Die Größe von Kopf und Rumpf im Verhältnis zur unteren Extremität beeinflußt die relative Kraft dieser Muskeln. Die ventralen Halsmuskeln haben bei einem dreijährigen Kind einen Wert von ca. 30% (2 plus) und bei einem fünfjährigen Kind von ca. 50% (3); die Kraft steigert sich bis zum Alter von zehn bis zwölf Jahren allmählich auf den Normwert von 100% (5). Beim Test der Halsflexoren erreichen viele Erwachsene keine höhere Bewertung als 60% (3 plus). Meist liegt keine neurologische Ursache vor, und die Schwäche ist mit einer Fehlhaltung der Hals- und Brustwirbelsäule verbunden.

Manchmal haben schon fünfjährige Kinder beim Aufsitzen einen Wert von 60% (3 plus) und Kinder mit sieben oder acht Jahren einen Wert von 100% (5). Es bestehen große Unterschiede in der Kraft, doch können Werte zwischen 60–80% (3 plus bis 4) für das Alter sieben bis zehn als normal angesehen werden. Die meisten Kinder zwischen zehn und elf Jahren können den Test mit einer 100% (5) Bewertung ausführen, was für Erwachsene beiderlei Geschlechts als normal angesehen wird.

Für kleine Kinder hat das Senken der gestreckten Beine aus Rückenlage als Test wenig Aussagekraft. Da das Gewicht der Beine im Verhältnis zum Rumpf gering ist, wird die Lendenwirbelsäule beim Heben oder Senken der Beine sowieso nicht extendieren. Im Alter von sechs oder sieben Jahren, wenn der Test einige Bedeutung hätte, ist es für ein Kind nicht leicht, das nötige Gefühl für Muskelspannung zu entwickeln, um die Lendenwirbelsäule während des Tests in Kontakt mit der Unterlage halten zu können. Ab acht bis zehn Jahre kann der Test bei vielen Kindern durchgeführt werden. In der Pubertät, wenn die Beine im Verhältnis zum Rumpf länger werden, kehrt sich dann das Bild um. Die Einwirkung der Schwerkraft ist durch die Hebelverlängerung jetzt größer. Werte von 60% (3 plus) oder 70% (4 minus) sind dann für viele Kinder normal, besonders für die, die schnell gewachsen sind. Die Kraft

sollte als «normal für das Alter» angegeben werden. Ab vierzehn bis sechszehn Jahre ist 100% (5) für Jungen und 80% (4) für Mädchen «Normal».

Die Kraft der Zehenflexoren kann als ein Beispiel angeführt werden, bei dem sich die 100% Norm auf eine kindliche Leistung bezieht. Kinder haben im allgemeinen kräftigere Zehenflexoren als Erwachsene. Frauen, die hohe Absätze und spitze Schuhe tragen, erreichen häufig keinen höheren Wert als 40% (3 minus). Als Norm wird die Fähigkeit angesehen, die Zehen zu beugen und gegen kräftigen Widerstand oder Druck zu halten. Der Erwachsene muß in bezug auf diese Norm beurteilt werden, und die Schwäche der Zehenflexoren sollte bei ihm nicht als «normal für sein Alter» akzeptiert werden. Bei Erwachsenen ist man gewohnt, einen gewissen Grad an Schwäche in den Zehenflexoren zu finden, so daß diese in dem Sinne normal ist, daß sie dem Durchschnitt entspricht. Ausgeprägte Schwäche der Zehenflexoren hat immer eine Funktionsbeeinträchtigung des Fußes zur Folge, und die Bezeichnung «Normal» sollte deshalb nicht verwendet werden.

Die Ursache der mangelnden Kraft in den Zehenflexoren reicht in die Kindheit zurück, und die Schwäche muß als erworben betrachtet werden. Auch andere Muskeln zeigen erworbene Schwächen, die häufig mit Fehlhaltung oder betonter Rechts-Linkshändigkeit verbunden ist und durch berufliche Überbelastung verstärkt werden kann. Die Muskelkraft einer erworbenen Schwäche wird im allgemeinen keinen niedrigeren Wert als Ausreichend (3) erreichen. Werte von 50% (3) oder 60% (3 plus) könnten eine neurologische Ursache haben, wenn nicht bekannt wäre, daß dieser Grad an Schwäche auch als Folge starker Dehnung oder Überbeanspruchung der Muskeln auftreten kann.

Folgende Muskeln weisen bevorzugt erworbene haltungsbedingte Schwächen auf:

Zehenflexoren (Flexor digitorum brevis und
Mm. lumbricales)
Mittlerer und unterer Trapezius
Rückenextensoren im Brustwirbelsäulenbereich
Vordere Bauchmuskeln (getestet durch Senken der gestreckten Beine)
Halsflexoren

Linke laterale Rumpfmuskeln	
Rechte Hüftabduktoren	
Rechte Hüftaußenrotatoren	bei
Rechter Peronaeus longus und brevis	Rechtshändern
Linker Flexor hallucis longus	
Linker Flexor digitorum longus	

Rechte laterale Rumpfmuskeln	
Linke Hüftabduktoren	bei Linkshän-
Linke Hüftaußenrotatoren	dern, aber nicht
Linker Peronaeus longus und brevis	so auffällig
Rechter Tibialis posterior	wie bei
Rechter Flexor hallucis longus	Rechtshändern.
Rechter Flexor digitorum longus	

Die ventralen Hals- und Bauchmuskeln scheinen bevorzugt wenig Kraft zu haben, was einesteils anlagebedingt ist, anderenteils erworben sein kann, und die weite Verbreitung dieser Schwäche bei vielen Erwachsenen erklärt. Gesellt sich diese erworbene, oft haltungsbedingte Schwäche zu der schon vorhandenen anlagebedingten hinzu, bevor es zu einem normalen Zuwachs an Kraft kommen konnte, dann bleibt eine latente Schwäche in diesen Muskeln bestehen.

Ein Prüfer muß viel praktische Erfahrung erwerben, sowohl am Kranken wie am Gesunden, um Testergebnisse vergleichen zu können. Viele Prüfer testen nur Patienten und orientieren sich an den verminderten Kraftwerten. Die Folge davon ist, daß sich bei ihnen ein Maßstab für normale Kraft entwickelt, der nur einer guten funktionellen Wiederherstellung entspricht.

Der Test muß bei Kleinkindern und Kindern bis zu fünf oder sechs Jahren modifiziert werden. Im allgemeinen ist es nicht schwer, einen kindlichen Muskel im Bereich bis «Ausreichend» (50% oder 3) zu testen; darüber hinaus hängt es von der Kooperation des Kindes ab, ob Widerstand oder Druck gegeben werden kann. Bei kleinen Kindern sind kräftige Testbewegungen selten möglich, und die Kraft muß häufig mit «scheinbar normal» angegeben werden.

Vorgeschlagene Reihenfolge der Muskeltests

1. Rückenlage
Zehenextensoren
Zehenflexoren
Tibialis anterior
Tibialis posterior
Peronaeen
Tensor fasciae latae
Sartorius
Iliopsoas
Bauchmuskeln
Halsflexoren
Fingerflexoren
Fingerextensoren
Daumenmuskeln
Handgelenksextensoren
Handgelenksflexoren
Supinatoren
Pronatoren
Biceps
Brachioradialis
Triceps
Pectoralis major (ob. Anteil)
Pectoralis major (unt. Anteil)
Pectoralis minor
Innenrotatoren des Schultergelenkes
Außenrotatoren des Schultergelenkes
Serratus anterior
Deltoideus, vord. Anteil

2. Seitlage
Glutaeus medius
Glutaeus minimus
Hüftadduktoren
Lateralflexion (Bauchmuskeln, Latissimus dorsi,
Quadratus lumborum)

3. Bauchlage
Gastrocnemius und Plantaris
Soleus
Ischiocrurale (med. und lat.)
Glutaeus maximus
Halsextensoren
Rückenextensoren
Quadratus lumborum
Latissimus dorsi
Unterer Trapezius
Mittlerer Trapezius
Rhomboideen
Deltoideus, hint. Anteil
Triceps
Teres major
Innenrotatoren des Schultergelenkes
Außenrotatoren des Schultergelenkes

4. Sitz
Quadriceps
Innenrotatoren des Hüftgelenkes
Außenrotatoren des Hüftgelenkes
Flexoren des Hüftgelenkes (als Gruppe)
Deltoideus (vord., mittl. und hint. Anteil)
Supraspinatus
Coracobrachialis
Oberer Trapezius
Serratus anterior (bevorzugter Test)

5. Stand
Serratus anterior
Plantarflexoren

Kapitel 2

Gelenkbewegungen

Gelenkbewegungen

Anatomische Stellung, Ebenen und Achsen

Anatomische Stellung. Die anatomische Stellung des Körpers ist der aufrechte Stand, Gesicht nach vorn, Arme an der Seite, Handfläche nach vorn gerichtet, Finger und Daumen in Extension. Auf diese Stellung beziehen sich die Definitionen und Beschreibungen der Körperebenen und -achsen. Sie wird als Nullstellung bezeichnet. Die Bewegungen der meisten Gelenke des Körpers werden danach bestimmt und gemessen. Weitere Beschreibungen der Stellungen der verschiedenen Körperabschnitte folgen im Text (in Abb. A sind die Arme und Hände in normaler, nicht in anatomischer Stellung).

Schwerpunkt. Jede Masse oder jeder Körper ist aus einer Vielzahl kleiner Teilchen zusammengesetzt, die gemäß dem Gravitationsgesetz von der Erde angezogen werden. Die Anziehung der Schwerkraft auf die Teile des Körpers erzeugt ein System von praktisch parallel verlaufenden Kräften. Die Resultante dieser Kräfte, die senkrecht nach unten gerichtet ist, ist das Gewicht des Körpers. Es ist möglich, einen Punkt zu lokalisieren, an dem eine einzelne Kraft, die in ihrer Größe dem Gewicht des Körpers gleich ist und senkrecht nach oben gerichtet ist, so angesetzt werden kann, daß der Körper in jeder Lage im Gleichgewicht bleibt. Dieser Punkt ist der Schwerpunkt des Körpers. Er kann als der Punkt definiert werden, in dem man sich das ganze Gewicht des Körpers konzentriert denkt. In der Idealhaltung eines Durchschnittserwachsenen wird der Schwerpunkt etwas ventral des 1. oder 2. Sakralsegmentes angenommen.

Lotlinie. Die Lotlinie ist eine senkrechte Linie, die durch den Schwerpunkt verläuft.

Lotschnur. An einem Ende der Lotschnur ist ein Bleigewicht befestigt. Die Lotschnur wird als Hilfe bei der Beurteilung der Statik bei aufrechter Haltung benutzt, weil sie das Schwerelot auf die äußeren Umrisse des Körpers projiziert. Bei der Befunderhebung muß die Lotschnur auf einen festen Punkt ausgerichtet sein. Der einzige feste Punkt ist bei der stehenden Haltung an der Basis, wo die Füße Kontakt mit dem Boden haben.

Bei einer Idealhaltung trifft die Lotschnur in der Ansicht von der Seite mit folgenden Punkten am Skelett, an der Basis beginnend, zusammen:

Etwas ventral des äußeren Malleolus
Etwas ventral der Flexions-/Extensionsachse des Kniegelenkes
Etwas dorsal der Flexions-/Extensionsachse des Hüftgelenkes
Lendenwirbelkörper
Schultergelenk
Die meisten der Halswirbelkörper
Äußerer Gehörgang
Etwas dorsal des höchsten Punktes der Sutura coronalis.

In der Ansicht von hinten ist die Lotschnur, beginnend an einem festen Punkt in der Mitte zwischen beiden Fersen, gleichweit von den medialen Seiten der Fersen, der Unter- und Oberschenkel und von beiden Schulterblättern entfernt und entspricht im Verlauf der Symmetrieebene.

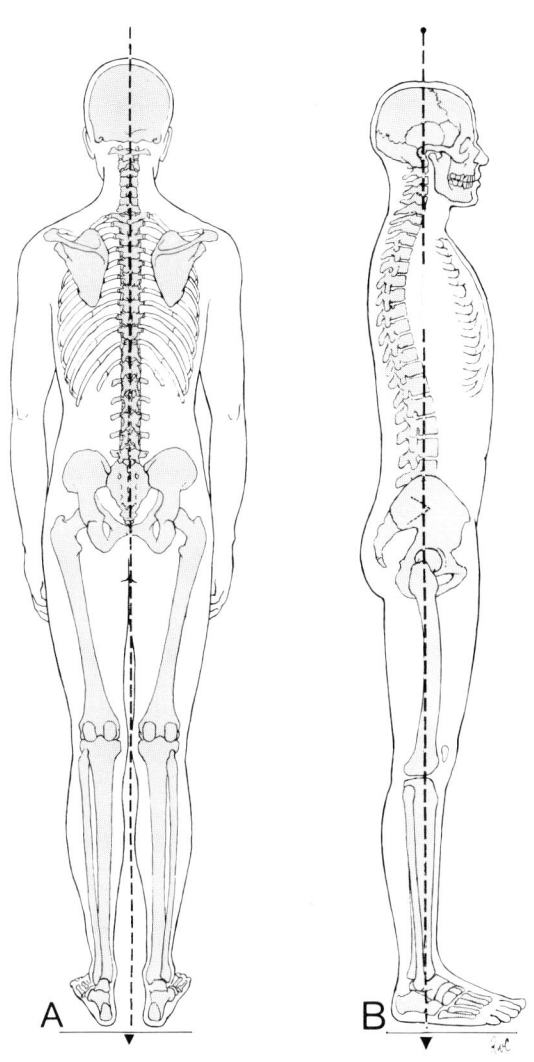

A   B

Ebenen. Die drei Hauptbezugsebenen sind von den Raumdimensionen abgeleitet und stehen rechtwinklig zueinander.

Eine *sagittale Ebene* ist im Stand vertikal und verläuft von ventral nach dorsal. Der Name stammt von dem Verlauf der Sagittalnaht des Schädels. Die mittlere Sagittalebene heißt Median- oder *Symmetrieebene* und teilt den Körper in eine rechte und linke Hälfte.

Eine *coronale* oder *frontale Ebene* verläuft im Stand vertikal von einer zur anderen Seite. Der Name stammt von der Sutura coronalis des Schädels. Die Ebene

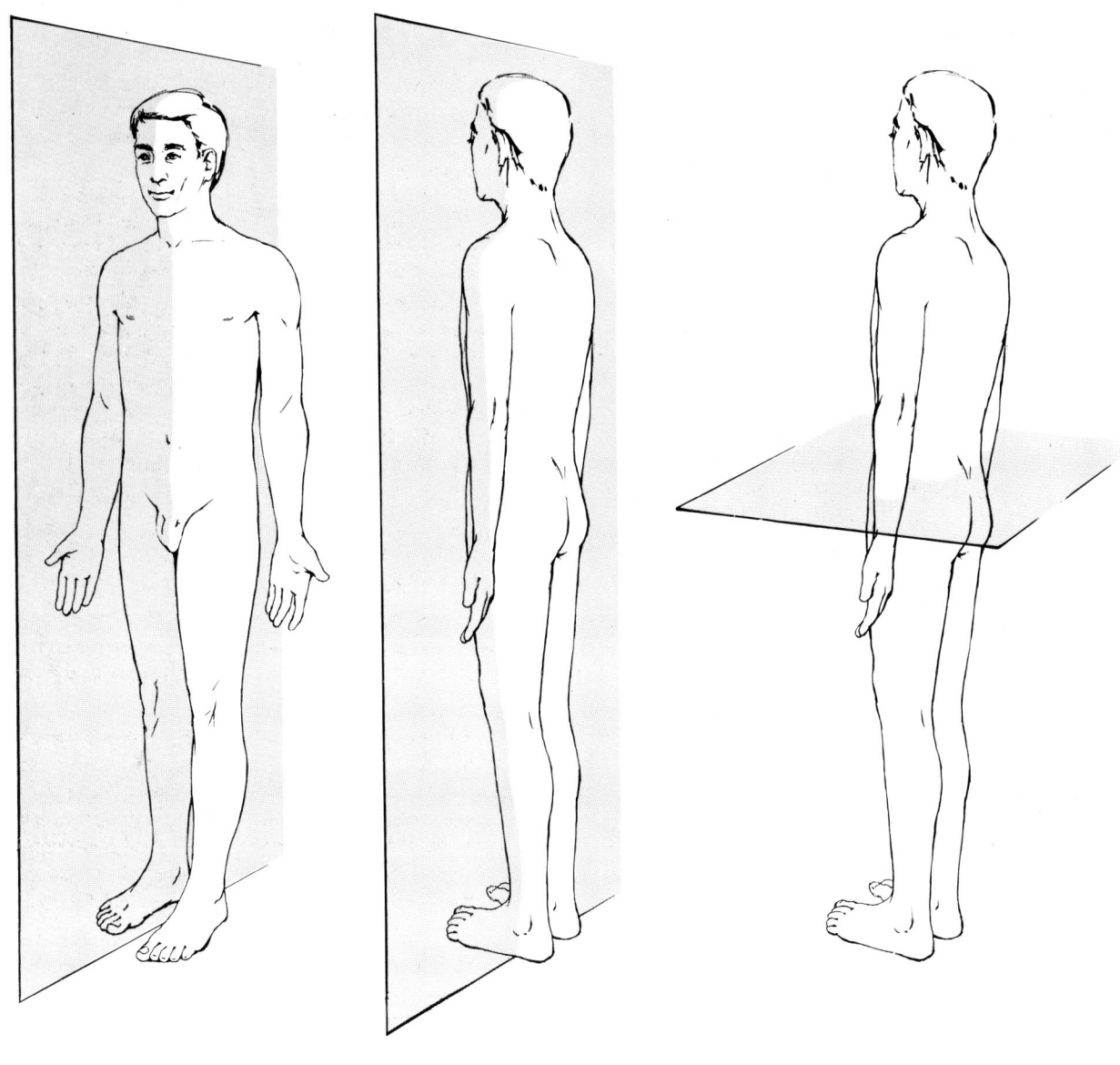

Sagittale Ebene   Frontale Ebene   Transversale Ebene

teilt den Körper in einen vorderen und hinteren Abschnitt.

Eine *transversale Ebene* verläuft im Stand horizontal und teilt den Körper in einen oberen (kranialen) und einen unteren (kaudalen) Abschnitt.

Achsen. Achsen sind gedachte Linien, um die Bewegungen stattfinden. Bezogen auf die Ebenen gibt es drei Hauptachsen, die im rechten Winkel zueinander stehen.

Eine *sagittale Achse* liegt in der Sagittalebene und verläuft in ventral-dorsaler Richtung. Die Bewegungen der

Ab- und Adduktion finden um diese Achse in einer frontalen Ebene statt.

Eine *frontale Achse* liegt in der Frontalebene und verläuft von einer Seite zur anderen. Die Bewegungen der Flexion und Extension finden um diese Achse in einer sagittalen Ebene statt.

Eine *Längsachse* verläuft in kranial-kaudaler Richtung. Die Bewegungen der Innen- und Außenrotation finden um diese Achse in einer Transversalebene statt.

Ausgenommen von diesen Definitionen sind die Bewegungen der Scapula, der Clavicula und des Daumens (s.S. 20 und 22).

18

Definitionen der Gelenkbewegungen

Es gibt drei verschiedene Knochenverbindungen: Fibrös oder unbeweglich oder sehr gering beweglich, knorpelig oder leicht beweglich, synovial oder frei beweglich. Die folgenden Definitionen beziehen sich auf die frei beweglichen Gelenke.

Die Bewegungsebene und die Bewegungsachse stehen rechtwinklig zueinander. Flexion und Extension finden in der Sagittalebene um eine Frontalachse statt. Abduktion, Adduktion und Lateralflexion finden in der Frontalebene um eine Sagittalachse statt. Innen- und Außenrotation finden in der Transversalebene um eine Längsachse statt. Horizontale Ab- und Adduktion finden um eine kranial-kaudal verlaufende Achse statt.

Flexion und Extension. Flexion und Extension sind Bewegungen in der Sagittalebene. Flexion ist die Bewegung in ventraler Richtung für die Wirbelsäule, obere Extremität und Hüfte. Flexion des Knies, des Fußes und der Zehen bezieht sich auf die Bewegung nach dorsal. Extension ist die entgegengesetzte Bewegung zur Flexion.

Die embryonale Entwicklung der oberen und unteren Extremität ist verschieden. In einem frühen Entwicklungsstadium sind die Glieder des Embryo nach ventral gerichtet, die Beugefläche nach medial, Großzehe und Daumen nach kranial. In der weiteren Entwicklung drehen sich die Glieder in Schulter- und Hüftgelenk um 90°, so daß sich die Daumen nach lateral und die Beugeflächen der oberen Extremität nach ventral richten, während sich die Großzehen nach medial und die Beugeflächen der unteren Extremität nach dorsal drehen. Als Ergebnis dieser 90° Rotation der Glieder in entgegengesetzter Richtung wird die Bewegung, bei der sich Hand und ventrale Fläche des Unterarmes einander nähern, Flexion genannt, weil sie von Beugemuskeln ausgeführt wird. Die Bewegung, bei der sich Fuß und ventrale Fläche des Unterschenkels einander nähern, wird Extension genannt, weil sie von Streckmuskeln ausgeführt wird.

Abduktion und Adduktion. Abduktion und Adduktion sind Bewegungen in der Frontalebene. Abduktion ist die Bewegung weg von der und Adduktion hin zu der Symmetrieebene. Das gilt für alle Bewegungen der Extremitäten, außer für das Handgelenk, für den Daumen, die Finger und Zehen. Für das Handgelenk ist die Bezugslinie die Längsachse des Unterarmes. Für die Finger sind Ab- und Adduktion Bewegungen, die von der Längsachse des dritten Fingers weg – bzw. zu ihr hin führen. Bei den Zehen beziehen sich die Bewegungen auf die Längsachse der zweiten Zehe. Für den Daumen gilt die Beschreibung auf Seite 22.

Lateralflexion. Lateralflexion ist die Bewegung der Wirbelsäule nach lateral in einer frontalen Ebene. Funktionell ist sie im allgemeinen mit Rotation verbunden.

Rotation. Rotation ist eine Bewegung, bei der sich die Körperabschnitte (außer der Scapula und der Clavi-cula) um ihre Längsachse drehen (s. S. 20, 21, 23). Bei den Extremitäten findet Rotation um die anatomische Achse statt, außer beim Femur, der um eine mechanische Achse rotiert (s. S. 20 und 22).

Bei den Extremitäten nimmt man die ventrale Fläche als Bezug. Rotation der ventralen Fläche zur Symmetrieebene hin ist Innenrotation, weg von der Symmetrieebene ist Außenrotation.

Da die Längsachse von Kopf, Brustkorb und Becken in der Symmetrieebene liegen, kann diese nicht Bezugsebene sein. Rotation des Kopfes wird als Drehen des Gesichtes zur rechten oder linken Seite angegeben. Rotation des Thorax und des Beckens wird allgemein als im Uhrzeigersinn oder gegen den Uhrzeigersinn beschrieben. Wenn man die Transversalebene als Bezugsebene nimmt und zwölf Uhr als Punkt vorn in der Mitte, erfolgt die Rotation im Uhrzeigersinn, wenn die linke Seite des Thorax oder des Beckens mehr nach vorn gedreht ist als die rechte. Entgegen dem Uhrzeigersinn ist die rechte Seite mehr nach vorn gedreht.

Kippen. Als Kippen werden Bewegungen der Scapula in der Sagittalebene und die Flexion des Beckens in den Hüftgelenken bezeichnet (s. S. 20 und 22).

Gleiten. Gleitbewegungen finden zwischen zwei ebenen oder nur leicht gerundeten (konvex-konkav) Gelenkflächen statt. Eine Gelenkfläche gleitet auf der anderen.

Zirkumduktion. Aufeinanderfolgend werden Flexion, Abduktion, Extension und Adduktion miteinander verbunden, dabei beschreibt die Extremität einen Kegel. Das proximale Ende der Extremität bildet die Spitze des Kegels und ist der Drehpunkt, während das distale Ende einen Kreis beschreibt. Diese Bewegung ist nur in einem Kugelgelenk, einem Ei- und einem Sattelgelenk möglich.

Hyperextension. Hyperextension ist eine Bewegung über das natürliche Ausmaß der Extension hinaus, wie z.B. Hyperextension der Kniegelenke. Die Bezeichnung wird auch in bezug auf die vermehrte lumbale Krümmung mit Flexion des Beckens in den Hüftgelenken (Beckenkippung) angewandt und bei einer verstärkten zervikalen Krümmung mit vorgeschobener Kopfhaltung. Das Ausmaß der Bewegung in der Lenden- und Halswirbelsäule ist in diesen Fällen nicht außergewöhnlich, aber die Stellung der Extension ist ausgeprägter als es vom Standpunkt der Haltung wünschenswert ist.

Bewegungen der Scapula und der Gelenke der oberen Extremität

Schultergürtel. Der Schultergürtel wird von den Schlüsselbeinen und den Schulterblättern gebildet. Die Clavicula ist lateral mit dem Acromion und medial mit dem Sternum gelenkig verbunden. Das Sternoclaviculargеlenk ist die einzige knöcherne Verbindung mit dem Rumpf.

Das Sternoclaviculargelenk erlaubt Bewegung in ventraler und dorsaler Richtung um eine vertikale Achse (bezogen auf den Stand), in kranialer und kaudaler Richtung um eine Sagittalachse und Rotation um eine Frontalachse. Die Frontalachse entspricht ungefähr der Längsachse der Clavicula. Diese Bewegungen werden durch das Acromioclaviculargelenk etwas vergrößert und auf die Scapula übertragen. Weitere Bewegungen des Schultergürtels werden bei der Scapula beschrieben.

Scapula. Die Scapula ist mit dem Humerus im Schultergelenk und mit der Clavicula im Acromioclaviculargelenk gelenkig verbunden.

In der anatomischen Stellung mit guter Haltung liegen die Schulterblätter dem Thorax an, ungefähr auf der Höhe der zweiten bis siebenten Rippe. Die medialen Ränder sind mehr oder weniger parallel und ungefähr 7–10 cm voneinander entfernt.

Muskeln, die die Scapula mit dem Thorax und der Wirbelsäule verbinden, ermöglichen, daß die Scapula sich bewegt und in bestimmten Stellungen gehalten werden kann. Sie sind schräg angeordnet und die Zugrichtung ist so, daß drehende wie geradlinige Bewegungen des Knochens möglich sind. Als Ergebnis kommen die Bewegungen der Scapula im einzelnen nicht als reine Bewegungen vor. Durch die runde Form des Thorax wird Ab- und Adduktion und in geringerem Ausmaß auch Elevation und Depression von Schwenk- und Kippbewegungen begleitet.

Obwohl es keine reinen geradlinigen Bewegungen der Scapula gibt, werden sieben Hauptbewegungen beschrieben:

Adduktion ist hauptsächlich eine Gleitbewegung, bei der sich die Scapula zur Wirbelsäule bewegt.

Abduktion ist hauptsächlich eine Gleitbewegung, bei der sich die Scapula von der Wirbelsäule entfernt. Sie nimmt in voller Abduktion durch die Form des Thorax eine dorsolaterale Stellung ein.

Schwenken nach lateral ist eine Bewegung um eine sagittotransversale Achse, bei der der Angulus inferior nach lateral und die Schultergelenkspfanne nach kranial (Elevation) bewegt wird.

Schwenken nach medial ist eine Bewegung um eine sagittotransversale Achse, bei der der Angulus inferior nach medial und die Schultergelenkspfanne nach kaudal (Depression) bewegt wird.

Kippen nach ventral ist eine Bewegung um eine frontotransversale Achse, bei der sich der Processus coracoideus nach ventral und kaudal und der Angulus inferior nach dorsal und kranial bewegt. Kippen nach dorsal ist die Bewegung in umgekehrter Richtung.

Elevation ist hauptsächlich eine Gleitbewegung, bei der sich die Scapula nach kranial bewegt, wie beim «Achselzucken».

Depression ist hauptsächlich eine Gleitbewegung, bei der sich die Scapula nach kaudal bewegt.

Schultergelenk. Das Schultergelenk ist ein Kugelgelenk (artic. sphaeroidea) und wird durch die gelenkige Verbindung des Humeruskopfes mit der Cavitas glenoidale der Scapula gebildet. Zusätzlich zu den sechs Hauptbewegungen müssen die Zirkumduktion und zwei Bewegungen in der Horizontalebene erklärt werden.

Flexion und Extension sind Bewegungen um eine frontale Achse. *Flexion* ist die Bewegung nach ventral aus einer Stellung von 45° Extension (Arm ist nach hinten gestreckt). Der Arm beschreibt einen Bogen nach vorne über die anatomische Nullstellung bis zu 180° über dem Kopf. Die 180° Flexionsstellung wird indessen nur durch eine kombinierte Bewegung des Schultergelenkes und des Schultergürtels erreicht. Im Schultergelenk ist Flexion nur bis 120° möglich. Die verbleibenden 60° werden als Ergebnis der Abduktion und der Schwenkbewegung nach lateral erzielt, wodurch die Gelenkpfanne mehr nach ventral gerichtet wird und dem Humerus die volle Flexion in die Senkrechte erlaubt. Zu Beginn ist die Scapulabewegung unterschiedlich, aber nach 60° Flexion besteht eine relativ konstante Beziehung zwischen der Bewegung des Humerus und der Scapula. Inman u.a.[7] fanden heraus, daß innerhalb von 30–170° Bewegungsausschlag in der Flexion für jede 15° Bewegung 10° vom Schultergelenk und 5° von der Scapula ausgeführt werden.

Extension ist die Bewegung nach dorsal und bezieht sich auf den Bewegungsumfang von 180° Flexion bis 45° Extension. Bei gebeugtem Ellbogen ist das Bewegungsausmaß der Schultergelenksextension größer, weil die Spannung des Biceps vermindert ist.

Abduktion und Adduktion sind Bewegungen um eine sagittale Achse. *Abduktion* ist die Bewegung nach lateral bis der Arm senkrecht steht. Die Endstellung ist dieselbe, wie sie durch Flexion erreicht wird (180°) und koordiniert Schultergürtel- und Schultergelenkbewegungen. *Adduktion* ist die Bewegung nach medial in Richtung zur Symmetrieebene. Sie bezieht sich auf die Bewegung aus voller Flexion (180°) über die Nullstellung bis zur Armstellung quer über den Körper (45°).

Horizontale Abduktion und Adduktion sind Bewegungen in einer transversalen Ebene um eine vertikale Achse (bezogen auf den Stand). Die Nullstellung für diese Bewegung ist 90° Abduktion. Die *horizontale Abduktion* ist die Bewegung nach dorsal, die *horizontale Adduktion* die Bewegung nach ventral und medial.

Das Ausmaß der horizontalen Abduktion ist außerordentlich verschieden, da es von der Dehnfähigkeit des Pectoralis major abhängt. Das Bewegungsausmaß der horizontalen Abduktion sollte ca. 30° und das der horizontalen Adduktion ca. 135° betragen; letzteres kann man schnell prüfen, indem man die Hand auf die gegenüberliegende Schulter legen läßt.

Innenrotation und Außenrotation sind Bewegungen um die Längsachse des Humerus. *Innenrotation* ist die Bewegung, bei der die Vorderfläche des Humerus zur Symmetrieebene hindreht, *Außenrotation* ist die Bewegung, bei der die Vorderfläche des Humerus von der Symmetrieebene wegdreht.

Das Ausmaß der Innen- oder Außenrotation variiert mit dem Grad der Abduktion oder Flexion. Die Nullstellung für die Gelenkmessung ist 90° Abduktion, Ellbogen rechtwinklig gebeugt und der Unterarm in rechtem Winkel zur Frontalebene. Aus dieser Stellung wird während der Außenrotation ein Winkel von 90° beschrieben, bis der Unterarm parallel zur Körperlängsachse steht. Die Innenrotation beschreibt einen Winkel von ca. 70°, wenn keine Schultergürtelmitbewegung zugelassen wird. Wenn der Scapula erlaubt wird, nach vorne zu kippen, kann der Unterarm einen Winkel von 90° beschreiben, bis er eine Stellung parallel zur Körperlängsachse einnimmt.

Wird der Arm aus der anatomischen Stellung abduziert oder flektiert, bleibt die Außenrotation frei, aber die Innenrotation nimmt ab. Wird der Arm adduziert oder extendiert, bleibt die Innenrotation frei, aber die Außenrotation nimmt ab. Um die Beweglichkeit in einem eingeschränkten Schultergelenk wiederherzustellen, muß der Behandler vor allem versuchen, die Außenrotation als Voraussetzung für die volle Flexion oder volle Abduktion zu erreichen.

Zirkumduktion kombiniert aufeinanderfolgend die Bewegungen der Flexion, Abduktion, Extension und Adduktion, wobei der Arm einen Kegel beschreibt mit der Spitze am Schultergelenk. Die Bewegung in dieser Reihenfolge kann in beiden Richtungen erfolgen und wird zur Verbesserung der Gesamtbeweglichkeit des Schultergelenkes benutzt.

Ellbogengelenk. Der Ellbogen ist ein Ginglymus oder Scharniergelenk und wird durch die Verbindung des Humerus mit der Ulna und dem Radius gebildet.

Flexion und Extension finden um eine frontale Achse statt (bezogen auf die anatomische Stellung) und sind die beiden Bewegungen, die dieses Gelenk erlaubt. *Flexion* ist eine Bewegung nach ventral aus der gestreckten (0°) Stellung des Ellbogens bis zur voll gebeugten Stellung von ca. 145°. *Extension* ist die Bewegung nach dorsal aus der voll gebeugten Stellung bis zur gestreckten Stellung des Ellbogens.

Radioulnare Gelenke. Die radioulnaren Gelenke sind Drehgelenke (artt. trochoideae) und werden distal und proximal von Radius und Ulna gebildet. Die Bewegungsachse verläuft vom Caput radii proximal zum Caput ulnae distal; der Radius dreht sich um diese Achse.

Supination und Pronation sind Rotationsbewegungen des Unterarmes. Bei der *Pronation* bewegt sich der Radius aus der lateralen, d.h. der anatomischen Stellung, in die mediale Stellung. Aus der *Supination* bewegt er sich aus der lateralen in die mediale Stellung. Der Handteller ist bei der Supination nach vorne gerichtet und bei der Pronation nach hinten. Um reine Unterarmbewegungen sicherzustellen, liegen die Oberarme dicht

am Körper, Ellbogen sind rechtwinklig gebeugt und die Unterarme nach ventral gerichtet. Für die volle Supination dreht sich der Handteller nach oben und für die volle Pronation nach unten.

Die Neutral- oder Nullstellung liegt in der Mitte zwischen Supination und Pronation, d.h. abweichend von der anatomischen Stellung zeigt der Daumen bei gestrecktem Ellbogen nach ventral und bei rechtwinklig gebeugtem Ellbogen nach kranial. Das Bewegungsausmaß der Supination und Pronation beträgt 90° in jeder Richtung.

Handgelenk. Das Handgelenk ist ein Eigelenk (artic. ellipsoidea). Der Radius und die distale Fläche des Discus articularis artikulieren mit dem Os scaphoideum, dem Os lunatum und dem Os triquetrum.

Flexion und Extension sind Bewegungen um eine frontale Achse. Aus der anatomischen Stellung ist *Flexion* die Bewegung nach ventral, dabei nähert sich der Handteller der ventralen Fläche des Unterarmes. *Extension* ist die Bewegung nach dorsal, wobei sich der Handrücken der dorsalen Fläche des Unterarmes nähert. Das Bewegungsausmaß der Flexion beträgt aus der Nullstellung (d.h. das Handgelenk ist gerade wie in der anatomischen Stellung) ca. 70–80° und das der Extension ca. 60–70°. Die Finger haben die Tendenz sich während des Messens der Flexion zu strecken und während der Extension zu beugen.

Radiale und ulnare Abduktion sind Bewegungen um eine sagittale Achse. Bei der *ulnaren Abduktion* bewegt sich die Hand aus der anatomischen Stellung nach medial, hin zur Symmetrieebene und bei der *radialen Abduktion* nach lateral, weg von der Symmetrieebene. Mit der anatomischen Stellung als Nullstellung beträgt das Bewegungsausmaß der ulnaren Abduktion ca. 35° und das der radialen Abduktion ca. 20°.

Zirkumduktion kombiniert aufeinanderfolgend Flexion, radiale Abduktion, Extension und ulnare Abduktion im proximalen und distalen Handwurzelgelenk. Die Bewegungen dieser Gelenke stehen in enger Beziehung zueinander und erlauben eine Kreisbewegung der Hand, die aber nicht so frei ist wie die im Schultergelenk. Die radiale Abduktion ist mehr begrenzt als die ulnare, da der Processus styloideus radii weiter nach distal reicht als der Processus styloideus ulnae.

Karpometakarpalgelenke der Finger. Die Karpometakarpalgelenke der Finger werden durch die gelenkige Verbindung der distalen Handwurzelknochen mit den Metakarpalen II–V gebildet und erlauben Gleitbewegungen. Das Gelenk zwischen Os hamatum und Metakarpale V hat eine sattelähnliche Form und ermöglicht zusätzlich Flexion, Extension und geringe Rotation.

Metakarpophalangealgelenke der Finger. Die Metakarpophalangealgelenke der Finger sind der Form nach Kugelgelenke. Sie werden durch die gelenkige Verbindung der distalen Enden der Metakarpalen mit den angrenzenden Enden der proximalen Phalangen gebildet.

Flexion und Extension finden um eine frontale Achse statt, *Flexion* in ventraler und *Extension* in dorsaler Richtung. Mit der gestreckten Stellung als Nullstellung können sich die Metakarpophalangealgelenke bis ca. 90° beugen. Auch wenn bei den meisten Leuten etwas Extension über die Nullstellung heraus möglich ist, wird die Nullstellung dieser Gelenke als normale Extension angesehen, wenn die Interphalangealgelenke ebenfalls gestreckt sind.

Abduktion und Adduktion finden um eine sagittale Achse statt. Die Bezugslinie für Ab- und Adduktion der Finger ist die Längsachse des dritten Fingers. *Abduktion* ist die Bewegung in der Ebene der Hand, weg vom dritten Finger, d. h. Spreizen der Finger. *Adduktion* ist die Bewegung in der Ebene der Hand, zum dritten Finger hin, d. h. Schließen der Finger. Der dritte Finger kann sich nach ulnar und radial bewegen.

Zirkumduktion ist die Kombination von Flexion, Abduktion, Extension und Adduktion nacheinander ausgeführt. Sie ist in beiden Richtungen möglich. Extension ist in den Metakarpophalangealgelenken ziemlich begrenzt, so daß die Basis des Kegels, die durch die Fingerspitze beschrieben wird, relativ klein ist.

Interphalangealgelenke der Finger. Die Interphalangealgelenke der Finger sind Ginglymus oder Scharniergelenke, gebildet durch die Gelenkverbindung der beiden benachbarten Flächen der Phalangen.

Flexion und Extension finden um eine frontale Achse statt; von 0° Extension bis ungefähr 100° Flexion in den proximalen Interphalangealgelenken und von 0° Extension bis 80° Flexion in den distalen Interphalangealgelenken.

Karpometakarpalgelenk des Daumens. Das Karpometakarpalgelenk des Daumens ist ein Sattelgelenk, gebildet durch die Gelenkverbindung des Os trapezium mit dem Metakarpale I. Die Nullstellung ist die Stellung, bei der der ausgestreckte Daumen an der Seite des Zeigefingers liegt. Die Nullstellung ist gleichzeitig die Endstellung der *Adduktion.*

Extension ist die Bewegung des Daumens nach dorsalradial und *Flexion* die Bewegung nach palmar-ulnar. Das gesamte Bewegungsausmaß beträgt ca. 40–50°. Der Daumen kann nur voll flektiert werden, wenn er von einigen Graden palmarer Abduktion und Rotation begleitet ist.

Die *Abduktion* kann in zwei Ebenen stattfinden: Die *palmare Abduktion* ist die Bewegung 90° zur Ebene der Hand, das Bewegungsausmaß beträgt ca. 40–50°. Die *radiale Abduktion* ist die Bewegung nach radial in der Ebene der Hand mit ca. 20° Bewegungsausmaß.

Das Ausmaß der Rotation ist gering und isoliert nicht möglich. Diese *geringe Rotation,* die aus einer Kombination der Grundbewegungen besteht, ist allerdings von Bedeutung.

Daumen und Kleinfinger können *Opposition* ausführen. Im Daumen ist es eine Kombination von Abduktion und Flexion mit Rotation des Karpometakarpalge-lenkes und Flexion des Metakarpophalangealgelenkes. Um Opposition des Daumens und Kleinfingers zu ermöglichen, müssen mehr die Palmarflächen der distalen Phalangen als die Fingerspitzen zusammengebracht werden. Das Berühren der Daumen- und Kleinfingerspitze kann ohne wirkliche Opposition geschehen.

Die Oppositionsbewegungen werden von den entsprechenden Opponensmuskeln und Flexoren der Grundgelenke ausgeführt: Am Daumen sind es der Opponens pollicis, Abductor pollicis brevis und Flexor pollicis brevis; am Kleinfinger ist es der Opponens digiti minimi, der Flexor digiti minimi, der vierte Lumbricalis und palmare Interosseus, unterstützt vom Abductor digiti minimi.

Zirkumduktion ist eine Bewegung, bei der nacheinander Flexion, Abduktion, Extension und Adduktion im Sattelgelenk ausgeführt wird. Das Metakarpale I beschreibt einen Kegel und die Daumenspitze einen Kreis.

Metakarpophalangeal- und Interphalangealgelenke des Daumens. Die Metakarpophalangeal- und Interphalangealgelenke des Daumens sind Scharniergelenke, die vom Metakarpale I mit der proximalen Phalanx, bzw. der proximalen mit der distalen Phalanx gebildet werden.

Flexion und Extension sind Bewegungen nach ulnar bzw. radial. Die Nullstellung ist das Ende der Extension. Sie wird am besten in Verbindung mit radialer Abduktion erreicht. Aus der Nullstellung kann das Metakarpophalangealgelenk ca. 60° Flexion ausführen und das Interphalangealgelenk ca. 80° Flexion. Das Metakarpophalangealgelenk erlaubt außerdem eine geringe Abduktion, Adduktion und Rotation.

Bewegungen des Beckens und der Gelenke der unteren Extremität.

Becken. Die *Neutralstellung* des Beckens ist die Stellung, in der sich die Spinae iliacae anteriores superiores in derselben transversalen Ebene befinden und beide Spinae und die Symphyse in derselben frontalen Ebene liegen. Das *gekippte Becken (Flexion des Beckens in den Hüftgelenken)* ist die Stellung, in der die Frontalebene durch beide Spinae ventral von der Frontalebene durch die Symphyse liegt. Das *aufgerichtete Becken (Extension des Beckens in den Hüftgelenken)* ist die Stellung, in der die Frontalebene durch beide Spinae dorsal von der Frontalebene durch die Symphyse liegt. Im Stand ist Kippen des Beckens (Flexion des Beckens in den Hüftgelenken) mit Hyperextension der Lendenwirbelsäule verbunden, während Aufrichten des Beckens (Extension des Beckens in den Hüftgelenken) mit Flexion der Lendenwirbelsäule einhergeht.

Bei *seitlichen Bewegungen des Beckens (Adduktion bzw. Abduktion des Beckens im Hüftgelenk)* ist das Becken nicht waagerecht, sondern eine Spina iliaca anterior superior steht höher als die andere. Im Stand ist diese

Bewegung des Beckens mit *Lateralflexion der Lendenwirbelsäule* und Adduktion bzw. Abduktion der Hüftgelenke verbunden. Steht die rechte Beckenseite höher, kommt es zu einer Lateralflexion der Lendenwirbelsäule nach *rechts* mit Konvexität nach *links*. Das rechte Hüftgelenk ist in Adduktion und das linke in Abduktion.

Hüftgelenk. Das Hüftgelenk ist ein Kugelgelenk (artic. sphaeroidea) und wird durch die Gelenkverbindung des Acetabulums mit dem Kopf des Femur gebildet.

Im allgemeinen bezieht sich die Beschreibung der Gelenkbewegungen auf die Bewegung eines distalen Körperteiles bei unbeweglichem proximalen Körperteil. In der aufrechten Stellung ist die Bewegung des proximalen Körperteiles auf dem fixierten distalen Körperteil von gleicher, wenn nicht primärer Bedeutung. Aus diesem Grund werden die Bewegungen des Beckens im Hüftgelenk ebenso beschrieben, wie die Bewegungen des Femurs im Hüftgelenk.

Flexion und Extension sind Bewegungen um eine frontale Achse. *Flexion* ist die Bewegung nach ventral. Entweder bewegt sich der Oberschenkel gegen das fixierte Becken, wie beim Beinanheben in Rückenlage oder das Becken bewegt sich gegen den fixierten Oberschenkel, wie beim Hochkommen zum Sitz aus Rückenlage, beim Vorbeugen aus dem Stand oder bei der Flexion des Beckens im Hüftgelenk im Stehen. *Extension* ist die Bewegung nach dorsal. Entweder bewegt sich der Oberschenkel nach hinten, wie beim Beinabheben in Bauchlage, oder der Rumpf macht im Stehen aus der vornübergebeugten Stellung eine Rückwärtsbewegung oder das Becken macht eine Extension im Hüftgelenk. Das Bewegungsausmaß der Hüftgelenksflexion ist ca. 0–125°, das der Extension ca. 10°, was eine Gesamtbewegung von 135° ergibt. Das Kniegelenk sollte für die Messung der Hüftgelenksflexion gebeugt sein, um eine Bewegungsbegrenzung durch die Ischiocruralen zu vermeiden. Für die Hüftgelenksextension sollte das Kniegelenk gestreckt sein, um eine Bewegungsbegrenzung durch den Rectus femoris auszuschalten.

Abduktion und Adduktion sind Bewegungen um eine sagittale Achse. *Abduktion* ist die Bewegung nach lateral, weg von der Symmetrieebene. In Rückenlage kann es entweder eine Bewegung sein, bei der sich das Bein nach lateral bewegt oder sich das Becken auf der gegenüberliegenden Seite nach kranial bewegt. *Adduktion* ist die Bewegung des Beines nach medial, hin zur Symmetrieebene. In Rückenlage kann es entweder eine Bewegung sein, bei der sich das Bein nach medial bewegt oder sich das Becken auf der gegenüberliegenden Seite nach kaudal bewegt.

Innen- und Außenrotation sind Bewegungen um die Längsachse des Oberschenkels. *Innenrotation* ist die Bewegung, bei der sich die Vorderfläche des Oberschenkels zur Symmetrieebene hin dreht, *Außenrotation,* bei der sie sich von der Symmetrieebene weg dreht. Rotation kann ebenso durch Bewegung des Beckens auf dem Femur stattfinden, z.B. beim Stehen auf dem rechten Bein kommt es zur Außenrotation durch Rotation des Beckens entgegen dem Uhrzeigersinn.

Kniegelenk. Das Kniegelenk ist ein modifiziertes Ginglymus oder Scharniergelenk, welches durch die gelenkige Verbindung der Femurkondylen mit den Tibiakondylen und durch die Patella mit der Facies patellaris des Femur gebildet wird.

Flexion und Extension sind Bewegungen um eine frontale Achse. *Flexion* ist die Bewegung nach dorsal, bei der sich die dorsalen Flächen des Unter- und Oberschenkels einander nähern. *Extension* ist die Bewegung nach ventral bis zur geraden Stellung des Knies (0°). Das Bewegungsausmaß der Flexion beträgt aus der Nullstellung ca. 140°. Beim Messen der Kniegelenksflexion sollte das Hüftgelenk gebeugt sein, um eine Begrenzung durch den Rectus femoris zu vermeiden, beim Messen der Kniegelenksextension sollte das Hüftgelenk nicht voll gebeugt sein, um eine Begrenzung durch die Ischiocruralen zu vermeiden.

Hyperextension ist eine Bewegung über das natürliche Ausmaß der Extension hinaus. Im Stand sind wenige Grade über die Nullstellung hinaus aus Gründen der Stabilität normal. Wenn das Knie über diese wenigen Grade hinaus gestreckt werden kann, spricht man von Hyperextension.

Außen- und Innenrotation sind Bewegungen um die Unterschenkellängsachse. *Innenrotation* ist die Drehung der ventralen Fläche des Unterschenkels zur Symmetrieebene hin und *Außenrotation* von der Symmetrieebene weg.

Das gestreckte Kniegelenk (Nullstellung) blockiert grundsätzlich die Rotation. Die Rotation erfolgt mit Flexion und kombiniert sowohl die Bewegung zwischen Tibia und Menisci als auch zwischen Tibia und Femur.

Bei fixiertem Oberschenkel wird die *Flexion* von Innenrotation der Tibia auf dem Femur begleitet und bei fixiertem Unterschenkel von Außenrotation des Femur auf der Tiba.

Bei fixiertem Oberschenkel wird die *Extension* von Außenrotation der Tibia auf dem Femur begleitet und bei fixiertem Unterschenkel von Innenrotation des Femur auf der Tibia.

Oberes Sprunggelenk. Das obere Sprunggelenk ist ein Ginglymus oder Scharniergelenk und wird durch die gelenkige Verbindung der Tibia und Fibula mit dem Talus gebildet. Die Achse, um die die Bewegung stattfindet, verläuft schräg von der dorso-lateralen Seite des äußeren Malleolus zur ventro-medialen Seite des inneren Malleolus.

Flexion und Extension sind Bewegungen, die um diese schräge Achse stattfinden. *Flexion* ist die Bewegung des Fußes, bei der sich die Plantarfläche nach kaudal und dorsal bewegt. *Extension* ist die Bewegung, bei der sich die Dorsalfläche nach kranial und ventral bewegt (bezogen auf die Bewegung aus der Plantarflexion bis zur Nullstellung).

Um die Terminologie dieser beiden Fußgelenksbewegungen hat es viel Verwirrung gegeben. Die offensichtliche Diskrepanz besteht darin, daß das Verkleinern eines Winkels im allgemeinen mit Flexion und das Vergrößern mit Extension bezeichnet wird. Den «Fuß nach oben ziehen» wäre demnach Flexion und den «Fuß nach unten drücken» Extension. Es besteht weitgehende Übereinstimmung der Begriffe *Dorsalflexion** für Extension und *Plantarflexion* für Flexion. Dieser Text hält sich an diese allgemein gültige Terminologie. Das Knie sollte für das Messen der Dorsalflexion gebeugt sein. Bei gebeugtem Knie beträgt die Dorsalflexion ca. 20°; bei gestrecktem Knie kann der Gastrocnemius das Bewegungsausmaß auf ca. 15° beschränken. Die Plantarflexion beträgt ca. 45°.

Fußwurzelgelenke. Sie bestehen aus: 1. **Unteres Sprunggelenk** (artic. subtalaris und artic. talocalcaneonavicularis). Die hintere Abteilung (artic. subtalaris) wird vom Talus und Calcaneus gebildet. Die vordere Abteilung (artic. talocalcaneonavicularis) wird von Talus, Calcaneus und Naviculare gebildet. 2. **Übrige Fußwurzelgelenke.** Sie sind zwischen dem Naviculare und den drei Cuneiformia, zwischen dem Cuboid und dem Cuneiforme III und dem Naviculare, zwischen dem Calcaneus und dem Cuboid. Die unter 2. genannten Gelenke sind alle Amphiarthrosen.

Die Bewegungen in den Fußwurzelgelenken sind Inversion und Eversion, Supination und Pronation. Bei *Inversion* bewegt sich die Ferse nach medial, bei der *Eversion* nach lateral. Die Bewegungen finden vorwiegend im subtalaren Gelenk statt. Supination und Pronation sind Rotationsbewegungen des Fußes und finden im Gelenk zwischen Cuboid und Calcaneus und im Talocalcaneonaviculargelenk statt. Bei der *Supination* hebt sich der innere Fußrand, bei der *Pronation* hebt sich der äußere Fußrand. Supination/Inversion ist mehr frei in der Plantarflexion und Pronation/Eversion ist mehr frei in der Dorsalflexion.

Metatarsophalangealgelenke. Die Metatarsophalangealgelenke sind der Form nach Kugelgelenke, die durch die gelenkige Verbindung der distalen Enden der Metatarsalen und der angrenzenden Enden der proximalen Phalangen gebildet werden.

Flexion und Extension sind Bewegungen um eine frontale Achse. *Flexion* ist die Bewegung nach plantar, *Extension* die Bewegung nach dorsal. Bei Erwachsenen ist der Bewegungsumfang unterschiedlich, aber 30° Flexion und 40° Extension ist der Durchschnitt für gute Zehenfunktion.

Adduktion und Abduktion sind Bewegungen um eine sagittale Achse. Die Bezugslinie für Ab- und Adduktion der Zehen ist die Längsachse durch das Metarsale

---
* Anmerkung des Übersetzers: In Deutschland ist Dorsalextension jetzt mehr gebräuchlich.

II und die 2. Zehe. *Adduktion* ist die Bewegung zur Längsachse hin und *Abduktion* ist die Bewegung von der Längsachse weg, wie beim Zehenspreizen. Die Zehenabduktion ist bei Erwachsenen durch die Schuhe sehr eingeschränkt.

Interphalangealgelenke der Zehen. Die Interphalangealgelenke sind Ginglymus oder Scharniergelenke, gebildet durch die angrenzenden Enden der Phalangen. *Flexion und Extension* sind Bewegungen um eine frontale Achse. *Flexion* ist die Bewegung nach plantar, *Extension* nach dorsal.

Bewegungen der Wirbelsäule

Die Verbindungen der Wirbel bestehen aus den kleinen Wirbelgelenken, bei denen die Facies articularis inferior eines Wirbels mit der Facies articularis superior des angrenzenden Wirbels artikuliert. Die Wirbelkörper sind durch die aus Faserknorpel bestehenden Zwischenwirbelscheiben miteinander verbunden. Die Bewegung zwischen zwei angrenzenden Wirbeln ist gering und wird durch die Neigung der Gelenkflächen und die Elastizität der Disci intervertebrales bestimmt. Das Bewegungsausmaß der Wirbelsäule als Ganzes ist hingegen beträchtlich. Die möglichen Bewegungen sind Flexion, Extension, Lateralflexion und Rotation.

Die Gelenkverbindungen der ersten zwei Halswirbel bilden eine Ausnahme in der allgemeinen Klassifikation. Das Atlanto-Occipitalgelenk zwischen den Kondylen des Os occipitale und der Facies articularis superior des Atlas entspricht in seiner Form einem Eigelenk. Bewegungsmöglichkeiten sind Flexion und Extension mit sehr geringer Lateralflexion. Das Atlanto-Axialgelenk besteht aus drei Gelenken. Auf die beiden seitlichen Gelenke trifft die allgemeine Beschreibung der Wirbelgelenke zu. Das dritte mittlere Gelenk wird durch die Verbindung des Dens axis mit der Fovea dentis des Atlas gebildet. Es wird als Drehgelenk (artic. trochoidea) bezeichnet und erlaubt Rotation.

Die normalen Krümmungen der Wirbelsäule, im Zervikalbereich nach ventral, im Thorakalbereich nach dorsal und im Lumbalbereich nach ventral, sind nach der *Konvexität* der Krümmung benannt. Ebenso wird eine laterale Krümmung nach ihrer Konvexität benannt.

Flexion der Wirbelsäule erfolgt in einer sagittalen Ebene. Kopf und Rumpf beugen sich bei der Bewegung nach vorn, während sich die Wirbelsäule konvex nach hinten krümmt (s. S. 25, Abb. A). Bei normaler Flexion kann sich der Rumpf aus Rückenlage soweit beugen, daß sich die Schulterblätter von der Unterlage lösen. Der 7. Halswirbel wird sich ungefähr 20–25 cm abheben.

Flexion ist in den einzelnen Wirbelsäulenabschnitten unterschiedlich. In der *Halswirbelsäule* erfolgt die Flexionsbewegung in der Richtung, in der sich die *normale ventrale Krümmung verringert*. Die Bewegung geht soweit, bis in diesem Wirbelsäulenabschnitt die Lordose aufgehoben ist, setzt sich aber im allgemeinen nicht bis zur Konvexität nach dorsal fort. In der *Brustwirbelsäule* bedeutet Flexion die *Zunahme der normalen dorsalen Krümmung*. Bei normaler Flexion beschreibt die Wirbelsäule im Thorakalbereich einen sanften durchgehenden Bogen mit Konvexität nach dorsal. Im *Lumbalbereich* erfolgt die Flexionsbewegung in der Richtung, in der sich die *normale ventrale Krümmung verringert*. Die Bewegung setzt sich soweit fort, bis die Lordose aufgehoben ist, im allgemeinen aber nicht bis zur Konvexität nach dorsal.

Extension der Wirbelsäule erfolgt in einer sagittalen Ebene. Kopf und Brustkorb bewegen sich nach dorsal, während sich die Wirbelsäule konvex nach ventral krümmt (s. unten Abb. B). Bei normaler Extension können sich Kopf und Thorax aus Bauchlage soweit abheben, daß sich der Processus xiphoideus ungefähr 5–10 cm von der Unterlage entfernt (s. S. 214).

Extension ist in den einzelnen Wirbelsäulenabschnitten unterschiedlich. In der *Halswirbelsäule* bedeutet die Extensionsbewegung eine *Zunahme der normalen ventralen Krümmung*. Der Kopf wird nach hinten geneigt und dabei das Occiput in Richtung 7. Halswirbel bewegt. Im *Thorakalbereich* erfolgt die Extensionsbewegung in der Richtung, in der die *normale dorsale Krümmung abnimmt*. Die Bewegung kann fortgesetzt werden bis die Wirbelsäule gerade ist, normalerweise aber nicht darüber hinaus. In der *Lendenwirbelsäule* bedeutet Extension die *Zunahme der normalen ventralen Krümmung*. Die Bewegung findet durch Zurücklehnen von Kopf und Brustkorb oder Flexion des Beckens in den Hüftgelenken statt.

Hyperextension der Wirbelsäule bezieht sich auf die Bewegung bzw. Stellung über das normale Bewegungsausmaß der Extension hinaus.

Lateralflexion und Rotation werden einzeln beschrieben, obwohl sie kombiniert auftreten und nicht als reine Bewegungen angesehen werden.

Lateralflexion der Wirbelsäule findet in einer frontalen Ebene statt. Kopf und Rumpf neigen sich zu einer Seite, während sich die Wirbelsäule konvex zur anderen Seite krümmt. Bei einer Lateralflexion nach rechts kommt es zur linkskonvexen Krümmung. Bei normaler Lateralflexion können im aufrechten Stand, Füße ca. 10 cm auseinander und Arme neben dem Körper, die Fingerspitzen die Höhe des Knies erreichen (s. unten Abb. C).

Lateralflexion ist in den einzelnen Wirbelsäulenabschnitten unterschiedlich. Sie ist am größten in der Hals- und Lendenwirbelsäule, während sie in der Brustwirbelsäule durch die Rippen eingeschränkt ist.

Rotation ist die Bewegung in einer transversalen Ebene. Sie ist am größten am thorakolumbalen Übergang und gering im Lumbalbereich. Rotation in der Halswirbelsäule erlaubt ungefähr eine 90° Drehung des Kopfes und wird als Rotation des Gesichtes nach rechts oder links bezeichnet. Rotation des Thorax gegen das Becken wird als *im Uhrzeigersinn* (linke Seite mehr nach vorne) oder *gegen den Uhrzeigersinn* (rechte Seite mehr nach vorne) bezeichnet (Abb. D).

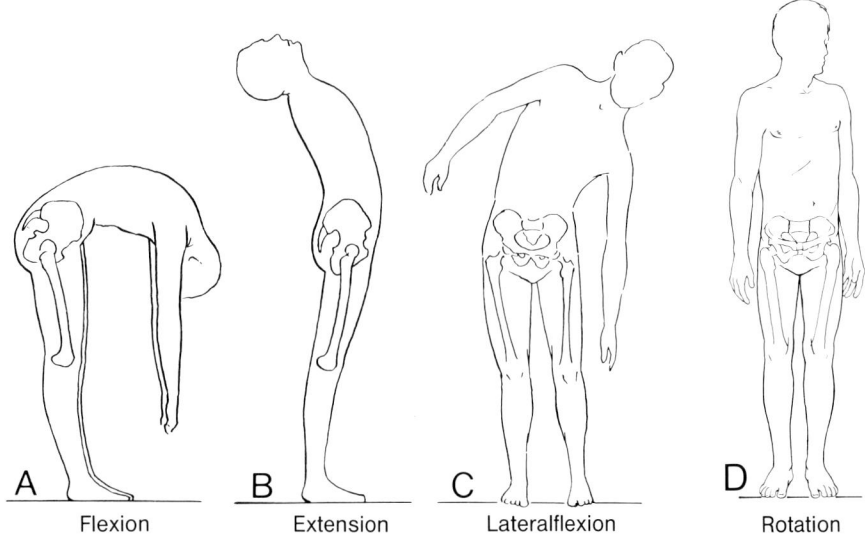

A Flexion B Extension C Lateralflexion D Rotation

Gelenkmessung
(nach der Neutral-Null-Methode)

Name: . . . .

Diagnose: . . . . Alter: . . . .

Beginn der Erkrankung: . . . . Arzt: . . . .

Obere Extremität

					Datum: Gemessen von:	Bewegung	Normale Bewegung	Datum: Gemessen von:					
					Li Schultergelenk	Ext/ Flex	45-0-180	Re Schultergelenk					
						Beweg.umfg.	225°						
						Abdukt/ Addukt	180-0-45						
						Beweg.umfg.	225°						
						Außenrot/ Innenrot	90-0-70 (bei 90° Abd)						
						Beweg.umfg.	160°						
					Li Ellbogen	Ext/ Flex	0-0-145	Re Ellbogen					
						Beweg.umfg.	145°						
					Li Unterarm	Supin/ Pronat	90-0-90	Re Unterarm					
						Beweg.umfg.	180°						
					Li Handgelenk	Ext/ Flex	60(70)-0-70(80)	Re Handgelenk					
						Beweg.umfg.	130(150)°						
						Rad. Abd/ Uln. Abd	20-0-35						
						Beweg.umfg.	55°						

Anmerkungen: _____

_____

_____

_____

_____

_____

_____

_____

_____

_____

_____

Gelenkmessung
(nach der Neutral-Null-Methode)

Name: . . . .

Diagnose: . . . . Alter: . . . .

Beginn der Erkrankung: . . . . Arzt: . . . .

Untere Extremität

					Datum: Gemessen von:	Bewegung	Normale Bewegung	Datum: Gemessen von:					
					Li Hüftgelenk	Ext/ Flex	10-0-125	Re Hüftgelenk					
						Beweg.umfg.	135°						
						Abdukt/ Addukt	45-0-30						
						Beweg.umfg.	75°						
						Außenrot/ Innenrot	45-0-45						
						Beweg.umfg.	90°						
					Li Kniegelenk	Ext/ Flex	0-0-140	Re Kniegelenk					
						Beweg.umfg.	140°						
					Li Oberes Spr'gelenk	Dorsalflex/ Plantarflex	20-0-45	Re Oberes Spr'gelenk					
						Beweg.umfg.	65°						
					Li Unteres Spr'gelenk	Supin/ Pronat	35-0-20	Re Unteres Spr'gelenk					
						Beweg.umfg.	55°						

Anmerkungen: _____

_____

_____

_____

_____

_____

_____

_____

_____

_____

_____

_____

_____

_____

_____

Kapitel 3

Spinalnerven (Befundbogen) und Nervengeflechte

Befundbogen: Spinalnerven und Muskeln

Abbildungen der Spinalnerven und
Nervenreizpunkte

Gebrauch der Befundbogen bei der
Differentialdiagnose

Darstellung von sechs Fallbeispielen

Tabelle der spinalen segmentalen Zuordnung
der Muskeln

Nervengeflechte

Tabelle der spinalen segmentalen Zuordnung
der Nerven

Das Festhalten der Testergebnisse ist ein wichtiger Bestandteil der Muskeluntersuchung und für Behandlung, Diagnose und Prognose von Bedeutung.

Die Befundbogen sollten eine tabellarische Anordnung der Testergebnisse ermöglichen, um die Interpretation zu erleichtern.

Im Text werden sechs verschiedene Befundbogen, jeder mit spezifischem Verwendungszweck, dargestellt. In diesem Kapitel wird der Befundbogen «Spinalnerven und Muskeln» beschrieben. Die anderen Befundbogen sind in den Kapiteln zu finden, auf die sie zutreffen.

Befundbogen: Spinalnerven und Muskeln

Es gibt zwei Befundbogen – einen für Hals, Diaphragma und obere Extremität (S. 33), den anderen für Rumpf und untere Extremität (S. 35). In Verbindung damit ist auf S. 32 und 34 eine anatomische Zeichnung der Spinalnerven und der peripheren Nervenreizpunkte abgebildet. Die Befundbogen sind speziell als Hilfe bei der Diagnose peripherer Nervenläsionen gedacht. Ist die muskuläre Beteiligung bekannt, lassen sich Rückschlüsse ziehen, ob die Läsion an der Nervenwurzel, im Plexus oder im peripheren Nerven liegt. Ebenso wird die Bestimmung der Läsionshöhe bei einer Rückenmarksverletzung durch den Befundbogen erleichtert. (s. Abb. der Nervengeflechte S. 52– 55).

Im jeweiligen Befundbogen der oberen und unteren Extremität sind die Muskeln in der linken Spalte aufgeführt. Sie sind nach ihrer peripheren Innervation (s. Spalte ganz links) in Gruppen zusammengefaßt, deutlich abgegrenzt durch dicke schwarze Linien. Die Spalte zwischen Muskel und Innervation ist für die Eintragung des Muskelwertes vorgesehen.

Der Sternocleidomastoideus und der Trapezius sind auf dem Befundbogen S. 33 aufgeführt, die von den Hirnnerven innervierten Muskeln auf dem Befundbogen S. 236. Die beiden oben genannten Muskeln werden motorisch vorwiegend von dem spinalen Anteil des XI. Hirnnerven (N. accessorius) innerviert, erhalten aber auch noch Äste aus den Zervikalsegmenten: der Sternocleidomastoideus aus C2 und C3, der Trapezius aus C 3 und C 4. Beim Menschen ist es nicht erwiesen, ob die zervikalen Äste aus motorischen und sensiblen oder nur aus sensiblen Fasern bestehen. Klinische Befunde bei reinen Accessoriusläsionen führten zu der Annahme, daß die zervikalen Nervenfasern hauptsächlich an der Innervation des unteren Trapezius beteiligt sind. Sowohl der obere und mittlere Anteil des Trapezius als auch der Sternocleidomastoideus werden vorwiegend vom N. accessorius versorgt (Brodal, 1981)[8]. Einige Autoren berichten, daß der obere Trapezius vorwiegend zervikal innerviert wird. Bei anderen Patienten hatte es den Anschein, als ob diese Nervenfasern überhaupt keine motorischen Fasern für den Trapezius mit sich führen, und die motorische Versorgung des gesamten Muskels ausschließlich von dem spinalen Anteil des N. accessorius übernommen wird. Offenbar bestehen beträchtliche individuelle Unterschiede in der Innervation des Trapezius (Peele, 1977)[9].

Periphere Nerven. Die peripheren Nerven und ihre segmentale Zuordnung sind in den oberen Zeilen des Befundbogens aufgeführt. Sie sind nach ihren Austrittssegmenten von kranial nach kaudal (soweit dies möglich ist) angeordnet. Für die peripheren Nerven, die aus den Faszikeln des Plexus brachialis hervorgehen, ist der entsprechende Faszikel angegeben. Der Schlüssel für die Abkürzungen ist oben rechts.

Die Punkte kennzeichnen die Innervation (Segment und peripherer Nerv) für den jeweiligen Muskel (Quellennachweise für diesen Teil, s. S. 56).

Spinale segmentale Innervation. In der Spalte «Spinales Segment» geben Zahlen die jeweiligen spinalen Segmente an, aus denen der Muskel seine Innervation erhält.

Sensibilität. Auf dem Befundbogen sind rechts die Dermatome und das Versorgungsgebiet der Hautnerven für die Extremitäten abgebildet.

Bei Patienten kann die Abbildung auch zum Eintragen der sensiblen Beteiligung benutzt werden, entweder durch Schraffieren oder durch Nachzeichnen des betroffenen Versorgungsgebietes mit einem Farbstift. Auf der Abbildung sind nur die rechten Extremitäten dargestellt, sie können aber bei Bedarf ebenso für links benutzt werden.

Spinalnerven und Nervenreizpunkte

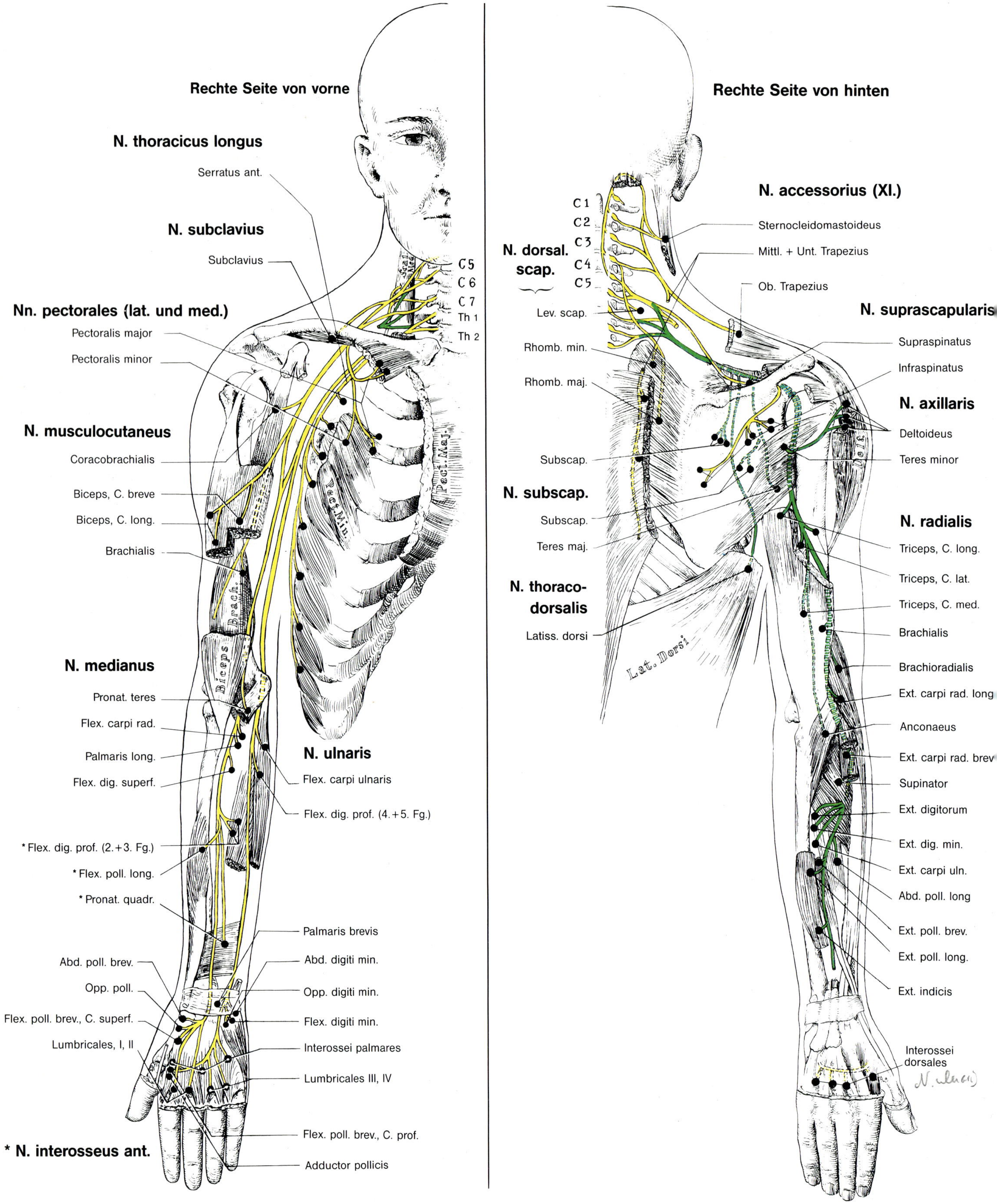

Rechte Seite von vorne

Rechte Seite von hinten

N. thoracicus longus
Serratus ant.

N. subclavius
Subclavius

Nn. pectorales (lat. und med.)
Pectoralis major
Pectoralis minor

N. musculocutaneus
Coracobrachialis
Biceps, C. breve
Biceps, C. long.
Brachialis

N. medianus
Pronat. teres
Flex. carpi rad.
Palmaris long.
Flex. dig. superf.
* Flex. dig. prof. (2.+3. Fg.)
* Flex. poll. long.
* Pronat. quadr.
Abd. poll. brev.
Opp. poll.
Flex. poll. brev., C. superf.
Lumbricales, I, II

N. ulnaris
Flex. carpi ulnaris
Flex. dig. prof. (4.+5. Fg.)
Palmaris brevis
Abd. digiti min.
Opp. digiti min.
Flex. digiti min.
Interossei palmares
Lumbricales III, IV
Flex. poll. brev., C. prof.
Adductor pollicis

* N. interosseus ant.

C 5
C 6
C 7
Th 1
Th 2

C 1
C 2
C 3
C 4
C 5

N. dorsal. scap.
Lev. scap.
Rhomb. min.
Rhomb. maj.

N. subscap.
Subscap.
Teres maj.

N. thoraco-dorsalis
Latiss. dorsi

Lat. Dorsi

N. accessorius (XI.)
Sternocleidomastoideus
Mittl. + Unt. Trapezius
Ob. Trapezius

N. suprascapularis
Supraspinatus
Infraspinatus

N. axillaris
Deltoideus
Teres minor

N. radialis
Triceps, C. long.
Triceps, C. lat.
Triceps, C. med.
Brachialis
Brachioradialis
Ext. carpi rad. long
Anconaeus
Ext. carpi rad. brev
Supinator
Ext. digitorum
Ext. dig. min.
Ext. carpi uln.
Abd. poll. long
Ext. poll. brev.
Ext. poll. long.
Ext. indicis

Interossei dorsales

SPINALNERVEN UND MUSKELN:
HALS, DIAPHRAGMA UND OBERE EXTREMITÄT

Name: Datum:

PERIPHERE NERVEN — nerve columns (abbr.): Cervical (Rd., Th1 1-8) · Cervical (R.v. 1-8) · Cervical (R.v. 1-4) · Phrenicus (R.v. 3,4,5) · Thorac. lg. (P.b. 5,6,7,(8)) · Dors. Scap. (P.b. 4,5) · N. zum Subclavius (T.s. 5,6) · Suprascap. (T.s. 4,5,6) · Subscap. (F.d (4),5,6,(7)) · Thoracodors (F.d (5),6,7,8) · Pect. lat. (F.l. 5,6,7) · Pect. med. (F.m (6),7,8,1) · Axillaris (F.d 5,6) · Musculocut. (F.l. (4),5,6,7) · Radialis (F.d 5,6,7,8,1) · Medianus (F.l+m 5,6,7,8,1) · Ulnaris (F.m. 7,8,1)

MUSKELN	Cerv. Rd.	Cerv. R.v.1-8	Cerv. R.v.1-4	Phrenicus	Thorac.lg.	Dors.Scap.	N.Subclav.	Suprascap.	Subscap.	Thoracodors	Pect.lat.	Pect.med.	Axillaris	Musculocut.	Radialis	Medianus	Ulnaris	C1	C2	C3	C4	C5	C6	C7	C8	Th1
HALSEXTENSOREN	●																	1	2	3	4	5	6	7	8	1
UNT. ZUNGENBEINMUSK.		●																1	2	3						
RECTUS CAP. ANT. + LAT.		●																1	2							
LONGUS CAPITIS		●																1	2	3	(4)					
LONGUS COLLI	●																		2	3	4	5	6	(7)		
LEVATOR SCAPULAE		●				●														3	4	5				
SCALENI (ant., med., post.)	●																			3	4	5	6	7	8	
STERNOCLEIDOMASTOIDEUS		●																(1)	2	3						
TRAPEZIUS (desc., transv., asc.)		●																	2	3	4					
DIAPHRAGMA				●																3	4	5				
SERRATUS ANTERIOR					●																	5	6	7	8	
RHOMBOID. MAJ. + MIN.						●															4	5				
SUBCLAVIUS							●															5	6			
SUPRASPINATUS								●													4	5	6			
INFRASPINATUS								●													(4)	5	6			
SUBSCAPULARIS									●													5	6	7		
TERES MAJOR									●(×)													5	6	7		
LATISSIMUS DORSI										●													6	7	8	
PECTORALIS MAJ. (ob. Ant.)											●											5	6	7		
PECTORALIS MAJ. (unt. Ant.)											●	●											6	7	8	1
PECTORALIS MINOR												●											(6)	7	8	1
TERES MINOR													●									5	6			
DELTOIDEUS													●									5	6			
CORACOBRACHIALIS														●									6	7		
BICEPS														●								5	6			
BRACHIALIS														●								5	6			
TRICEPS															●								6	7	8	1
ANCONAEUS															●									7	8	
BRACHIALIS (kleiner Teil)															●							5	6			
BRACHIORADIALIS															●							5	6			
EXT. CARPI RAD. (long. + brev.)															●							5	6	7	8	
SUPINATOR															●							5	6	(7)		
EXT. DIGITORUM															●								6	7	8	
EXT. DIGITI MINIMI															●								6	7	8	
EXT. CARPI ULNARIS															●								6	7	8	
ABD. POLLICIS LONGUS															●								6	7	8	
EXT. POLLICIS BREVIS															●								6	7	8	
EXT. POLLICIS LONGUS															●								6	7	8	
EXT. INDICIS															●								6	7	8	
PRONATOR TERES																●							6	7		
FLEX. CARPI RADIALIS																●							6	7	8	
PALMARIS LONGUS																●							(6)	7	8	1
FLEX. DIGIT. SUPERFICIALIS																●								7	8	1
FLEX. DIGIT. PROF. (2.+3.Fg.)																●								7	8	1
FLEX. POLLICIS LONGUS																●							(6)	7	8	1
PRONATOR QUADRATUS																●								7	8	1
ABD. POLLICIS BREVIS																●							6	7	8	1
OPPONENS POLLICIS																●							6	7	8	1
FLEX. POLL. BREV. (C. superf.)																●							6	7	8	1
LUMBRICALES I + II																●							(6)	7	8	1
FLEX. CARPI ULNARIS																	●							7	8	1
FLEX. DIGIT. PROF. (4.+5.Fg.)																	●							7	8	1
PALMARIS BREVIS																	●							(7)	8	1
ABD. DIGITI MINIMI																	●							(7)	8	1
OPPONENS DIGITI MINIMI																	●							(7)	8	1
FLEX. DIGITI MINIMI																	●							(7)	8	1
INTEROSSEI PALM.																	●								8	1
INTEROSSEI DORS.																	●								8	1
LUMBRICALES III + IV																	●							(7)	8	1
ADDUCTOR POLLICIS																	●								8	1
FLEX. POLL. BREV. (C. prof.)																	●								8	1

Left-margin group labels: Nn. cervicales · D. sc. lg. · Trunci · Fasc. post. · Nn. pect. m.+l. · Axill. · musculocutan. · Radialis · R. int. ant. · Ulnaris

MUSKELWERT (column)

SCHLÜSSEL →
R.v. = Rami ventr.
R.d. = Rami dors.
P.b. = Plex. brach.
T.s. = Truncus sup.
F.d. = Fasc. dors.
F.l. = Fasc. later.
F.m. = Fasc. med.

SPINALES SEGMENT

SENSIBLE INNERVATION

Labels (anterior view): C2, C3, C4, 5, Th 1, Supraclaviculares, C5, Th 1, Axillaris, Cut. antebrach. post., Intercostobrach. und Cut. brach. med., Cut. antebrach. lat., Cut. antebrach. med., C6, C7, C8, R. superfic. n. radial, Ulnaris, Medianus

Labels (posterior view): C2, 3, 4, 5, 6, Th 1, C8, Supraclaviculares, Axillaris, Intercostobrach. und Cut. brach. post., Cut. antebrach. post., Cut. antebrach. lat., Cut. antebrach. med., C6, C8, C7, Radialis, Ulnaris, Medianus

Dermatome nach Abb. aus
Keegan und Garrett. Anat. Rec.
102, 409–437, 1948.
Hautversorgung d. periph. Nerven
nach Abb. aus Gray's
Anatomy of the Human Body, 28. Aufl.

Spinalnerven und Nervenreizpunkte

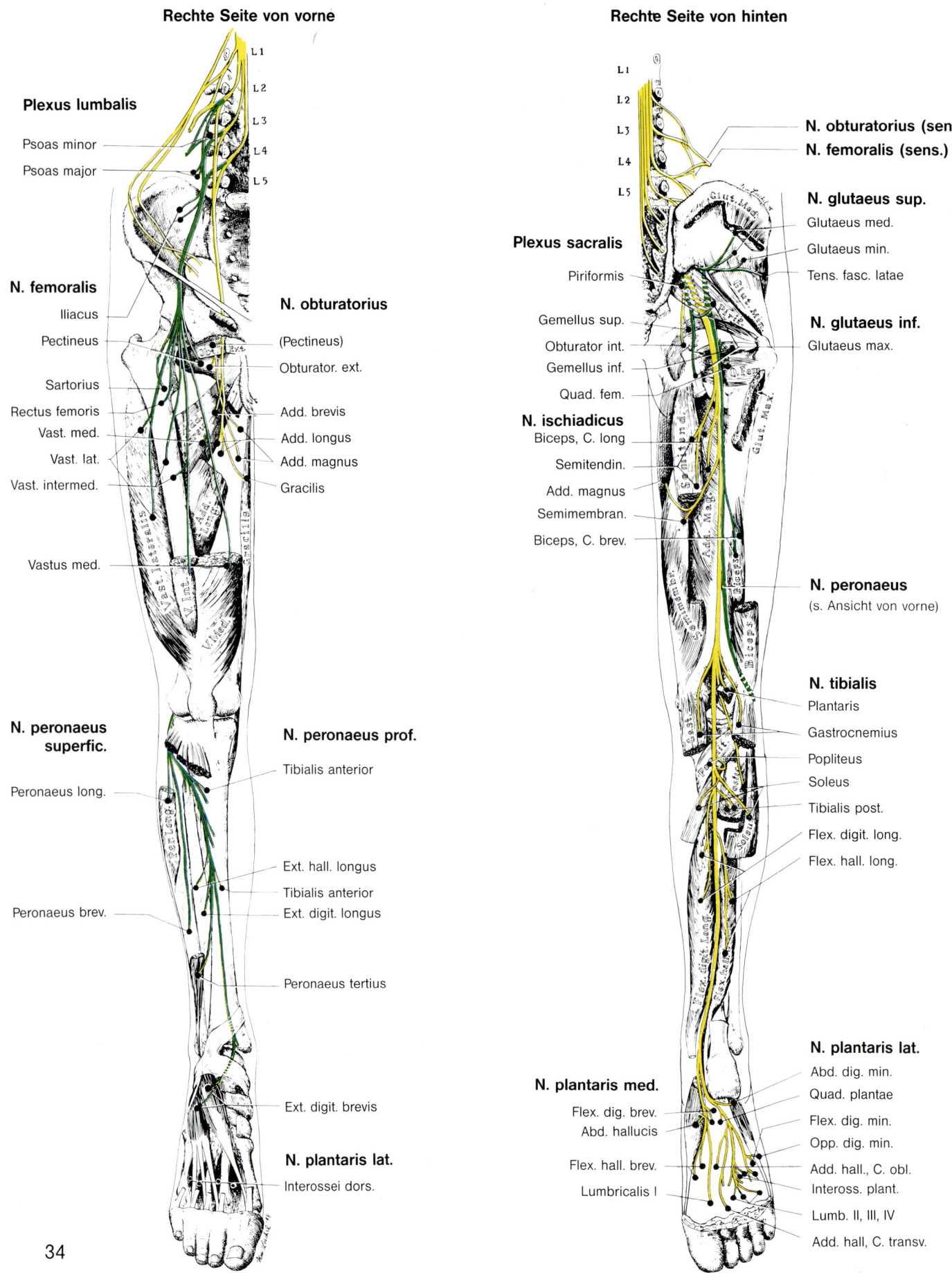

Rechte Seite von vorne

Plexus lumbalis

Psoas minor
Psoas major

N. femoralis

Iliacus
Pectineus

Sartorius
Rectus femoris
Vast. med.
Vast. lat.
Vast. intermed.

Vastus med.

N. obturatorius

(Pectineus)
Obturator. ext.

Add. brevis
Add. longus
Add. magnus
Gracilis

N. peronaeus superfic.

Peronaeus long.

Peronaeus brev.

N. peronaeus prof.

Tibialis anterior

Ext. hall. longus
Tibialis anterior
Ext. digit. longus

Peronaeus tertius

Ext. digit. brevis

N. plantaris lat.

Interossei dors.

Rechte Seite von hinten

L1
L2
L3
L4
L5

Plexus sacralis

Piriformis

Gemellus sup.
Obturator int.
Gemellus inf.
Quad. fem.

N. ischiadicus

Biceps, C. long
Semitendin.
Add. magnus
Semimembran.
Biceps, C. brev.

N. obturatorius (sens.)
N. femoralis (sens.)

N. glutaeus sup.

Glutaeus med.
Glutaeus min.
Tens. fasc. latae

N. glutaeus inf.

Glutaeus max.

N. peronaeus

(s. Ansicht von vorne)

N. tibialis

Plantaris
Gastrocnemius
Popliteus
Soleus
Tibialis post.
Flex. digit. long.
Flex. hall. long.

N. plantaris med.

Flex. dig. brev.
Abd. hallucis

Flex. hall. brev.

Lumbricalis I

N. plantaris lat.

Abd. dig. min.
Quad. plantae
Flex. dig. min.
Opp. dig. min.
Add. hall., C. obl.
Inteross. plant.
Lumb. II, III, IV
Add. hall, C. transv.

34

SPINALNERVEN UND MUSKELN:
RUMPF UND UNTERE EXTREMITÄT

Name: Datum:

PERIPHERE NERVEN

SCHLÜSSEL

→ R. d. = Rami dorsales
R. v. = Rami ventrales
V. A. = Ventrale Anteile
D. A. = Dorsale Anteile
    d. Plex. lumbosacralis

SPINALES SEGMENT

Muskelwert	Nerv	Muskeln	R.d. Th1-12,L1-5,S1-3	R.v. Th1,2,3,4	R.v. Th5,6	R.v. Th7,8	R.v. Th9,10,11,12	Iliohypogastr. Th12,L1	Ilioinguinalis Th(12),L1	Plex.lumb. Th(12),L1,2,3,4	D.A. Femoralis L1,2,3,4	V.A. Obturatorius L1,2,3,4	D.A. Glut.sup. L4,5,S1	D.A. Glut.inf. L5,S1	R.v. Plex.sacr. L4,5,S1,2,3	V+D.A. Ischiad. L4,5,S1,2,3	D.A. Peron.comm. L4,5,S1,2	V.A. Tibialis L4,5,S1,2,3	L1	L2	L3	L4	L5	S1	S2	S3
		ERECTOR SPINAE	•																1	2	3	4	5	1	2	3
	Nn. thoracici	SERRATUS POST. SUP.		•																						
		TRANSV. THORACIS		•	•	•																				
		INTERCOST. INT.		•	•	•	•																			
		INTERCOST. EXT.		•	•	•	•																			
		SUBCOSTALES		•	•	•	•																			
		LEVATOR. COSTARUM		•	•	•	•																			
		OBLIQUUS EXT. ABD.			(•)	•	•																			
		RECTUS ABDOMINIS			•	•	•																			
		OBLIQUUS INT. ABD.				•	•	•	(•)										1							
		TRANSVERSUS ABD.				•	•	•	(•)										1							
		SERRATUS POST. INF.					•																			
	PLEX. LUMB.	QUAD. LUMBORUM								•									1	2	3					
		PSOAS MINOR								•									1	2						
		PSOAS MAJOR								•									1	2	3	4				
	Femoralis	ILIACUS									•								(1)	2	3	4				
		PECTINEUS _(ADD, FLEX)_									•	(•)								2	3	4				
		SARTORIUS _(Flex, ABD, AR)_									•									2	3	(4)				
		QUADRICEPS									•									2	3	4				
	Obturatorius Ant.	ADDUCTOR BREVIS _(? ADD Flex)_										•								2	3	4				
		ADDUCTOR LONGUS _(ADD Flex)_										•								2	3	4				
		GRACILIS										•								2	3	4				
	Obturatorius Post.	OBTURATOR. EXT. _(ADD + AR)_										•									3	4				
		ADDUCTOR MAGNUS _(ADD + EXT)_										•					•			2	3	4	5	1		
	Glutaeus Super.	GLUTEUS MED. _(OR)_											•									4	5	1		
		GLUTEUS MIN.											•									4	5	1		
		TENSOR FASC. LAT.											•									4	5	1		
	Glutaeus Inf.	GLUTEUS MAX. _(EXT, AR)_												•									5	1	2	
	PLEXUS SACRALIS	PIRIFORMIS													•								(5)	1	2	
		GEMELLUS SUP.													•								5	1	2	
		OBTURATOR. INT. _(ABD + AR)_													•								5	1	2	
		GEMELLUS INF.													•							4	5	1	(2)	
		QUADRATUS FEM.													•							4	5	1	(2)	
	Ischiadic. Tibial.	BICEPS (C. long.)														•							5	1	2	3
		SEMITENDINOSUS														•						4	5	1	2	
		SEMIMEMBRANOSUS														•						4	5	1	2	
	Ischiadic. Per.	BICEPS (C. brev.)														•							5	1	2	
	Peronaeus comm. Prof.	TIBIALIS ANTERIOR															•					4	5	1		
		EXT. HALL. LONG.															•					4	5	1		
		EXT. DIGIT. LONG.															•					4	5	1		
		PERON. TERTIUS															•					4	5	1		
		EXT. DIGIT. BREVIS															•					4	5	1		
	Peronaeus comm. Sup.	PERONAEUS LONG.															•					4	5	1		
		PERONAEUS BREV.															•					4	5	1		
	Tibialis Plant. med.	PLANTARIS																•				4	5	1	(2)	
		GASTROCNEMIUS																•						1	2	
		POPLITEUS																•				4	5	1		
		SOLEUS																•					5	1	2	
		TIBIALIS POSTERIOR																•				(4)	5	1		
		FLEX. DIGIT. LONG.																•					5	1	(2)	
		FLEX. HALL. LONG.																•					5	1	2	
		FLEX. DIGIT. BREVIS																•				4	5	1		
		ABDUCTOR HALL.																•				4	5	1		
		FLEX. HALL. BREVIS																•				4	5	1		
		LUMBRICALIS I																•				4	5	1		
	Tibialis Plant. lat.	ABD. DIGITI MIN.																•						1	2	
		QUAD. PLANTAE																•						1	2	
		FLEX. DIGITI MIN.																•						1	2	
		OPP. DIGITI MIN.																•						1	2	
		ADDUCTOR HALL.																•						1	2	
		INTEROSS. PLANT.																•						1	2	
		INTEROSS. DORS.																•						1	2	
		LUMBR. II, III + IV																•				(4)	(5)	1	2	

SENSIBLE INNERVATION

Dermatome nach Abb. aus
Keegan und Garrett. Anat. Rec. 102, 409–437, 1948.
Hautversorgung d. periph. Nerven
nach Abb. aus Gray's
Anatomy of the Human Body, 28. Aufl.

Abbildungen der Spinalnerven und der Nervenreizpunkte

Der Verlauf der Spinalnerven vom Rückenmark bis zu den Nervenreizpunkten ist auf den Abbildungen S. 32 und 34 dargestellt. Die anatomische Genauigkeit des Nervenverlaufes in seiner Beziehung zu den Muskeln wurde weitgehendst erhalten. Die Muskelquerschnitte[12] veranschaulichen die Lage der Nerven an verschiedenen Stellen ihres Verlaufes. Die Lokalisierung der Nervenreizpunkte (das ist die Eintrittsstelle des Nerven in den Muskel) basiert zum größten Teil auf der Arbeit von Brash[13].

Die Abbildungen können bei der Interpretation der Testergebnisse eine Hilfe sein, ebenso bei der Bestimmung in welcher Höhe und wie weit in der Peripherie die Läsion liegt.

Die ventralen Äste der Trunci superior, medius und inferior und ihre Abzweigungen sind in gelb, die dorsalen Äste und ihre Abzweigungen in grün dargestellt. Das gilt ebenso für die ventralen bzw. dorsalen Anteile der Rami ventrales des Plexus lumbalis und sacralis. Die Nervenreizpunkte sind in schwarz eingezeichnet.

Gebrauch des Befundbogens bei der Differentialdiagnose

Die Testwerte werden in der Spalte vor den Muskelnamen eingetragen. Die Werte können in Prozent, in Zahlen oder in Buchstabensymbolen eingetragen werden.

Bei der Diagnose von Rückenmarksläsionen ist es nicht erforderlich die Bewertung so genau festzulegen wie im Falle einer Prognose. Es reicht aus, die Werte 0–5 oder entsprechend gleichwertig 0%, 5%, 20%, 50%, 80%, 100% ohne feinere Unterschiede in der Beurteilung zu verwenden, um deutlich zu machen, welche Muskeln betroffen sind.

Nachdem die Muskelwerte eingetragen sind, kann der dazugehörige Nerv gekennzeichnet werden, indem der Punkt und die entsprechenden spinalen Segmente eingekreist werden.

Die Beteiligung peripherer Nerven und/oder Teile des Plexus läßt sich durch die eingekreisten Punkte feststellen, indem man die jeweilige Spalte bis nach oben oder die jeweilige Zeile bis zum linken Rand verfolgt (s. S. 35). Wenn die Beteiligung eines spinalen Segmentes feststeht, kann die Läsionshöhe durch dicke schwarze Striche markiert werden, um die beteiligten von den nicht beteiligten Segmenten abzugrenzen (s. S. 42.)

Muskeln mit Werten von Null (0) bis Ausreichend (3) werden vom neurologischen Standpunkt aus im allgemeinen als «beteiligt» angesehen, außer dem Trapezius. Bei kyphosierter Haltung sind die unteren und mittleren Fasern durch Überdehnung geschwächt und haben häufig nur den Wert «Ausreichend» (3 oder 50%). Ist der Trapezius der einzige schwache Muskel, sollte eine Beteiligung des N. accessorius ausgeschlossen werden.

Muskeln mit Werten «Gut» (4 oder 80%) und darüber können vom neurologischen Standpunkt aus in der Regel als «nicht beteiligt» angesehen werden. Inaktivität, starke Dehnung oder mangelnde Stabilisation durch andere Muskeln können Schwäche verursachen. Eine geringe Kraftminderung kann auch bedeuten, daß ein Segment betroffen ist, aus dem der Muskel nur wenige Fasern erhält.

Anhand der folgenden Fallstudien wird der Gebrauch der Befundbogen dargestellt.

Fall 1.[14*] (Befundbogen S. 38): Ein dreißigjähriger Mann fiel von einem fahrenden Auto und war für ca. zwanzig Minuten bewußtlos. Er wurde in der Unfallambulanz eines am Ort befindlichen Krankenhauses wegen geringer Schürfwunden behandelt und dann entlassen. In den nächsten drei Wochen wurde er von verschiedenen Ärzten wegen Lähmung und Schwellung seines rechten Armes und Schmerzen im Brustkorb und Nacken untersucht und behandelt.

Zweiundzwanzig Tage später wurde er in die Universitätsklinik von Maryland aufgenommen. Eine neurologische Untersuchung, einschließlich manuellem Muskeltest und Elektromyographie, wurde durchgeführt und zeigte ausgeprägte Schwächen der rechten oberen Extremität. Es wurde entschieden, nicht zu operieren, sondern den Patienten konservativ zu behandeln. Er wurde mit einer Armschiene versorgt und sollte zur Nachuntersuchung in die Ambulanz kommen. Leider kam der Patient erst fünf Monate später wieder. Ein detaillierter manueller Muskeltest, eine Elektromyographie und andere elektrodiagnostische Untersuchungen wurden durchgeführt.

Manueller Muskeltest. Die Tabelle auf S. 38 zeigt mit einem Blick, daß die vom N. ulnaris versorgten Muskeln mit «Normal», die vom N. medianus entweder mit «Normal» (5) oder «Gut» (4) und die vom N. radialis, N. musculocutaneus und vom N. axillaris innervierten Muskeln entweder mit «Schwach» (2) oder «Null» (0) bewertet worden sind. Die einzelnen Anteile des Plexus brachialis waren verschieden stark betroffen, wie aus den Werten von «Normal» bis «Null» zu ersehen ist. Das Bestimmen der betroffenen peripheren Nerven, ebenso wie der beteiligten Segmente, war die Basis für die Lokalisierung der Läsionsstelle, die im folgenden erläutert wird:

1. *Eine Läsion des Fasciculus posterior des Plexus brachialis.* Die vom N. subscapularis, N. thoracodorsalis, N. axillaris und N. radialis versorgten Muskeln weisen vollständige Lähmungen oder große Schwächen auf. (Alle Nerven entstammen dem Fasciculus posterior.) Durch die Beteiligung des M. subscapularis muß die Läsion proximal der Abzweigung des oberen Ur-

---

* Abdruck mit Erlaubnis von Physical Therapy 48: 733–739, Juli 1968.

sprungsastes des N. subscapularis liegen (s. «c» auf der Abb. S. 39).

2. *Eine Läsion entweder des gesamten Truncus superior (C5 und C 6) oder nur seines ventralen Astes,* bevor dieser sich mit dem ventralen Ast des Truncus medius (C 7) verbindet, um den Fasciculus lateralis zu bilden. Im folgenden wird erklärt, warum die Läsion weder proximal von «a» noch distal von «b» liegen kann:

Die vollständige Lähmung des Biceps und des Brachialis (C 5 und C 6) wirft die Frage auf, an welcher Stelle die Schädigung liegt: N. musculocutaneus (C 5, C 6, C 7), Fasciculus lateralis (C 5, C 6, C 7), Truncus oder spinale Nervenwurzel?

Durch die Tatsache, daß der Coracobrachialis eine gewisse Kraft hatte, scheidet die komplette Beteiligung des Musculocutaneus aus. Eine komplette Schädigung auf dem Niveau des Fasciculus lateralis kommt nicht in Betracht, weil das Segment C 7 nicht betroffen ist.

Der Flexor digitorum superficialis, der Flexor digitorum profundus des Zeige- und Mittelfingers und die Lumbricales I und II, die aus C 7, C 8 und Th 1 durch den N. medianus versorgt werden, waren «Normal» (5). Andere Muskeln, die aus den Segmenten C 6, C 7, C 8 und Th 1 durch den N. medianus versorgt werden, hatten den Wert «Gut» (4). Sie wären bei einer C 7-Beteiligung auf alle Fälle schwächer gewesen.

Der sternale Teil des Pectoralis major und der Pectoralis minor, die vorwiegend durch den N. pectoralis medialis (C 8 und Th 1) und zu einem kleineren Teil durch den N. pectoralis lateralis (C 5, C 6 und C 7) versorgt werden, wurden mit «Gut» (4) und «Gut plus» (4+) bewertet. Bei einer C 7-Beteiligung wäre die Schwäche zweifellos größer gewesen.

Der Muskelwert des Coracobrachialis läßt sich durch das intakte Segment C 7 erklären und bestätigt auch, daß dieses nicht betroffen ist. Die Subluxation des Schultergelenkes, die Schwäche des Delta und des Biceps führten zu einer starken Dehnung des Coracobrachialis und könnten für die Bewertung «Schwach» (2) verantwortlich sein.

Da C 7 nicht beteiligt ist, kann «b» als die am meisten distal gelegene Stelle der Läsion angesehen werden.

Eine Beteiligung von C 5 und C 6 proximal von «a», in dem Bereich der Wurzeln des Plexus, kommt nicht in Betracht, weil die Rhomboideen und der Serratus anterior «Normal» waren. Ob die Läsion distal oder proximal der Abzweigung des N. suprascapularis liegt, hängt davon ab, ob die Schwäche des Supra- und Infraspinatus neurogener oder myogener Ursache ist.

Der Supra- und Infraspinatus (C 4, C 5, C 6) erhielten den Wert «Ausreichend» (3). Falls diese Schwäche eine neurogene Ursache hatte, müßte die Läsion proximal der Abzweigung des N. suprascapularis liegen. Logischerweise müßte der Wert «Ausreichend» (3) dann als Folge einer Regeneration interpretiert werden, da der Beginn sieben Monate zurücklag.

Auf der anderen Seite besteht die Möglichkeit, daß die Muskeln sekundär durch Überdehnung geschwächt waren. Der Patient hatte die Armschiene, mit der er dreiundzwanzig Tage nach der Verletzung versorgt worden war, nicht getragen. Es lag eine Subluxation des Schultergelenkes mit Dehnung der Kapsel vor. Die Schwäche in den Spinamuskeln war nicht so deutlich, wie in den anderen von C 5 und C 6 innervierten Muskeln. Bei Palpation war eine gute Kontraktion der Spinamuskeln zu fühlen, obwohl sie starker Dehnung ausgesetzt waren. Falls die Schwäche eine Folge der Überdehnung war, hätte die Läsion distal der Abzweigstelle des N. suprascapularis liegen müssen.

3. *Keine Beteiligung des Fasciculus medialis des Plexus brachialis.* Die vom N. ulnaris (hervorgehend aus dem Fasciculus medialis) versorgten Muskeln waren «Normal». Der sternale Teil des Pectoralis major und der Pectoralis minor (C 5 – Th 1) und einige vom N. medianus versorgten Muskeln hatten den Wert «Gut» (4). Aus diesem Grunde läßt sich die leichte Schwäche der C 5- und C 6-Läsion zuschreiben und nicht dem Fasciculus medialis.

Prüfung der Sensibilität und des Reflexverhaltens. Die Schmerzempfindung war im sensiblen Versorgungsgebiet des N. axillaris, des N. musculocutaneus und des N. radialis gestört. Die Biceps- und Tricepssehnenreflexe waren nicht auslösbar.

SPINALNERVEN UND MUSKELN:
HALS, DIAPHRAGMA UND OBERE EXTREMITÄT

Name: **Fall Nr. 1**   Datum:

PERIPHERE NERVEN

Rechts

Legende PERIPHERE NERVEN (Kopfzeile):
Th 1 (Rd.) | R.v. | R.v. | R.v. | P.b. | P.b. | T.s. | T.s. | F.d. | F.d. | F.l. | F.m. | F.d. | F.l. | F.d. | F.l.+m | F.m.

Cervical: 1–8 | 1–8 | 1–4 | 3,4,5 | 5,6,7,(8) | 4,5 | 5,6 | 4,5,6 | (4),5,6,(7) | (5),6,7,8 | 5,6,7 | (6),7,8 | 5,6 | (4),5,6,7 | 5,6,7,8 | 5,6,7,8 | 7,8

Nerven: Cervical | Cervical | Cervical | Phrenicus | Thorac. lg. | Dors. Scap. | N. zum Subclavius | Suprascap. | Subscap. | Thoracodors. | Pect. lat. | Pect. med. | Axillaris | Musculocut. | Radialis | Medianus | Ulnaris

SCHLÜSSEL → R.v = Rami ventr. · R.d = Rami dors. · P.b = Plex. brach. · T.s. = Truncus sup · F.d = Fasc. dors. · F.l. = Fasc. later. · F.m = Fasc. med.

MUSKELWERT (Rechts)	MUSKELN	SPINALES SEGMENT (C1 … Th1)
•	HALSEXTENSOREN	1 2 3 4 5 6 7 8
	UNT. ZUNGENBEINMUSK.	1 2 3
	RECTUS CAP. ANT. + LAT.	1 2
	LONGUS CAPITIS	1 2 3 (4)
	LONGUS COLLI	2 3 4 5 6 (7)
5	LEVATOR SCAPULAE	3 4 5
5	SCALENI (ant., med., post.)	3 4 5 6 7 8
5	STERNOCLEIDOMASTOIDEUS	(1) 2 3
5	TRAPEZIUS (desc., transv., asc.)	2 3 4
–	DIAPHRAGMA	3 4 5
5	SERRATUS ANTERIOR	5 6 7 8
5	RHOMBOID. MAJ. + MIN.	4 5
3	SUBCLAVIUS	5 6
3+	SUPRASPINATUS	(4) 5 6
0?	INFRASPINATUS	(4) 5 6
2?	SUBSCAPULARIS	5 6 7
2?	TERES MAJOR	5 6 7
0?	LATISSIMUS DORSI	(5) 6 7 8
0	PECTORALIS MAJ. (ob. Ant.)	5 6 7
4	PECTORALIS MAJ. (unt. Ant.)	6 7 8 1
4+	PECTORALIS MINOR	(6) 7 8 1
2	TERES MINOR	5 6
1	DELTOIDEUS	5 6
2	CORACOBRACHIALIS	6 7
0	BICEPS	5 6
0	BRACHIALIS	5 6
2	TRICEPS	6 7 8 1
–	ANCONAEUS	7 8
–	BRACHIALIS (kleiner Teil)	5 6
0	BRACHIORADIALIS	5 6
0	EXT. CARPI RAD. (long. + brev.)	6 7
0	SUPINATOR	6 7 (7)
0	EXT. DIGITORUM	6 7 8
0	EXT. DIGITI MINIMI	6 7 8
0	EXT. CARPI ULNARIS	6 7 8
0	ABD. POLLICIS LONGUS	6 7 8
0	EXT. POLLICIS BREVIS	6 7 8
0	EXT. POLLICIS LONGUS	6 7 8
0	EXT. INDICIS	6 7 8
4	PRONATOR TERES	6 7
4	FLEX. CARPI RADIALIS	6 7 8
4	PALMARIS LONGUS	(6) 7 8 1
5	FLEX. DIGIT. SUPERFICIALIS	7 8 1
5	FLEX. DIGIT. PROF. (2.+3.Fg.)	7 8 1
5	FLEX. POLLICIS LONGUS	(6) 7 8 1
4	PRONATOR QUADRATUS	7 8 1
4	ABD. POLLICIS BREVIS	6 7 8 1
4	OPPONENS POLLICIS	6 7 8 1
4	FLEX. POLL. BREV. (C. superf.)	6 7 8 1
5	LUMBRICALES I + II	(6) 7 8 1
5	FLEX. CARPI ULNARIS	7 8 1
5	FLEX. DIGIT. PROF. (4.+5.Fg.)	7 8 1
–	PALMARIS BREVIS	(7) 8 1
5	ABD. DIGITI MINIMI	(7) 8 1
5	OPPONENS DIGITI MINIMI	(7) 8 1
5	FLEX. DIGITI MINIMI	(7) 8 1
5	INTEROSSEI PALM.	8 1
5	INTEROSSEI DORS.	8 1
5	LUMBRICALES III + IV	(7) 8 1
5	ADDUCTOR POLLICIS	8 1
5	FLEX. POLL. BREV. (C. prof.)	8 1

Gruppierung links: Nn. cervicales · PLEXUS BRACH. (D. sc. lg., Trunci, Fasc. post., Nn. pect. m.+l.+I.) · Axill. · Muscul.-cutan. · Radialis · Medianus (R. int. ant.) · Ulnaris

SENSIBLE INNERVATION

Labels (Dermatome / periphere Nerven): C2, C3, C4, 5, Th 1, Supraclaviculares, C5, Th 1, Axillaris, Cut. antebrach. med., Intercostobrach. und Cut. brach. med., Cut. antebrach. post., C6, Cut. antebrach. lat., Cut. antebrach. med., C7, C8, R. superfic. n. radialis, Ulnaris, Medianus, Fasc. dors.

Zweite Figur: C2, 3, 4, 5, 6, Th 1, C8, Intercostobrach. und Cut. brach. post., Supraclaviculares, Axillaris, Cut. antebrach. post., Cut. antebrach. lat., Cut. antebrach. med., C6, C8, C7, Radialis, Ulnaris, Medianus

Dermatome nach Abb. aus Keegan und Garrett. Anat. Rec. 102, 409–437, 1948. Hautversorgung d. periph. Nerven nach Abb. aus *Gray's Anatomy of the Human Body*, 28. Aufl.

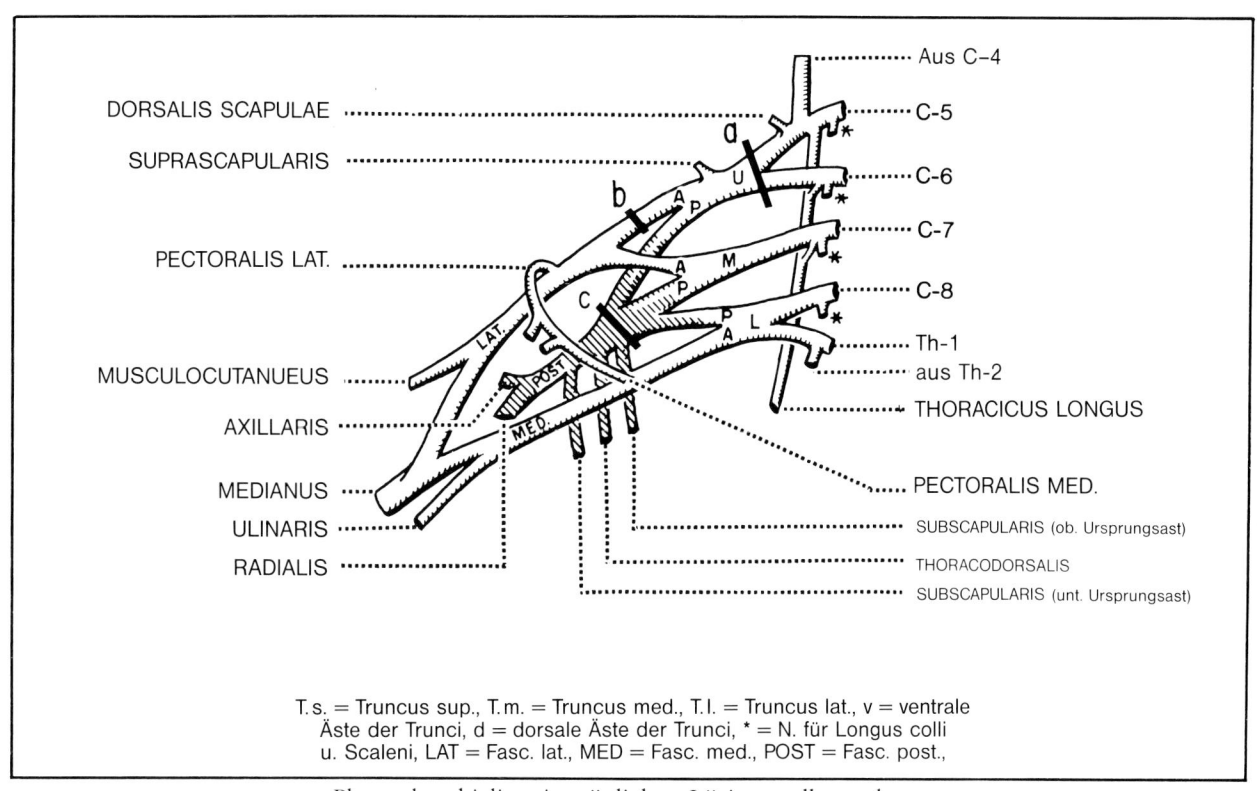

DORSALIS SCAPULAE ....

SUPRASCAPULARIS ....

PECTORALIS LAT. ....

MUSCULOCUTANUEUS ....

AXILLARIS ....

MEDIANUS ....

ULINARIS ....

RADIALIS ....

Aus C–4

C-5

C-6

C-7

C-8

Th-1

aus Th-2

THORACICUS LONGUS

PECTORALIS MED.

SUBSCAPULARIS (ob. Ursprungsast)

THORACODORSALIS

SUBSCAPULARIS (unt. Ursprungsast)

T. s. = Truncus sup., T. m. = Truncus med., T. l. = Truncus lat., v = ventrale
Äste der Trunci, d = dorsale Äste der Trunci, * = N. für Longus colli
u. Scaleni, LAT = Fasc. lat., MED = Fasc. med., POST = Fasc. post.,

Plexus brachialis mit möglichen Läsionsstellen a, b, c.

Für die folgenden Fallbeispiele wird nur eine kurze Interpretation des manuellen Muskeltests gegeben.

Fall 2. Vor der Operation wurde ein manueller Muskeltest durchgeführt und zeigte folgenden Befund:
Leichte Beteiligung der vom N. radialis versorgten Muskeln, distal der Abzweigung des Astes für den Triceps.
Mäßige Beteiligung des Fasciculus posterior, distal der Abzweigung des N. pectoralis lateralis.
Wahrscheinlich vollständige Beteiligung des Fasciculus medialis, distal der Abzweigung des N. pectoralis medialis. Die Versorgung durch die Segmente C 8 und Th 1 wäre dann teilweise unterbrochen.
Die Tatsache, daß der Pectoralis minor, der Flexor carpi ulnaris und der Flexor digitorum profundus des vierten und fünften Fingers eine gewisse Kraft zeigen, kann zu der Annahme führen, C 8 und Th 1 seien intakt. Diese Muskeln empfangen, zusammen mit den Lumbricales, ihre Innervation auch aus C 7 und können deshalb noch etwas Kraft entfalten, auch wenn der Fasciculus medialis betroffen ist.
Bei der Operation stellte sich heraus, daß der Fasciculus medialis durch ein Geschoß proximal der Abzwei-

gung des N. pectoralis medialis unterbrochen war. Die Stelle der Läsion hatte sich schon in den Testwerten gezeigt.

Fall 3. Der N. radialis, N. medianus und N. ulnaris sind alle ungefähr auf der gleichen Höhe am Unterarm, unterhalb des Ellbogens, betroffen (s. Tabelle der Nervenreizpunkte, S. 32). Eine solche Nervenläsion kann durch Druck entstehen, z.B. durch eine Staubinde, durch einen zu engen Verband oder Gipsverband. Die Ätiologie ist in diesem Fall nicht ganz klar, die Anamnese deutet darauf hin, daß ein Verband die Ursache gewesen sein kann.

Fall 4. Der Muskelbefund läßt auf eine wahrscheinliche C 5-Läsion schließen. Die Testergebnisse sind denen einer typischen C 5-Läsion sehr ähnlich.

Fall 5. Der Patient war durch eine Glastüre gefallen und hatte sein linkes Bein verletzt. Der Muskeltest und die Sensibilitätsprüfung wurden sechs Wochen nach dem Unfall durchgeführt. Der Muskeltest ergab folgenden Befund:

SPINALNERVEN UND MUSKELN:
HALS, DIAPHRAGMA UND OBERE EXTREMITÄT

Name: **Fall Nr. 2**   Datum:

Links

PERIPHERE NERVEN / SPINALES SEGMENT

Muskelwert	Muskeln	Peripherer Nerv	C1	C2	C3	C4	C5	C6	C7	C8	Th1
	HALSEXTENSOREN	Cervical	1	2	3	4	5	6	7	8	1
	UNT. ZUNGENBEINMUSK.	Cervical	1	2	3						
	RECTUS CAP. ANT. + LAT.	Cervical	1	2							
	LONGUS CAPITIS	Cervical	1	2	3	(4)					
	LONGUS COLLI	Cervical		2	3	4	5	6	(7)		
	LEVATOR SCAPULAE	Cervical			3	4	5				
	SCALENI (ant., med., post.)	Cervical			3	4	5	6	7	8	
	STERNOCLEIDOMASTOIDEUS	Cervical	(1)	2	3						
	TRAPEZIUS (desc., transv., asc.)	Cervical		2	3	4					
	DIAPHRAGMA	Phrenicus			3	4	5				
5	SERRATUS ANTERIOR	Thorac. lg					5	6	7	8	
5	RHOMBOID. MAJ. + MIN.	Dors. Scap.				4	5				
5	SUBCLAVIUS	N. zum Subclavius					5	6			
5	SUPRASPINATUS	Suprascap.					4	5	6		
5	INFRASPINATUS	Suprascap.				(4)	5	6			
5	SUBSCAPULARIS	Subscap.					5	6	7		
5	TERES MAJOR	Subscap.					5	6	7		
5	LATISSIMUS DORSI	Thoracodors.						6	7	8	
5	PECTORALIS MAJ. (ob. Ant.)	Pect. lat.					5	6	7		
4	PECTORALIS MAJ. (unt. Ant.)	Pect. med.						6	7	8	1
2	PECTORALIS MINOR	Pect. med.						(6)	7	8	1
5	TERES MINOR	Axillaris					5	6			
5	DELTOIDEUS	Axillaris					5	6			
4	CORACOBRACHIALIS	Musculocut.						6	7		
3+	BICEPS	Musculocut.					5	6			
3+	BRACHIALIS	Musculocut.					5	6			
5	TRICEPS	Radialis						6	7	8	
	ANCONAEUS	Radialis							7	8	
–	BRACHIALIS (kleiner Teil)	Radialis					5	6			
4–	BRACHIORADIALIS	Radialis					5	6			
5	EXT. CARPI RAD. (long. + brev.)	Radialis					5	6	7	8	
5	SUPINATOR	Radialis					5	6	(7)		
4–	EXT. DIGITORUM	Radialis						6	7	8	
–	EXT. DIGITI MINIMI	Radialis						6	7	8	
3+	EXT. CARPI ULNARIS	Radialis						6	7	8	
4–	ABD. POLLICIS LONGUS	Radialis						6	7	8	
4–	EXT. POLLICIS BREVIS	Radialis						6	7	8	
4–	EXT. POLLICIS LONGUS	Radialis						6	7	8	
–	EXT. INDICIS	Radialis						6	7	8	
2	PRONATOR TERES	Medianus						6	7		
3+	FLEX. CARPI RADIALIS	Medianus						6	7	8	
–	PALMARIS LONGUS	Medianus						(6)	7	8	1
4–	FLEX. DIGIT. SUPERFICIALIS	Medianus							7	8	1
3+	FLEX. DIGIT. PROF. (2.+3.Fg.)	Medianus							7	8	1
3+	FLEX. POLLICIS LONGUS	Medianus						(6)	7	8	1
2	PRONATOR QUADRATUS	Medianus							7	8	1
3+	ABD. POLLICIS BREVIS	Medianus						6	7	8	1
3	OPPONENS POLLICIS	Medianus						6	7	8	1
2	FLEX. POLL. BREV. (C. superf.)	Medianus						6	7	8	1
0	LUMBRICALES I + II	Medianus						(6)	7	8	1
3+	FLEX. CARPI ULNARIS	Ulnaris							7	8	1
2	FLEX. DIGIT. PROF. (4.+5.Fg.)	Ulnaris							7	8	1
–	PALMARIS BREVIS	Ulnaris							(7)	8	1
0	ABD. DIGITI MINIMI	Ulnaris							(7)	8	1
0	OPPONENS DIGITI MINIMI	Ulnaris							(7)	8	1
0	FLEX. DIGITI MINIMI	Ulnaris							(7)	8	1
0	INTEROSSEI PALM.	Ulnaris								8	1
0	INTEROSSEI DORS.	Ulnaris								8	1
0	LUMBRICALES III + IV	Ulnaris							(7)	8	1
0	ADDUCTOR POLLICIS	Ulnaris								8	1
0	FLEX. POLL. BREV. (C. prof.)	Ulnaris								8	1

Nervengruppen (linke Randbeschriftung): Nn. cervicales; Plexus brach. (Trunci, Fasc. post., Nn. pect. m.+l.); Axill.; Muscul.-cutan; Radialis; Medianus (R. int. ant.); Ulnaris

SENSIBLE INNERVATION

C2 · C3 · C4 · 5 · Th 1 · Supraclaviculares · C5 · Th 1 · Axillaris · Cut. antebrach. post. · Intercostobrach. und Cut. brach. med. · Cut. antebrach. lat. · Cut. antebrach. med. · C6 · C7 · C8 · R. superfic. n. radial. · Ulnaris · Medianus

Fasc. med. u. lat. · Fasc. lat. · Fasc. dors. · Fasc. med. und lat. · Fasc. med.

SPINALNERVEN UND MUSKELN:
HALS, DIAPHRAGMA UND OBERE EXTREMITÄT

Name: *Fall Nr. 3*   Datum:

MUSKELWERT — *Links* — MUSKELN

SENSIBLE INNERVATION

Dermatome nach Abb. aus Keegan und Garrett. Anat. Rec. 102, 409–437, 1948. Hautversorgung d. periph. Nerven nach Abb. aus Gray's Anatomy of the Human Body, 28. Aufl.

SCHLÜSSEL: R.v. = Rami ventr. · R.d. = Rami dors. · P.b. = Plex. brach. · T.s. = Truncus sup. · F.d. = Fasc. dors. · F.l. = Fasc. later. · F.m. = Fasc. med.

Muskel	C1	C2	C3	C4	C5	C6	C7	C8	Th1
HALSEXTENSOREN	1	2	3	4	5	6	7	8	1
UNT. ZUNGENBEINMUSK.	1	2	3						
RECTUS CAP. ANT. + LAT.	1	2							
LONGUS CAPITIS	1	2	3	(4)					
LONGUS COLLI		2	3	4	5	6	(7)		
LEVATOR SCAPULAE			3	4	5				
SCALENI (ant., med., post.)			3	4	5	6	7	8	
STERNOCLEIDOMASTOIDEUS	(1)	2	3						
TRAPEZIUS (desc., transv., asc.)		2	3	4					
DIAPHRAGMA			3	4	5				
SERRATUS ANTERIOR					5	6	7	8	
RHOMBOID. MAJ. + MIN.				4	5				
SUBCLAVIUS					5	6			
SUPRASPINATUS				4	5	6			
INFRASPINATUS				(4)	5	6			
SUBSCAPULARIS					5	6	7		
TERES MAJOR					5	6	7		
LATISSIMUS DORSI						6	7	8	
PECTORALIS MAJ. (ob. Ant.)					5	6	7		
PECTORALIS MAJ. (unt. Ant.)						6	7	8	1
PECTORALIS MINOR						(6)	7	8	1
TERES MINOR					5	6			
DELTOIDEUS					5	6			
CORACOBRACHIALIS						6	7		
BICEPS					5	6			
BRACHIALIS					5	6			
TRICEPS						6	7	8	1
ANCONAEUS							7	8	
BRACHIALIS (kleiner Teil)					5	6			
BRACHIORADIALIS					5	6			
EXT. CARPI RAD. (long. + brev.)					5	6	7	8	
SUPINATOR					5	6	(7)		
EXT. DIGITORUM						6	7	8	
EXT. DIGITI MINIMI						6	7	8	
EXT. CARPI ULNARIS						6	7	8	
ABD. POLLICIS LONGUS						6	7	8	
EXT. POLLICIS BREVIS						6	7	8	
EXT. POLLICIS LONGUS						6	7	8	
EXT. INDICIS						6	7	8	
PRONATOR TERES						6	7		
FLEX. CARPI RADIALIS						6	7	8	
PALMARIS LONGUS						(6)	7	8	1
FLEX. DIGIT. SUPERFICIALIS							7	8	1
FLEX. DIGIT. PROF. (2.+3.Fg.)							7	8	1
FLEX. POLLICIS LONGUS						(6)	7	8	1
PRONATOR QUADRATUS							7	8	1
ABD. POLLICIS BREVIS						6	7	8	1
OPPONENS POLLICIS						6	7	8	1
FLEX. POLL. BREV. (C. superf.)						6	7	8	1
LUMBRICALES I + II						(6)	7	8	1
FLEX. CARPI ULNARIS							7	8	1
FLEX. DIGIT. PROF. (4.+5.Fg.)							7	8	1
PALMARIS BREVIS							(7)	8	1
ABD. DIGITI MINIMI							(7)	8	1
OPPONENS DIGITI MINIMI							(7)	8	1
FLEX. DIGITI MINIMI							(7)	8	1
INTEROSSEI PALM.								8	1
INTEROSSEI DORS.								8	1
LUMBRICALES III + IV							(7)	8	1
ADDUCTOR POLLICIS								8	1
FLEX. POLL. BREV. (C. prof.)								8	1

Nervengruppen (linke Randspalte): Nn. cervicales · PLEXUS BRACH. (D. sc. lg. / Trunci / Fasc. post. / Nn. pect. m. + l.) · Axill. · Muscul.-cutan. · Radialis · Medianus (R. int. ant.) · Ulnaris

Sensible Innervation (Beschriftungen der Abbildungen): C2, C3, C4, C5, C6, C7, C8, Th1 · Supraclaviculares · Axillaris · Intercostobrach. und Cut. brach. med. · Cut. antebrach. post. · Cut. antebrach. lat. · Cut. antebrach. med. · R. superfic. n. radial. · Ulnaris · Medianus · Radialis

SPINALNERVEN UND MUSKELN:
HALS, DIAPHRAGMA UND OBERE EXTREMITÄT

Name: **Fall Nr. 4**   Datum:

SCHLÜSSEL →
Rv. = Rami ventr.
Rd. = Rami dors.
Pb. = Plexus brach.
Ts. = Truncus sup.
Fd. = Fasc. dors.
Fl. = Fasc. later.
Fm. = Fasc. med.

Links (Muskeln)

Muskelwert	Muskeln	Peripherer Nerv	Spinales Segment
	HALSEXTENSOREN	Cervical	C1 2 3 4 5 6 7 8 Th1
	UNT. ZUNGENBEINMUSK.	Cervical	1 2 3
	RECTUS CAP. ANT. + LAT.	Cervical	1 2
	LONGUS CAPITIS	Cervical	1 2 3 (4)
	LONGUS COLLI	Cervical	2 3 4 5 6 (7)
	LEVATOR SCAPULAE	Cervical / Dors. Scap.	3 4 5
	SCALENI (ant., med., post.)	Cervical	3 4 5 6 7 8
	STERNOCLEIDOMASTOIDEUS	Cervical	(1) 2 3
5?	TRAPEZIUS (desc., transv., asc.)	Cervical	2 3 4
4 *	DIAPHRAGMA	Phrenicus	3 4 5
4	SERRATUS ANTERIOR	Thorac. lg.	5 6 7 8
2	RHOMBOID. MAJ. + MIN.	Dors. Scap.	4 5
–?	SUBCLAVIUS	N. zum Subclavius	5 6
?	SUPRASPINATUS	Suprascap.	4 5 6
1	INFRASPINATUS	Suprascap.	(4) 5 6
–	SUBSCAPULARIS	Subscap.	5 6 7
4	TERES MAJOR	Subscap.	5 6 7
4	LATISSIMUS DORSI	Thoracodors.	6 7 8
4–	PECTORALIS MAJ. (ob. Ant.)	Pect. lat.	5 6 7
4	PECTORALIS MAJ. (unt. Ant.)	Pect. med.	6 7 8 1
4	PECTORALIS MINOR	Pect. med.	(6) 7 8 1
1	TERES MINOR	Axillaris	5 6
1	DELTOIDEUS	Axillaris	5 6
–	CORACOBRACHIALIS	Musculocut.	6 7
2–	BICEPS	Musculocut.	5 6
2–	BRACHIALIS	Musculocut.	5 6
4+	TRICEPS	Radialis	6 7 8 1
	ANCONAEUS	Radialis	7 8
2	BRACHIALIS (kleiner Teil)	Radialis	5 6
3–	BRACHIORADIALIS	Radialis	5 6
4	EXT. CARPI RAD. (long. + brev.)	Radialis	5 6 7 8
3+	SUPINATOR	Radialis	5 6 (7)
5	EXT. DIGITORUM	Radialis	6 7 8
5	EXT. DIGITI MINIMI	Radialis	6 7 8
5	EXT. CARPI ULNARIS	Radialis	6 7 8
5	ABD. POLLICIS LONGUS	Radialis	6 7 8
5	EXT. POLLICIS BREVIS	Radialis	6 7 8
5	EXT. POLLICIS LONGUS	Radialis	6 7 8
5	EXT. INDICIS	Radialis	6 7 8
5	PRONATOR TERES	Medianus	6 7
5	FLEX. CARPI RADIALIS	Medianus	6 7 8 1
5	PALMARIS LONGUS	Medianus	(6) 7 8 1
5	FLEX. DIGIT. SUPERFICIALIS	Medianus	7 8 1
5	FLEX. DIGIT. PROF. (2.+3.Fg.)	Medianus	7 8 1
5	FLEX. POLLICIS LONGUS	Medianus	(6) 7 8 1
5	PRONATOR QUADRATUS	Medianus	7 8 1
5	ABD. POLLICIS BREVIS	Medianus	6 7 8 1
5	OPPONENS POLLICIS	Medianus	6 7 8 1
5	FLEX. POLL. BREV. (C. superf.)	Medianus	6 7 8 1
5	LUMBRICALES I + II	Medianus	(6) 7 8 1
5	FLEX. CARPI ULNARIS	Ulnaris	7 8 1
5	FLEX. DIGIT. PROF. (4.+5.Fg.)	Ulnaris	7 8 1
–	PALMARIS BREVIS	Ulnaris	(7) 8 1
5	ABD. DIGITI MINIMI	Ulnaris	(7) 8 1
5	OPPONENS DIGITI MINIMI	Ulnaris	(7) 8 1
5	FLEX. DIGITI MINIMI	Ulnaris	(7) 8 1
5	INTEROSSEI PALM.	Ulnaris	8 1
5	INTEROSSEI DORS.	Ulnaris	8 1
5	LUMBRICALES III + IV	Ulnaris	(7) 8 1
5	ADDUCTOR POLLICIS	Ulnaris	8 1
5	FLEX. POLL. BREV. (C. prof.)	Ulnaris	8 1

SENSIBLE INNERVATION

(Dermatome und periphere Hautnerven der oberen Extremität, Vorder- und Rückansicht)

Beschriftungen: C2, C3, C4, Th1, Supraclaviculares, C5, Axillaris, Cut. antebrach. post., Intercostobrach. und Cut. brach. med., Cut. antebrach. lat., Cut. antebrach. med., C6, C7, C8, R. superfic. n. radial., Ulnaris, Medianus, Radialis.

---

* Anmerkung: Die Atmung d. Pat. schien erschwert, was der Pat. schon 1 Woche vor Beginn d. Erkrankg. empfand.

SPINALNERVEN UND MUSKELN:
RUMPF UND UNTERE EXTREMITÄT

Name: **Fall Nr. 5** Datum:

PERIPHERE NERVEN

SCHLÜSSEL:
- R. d. = Rami dorsales
- R. v. = Rami ventrales
- V. A. = Ventrale Anteile
- D. A. = Dorsale Anteile d. Plex. lumbosacralis

Muskeln — Links

Peripheral nerve column key (P1–P16):
P1 R.d (Th1-12,L1-5,S1-3) · P2 Rv Th1,2,3,4 · P3 Rv Th5,6 · P4 Rv Th7,8 · P5 Rv Th9,10,11,12 · P6 Rv Iliohypogastric. Th12,L1 · P7 Rv Ilioinguinalis Th(12),L1 · P8 Rv Plex. lumb. Th(12),L1,2,3,4 · P9 D.A. Femoralis L(1),2,3,4 · P10 V.A. Obturatorius L(1),2,3,4 · P11 D.A. Glut. sup. L4,5,S1 · P12 Rv Glut. inf. L5,S1,2 · P13 Plex. sacr. L4,5,S1,2,3 · P14 Ischiad. L4,5,S1,2,3 · P15 Peron. comm. V+D.A. L4,5,S1,2 · P16 Tibialis V.A. L4,5,S1,2,3

Muskelwert	Muskeln	P1	P2	P3	P4	P5	P6	P7	P8	P9	P10	P11	P12	P13	P14	P15	P16	L1	L2	L3	L4	L5	S1	S2	S3
	ERECTOR SPINAE	•																1	2	3	4	5	1	2	3
	SERRATUS POST. SUP.		•																						
	TRANSV. THORACIS		•	•	•																				
	INTERCOST. INT.		•	•	•	•																			
	INTERCOST. EXT.		•	•	•	•																			
	SUBCOSTALES		•	•	•	•																			
	LEVATOR. COSTARUM		•	•	•	•																			
	OBLIQUUS EXT. ABD.			(•)	•	•																			
	RECTUS ABDOMINIS			•	•	•																			
	OBLIQUUS INT. ABD.				•	•	•	(•)										1							
	TRANSVERSUS ABD.				•	•	•	(•)										1							
	SERRATUS POST. INF.					•																			
	QUAD. LUMBORUM								•									1	2	3					
	PSOAS MINOR								•									1	2						
	PSOAS MAJOR								•									1	2	3	4				
	ILIACUS									•								(1)	2	3	4				
	PECTINEUS									•	(•)								2	3	4				
	SARTORIUS									•									2	3	(4)				
	QUADRICEPS									•									2	3	4				
	ADDUCTOR BREVIS										•								2	3	4				
	ADDUCTOR LONGUS										•								2	3	4				
	GRACILIS										•								2	3	4				
	OBTURATOR. EXT.										•									3	4				
	ADDUCTOR MAGNUS										•				•				2	3	4	5	1		
	GLUTAEUS MED.											•									4	5	1		
	GLUTAEUS MIN.											•									4	5	1		
	TENSOR FASC. LAT.											•									4	5	1		
	GLUTAEUS MAX.												•									5	1	2	
	PIRIFORMIS													•								(5)	1	2	
	GEMELLUS SUP.													•								5	1	2	
	OBTURATOR. INT.													•								5	1	2	
	GEMELLUS INF.													•							4	5	1	(2)	
	QUADRATUS FEM.													•							4	5	1	(2)	
	BICEPS (c. long.)														•							5	1	2	3
	SEMITENDINOSUS														•						4	5	1	2	
	SEMIMEMBRANOSUS														•						4	5	1	2	
	BICEPS (c. brev.)														•							5	1	2	
2+	TIBIALIS ANTERIOR															○					4	5	1		
0	EXT. HALL. LONG.															○					4	5	1		
0	EXT. DIGIT. LONG.															○					4	5	1		
0	PERON. TERTIUS															○					4	5	1		
0	EXT. DIGIT. BREVIS															○					4	5	1		
2	PERONAEUS LONG.															○					4	5	1		
2	PERONAEUS BREV.															○					4	5	1		
–	PLANTARIS																•				4	5	1	(2)	
5–	GASTROCNEMIUS																•						1	2	
–	POPLITEUS																•				4	5	1		
5–	SOLEUS																•					5	1	2	
4–	TIBIALIS POSTERIOR																○				(4)	5	1		
0	FLEX. DIGIT. LONG.																○					5	1	(2)	
0	FLEX. HALL. LONG.																○					5	1	2	
5–	FLEX. DIGIT. BREVIS																•				4	5	1		
–	ABDUCTOR HALL.																•				4	5	1		
5–	FLEX. HALL. BREVIS																•				4	5	1		
4	LUMBRICALIS I																•				4	5	1		
–	ABD. DIGITI MIN.																•						1	2	
–	QUAD. PLANTAE																•						1	2	
–	FLEX. DIGITI MIN.																•						1	2	
–	OPP. DIGITI MIN.																•						1	2	
–	ADDUCTOR HALL.																•						1	2	
–	INTEROSS. PLANT.																•						1	2	
–	INTEROSS. DORS.																•						1	2	
4	LUMBR. II, III + IV																•				(4)	(5)	1	2	

Nn. thoracici · PLEX. LUMB. · Femoralis · Obturatorius (Ant. / Post.) · Glutaeus (Super. / Inf.) · PLEXUS SACRALIS · Ischiadic. (Tibial. / Per.) · Peronaeus comm. (Prof. / Sup.) · Tibialis (Plant. med. / Plant. lat.)

SENSIBLE INNERVATION

Li. Bein

Dermatome nach Abb. aus
Keegan und Garrett. Anat. Rec. 102, 409–437, 1948.
Hautversorgung d. periph. Nerven
nach Abb. aus *Gray's*
Anatomy of the Human Body, 28. Aufl.

SPINALNERVEN UND MUSKELN:
RUMPF UND UNTERE EXTREMITÄT

Name: *Fall Nr. 6* Datum:

Rechts — Muskelwert / Muskeln

Muskelwert	Muskeln	Peripherer Nerv	Spinales Segment (L1 L2 L3 L4 L5 S1 S2 S3)
	ERECTOR SPINAE	R.d. Th1-12,L1-5,S1-3 ●	1 2 3 4 5 1 2 3
	SERRATUS POST. SUP.	R.v. Th1,2,3,4 ●	
	TRANSV. THORACIS	R.v. Th1-4 ●, Th5,6 ●, Th7,8 ●	
	INTERCOST. INT.	Th1-4 ●, Th5,6 ●, Th7,8 ●, Th9-12 ●	
	INTERCOST. EXT.	Th1-4 ●, Th5,6 ●, Th7,8 ●, Th9-12 ●	
	SUBCOSTALES	Th1-4 ●, Th5,6 ●, Th7,8 ●, Th9-12 ●	
	LEVATOR. COSTARUM	Th1-4 ●, Th5,6 ●, Th7,8 ●, Th9-12 ●	
	OBLIQUUS EXT. ABD.	Th1-4 (●), Th5,6 ●, Th7,8 ●, Th9-12 ●	
	RECTUS ABDOMINIS	Th5,6 ●, Th7,8 ●, Th9-12 ●	
	OBLIQUUS INT. ABD.	Th7,8 ●, Th9-12 ●, Iliohypogastr. ●, Ilioinguin. (●)	L1 = 1
	TRANSVERSUS ABD.	Th7,8 ●, Th9-12 ●, Iliohypogastr. ●, Ilioinguin. (●)	L1 = 1
	SERRATUS POST. INF.	Th9,10,11,12 ●	
−	QUAD. LUMBORUM	Plex. lumb. ●	1 2 3
5	PSOAS MINOR	Plex. lumb. ●	1 2
5	PSOAS MAJOR	Plex. lumb. ●	1 2 3 4
5	ILIACUS	Femoralis ●	(1) 2 3 4
5	PECTINEUS	Femoralis ●, Obturatorius (●)	2 3 4
5	SARTORIUS	Femoralis ●	2 3 (4)
5	QUADRICEPS	Femoralis ●	2 3 4
5	ADDUCTOR BREVIS	Obturatorius ●	2 3 4
	ADDUCTOR LONGUS	Obturatorius ●	2 3 4
	GRACILIS	Obturatorius ●	2 3 4
	OBTURATOR. EXT.	Obturatorius ●	3 4
	ADDUCTOR MAGNUS	Obturatorius ●, Ischiad ●	2 3 4 5 1
3−	GLUTAEUS MED.	Glut. sup. ●	4 5 1
3−	GLUTAEUS MIN.	Glut. sup. ●	4 5 1
3−	TENSOR FASC. LAT.	Glut. sup. ●	4 5 1
3+	GLUTAEUS MAX.	Glut. inf. ●	5 1 2
4−	PIRIFORMIS	Plex. sacr. ●	(5) 1 2
	GEMELLUS SUP.	Plex. sacr. ●	5 1 2
	OBTURATOR. INT.	Plex. sacr. ●	5 1 2
	GEMELLUS INF.	Plex. sacr. ●	4 5 1 (2)
	QUADRATUS FEM.	Plex. sacr. ●	4 5 1 (2)
4−	BICEPS (c. long.)	Ischiad ●	5 1 2 3
	SEMITENDINOSUS	Ischiad ●	4 5 1 2
	SEMIMEMBRANOSUS	Ischiad ●	4 5 1 2
	BICEPS (c. brev.)	Ischiad ●	5 1 2
3−	TIBIALIS ANTERIOR	Peron. comm. ●	4 5 1
4−	EXT. HALL. LONG.	Peron. comm. ●	4 5 1
4	EXT. DIGIT. LONG.	Peron. comm. ●	4 5 1
4	PERON. TERTIUS	Peron. comm. ●	4 5 1
4−	EXT. DIGIT. BREVIS	Peron. comm. ●	4 5 1
4−	PERONAEUS LONG.	Peron. comm. ●	4 5 1
4−	PERONAEUS BREV.	Peron. comm. ●	4 5 1
−	PLANTARIS	Tibialis ●	4 5 1 (2)
5	GASTROCNEMIUS	Tibialis ●	1 2
5	POPLITEUS	Tibialis ●	4 5 1
5	SOLEUS	Tibialis ●	5 1 2
4−	TIBIALIS POSTERIOR	Tibialis ●	(4) 5 1
3+	FLEX. DIGIT. LONG.	Tibialis ●	5 1 (2)
4−	FLEX. HALL. LONG.	Tibialis ●	5 1 2
4−	FLEX. DIGIT. BREVIS	Tibialis ●	4 5 1
−	ABDUCTOR HALL.	Tibialis ●	4 5 1
4−	FLEX. HALL. BREVIS	Tibialis ●	4 5 1
4	LUMBRICALIS I	Tibialis ●	4 5 1
−	ABD. DIGITI MIN.	Tibialis ●	1 2
−	QUAD. PLANTAE	Tibialis ●	1 2
−	FLEX. DIGITI MIN.	Tibialis ●	1 2
−	OPP. DIGITI MIN.	Tibialis ●	1 2
−	ADDUCTOR HALL.	Tibialis ●	1 2
−	INTEROSS. PLANT.	Tibialis ●	1 2
−	INTEROSS. DORS.	Tibialis ●	1 2
3+	LUMBR. II, III + IV	Tibialis ●	(4)(5) 1 2

SENSIBLE INNERVATION

Dermatome nach Abb. aus
Keegan und Garrett. Anat. Rec. 102, 409–437, 1948.
Hautversorgung d. periph. Nerven
nach Abb. aus *Gray's*
Anatomy of the Human Body, 28. Aufl.

Beteiligung der Äste des Flexor digitorum longus und Flexor hallucis longus ohne Beteiligung des N. tibialis und seiner Endäste.

Beteiligung des N. peronaeus superficialis; ebenso des N. peronaeus profundus, wahrscheinlich distal der Abzweigung des Astes für den Tibialis anterior. Die Schwäche des Tibialis posterior kann eher der Verletzung als einer Nervenbeteiligung zugeschrieben werden, da dreieinhalb Monate nach der Verletzung die Kraft wiederhergestellt war. Zu diesem Zeitpunkt hatte sich die Kraft des Flexor digitorum longus und des Flexor hallucis longus schon ziemlich gebessert und war nach sechs Monaten normal. Alle Muskeln, die vom N. peronaeus communis versorgt werden, besserten sich nur langsam und eine Muskelschwäche von «Ausreichend (3) plus» oder 60% blieb bestehen.

Fall 6. Die Befunde des Muskeltests weisen auf eine mögliche L 5-Läsion hin. Viele Muskeln, die aus L 4 innerviert werden, zeigten normale Kraft, was darauf schließen läßt, daß L 4 nicht beteiligt war. Der Patient konnte auf einem Bein stehen und ohne Schwierigkeiten in den Zehenstand kommen, was normale Kraft des Gastrocnemius voraussetzt. Da der Muskel aus S 1 und S 2 innerviert wird und der Muskelwert «Normal» war, scheidet ein Bandscheibenschaden unterhalb von L 5 mit aller Wahrscheinlichkeit aus. Eine nachfolgende neurologische Untersuchung bestätigte diese Annahme. Durch Bettruhe und einen anschließenden Kuraufenthalt kam es zur vollständigen Wiederherstellung.

Spinale segmentale Zuordnung der Nerven und Muskeln.

Die Bestimmung der segmentalen Zuordnung der peripheren Nerven und Muskeln hat sich für Anatomen und Kliniker als eine schwierige Aufgabe erwiesen. Der Weg der Spinalnerven durch den Plexus ist durch die eng miteinander verflochtenen Nervenfasern nicht klar erkennbar. Da es fast unmöglich ist, den Verlauf eines einzelnen Nerven durch das Labyrinth seines Plexus zu verfolgen, stammt die Kenntnis der segmentalen Zuordnung hauptsächlich aus klinischer Beobachtung. Eine Vielfalt an Aussagen über die segmentalen Ursprünge der Nerven und der Innervation der Muskeln ist die Folge dieser empirischen Methode. Bei der Diagnose und Lokalisation einer Nervenläsion gilt es diese Schwankungen zu berücksichtigen. Um die große Variation der segmentalen Zuordnung der Nerven und Muskeln zu zeigen, haben die Verfasser die Angaben aus sechs gut bekannten Quellen tabellarisch geordnet (s. S. 46–49).
Folgende Symbole wurden bei der Zusammenstellung durch die einzelnen Autoren verwendet: ein großes X bedeutet ausgeprägte Beteiligung, ein kleines x geringe und ein eingeklammertes (x) eine mögliche oder seltene Beteiligung.

Bei allen Quellen gehörte Th 2 zum Plexus brachialis. Auf der Tabelle «Spinale segmentale Zuordnung der Nerven: Obere Extremität» (S. 33) gibt es keine extra Spalte für Th 2, da Th 2 die obere Extremität nur sensibel versorgt. In den rechten Spalten der beiden Tabellen (S. 56) sind die Angaben der jeweiligen Segmente von X auf Zahlen übertragen worden. Die Angaben aus dieser Spalte erscheinen auf den beiden Befundbogen (S. 33 und 35) unter «Periphere Nerven».
In der Zusammenfassung durch die Verfasser (S. 47 und 49, rechte Spalte der Tabellen) repräsentiert das X die Häufigkeit der Verteilung unter den einzelnen Autoren. Folgende Regel wurde zugrunde gelegt: Übereinstimmung von fünf oder sechs Autoren bei der Versorgung eines Muskels durch ein Segment wurde mit großem X gekennzeichnet, von drei oder vier Autoren durch ein kleines x, von zwei Autoren durch ein (x). Wurde ein Segment nur von einem Autor angegeben, wurde das Segment ausgeschieden (s. Tabelle des Triceps).

Triceps

	C6	C7	C8	Th1
Gray[11]		X	X	
de Jong[18]	X	X	X	(x)
Cunningham[15]	X	X	X	
Spalteholz[17]	x	X	X	(x)
Foerster u. Bumke[20]	(x)	X	X	x
Haymaker u. Woodhall[19]		X	X	x
Summe	4	6	6	4
Zusammenfassung der Triceps Innervation durch die Verfasser	x	X	X	x
	C6	**C7**	**C8**	Th1

Wenn eine der sechs Quellen gar keine Angabe machte, wurde die Übereinstimmung von vier oder fünf Autoren durch ein großes X angezeigt. Dies war beim Popliteus und bei den Lumbricales der Fall.
Während in der tabellarischen Anordnung das Hauptgewicht auf der Streuung der einzelnen Quellen liegt, wird in der Zusammenfassung durch die Verfasser das Ausmaß der Übereinstimmung angezeigt. Nur bei drei Daumenmuskeln (Opponens, Abductor brevis und oberflächlicher Kopf des Flexor brevis) kam es unter den sechs Autoren zu keiner Übereinstimmung. Die Folge war, daß die Anzahl der Segmente sehr weit gestreut war. Bei der Zusammenfassung wurden alle Segmente mit kleinem x bezeichnet, z.B. C 6, C 7, C 8, Th 1 ohne Betonung irgendeines Segmentes.
In den meisten Fällen blieb auch in der Zusammenfassung die Hauptbetonung der Segmente erhalten. Wenn das nicht der Fall war, wurden Ausnahmen gemacht.

Segmentale Versorgung der Muskeln:

Muskel	GRAY[11]									de JONG[18]									CUNNINGHAM[15]								
SPINALES SEGMENT →	C1	C2	C3	C4	C5	C6	C7	C8	Th1	C1	C2	C3	C4	C5	C6	C7	C8	Th1	C1	C2	C3	C4	C5	C6	C7	C8	Th1
HALSEXTENSOREN	X	X	X	X	X	X	X	X	X	X	X	X	X	X	X	X	X		X	X	X	X	X	X	X	X	X
UNT. ZUNGENBEINMUSK.	X	X	X																X	X	X						
RECTUS CAP. ANT. + LAT.	X	X								X	X								X	X							
LONGUS CAPITIS	X	X	X							X	X	X	X						X	X	X	X					
LONGUS COLLI		X	X	X	X	X					X	X	X	X	X					X	X	X	X	X	X		
LEVATOR SCAPULAE			X	(x)	X							X	X	X							X	X	X				
SCALENI (ant., med., post.)		X	X	X	X	X	X					X	X	X	X	X				X	X	X	X	X	X	(x)	
STERNOCLEIDOMASTOIDEUS		X	X							(x)	X	X								X	X						
TRAPEZIUS (desc., transv., asc.)		X	X	X							(x)	X	X							X	X						
DIAPHRAGMA		(x)	X	(x)							(x)	X	(x)								(x)	X	X				
SERRATUS ANTERIOR					X	X	X							X	X	X	X						X	X	X		
RHOMBOID. MAJ. + MINOR				X	X								X	X							(x)	X	X				
SUBCLAVIUS					X	X							(x)	X	X								X	X			
SUPRASPINATUS					X	X							(x)	X	X							X	X	X			
INFRASPINATUS					X	X								X	X							X	X	X			
SUBSCAPULARIS					X	X								X	X	X							X	X	X		
LATISSIMUS DORSI						X	X	X							X	X	X						X	X	X	X	
TERES MAJOR					X	X								X	X	(x)							X	X	X		
PECTORALIS MAJ. (ob. Ant.)					X	X	X	X						X	X	X	X						X	X	X		
PECTORALIS MAJ. (unt. Ant.)																											
PECTORALIS MINOR							X	X								X	X	X							X	X	X
TERES MINOR				X	X							(x)	X	X									X	X			
DELTOIDEUS				X	X									X	X								X	X			
CORACOBRACHIALIS						X	X								X	X								X	X		
BICEPS					X	X								X	X								X	X			
BRACHIALIS					X	X								X	X								X	X			
TRICEPS						X	X	X							X	X	X	(x)						X	X	X	
ANCONAEUS							X	X								X	X								X	X	
BRACHIALIS (kleiner Teil)					X	X									X	X								X	X		
BRACHIORADIALIS					X	X									X	X								X	X		
EXT. CARPI RAD. (long. + brev.)						X	X							(x)	X	X	(x)							X	X		
SUPINATOR						X	X								X	X								X	X		
EXT. DIGITORUM						X	X	X							X	X	X							X	X	X	
EXT. DIGITI MINIMI						X	X	X							X	X	X							X	X	X	
EXT. CARPI ULNARIS						X	X	X							X	X	X							X	X	X	
ABD. POLLICIS LONGUS						X	X	X							X	X	X							X	X	X	
EXT. POLLICIS BREVIS						X	X	X							X	X	X							X	X	X	
EXT. POLLICIS LONGUS						X	X	X							X	X	X							X	X	X	
EXT. INDICIS						X	X	X							X	X	X							X	X	X	
PRONATOR TERES						X	X								X	X								X	X		
FLEX. CARPI RADIALIS						X	X								X	X	(x)							X	X		
PALMARIS LONGUS						X	X								(x)	X	X							X	X		
FLEX. DIGIT. SUPERFICIALIS							X	X								X	X	X							X	X	X
FLEX. DIGIT. PROF. (2. + 3. Fg.)							X	X								X	X	X							X	X	X
FLEX. POLLICIS LONGUS							X	X							X	X	X								X	X	X
PRONATOR QUADRATUS							X	X								X	X								X	X	X
ABD. POLLICIS BREVIS						X	X									X	X								X	X	X
OPPONENS POLLICIS						X	X									X	X								X	X	X
FLEX. POLL. BREV. (C. superf.)						X	X									X	X								X	X	X
LUMBRICALES I + II						X	X									X	X	X							X	X	X
FLEX. CARPI ULNARIS							X	X								(x)	X	X							X	X	X
FLEX. DIGIT. PROF. (4. + 5. Fg.)							X	X								X	X	X							X	X	X
PALMARIS BREVIS							X	X								(x)	X	X							X	X	X
ABD. DIGITI MINIMI							X	X								(x)	X	X							X	X	X
OPPONENS DIGITI MINIMI							X	X								(x)	X	X							X	X	X
FLEX. DIGITI MINIMI							X	X								(x)	X	X							X	X	X
INTEROSSEI PALM.							X	X									X	X							X	X	X
INTEROSSEI DORS.							X	X									X	X							X	X	X
LUMBRICALES III + IV							X	X									X	X							X	X	X
ADDUCTORS POLLICIS							X	X									X	X							X	X	X
FLEX. POLL. BREV. (C. prof.)							X	X									X	X							X	X	X

Hals, Diaphragma und Obere Extremität

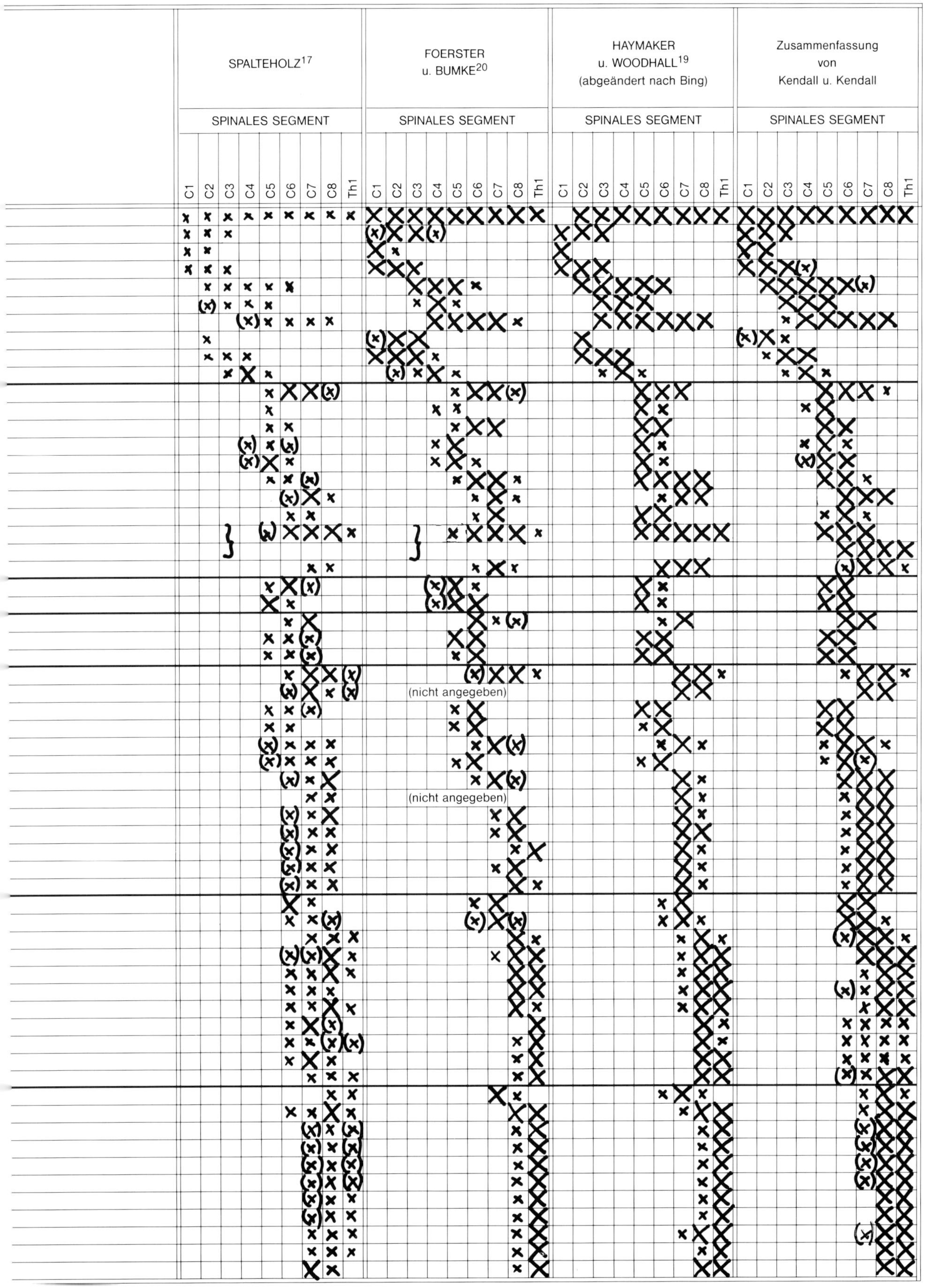

SPALTEHOLZ[17]		FOERSTER u. BUMKE[20]		HAYMAKER u. WOODHALL[19] (abgeändert nach Bing)		Zusammenfassung von Kendall u. Kendall	
SPINALES SEGMENT		SPINALES SEGMENT		SPINALES SEGMENT		SPINALES SEGMENT	

Spalten je Block: C1 C2 C3 C4 C5 C6 C7 C8 Th1

(nicht angegeben)

(nicht angegeben)

Segmentale Versorgung der Muskeln:

| | GRAY[11] SPINALES SEGMENT | | | | | | | | | | | | | de JONG[18] SPINALES SEGMENT | | | | | | | | | | | | | CUNNINGHAM[15] SPINALES SEGMENT | | | | | | | | | | | | |
| | THORAKAL | | | | | LUMBAL | | | | | SAKRAL | | | THORAKAL | | | | | LUMBAL | | | | | SAKRAL | | | THORAKAL | | | | | LUMBAL | | | | | SAKRAL | | |
Muskel	Th 1,2,3,4	Th 5,6	Th 7,8	Th 9,10,11	Th12	L1	L2	L3	L4	L5	S1	S2	S3	Th 1,2,3,4	Th 5,6	Th 7,8	Th 9,10,11	Th12	L1	L2	L3	L4	L5	S1	S2	S3	Th 1,2,3,4	Th 5,6	Th 7,8	Th 9,10,11	Th12	L1	L2	L3	L4	L5	S1	S2	S3
ERECTOR SPINAE	X	X	X	X	X	X	X	X	X	X	X	X	X	X	X	X	X	X	X	X	X	X	X	X	X	X	X	X	X	X	X	X	X	X	X	X	X	X	X
SERRATUS POST. SUP.	X	X												X	X													X	X											
TRANSV. THORACIS	X	X	X	X	X									X	X	X	X	X									X	X	X	X	X								
INTERCOST. INT.	X	X	X	X	X									X	X	X	X	X									X	X	X	X	X								
INTERCOST. EXT.	X	X	X	X	X													(nicht angegeben)									X	X	X	X	X								
SUBCOSTALES	X	X	X	X	X																						X	X	X	X	X								
LEVATOR. COSTARUM	X	X	X	X	X										X	X	X	X									X	X	X	X	X								
OBLIQUUS EXT. ABD.		X	X	X	X	X										X	X	X											X	X	X	X							
RECTUS ABDOMINIS			X	X	X											X	X	X											X	X	X	X							
OBLIQUUS INT. ABD.				X	X	X											X	X	X										X	X	X	X							
TRANSVERSUS ABD.			X	X	X	X										X	X	X											X	X	X	X							
SERRATUS POST. INF.				X	X												X	X												X	X								
QUAD. LUMBORUM						X	X											(nicht angegeben)														X	X						
PSOAS MINOR						X													(x)													X	(x)						
PSOAS MAJOR						X	X	X											(x)	X	X											X	X	(x)					
ILIACUS							X	X	X											X	X	X											X	X	X				
PECTINEUS							X	X	X	X										X	X	X											X	X	X				
SARTORIUS							X	X	X											X	X	X											X	X	X				
QUADRICEPS							X	X	X	X										X	X	X	X										X	X	X	X			
ADDUCTOR BREVIS							X	X	X											X	X	X												X	X	X			
ADDUCTOR LONGUS							X	X	X	X										X	X	X	X											X	X	X			
GRACILIS							X	X	X											X	X	X	X											X	X	X			
OBTURATOR. EXT.							X	X	X	X										X	X	X	X										X	X	X	X			
ADDUCTOR MAGNUS								X	X	X											X	X	X											X	X	X	X		
GLUTAEUS MEDIUS								X	X	X	X										X	X	X	X										X	X	X	X		
GLUTAEUS MINIMUS								X	X	X	X										X	X	X	X										X	X	X	X		
TENSOR FASC. LAT.								X	X	X	X										X	X	X	X										X	X	X	X		
GLUTAEUS MAXIMUS									X	X	X	X										X	X	X	X											X	X	X
PIRIFORMIS										X	X	X											X	X	X												X	X	X
GEMELLUS SUPERIOR									X	X	X											X	X	X												X	X	X	
OBTURATOR. INTERNUS									X	X	X											X	X	X												X	X	X	
GEMELLUS INFERIOR									X	X	X											X	X	X												X	X	X	
QUADRATUS FEMORIS									X	X	X											X	X	X												X	X	X	
BICEPS (C. long.)										X	X	X	X										X	X	X	X										X	X	X	X
SEMITENDINOSUS									X	X	X	X											X	X	X											X	X	X	X
SEMIMEMBRANOSUS									X	X	X	X											X	X	X											X	X	X	X
BICEPS (C. breve)									X	X	X	X											X	X	X	X										X	X	X	
TIBIALIS ANTERIOR									X	X	X												X	X	X											X	X	X	
EXT. HALL. LONG.									X	X	X												X	X	X											X	X	X	
EXT. DIGIT. LONG.									X	X	X												X	X	X											X	X	X	
PERONAEUS TERTIUS									X	X	X												X	X	X											X	X	X	
EXT. DIGIT. BREVIS									X	X	X												X	X	X											X	X	X	
PERONAEUS LONGUS									X	X	X												X	X	X											X	X	X	
PERONAEUS BREVIS									X	X	X												X	X	X											X	X	X	
PLANTARIS										X	X	X											X	X	X												X	X	X
GASTROCNEMIUS										X	X	X											X	X	X												X	X	X
POPLITEUS								X	X	X													X	X	X									X	X	X			
SOLEUS										X	X	X											X	X	X												X	X	X
TIBIALIS POSTERIOR									X	X	X												X	X	X												X	X	
FLEX. DIGIT. LONG.									X	X	X												X	X	X												X	X	X
FLEX. HALL. LONG.									X	X	X	X											X	X	X												X	X	X
FLEX. DIGIT. BREVIS									X	X	X												X	X	X										X	X			
ABDUCTOR HALLUCIS									X	X	X												X	X	X										X	X			
FLEX. HALLUCIS BREVIS									X	X	X	X											X	X	X										X	X			
LUMBRICALIS I									X	X	X												X	X	X										X	X			
ABD. DIGITI MINIMI											X	X	X											X	X	X											X	X	X
QUAD. PLANTAE											X	X	X											X	X	X											X	X	X
FLEX. DIGITI MINIMI											X	X	X											X	X	X											X	X	X
OPP. DIGITI MINIMI											X	X	X						(nicht angegeben)																	X	X	X
ADDUCTOR HALLUCIS											X	X	X									X	X	X												X	X	X
INTEROSS. PLANT.											X	X	X										X	X	X											X	X	X
INTEROSS. DORS.											X	X	X										X	X	X											X	X	X
LUMBRICALES II, III, IV											X	X	X								X	X	X													X	X	X

48

Rumpf und Untere Extremität

SPALTEHOLZ[17]													FOERSTER und Bumke[20]														SCHADE[21] HAYMAKER und WOODHALL[19]														Zusammenfassung von Kendall u. Kendall												
SPINALES SEGMENT													SPINALES SEGMENT														SPINALES SEGMENT														SPINALES SEGMENT												
THORAKAL					LUMBAL					SAKRAL			THORAKAL					LUMBAL					SAKRAL				THORAKAL					LUMBAL					SAKRAL				THORAKAL					LUMBAL					SAKRAL		
Th 1,2,3,4	Th 5,6	Th 7,8	Th 9,10,11	Th 12	L1	L2	L3	L4	L5	S1	S2	S3	Th 1,2,3,4	Th 5,6	Th 7,8	Th 9,10,11	Th 12	L1	L2	L3	L4	L5	S1	S2	S3		Th 1,2,3,4	Th 5,6	Th 7,8	Th 9,10,11	Th 12	L1	L2	L3	L4	L5	S1	S2	S3		Th 1,2,3,4	Th 5,6	Th 7,8	Th 9,10,11	Th 12	L1	L2	L3	L4	L5	S1	S2	S3

Alle Quellen gaben z.B. C 3, C 4, C 5 als Innervation für das Zwerchfell an und alle legten die Betonung auf C 4, so daß nur C 4 ein großes X erhielt. Folgende segmentale Innervation wurde von allen Quellen angegeben: C 5 für den Supinator, C 8 für den Extensor carpi radialis longus und brevis, L 4 für den Adductor longus und ebenso L 4 als Bestandteil des Plexus sacralis. Allerdings gaben alle die Innervation mit einem kleinen x an, und in der Zusammenfassung blieb diese geringe Betonung bestehen. Alle Quellen gaben Th 12 beim Plexus lumbalis an, aber alle nur als minimale Beteiligung, so daß Th 12 auch in der Zusammenfassung ein kleines eingeklammertes (x) erhielt.

Gray[11] gibt in seiner Beschreibung des N. pectoralis lateralis und medialis an, daß der N. pectoralis lateralis den mehr kranialen Teil des Pectoralis major innerviert, während der N. pectoralis medialis, zusammen mit drei oder vier Ästen aus dem lateralen Nerv, den mehr kaudalen Teil des Muskels innerviert. Auch verschiedene andere Autoren unterscheiden in der Versorgung des oberen und unteren Anteiles des Muskels. Bei bestimmten zervikalen Rückenmarksläsionen wurde klinisch festgestellt, daß der obere Anteil des Pectoralis major normale Kraft zeigte, während der untere Anteil gelähmt war. Auf der Grundlage dieser Information wird bei der segmentalen Innervation zwischen oberem und unterem Anteil des Pectoralis major unterschieden.

Die Angaben aus der Zusammenfassung (s. Tabellen S. 47 und 49) sind auf den Befundbogen unter «Spinales Segment» aufgeführt. Die X wurden in Zahlen umgewandelt, die das betreffende spinale Segment angeben. Die Hauptbeteiligung, gekennzeichnet durch ein großes X wurde durch fettgedruckte Zahlen ersetzt, die geringere Beteiligung erhielt eine normal gedruckte Zahl. Bei möglicher oder seltener Beteiligung wurde die Zahl eingeklammert.

Nervengeflechte

Ein *Nervenplexus* entsteht aus der Teilung, der Wiedervereinigung und Verflechtung der Nerven in ein zusammenhängendes Netz.

Das *Rückenmark* liegt im Wirbelkanal und erstreckt sich vom ersten Halswirbel bis in Höhe des zweiten Lendenwirbels. Jedes der einunddreißig *Spinalnervenpaare* entsteht aus zwei *Wurzeln des Rückenmarkes*. Die *ventrale Wurzel* setzt sich aus motorischen Fasern und die *dorsale Wurzel* aus sensiblen Fasern zusammen; beide Wurzeln vereinigen sich am Foramen intervertebrale, um den Spinalnerv zu bilden (s.S. 52, obere Abb.). Als *Spinalsegment* wird der Teil des Rückenmarkes bezeichnet, aus dem ein Spinalnervenpaar hervorgeht. Jeder Spinalnerv enthält motorische und sensible Fasern aus einem einzigen Spinalsegment.

Kurz nach dem Austritt des Spinalnerven durch das Foramen, teilt sich dieser in einen *Ramus dorsalis* und einen *Ramus ventralis*. Die dorsalen Äste ziehen zum Rücken und versorgen die Haut des Rückens und die autochthone Rückenmuskulatur. Die ventralen Äste im Zervikal- und Lumbalbereich enthalten die Fasern, die Teil des Plexus werden. (Es sind vier Nervengeflechte beschrieben und auf S. 52–55 abgebildet). Im Thorakalbereich erfolgt keine Plexusbildung. Die *peripheren Nerven* zweigen entweder an verschiedenen Stellen von dem Plexus ab oder gehen direkt aus den Faszikeln hervor. Als Ergebnis des Nervenfaseraustausches innerhalb des Plexus enthalten die peripheren Nerven Fasern aus mindestens zwei Segmenten, einige aus vielen (bis zu fünf).

Der *Plexus cervicalis* wird von den Rami ventrales der Spinalnerven C 1–C 4 und wenigen Fasern aus C 5 gebildet. Die peripheren Nerven aus dem Plexus versorgen motorisch die meisten der vorderen und seitlichen Halsmuskeln und sensibel einen Teil des Kopfes und fast den ganzen Hals (s.S. 52, untere Abb.).

Der *Plexus brachialis* bildet sich lateral des M. scalenus anterior. Die ventralen Äste aus C 5, C 6, C 7 und C 8 und zum großen Teil aus Th 1, zusammen mit einer verbindenden Schlinge von C 4 zu C 5 und einer von Th 2 (sensibel) zu Th 1, bilden den Plexus brachialis mit Plexuswurzeln, Trunci, Ästen der Trunci, Faszikeln und peripheren Nerven. Der Aufbau der Nervengeflechte kann bei den einzelnen Menschen unterschiedlich sein. Die häufigste Aufgliederung innerhalb des Plexus ist auf S. 53 oben dargestellt.

Die ventralen Äste aus C 5 und C 6 verbinden sich, um den *Truncus superior* zu bilden; die Fasern aus C 7 bilden den *Truncus medius* und die Fasern aus C 8 und Th 1 den *Truncus inferior*. Die Trunci (Primärstränge) teilen sich jeweils in einen *dorsalen* und *ventralen Ast*. Die ventralen Äste der Trunci superior und medius aus C 5, C 6 und C 7 verbinden sich zum *Fasciculus lateralis*, die ventralen Äste des Truncus inferior aus C 8 und Th 1 bilden den *Fasciculus medialis*. Die dorsalen Äste aus allen drei Trunci, bestehend aus Fasern von C 5 bis C 8 (aber nicht Th 1), bilden den *Fasciculus posterior*.

Die Faszikel teilen sich und verbinden sich wieder zu Ästen, die die *peripheren Nerven* bilden. Der Fasciculus posterior zweigt sich auf in den N axillaris und den N. radialis. Nachdem der Fasciculus medialis einen Ast aus dem Fasciculus lateralis empfangen hat, geht aus ihm der N. ulnaris hervor. Ein Ast des Fasciculis lateralis wird zum N. musculocutaneus; der andere Ast verbindet sich mit einem Ast aus dem Fasciculus medialis, um den N. medianus zu bilden. Andere periphere Nerven verlassen an verschiedenen Stellen ohne Faseraustausch den Plexus oder die Rami ventrales (s.S. 33, linke Spalte der Tabelle).

Die ventralen Äste der Trunci, der Fasciculus lateralis und medialis und die peripheren Nerven, die aus ihnen hervorgehen, versorgen die Flexoren der oberen Extremität. Die dorsalen Äste der Trunci, der Fasciculus posterior und die peripheren Nerven, die aus ihnen hervorgehen, innervieren die Extensoren der oberen Extremität (s.S. 53, untere Abbildung).

Der *Plexus lumbalis* wird von den Rami ventrales der Spinalnerven aus L 1, L 2, L 3 und zum Teil aus L 4 gebildet, oft erhält er noch einige Fasern aus Th 12. Im Muskelgewebe des Psoas major teilen sich die Rami ventrales jeweils in einen ventralen und dorsalen Anteil (s. S. 54, obere Abb.). Die peripheren Nerven aus den ventralen Anteilen innervieren die Adduktoren, die aus den dorsalen Anteilen die Hüftflexoren und Knieextensoren (s. S. 54, untere Abb.).

Der *Plexus sacralis* wird zum kleineren Teil aus den Rami ventrales der Spinalnerven aus L 4 und aus allen ventralen Rami aus L 5, S 1, S 2 und S 3 gebildet. Die ventralen Rami aus L 4 und L 5 vereinigen sich und bilden den *Truncus lumbosacralis,* der ins kleine Becken eintritt. Hier verbindet er sich mit den Rami ventrales aus S 1, S 2 und S 3 und bildet den *Plexus sacralis*. Dieser teilt sich ebenfalls in einen ventralen und dorsalen Anteil. Die aus dem ventralen Anteil hervorgehenden peripheren Nerven innervieren die Dorsalseite des Ober- und Unterschenkels und die Plantarseite des Fußes. Die aus dem gesamten dorsalen Anteil hervorgehenden peripheren Nerven innervieren die Abduktoren, den Glutaeus maximus, die Dorsalflexoren des Fußes und die Extensoren der Zehen (s. S. 55, untere Abb.).

Plexus cervicalis

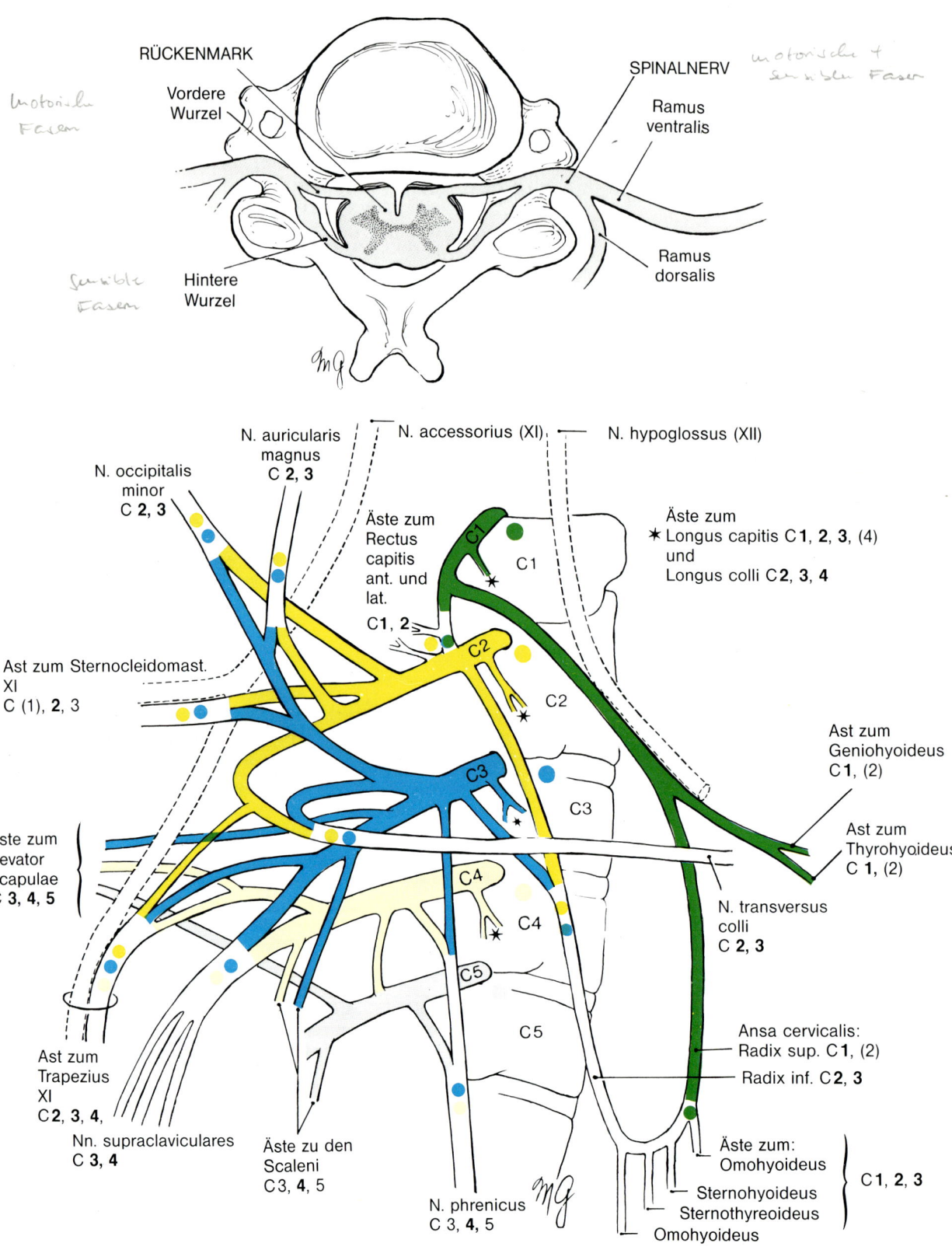

RÜCKENMARK

Vordere
Wurzel

Hintere
Wurzel

SPINALNERV

Ramus
ventralis

Ramus
dorsalis

*motorische
Fasern*

*sensible
Fasern*

*motorische +
sensible Fasern*

N. occipitalis
minor
C **2, 3**

N. auricularis
magnus
C **2, 3**

N. accessorius (XI)

N. hypoglossus (XII)

Äste zum
Rectus
capitis
ant. und
lat.
C **1, 2**

Äste zum
✱ Longus capitis C **1, 2, 3**, (4)
und
Longus colli C **2, 3, 4**

Ast zum Sternocleidomast.
XI
C (1), **2**, 3

Ast zum
Geniohyoideus
C **1**, (2)

Ast zum
Thyrohyoideus
C **1**, (2)

Äste zum
Levator
scapulae
C **3, 4, 5**

N. transversus
colli
C **2, 3**

Ansa cervicalis:
Radix sup. C **1**, (2)
Radix inf. C **2, 3**

Ast zum
Trapezius
XI
C **2, 3, 4**,

Nn. supraclaviculares
C **3, 4**

Äste zu den
Scaleni
C 3, **4**, 5

N. phrenicus
C 3, **4**, 5

Äste zum:
Omohyoideus
Sternohyoideus
Sternothyreoideus
Omohyoideus

C **1, 2, 3**

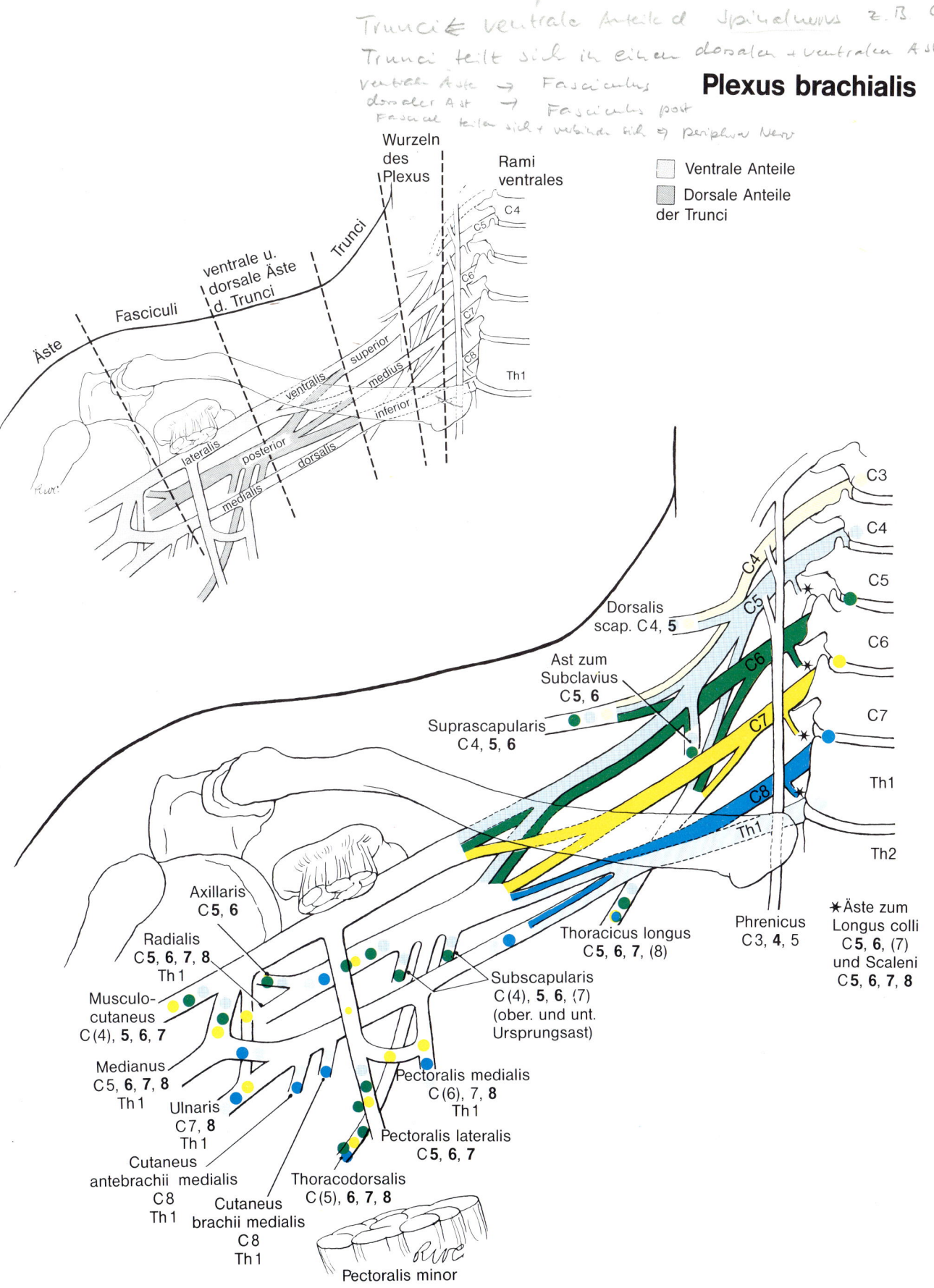

Plexus brachialis

Plexus lumbalis

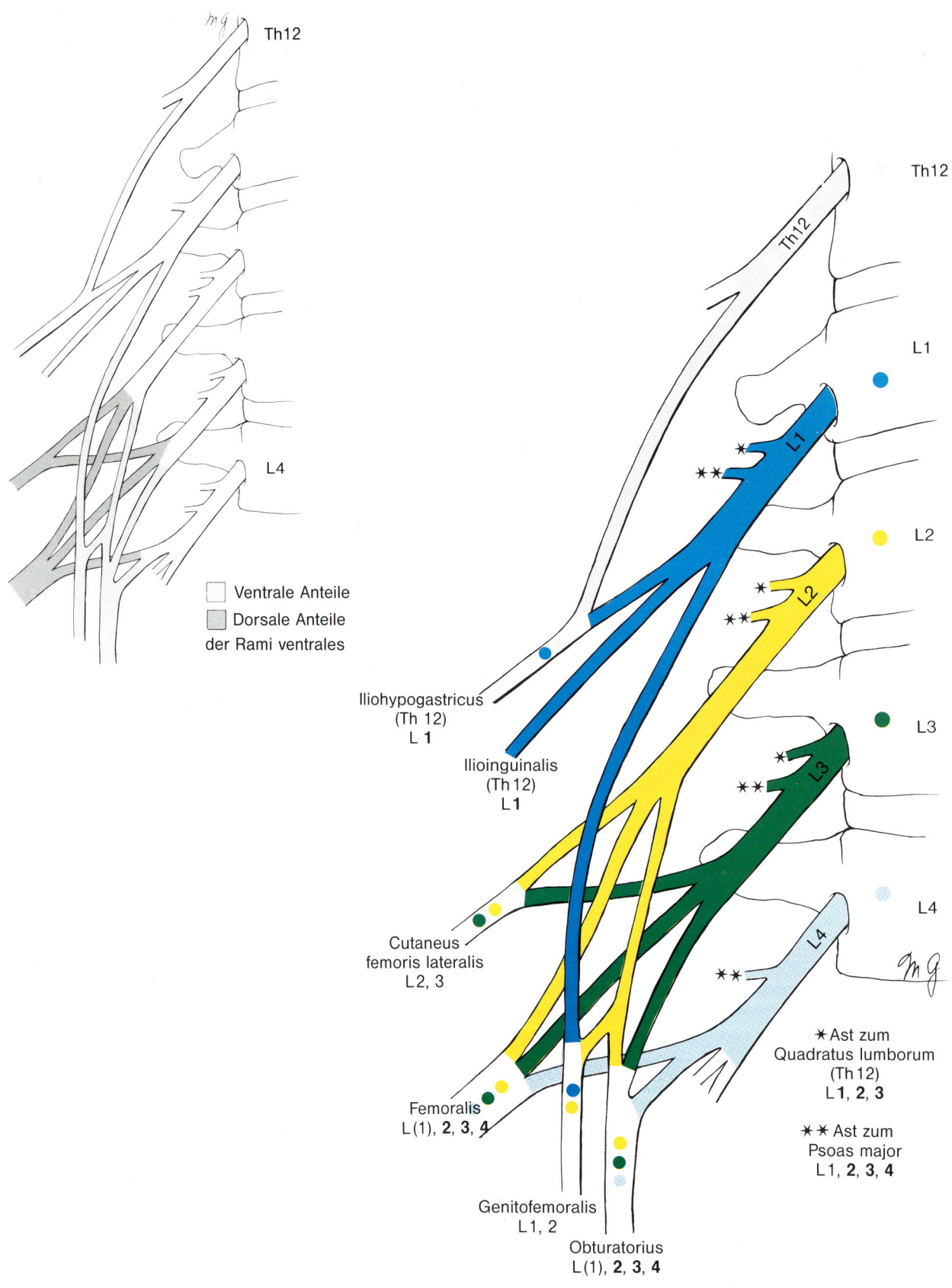

Th12

L4

Ventrale Anteile

Dorsale Anteile
der Rami ventrales

Th12

Th12

● L1

● L2

● L3

L4

Iliohypogastricus
(Th 12)
L 1

Ilioinguinalis
(Th 12)
L 1

Cutaneus
femoris lateralis
L 2, 3

Femoralis
L (1), 2, 3, 4

Genitofemoralis
L 1, 2

Obturatorius
L (1), 2, 3, 4

✶ Ast zum
Quadratus lumborum
(Th 12)
L 1, 2, 3

✶✶ Ast zum
Psoas major
L 1, 2, 3, 4

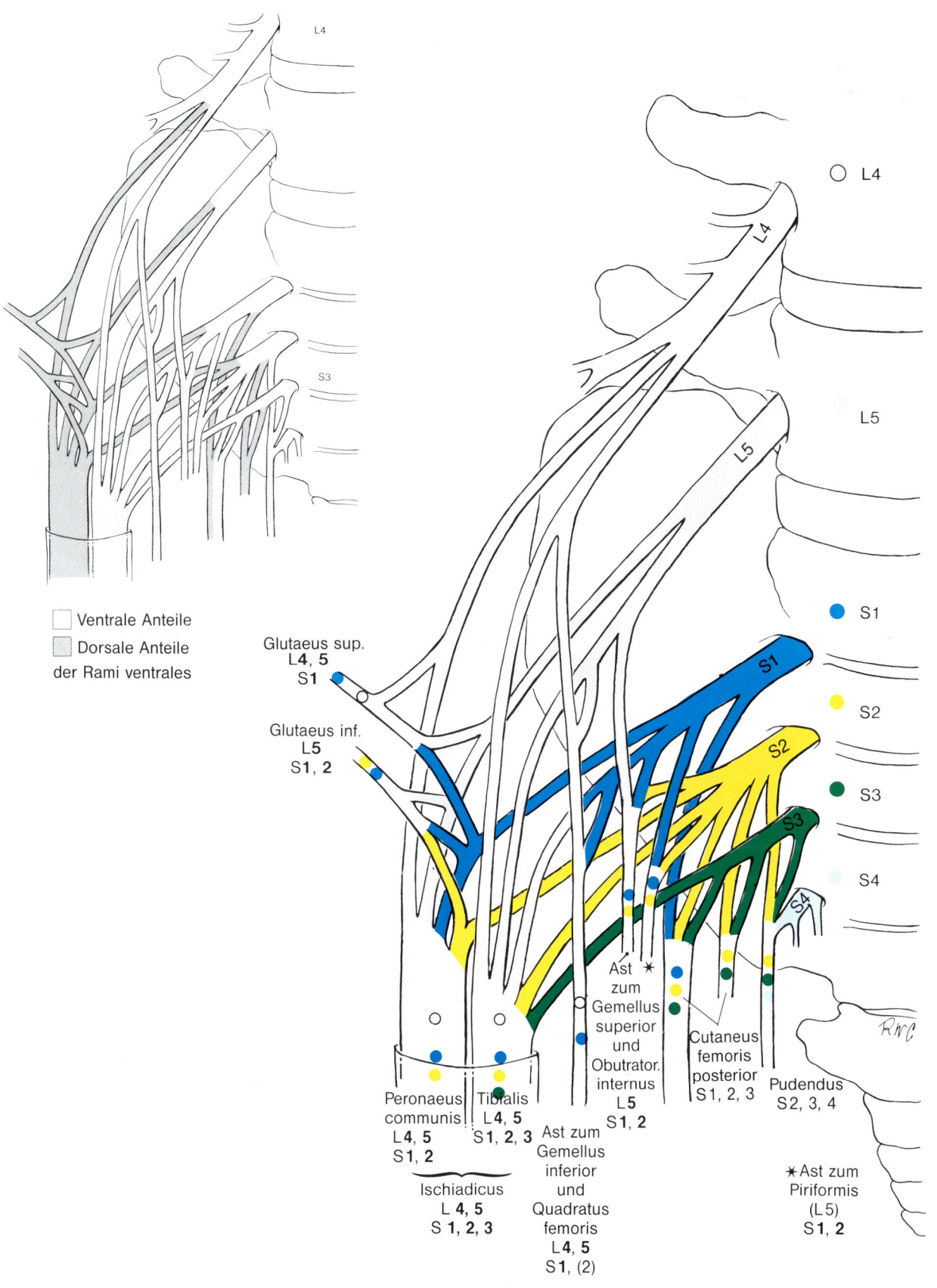

Ventrale Anteile

Dorsale Anteile
der Rami ventrales

Glutaeus sup.
L**4**, **5**
S**1**

Glutaeus inf.
L**5**
S**1**, **2**

Ast
zum
Gemellus
superior
und
Obuturator.
internus
L**5**
S**1**, **2**

Cutaneus
femoris
posterior
S1, 2, 3

Pudendus
S2, 3, 4

Peronaeus
communis
L**4**, **5**
S**1**, **2**

Tibialis
L**4**, **5**
S**1**, **2**, **3**

Ischiadicus
L **4**, **5**
S **1**, **2**, **3**

Ast zum
Gemellus
inferior
und
Quadratus
femoris
L **4**, **5**
S**1**, (2)

✻Ast zum
Piriformis
(L 5)
S**1**, **2**

S1

S2

S3

S4

Spinale segmentale Zuordnung der Nerven: Hals, Diaphragma u. Obere Extremität

Columns: CUNNINGHAM[15] · MORRIS[16] · SPALTEHOLZ[17] · de JONG[18] · HAYMAKER u. WOODHALL[19] · ZUSAMMENFASSUNG DER SPINALSEGMENTE DURCH KENDALL UND KENDALL (s. BEFUNDBOGEN S. 33)

NERV	ZUSAMMENFASSUNG DER SPINALSEGMENTE DURCH KENDALL UND KENDALL
Plexus cervicalis	Pl. cervic. C 1, 2, 3, 4
Plexus brachialis	Pl. brach. C (4), 5, 6, 7, Th1
Phrenicus	Phrenic. C 3, 4, 5
Thoracicus longus	Thorac. lg. C 5, 6, 7, (8)
Dorsalis scapulae	Dors. scap. C 4, 5
N. z. Subclavius	N. z. Subclavius C 5, 6
Suprascapularis	Suprascapularis C 4, 5, 6
Subscap. (ob. Ast)	Subsc. (ob. Ast) C(4), 5, 6, (7)
Thoracodorsalis	Thoracodors. C (5), 6, 7, 8
Subscap. (unt. Ast)	Subsc. (unt. Ast) C 5, 6, (7)
Pectoralis lat.	Pectoralis lat. C 5, 6, 7
Pectoralis med.	Pect. med. C (6), 7, 8, Th 1
Axillaris	Axillaris C 5, 6
Musculocutaneus	Musculocutan. C (4), 5, 6, 7
Radialis	Radialis C 5, 6, 7, 8, Th 1
Medianus	Medianus C 5, 6, 7, 8, Th 1
Ulnaris	Ulnaris C 7, 8, Th 1

Spinale segmentale Zuordnung der Nerven: Rumpf u. Untere Extremität

Columns: CUNNINGHAM[15] · MORRIS[16] · SPALTEHOLZ[17] · de JONG[18] · HAYMAKER u. WOODHALL[19] · ZUSAMMENFASSUNG DER SPINALSEGMENTE DURCH KENDALL UND KENDALL (s. BEFUNDBOGEN S. 35)

NERV	ZUSAMMENFASSUNG DER SPINALSEGMENTE DURCH KENDALL UND KENDALL
Iliohypogastricus	Iliohypog. Th 12, L 1
Ilioinguinalis	Ilioinguinalis Th (12), L 1
Plexus lumbalis	Pl. lumb. Th (12), L 1, 2, 3, 4
Femoralis	Femoralis L (1), 2, 3, 4
Obturatorius	Obturatorius L (1), 2, 3, 4
Glutaeus superior	Glutaeus sup. L 4, 5, S 1,
Glutaeus inferior	Glutaeus inf. L 5, S 1, 2
Plexus sacralis	Pl. sacral. L 4, 5, S 1, 2, 3
Ischiadicus	Ischiadicus L 4, 5, S 1, 2, 3
Peronaeus comm.	Per. comm. L 4, 5, S 1, 2, 3
Tibialis	Tibialis L 4, 5, S 1, 2, 3

56

Kapitel 4

Muskeln der Oberen Extremität

Tests folgender Muskeln:
    Finger und Daumen
    Hand
    Unterarm
    Ellbogen
    Schulter
    Scapula

Tabellen funktionell zusammenwirkender
    Muskeln:
    Muskeln der Scapula
    Muskeln der Scapula und des Schultergelenkes

Tabelle der Muskeln der oberen Extremität:
    Spinale segmentale Innervation und
    Gelenkbewegungen

Befundbogen
    Obere Extremität
    (Innervationstabelle der oberen Extremität,
    s. Kap. 3)
    Gegenüberstellung der Testwerte
    antagonistisch wirkender Muskeln

Dorsalyt   dorsal radial
Palmarflex   palmar ulnar
ABD   palmar radial
ADD   =   dorsal ulnar

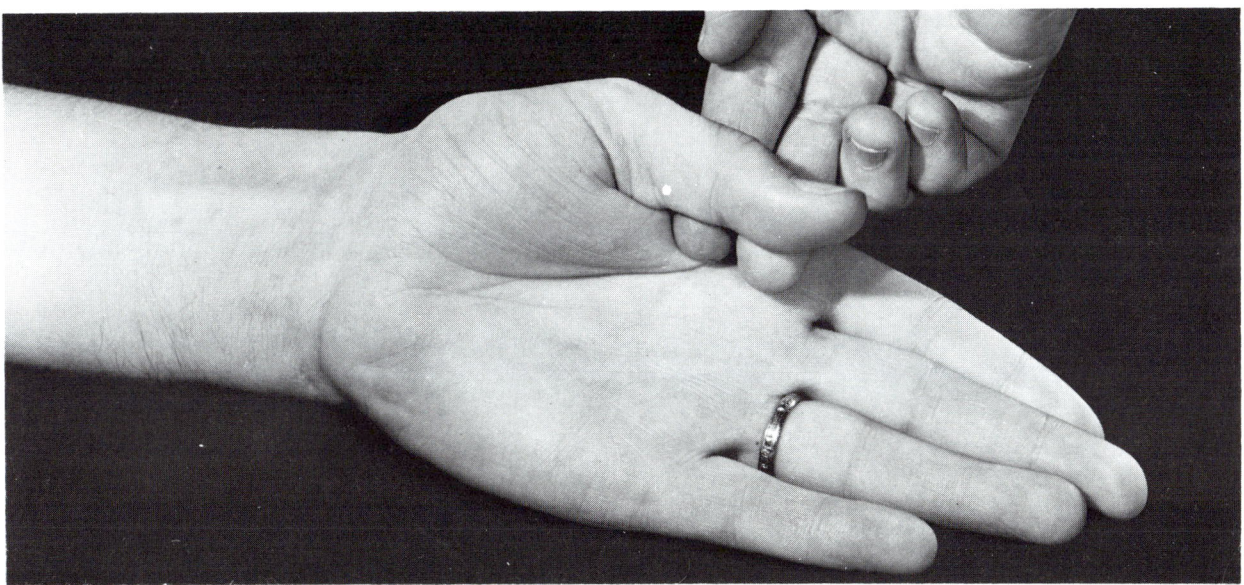

Caput transversum
Caput obliquum

Ursprung:
Caput obliquum: Os capitatum, Basis des Os metacarpale II und III.
Caput transversum: Palmare Fläche des Os metacarpale III.

Ansatz: Caput transversum: Ulnare Seite der Basis des
Daumengrundgliedes.
Caput obliquum: Dorsalaponeurose des Daumens.

Funktion: Adduziert im Karpometakarpalgelenk; adduziert und unterstützt die Flexion im Metakarpophalangealgelenk, bei der sich der Daumen in der Frontalebene in Richtung zur Hand bewegt. Wirkt mit bei der
Opposition. Durch das Einstrahlen der schrägen Fasern in die Dorsalaponeurose kann der Muskel an der
Extension des Interphalangealgelenkes beteiligt sein.

Innervation: N. ulnaris, C 8, Th 1.

Patient: Sitz oder Rückenlage.

Fixation: Der Prüfer kann entweder die Hand fixieren
oder sie liegt zur Unterstützung auf dem Tisch (s. Abb.).

Test: Adduktion des Daumens in der Ebene der
Handfläche.

Druck: Gegen die ulnare und palmare Fläche des Daumens in Richtung radiale Abduktion.

Schwäche: Der Daumen kann beim Faustschluß nicht
fest an den Zeigefinger gedrückt werden.

Kontraktur: Adduktionsstellung des Daumens.

Anmerkung: Die Kraft des Adductor pollicis wird häufig in folgender Weise geprüft: Ein Stück Papier zwischen Daumen und Metakarpale II halten lassen. Bei
gut entwickeltem Adductor verhindert die Masse des
Muskels die enge Annäherung der beiden Finger.

Abductor Pollicis Brevis

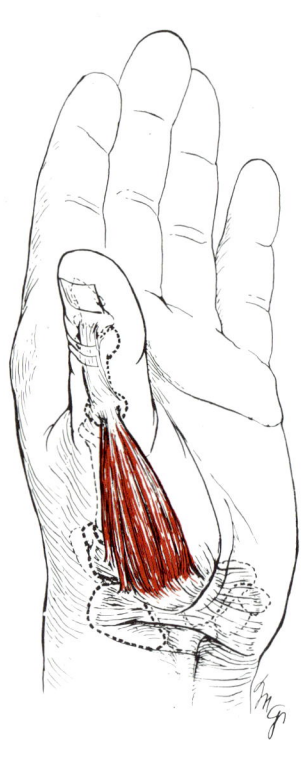

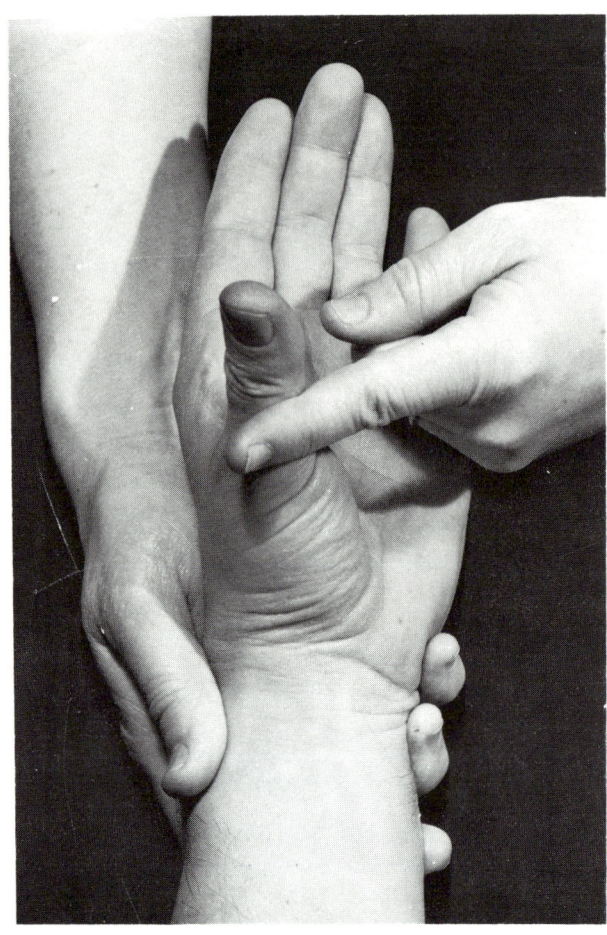

Ursprung: Retinaculum flexorum, Tuberculum ossis scaphoidei und Tuberculum ossis trapezii.

Ansatz: Radiale Seite der Basis des Daumengrundgliedes und Dorsalaponeurose des Daumens.

Funktion: Führt palmare Abduktion im Karpometakarpalgelenk aus. Durch das Einstrahlen in die Dorsalaponeurose extendiert der Muskel im Interphalangealgelenk des Daumens. Er unterstützt die Opposition und die Flexion im Metakarpophalangealgelenk.

Innervation: N. medianus, C 6, 7, 8, Th 1.

Patient: Sitz oder Rückenlage.

Fixation: Der Prüfer fixiert das Handgelenk.

Test: Palmare Abduktion des Daumens.

Druck: An der radialen Seite der Daumengrundphalanx entgegen der Bewegungsrichtung.

Schwäche: Palmare Abduktion des Daumens ist erschwert und die Fähigkeit, große Gegenstände zu greifen, ist herabgesetzt. Ausgeprägte Schwäche hat eine Adduktionsstellung des Daumens zur Folge.

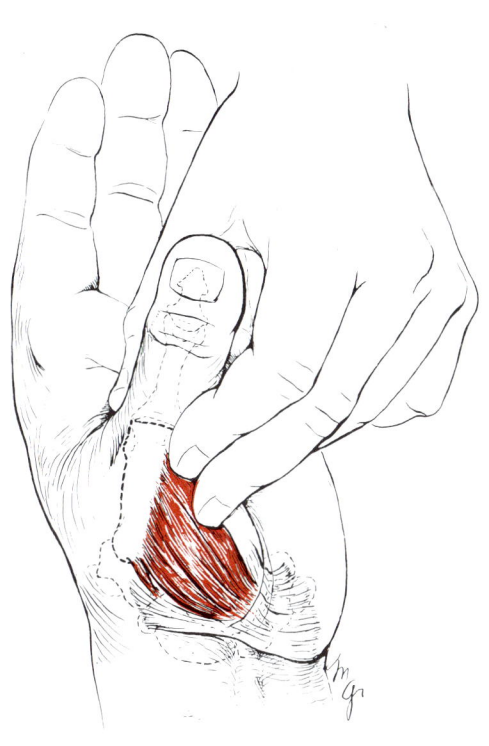

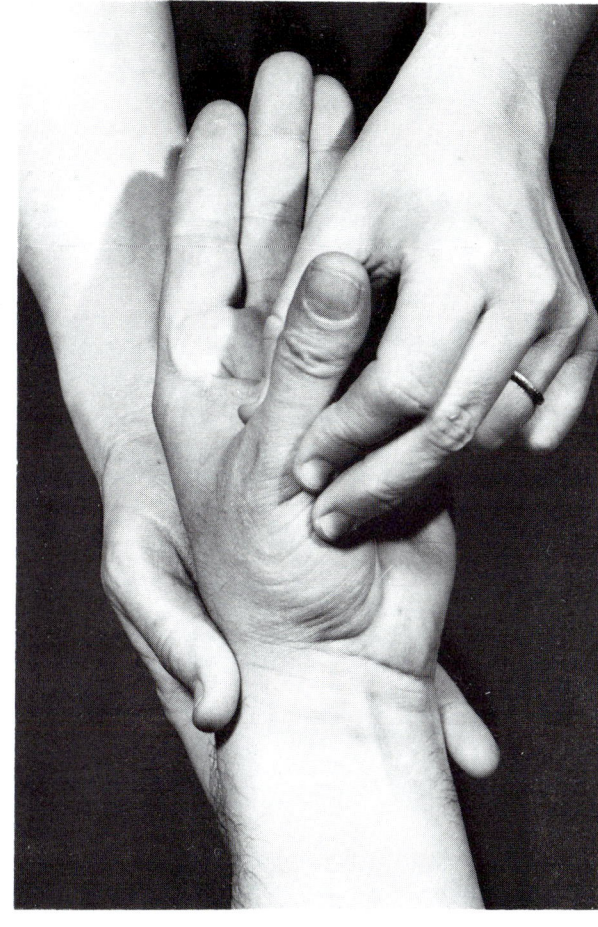

Ursprung: Retinaculum flexorum, Tuberculum ossis trapezii.

Ansatz: Gesamte Länge des radialen Randes des Os metacarpale I.

Funktion: Opponiert im Karpometakarpalgelenk des Daumens (d.h. Flexion und Abduktion mit leichter Rotation), so daß sich der Daumen den anderen Fingern gegenüberstellen kann.

Innervation: N. medianus, C 6, 7, 8, Th 1.

Anmerkung: Die Insertion des Palmaris longus und des Opponens am Retinaculum flexorum erklärt die Kontraktion des Palmaris longus während des Opponenstests.

Patient: Sitz oder Rückenlage.

Fixation: Der Prüfer fixiert das Handgelenk.

Test: Opposition, so daß der Daumennagel in der Innenhand zu sehen ist.

Druck: An der palmaren Fläche des Metakarpale I entgegen der Bewegungsrichtung.

Schwäche: Der Thenar ist atrophiert und das Metakarpale I befindet sich in Extension und Adduktion. Halten eines Stiftes und das feste Greifen von Gegenständen zwischen Fingern und Daumen ist erschwert.

Flexor Pollicis Longus

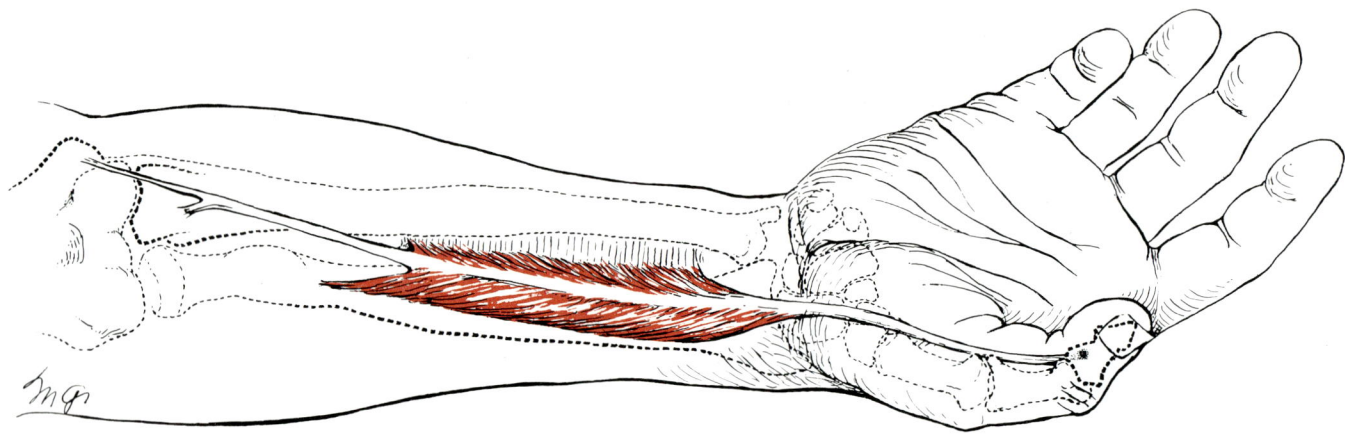

Ursprung: Vorderfläche des Radius, distal von der Tuberositas radii, Membrana interossea, medialer Rand des Processus coronoideus und/oder medialer Epicondylus des Humerus.

Ansatz: Basis der Endphalanx des Daumens, palmare Fläche.

Funktion: Beugt im Interphalangealgelenk des Daumens. Hilft mit bei der Flexion im Metakarpophalangeal- und Karpometakarpalgelenk und kann die Flexion im Handgelenk unterstützen.

Innervation: N. medianus, C (6), 7, 8, Th 1.

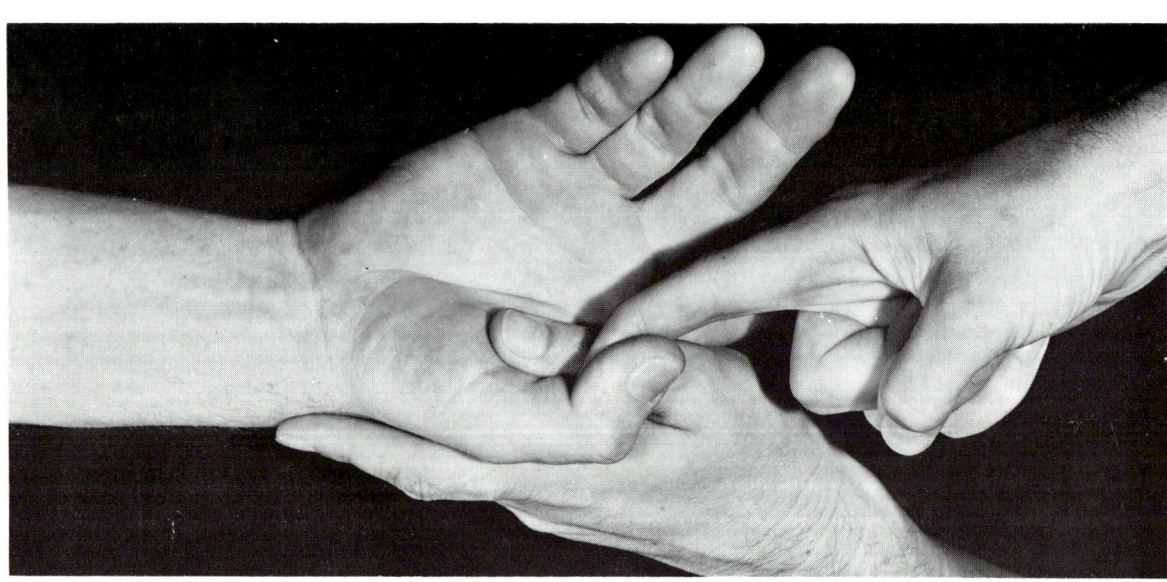

Patient: Sitz oder Rückenlage.

Fixation: Die Hand liegt auf dem Tisch (s. Abb.), der Prüfer umfaßt das Metakarpale I und die proximale Phalanx des Daumens, so daß das Grundgelenk in Extension fixiert ist; oder der Unterarm liegt auf der Ulnarkante, das Handgelenk ist in leichter Extension, und der Prüfer fixiert das Grundgelenk des Daumens in Extension.

Test: Flexion im Endgelenk des Daumens.

Druck: Gegen die palmare Fläche des Daumenendgliedes in Richtung Extension.

Schwäche: Die Fähigkeit das Daumenendglied zu beugen ist vermindert. Das Halten eines Stiftes oder das Greifen winziger Gegenstände zwischen Daumen und Fingern ist schwierig. Ausgeprägte Schwäche hat Hyperextension des Endgelenkes zur Folge.

Kontraktur: Beugekontraktur des Endgelenkes.

Flexor Pollicis Brevis

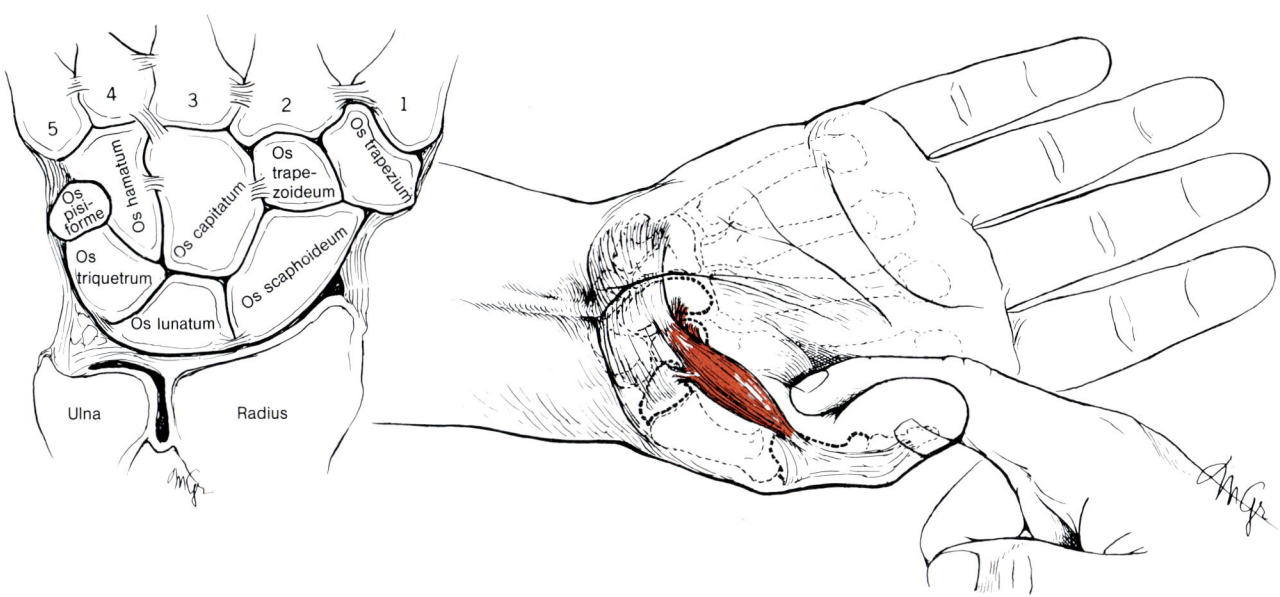

Ursprung:
Caput superficiale: Retinaculum flexorum, Os trapezium.
Caput profundum: Os trapezium und Os capitatum.

Ansatz: Basis der proximalen Phalanx des Daumens, radiale Seite.

Funktion: Flektiert im Metakarpophalangeal- und Karpometakarpalgelenk des Daumens und wirkt mit bei der Opposition.

Innervation:
Caput superficiale: N. medianus, C 6, 7, 8, Th 1.
Caput profundum: N. ulnaris, C 8, Th 1.

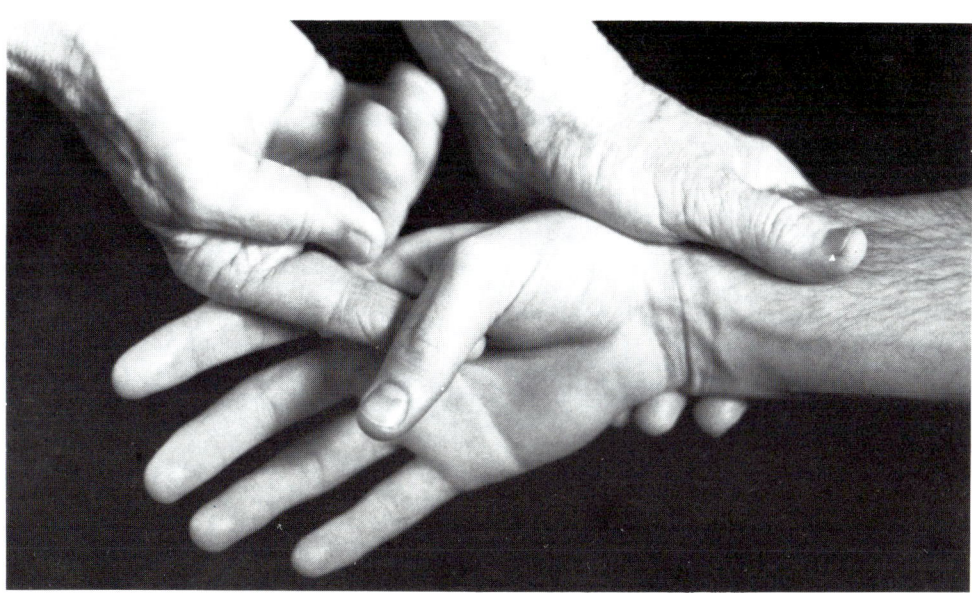

Patient: Sitz oder Rückenlage.

Fixation: Der Prüfer fixiert das Handgelenk.

Test: Flexion im Grundgelenk des Daumens ohne Flexion im Endgelenk.

Druck: Gegen die palmare Fläche der proximalen Phalanx in Richtung Extension.

Schwäche: Die Fähigkeit das Daumengrundgelenk zu beugen ist vermindert, und es ist schwer, Gegenstände fest zwischen Daumen und Fingern zu greifen. Ausgeprägte Schwäche hat Hyperextension des Grundgelenkes zur Folge.

Kontraktur: Beugekontraktur des Grundgelenkes.

Extensor Pollicis Longus

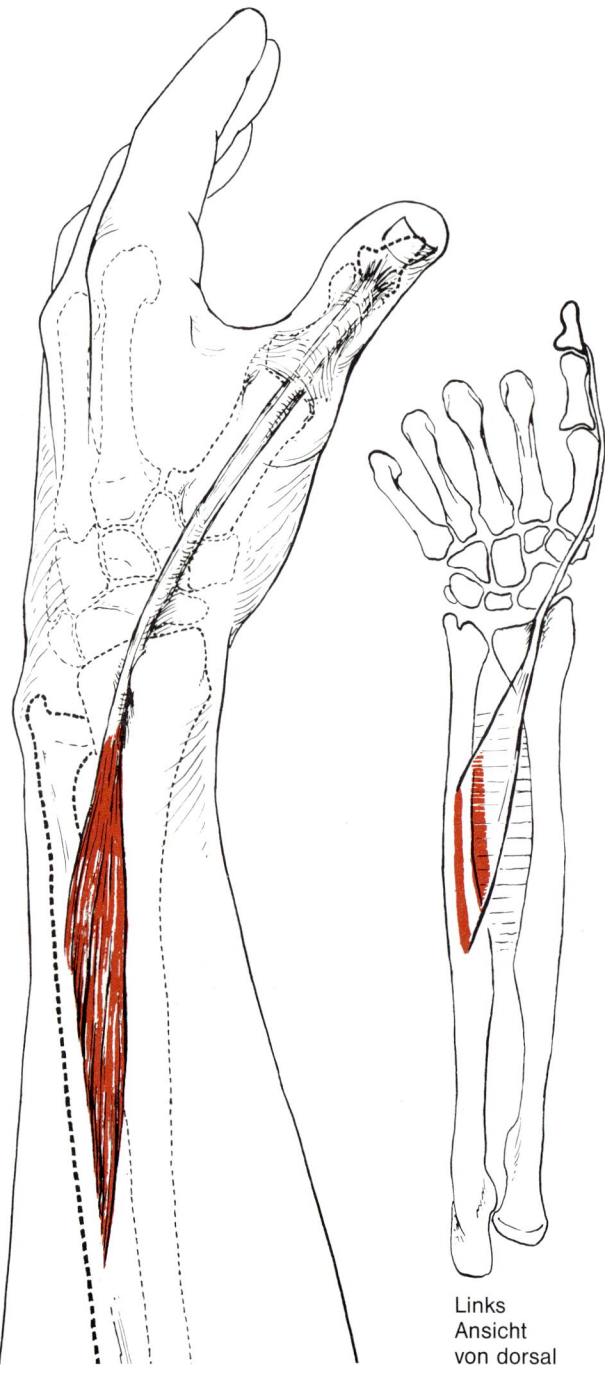

Links
Ansicht
von dorsal

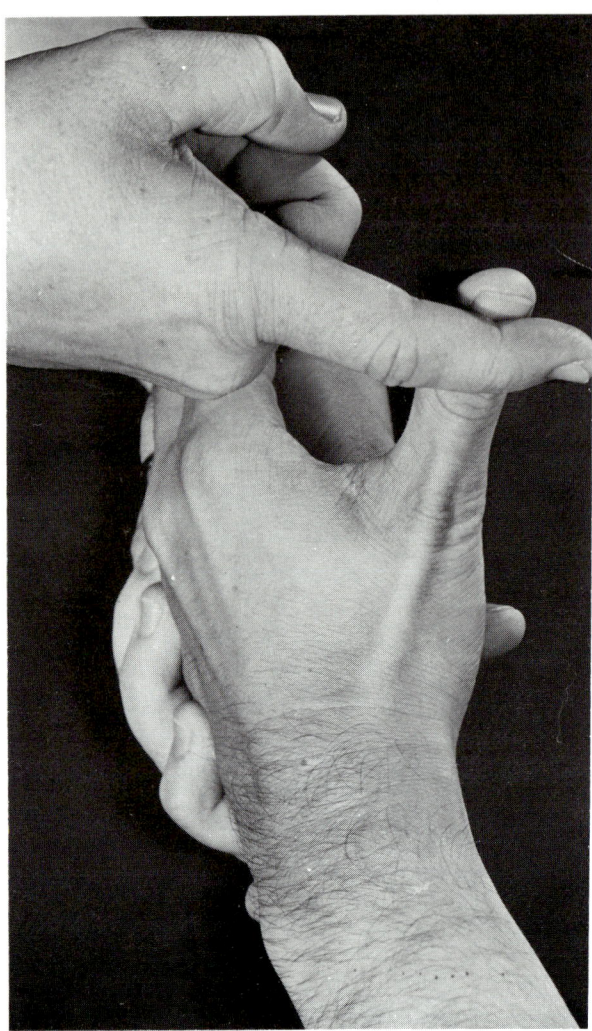

Ursprung: Mittleres Drittel der Facies dorsalis ulnae, distal des Ursprungs des Abductor pollicis longus und Membrana interossea.

Ansatz: Basis des Interphalangealgelenkes des Daumens, dorsale Fläche.

Funktion: Streckt im Interphalangealgelenk des Daumens und hilft mit bei der Extension im Metakarpophalangeal- und im Karpometakarpalgelenk; der Muskel unterstützt die radiale Abduktion und Extension im Handgelenk.

Innervation: N. radialis, C 6, 7, 8.

Patient: Sitz oder Rückenlage.

Fixation: Der Prüfer fixiert das Handgelenk und gibt gleichzeitig Druck gegen die palmare Fläche des Metakarpale I und gegen die proximale Phalanx.

Test: Extension im Endgelenk des Daumens.

Druck: Gegen die dorsale Fläche der Daumenendphalanx in Richtung Flexion.

Schwäche: Die Kraft das Endgelenk zu strecken ist vermindert. Flexionsstellung in diesem Gelenk kann die Folge sein.

Anmerkung: Bei einer Schädigung des N. radialis kann das Endgelenk des Daumens durch die Kontraktion des Abductor pollicis brevis, durch die schrägen Fasern des Adductor pollicis oder durch den Interosseus palmaris I gestreckt werden, da alle diese Muskeln in die Dorsalaponeurose einstrahlen.
Wenn nur die Extension im Endgelenk bei einer sonst kompletten Radialisparese beobachtet werden kann, sollte diese einzige Bewegung nicht als Regeneration oder Teilschädigung interpretiert werden.

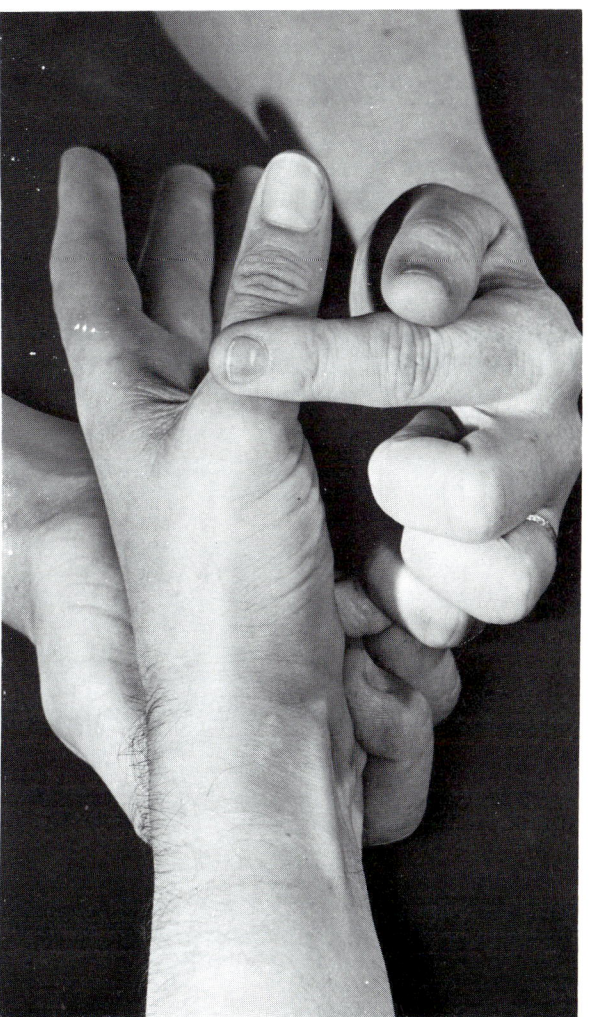

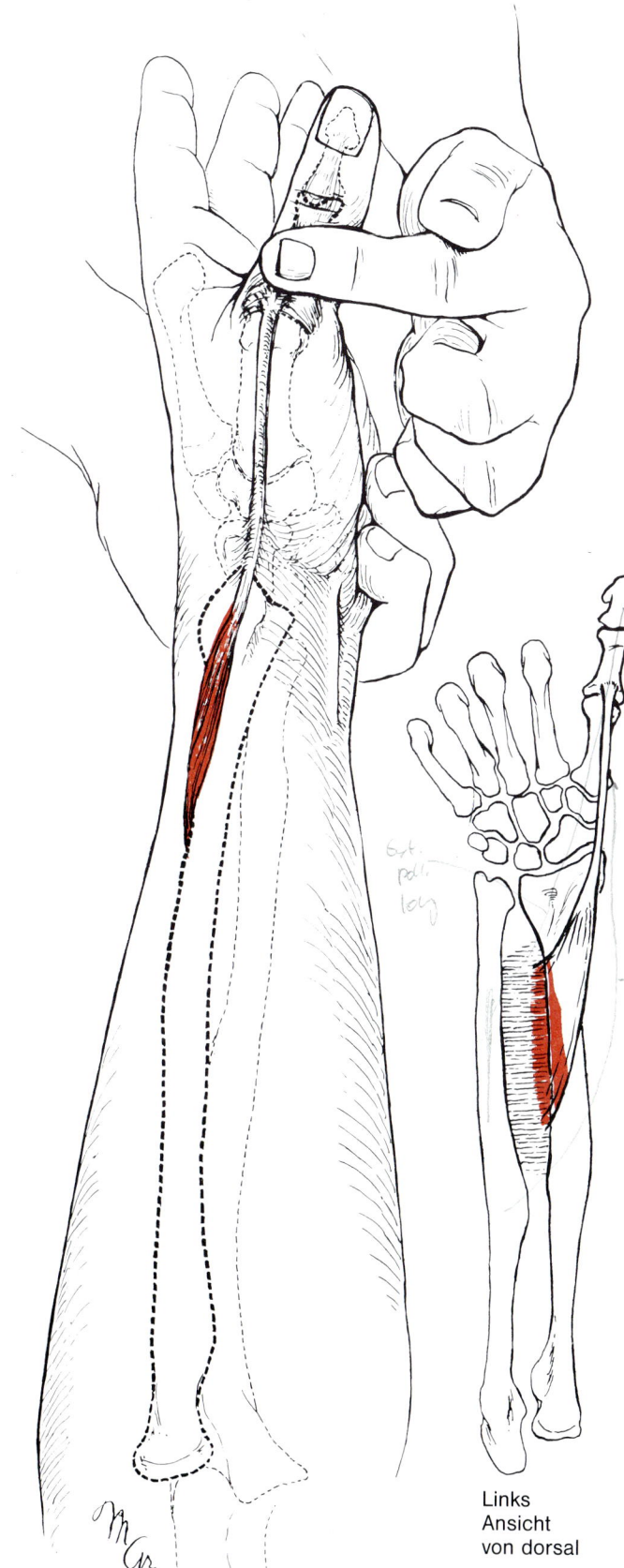

Links
Ansicht
von dorsal

Ursprung: Facies dorsalis radii (distal des Ursprungs des Abductor pollicis longus) und Membrana interossea.

Ansatz: Basis der proximalen Phalanx des Daumens, dorsale Fläche.

Funktion: Streckt das Daumengrundgelenk; streckt und abduziert im Karpometakarpalgelenk. Unterstützt die radiale Abduktion im Handgelenk.

Innervation: N. radialis, C 6, 7, 8.

Patient: Sitz oder Rückenlage.

Fixation: Der Prüfer fixiert das Handgelenk.

Test: Extension im Grundgelenk des Daumens.

Druck: Gegen die dorsale Fläche der proximalen Phalanx in Richtung Flexion.

Schwäche: Die Kraft das Grundgelenk zu strecken ist vermindert. Flexionsstellung in diesem Gelenk kann die Folge sein.

Abductor Pollicis Longus

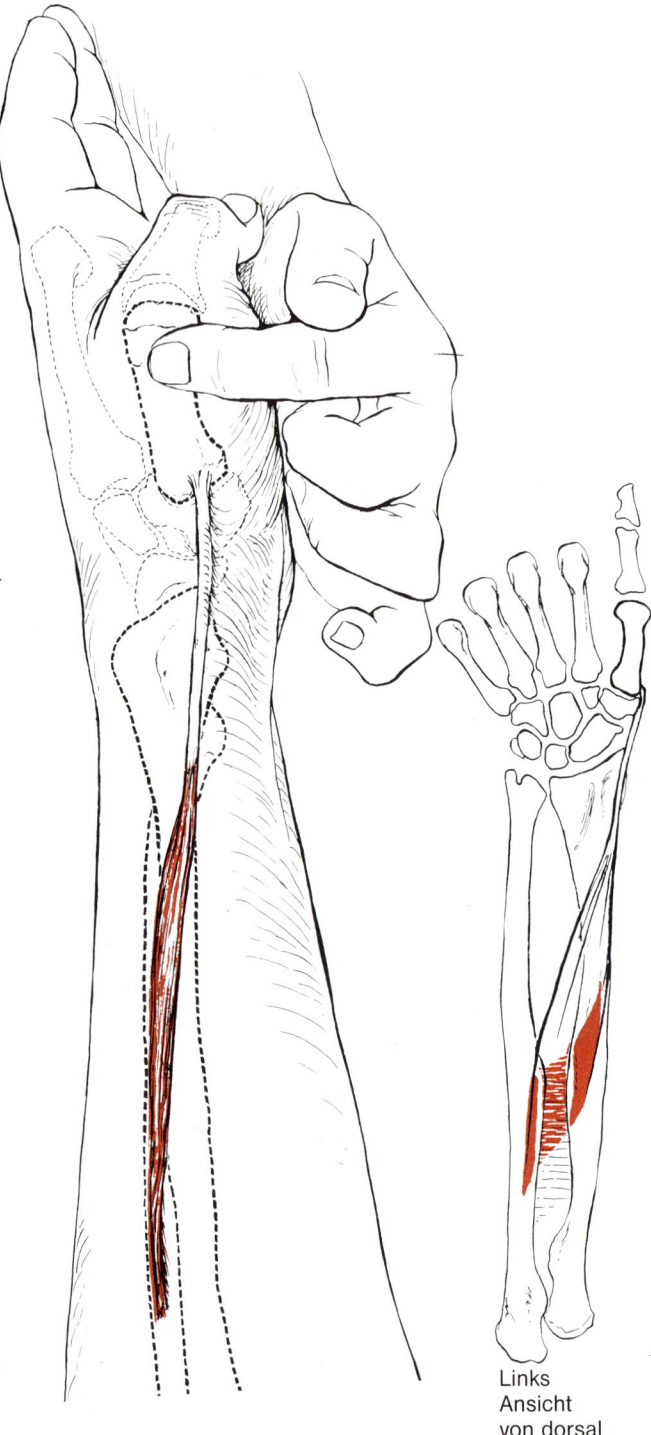

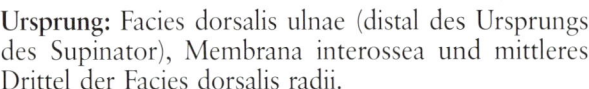
Links
Ansicht
von dorsal

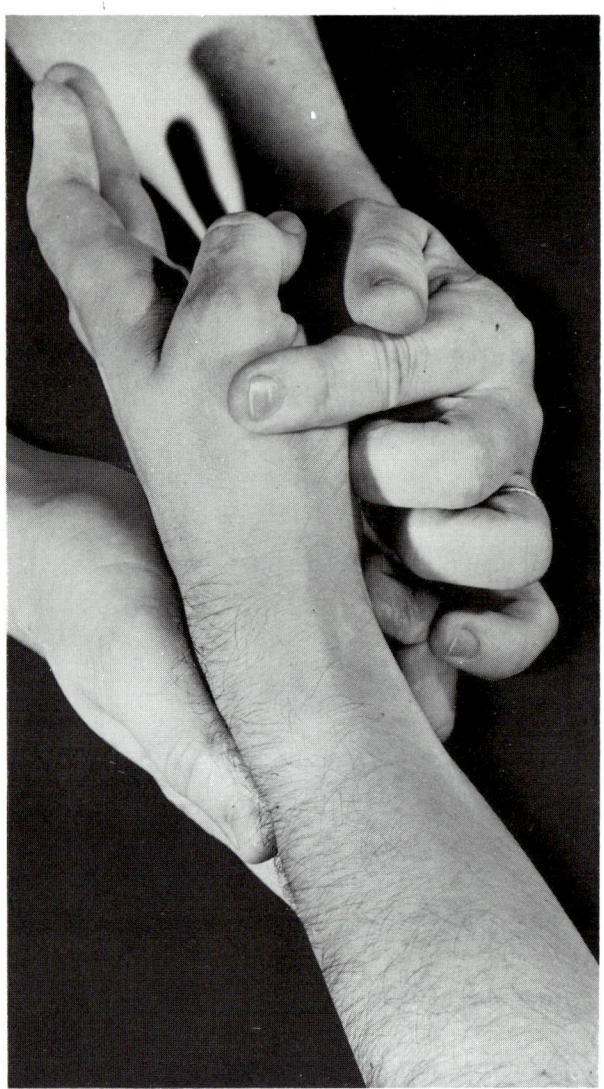

Ursprung: Facies dorsalis ulnae (distal des Ursprungs des Supinator), Membrana interossea und mittleres Drittel der Facies dorsalis radii.

Ansatz: Basis des Os metacarpale I, radiale Seite.

Funktion: Radiale Abduktion und Extension im Karpo-metakarpalgelenk des Daumens; radiale Abduktion im Handgelenk und Mithilfe bei der Flexion im Handgelenk.

Innervation: N. radialis, C 6, 7, 8.

Patient: Sitz oder Rückenlage.

Fixation: Der Prüfer fixiert das Handgelenk.

Test: Abduktion und geringe Extension im Karpo-metakarpalgelenk.

Druck: Gegen die radiale Seite des distalen Endes des Metakarpale I in Richtung Adduktion und Flexion.

Schwäche: Radiale Abduktion im Karpometakarpal-gelenk und radiale Abduktion im Handgelenk sind erschwert.

Kontraktur: Das Metakarpale I ist in radialer Abduktion und leicht extendierter Stellung. Das Handgelenk weicht etwas nach radial ab.

66

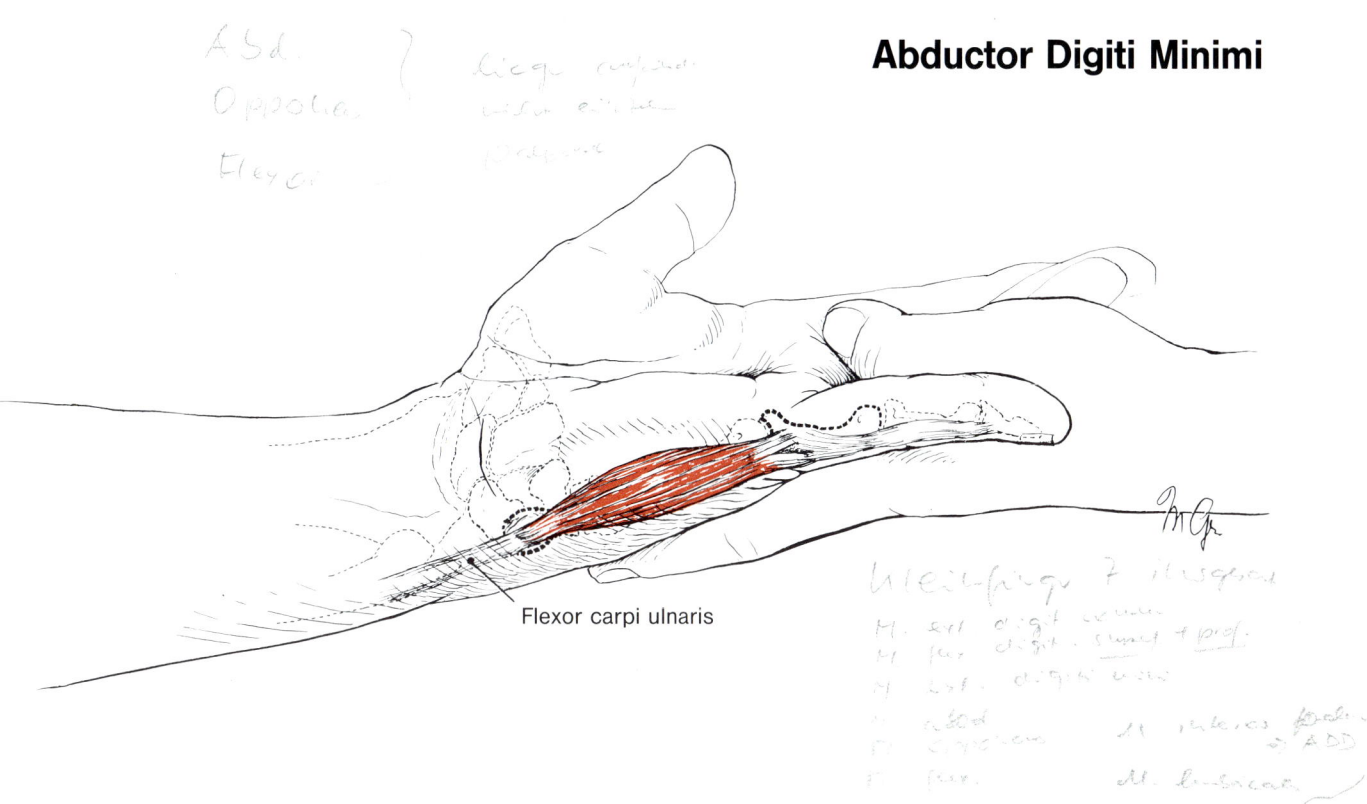

Flexor carpi ulnaris

Ursprung: Sehne des Flexor carpi ulnaris und Os pisiforme.

Ansatz: Mit zwei Strahlen – ein Strahl an der Basis der proximalen Phalanx (ulnarer Rand), der andere Strahl am ulnaren Rand der Dorsalaponeurose.

Funktion: Abduziert den Kleinfinger; hilft mit bei der Opposition und Flexion im Grundgelenk des Kleinfingers. Durch seinen Ansatz an der Dorsalaponeurose kann der Muskel bei der Extension in Mittel- und Endgelenk beteiligt sein.

Innervation: N. ulnaris C (7), 8, Th 1.

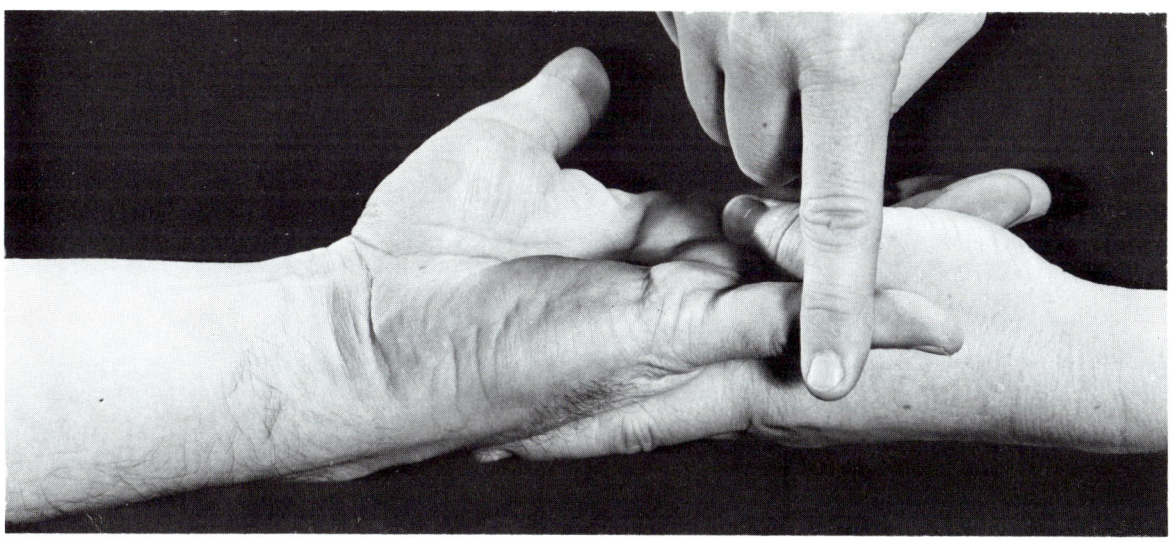

Patient: Sitz oder Rückenlage.

Fixation: Die Hand wird entweder vom Prüfer fixiert oder liegt zur Unterstützung auf dem Tisch.

Test: Abduktion des Kleinfingers.

Druck: Gegen die ulnare Seite des Kleinfingers in Richtung Mittelfinger.

Schwäche: Die Kraft den Kleinfinger zu abduzieren ist vermindert, und Adduktionsstellung dieses Fingers ist die Folge.

Anmerkung: Der Druck sollte bei allen Ab- und Adduktionstests an der gleichen Stelle gegeben werden. Am meisten geeignet für alle Tests ist der Druck an den Seiten der Mittelphalangen.

Opponens Digiti Minimi

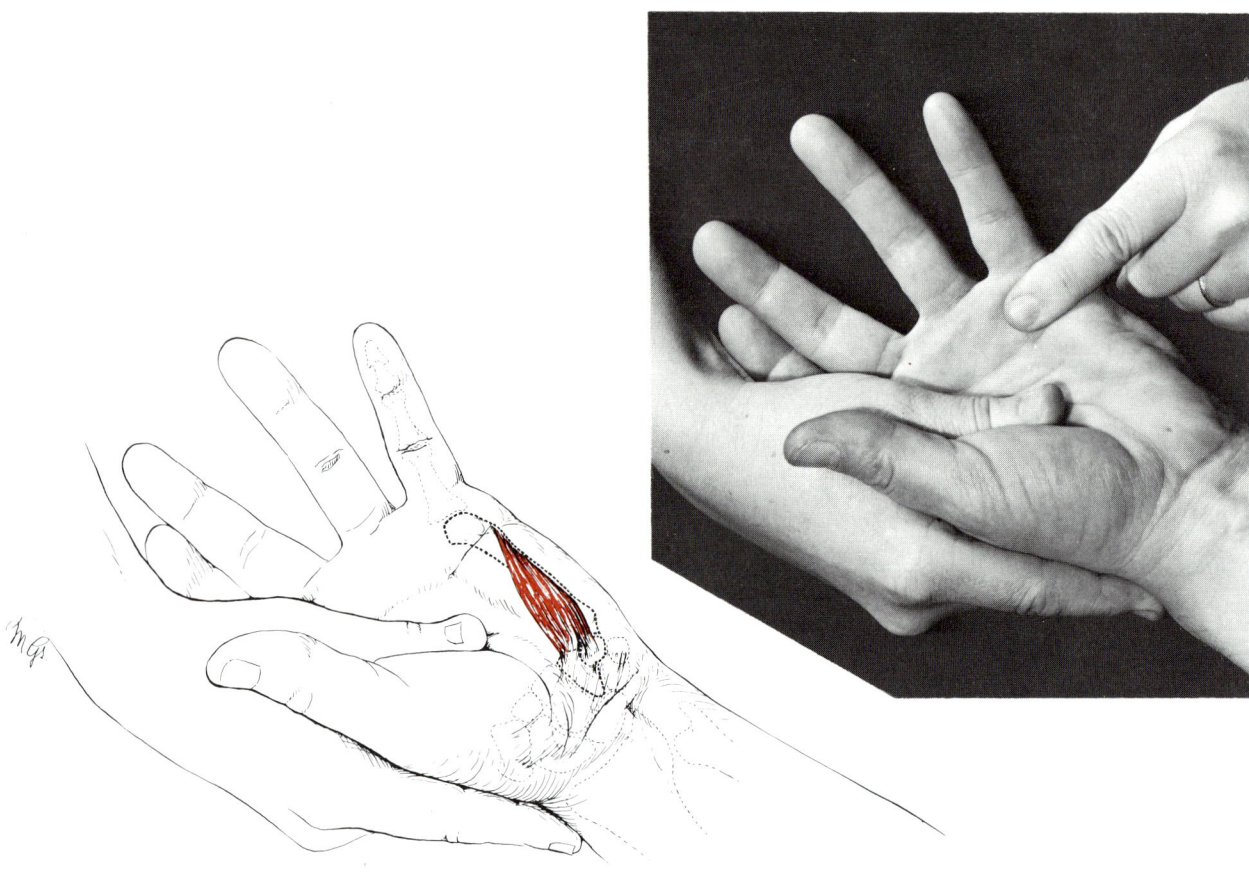

Ursprung: Hamulus ossis hamati und Retinaculum flexorum.

Ansatz: Gesamte Länge des Metakarpale V, ulnare Seite.

Funktion: Opponiert im Karpometakarpalgelenk des Kleinfingers (d.h. Flexion mit geringer Rotation). Die Ulnarkante der Hand wird dabei gehoben, so daß die Flexoren des Metakarpophalangealgelenkes den Kleinfinger dem Daumen gegenüberstellen können. Der Muskel hilft die Hohlhand zu formen.

Innervation: N. ulnaris C (7), **8**, Th **1**.

Patient: Sitz oder Rückenlage.

Fixation: Die Hand liegt auf dem Tisch und das Metakarpale I wird vom Prüfer fixiert.

Test: Opposition des Metakarpale V in Richtung zum Metakarpale I.

Druck: An der palmaren Fläche des Metakarpale V gegen die Bewegungsrichtung.
Der Druck wurde für die Fotografie mit einem Finger ausgeführt, um den Muskelbauch nicht zu verdecken. Im allgemeinen wird der Daumen benutzt, um Druck am ganzen Metakarpale V zu geben.

Schwäche: Es ist schwer oder sogar unmöglich, den Kleinfinger dem Daumen gegenüberzustellen.

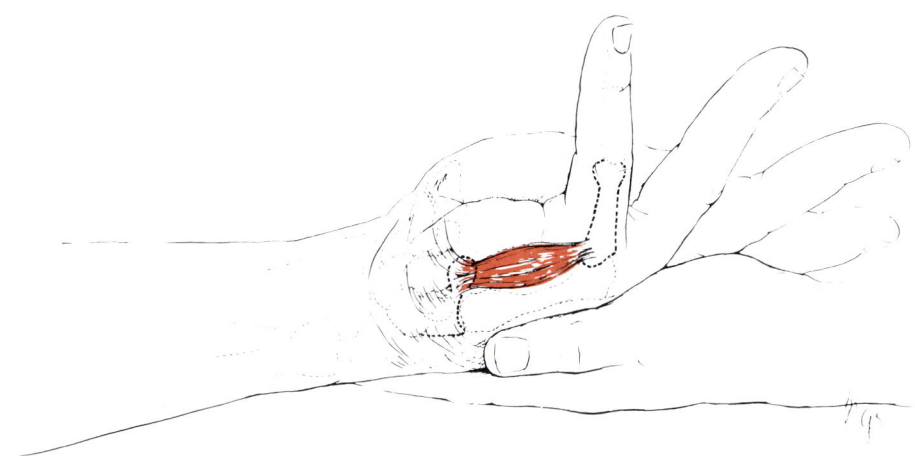

Ursprung: Hamulus ossis hamati, Retinaculum flexorum.

Ansatz: Basis der proximalen Phalanx des Kleinfingers, ulnare Seite.

Funktion: Flektiert im Grundgelenk des Kleinfingers. Hilft mit bei der Opposition des Kleinfingers.

Innervation: N. ulnaris C (7), **8**, Th **1**.

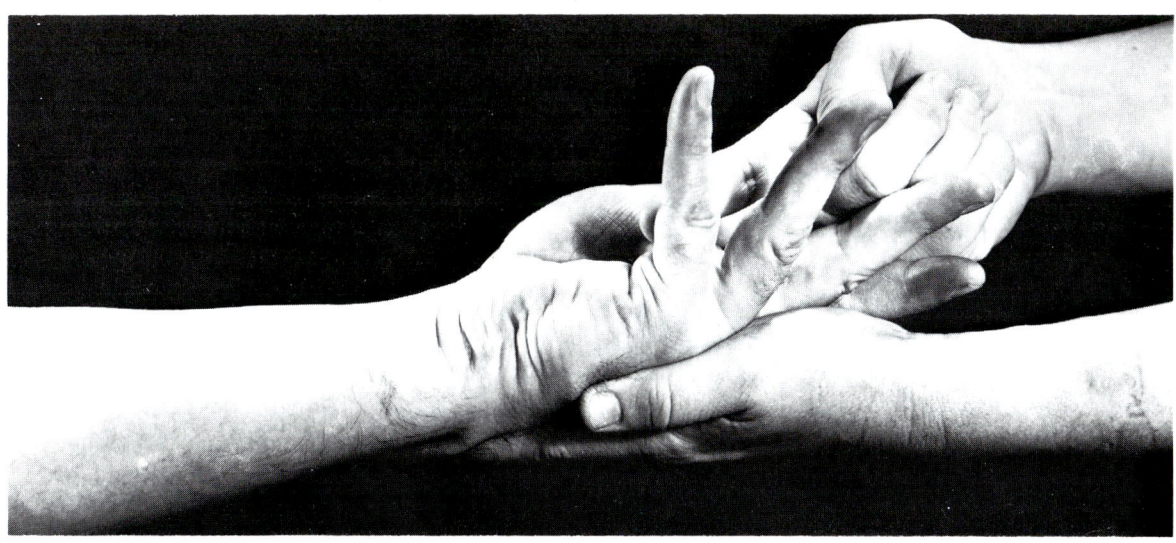

Patient: Sitz oder Rückenlage.

Fixation: Die Hand liegt entweder zur Unterstützung auf dem Tisch oder wird vom Prüfer fixiert.

Test: Flexion im Grundgelenk des Kleinfingers bei gestrecktem Mittel- und Endgelenk.

Druck: Gegen die palmare Fläche der proximalen Phalanx in Richtung Extension.

Schwäche: Flexion und Opposition des Kleinfingers sind erschwert.

Interossei Dorsales (I–IV)

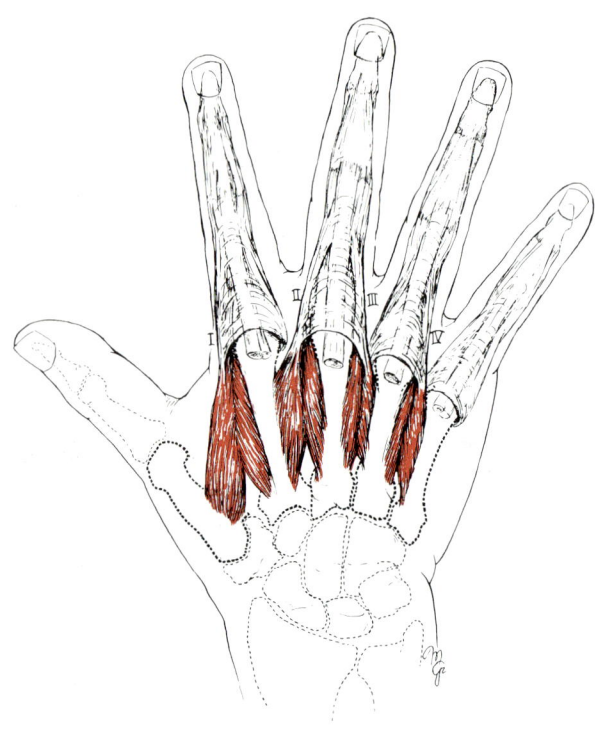

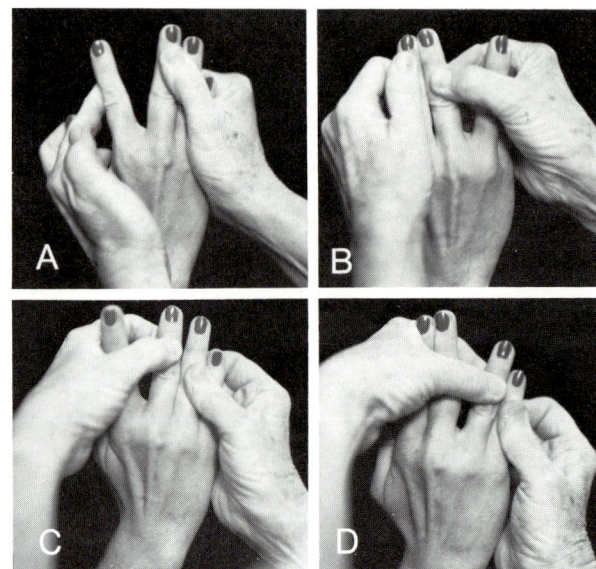

Ursprung:
I, lateraler Kopf: Proximale Hälfte der ulnaren Kante des Os metacarpale I.
I, medialer Kopf: Radiale Seite des Os metacarpale II.
II, III und IV: Zwischenräume der einander zugekehrten Seiten der Ossa metacarpalia II–V.

Ansatz: Die Sehnen strahlen in die Dorsalaponeurose ein und setzen an der Basis der proximalen Phalanx an:
I: Radiale Seite des Zeigefingers, vorwiegend an der Basis der proximalen Phalanx.
II: Radiale Seite des Mittelfingers.
III: Ulnare Seite des Mittelfingers, vorwiegend in die Dorsalaponeurose.
IV: Ulnare Seite des Ringfingers.

Funktion: Abduzieren den Zeige-, Mittel- und Ringfinger, bezogen auf die Längsachse des Mittelfingers (Spreizen der Finger). Helfen mit bei der Flexion im Grundgelenk und der Extension in Mittel- und Endgelenk. Der erste Interosseus kann bei der Adduktion des Daumens beteiligt sein.

Innervation: N. ulnaris, C 8, Th 1.

Patient: Sitz oder Rückenlage.

Fixation: Im allgemeinen Fixation der angrenzenden Finger, um dem Finger Stabilität zu geben, zu dem hin bewegt wird, und um die Mithilfe des Fingers an der anderen Seite zu verhindern.

Test und Druck oder Zug (gegen die mittlere Phalanx):
I (A): Abduktion des Zeigefingers zum Daumen hin: Druck gegen die radiale Seite des Zeigefingers in Richtung Mittelfinger.
II (B): Abduktion des Mittelfingers zum Zeigefinger hin. Mittelfinger fassen und in Richtung Ringfinger ziehen.
III (C): Abduktion des Mittelfingers zum Ringfinger hin. Mittelfinger fassen und in Richtung Zeigefinger ziehen.
IV (D): Abduktion des Ringfingers zum Kleinfinger hin. Ringfinger fassen und in Richtung Mittelfinger ziehen.

Schwäche: Abduktion des Zeige-, Mittel- und Ringfingers ist erschwert. Die Kraft bei der Extension in den Interphalangealgelenken und der Flexion in den Metakarpophalangealgelenken des Zeige-, Mittel und Ringfingers ist vermindert.

Kontraktur: Abduktionsstellung des Zeige- und des Ringfingers (s. S. 72).

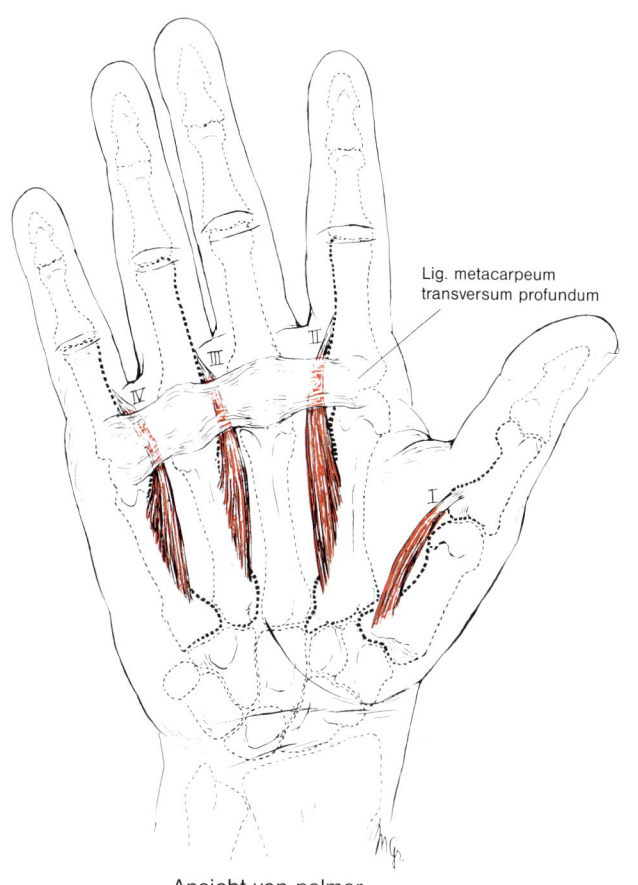

Ansicht von palmar

Lig. metacarpeum transversum profundum

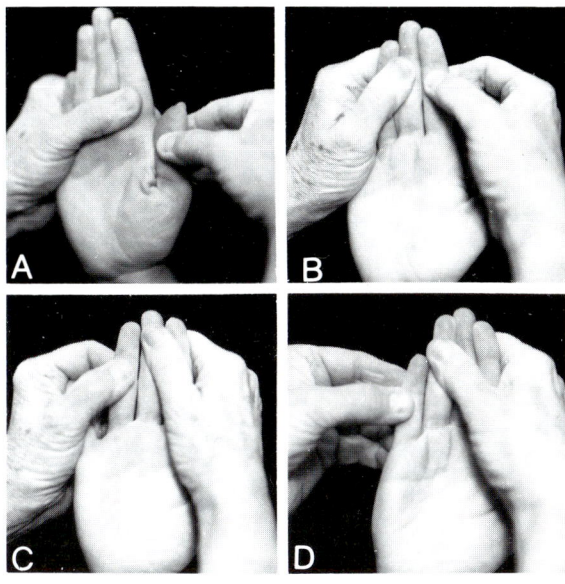

Ursprung:
I: Basis des Os metacarpale I, ulnare Seite.
II: Gesamte Länge des Os metacarpale II, ulnare Seite.
III: Gesamte Länge des Os metacarpale IV, radiale Seite.
IV: Gesamte Länge des Os metacarpale V, radiale Seite.

Ansatz: Die Sehnen strahlen vorwiegend in die Dorsalaponeurosen ein und setzen außerdem an der Basis der proximalen Phalanx an:
I: Ulnare Seite des Daumens.
II: Ulnare Seite des Zeigefingers.
III: Radiale Seite des Ringfingers.
IV: Radiale Seite des Kleinfingers.

Funktion: Adduzieren den Daumen, den Zeige-, Ring- und Kleinfinger, bezogen auf die Längsachse des Mittelfingers. Helfen mit bei der Flexion im Grundgelenk und der Extension in Mittel- und Endgelenk.

Innervation: N. ulnaris, C 8, Th 1.

Patient: Sitz oder Rückenlage.

Fixation: Im allgemeinen Fixation der angrenzenden Finger, um dem Finger Stabilität zu geben, zu dem hin-

bewegt wird, und um die Mithilfe des Fingers an der anderen Seite zu verhindern.

Test und Zug: (an der mittleren Phalanx)
I (A): Adduktion des Daumens zum Zeigefinger hin. Daumen fassen und nach radial ziehen.
II (B): Adduktion des Zeigefingers zum Mittelfinger hin. Zeigefinger fassen und in Richtung Daumen ziehen.
III (C): Adduktion des Ringfingers zum Mittelfinger hin. Ringfinger fassen und in Richtung Kleinfinger ziehen.
IV (D): Adduktion des Kleinfingers zum Ringfinger hin. Kleinfinger fassen und nach ulnar ziehen.

Schwäche: Adduktion des Daumens, des Zeige-, Ring- und Kleinfingers ist erschwert. Die Kraft bei der Flexion in den Grundgelenken und Extension in den Mittelgelenken des Zeige-, Ring- und Kleinfingers ist vermindert.

Kontraktur: Die Finger werden in Adduktion gehalten. Kann die Folge eines Gipsverbandes in adduzierter Fingerstellung sein.

Lumbricales

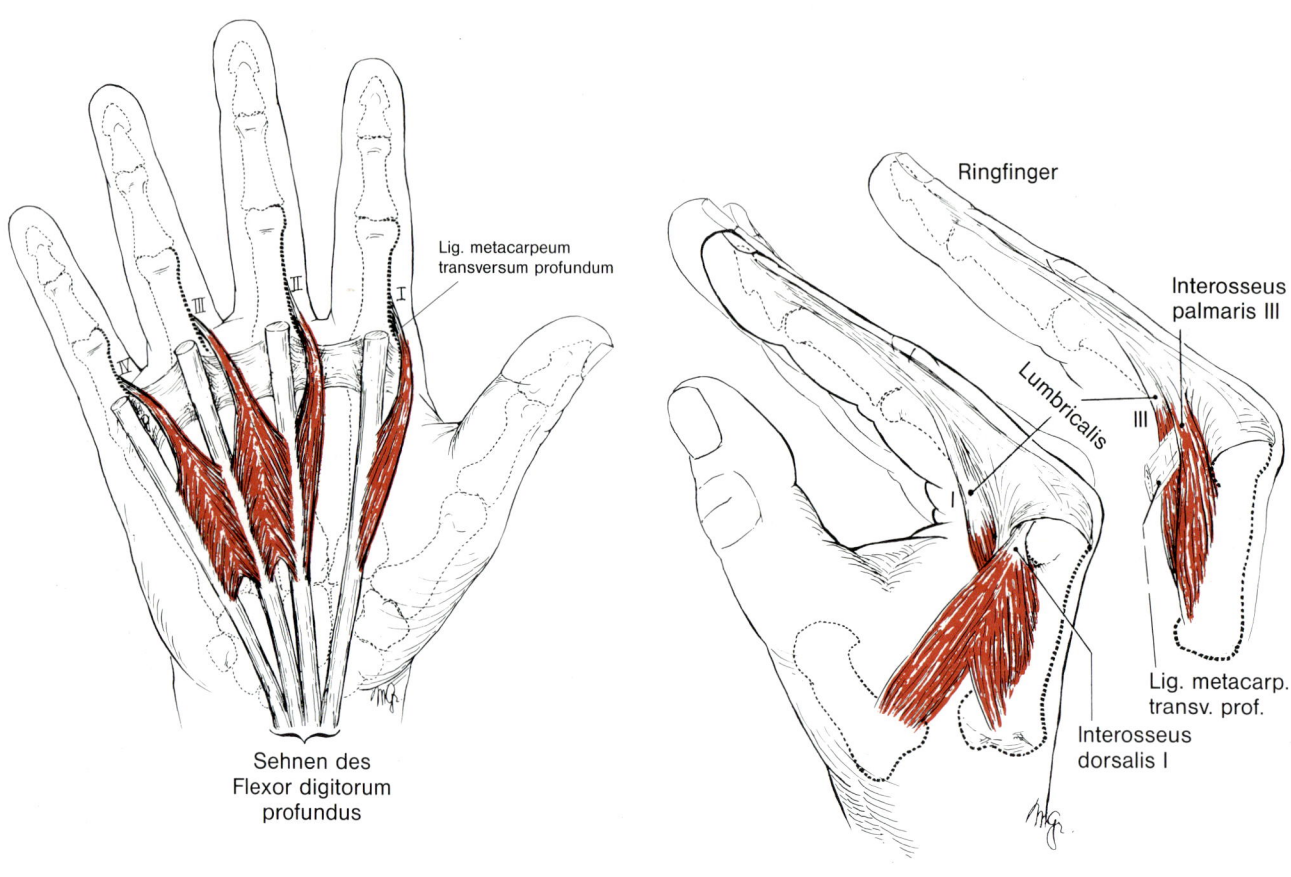

Lig. metacarpeum transversum profundum

Sehnen des
Flexor digitorum
profundus

Ringfinger

Interosseus
palmaris III

Lumbricalis

III

Lig. metacarp.
transv. prof.

Interosseus
dorsalis I

Ursprung:
I und II: Radiale Seite der Sehnen des Flexor digitorum profundus des Zeige- und Mittelfingers.
III: Einanderzugekehrte Seiten der Sehnen des Flexor digitorum profundus des Mittel- und Ringfingers.
IV: Einanderzugekehrte Seiten der Sehnen des Flexor digitorum profundus des Ring- und Kleinfingers.

Ansatz: Strahlen in die radiale Seite der Dorsalaponeurose der entsprechenden Finger ein.

Funktion: Extendieren in den Mittel- und Endgelenken und flektieren gleichzeitig in den Grundgelenken des 2.–5. Fingers. Die Lumbricales können auch die Interphalangealgelenke strecken, wenn die Metakarpopha-langealgelenke gestreckt sind. Werden die Finger in allen Gelenken gestreckt, setzen die Sehnen des Flexor digitorum profundus dieser Bewegung eine Art passiven Widerstandes entgegen. Da die Lumbricales an den Flexor profundus Sehnen entspringen, können sie den entgegenwirkenden Zug mildern, indem sie sich kontrahieren und damit die Sehnen nach distal ziehen. Auf diese Weise ist weniger kontraktile Kraft der Muskeln nötig, die die Finger strecken.

Innervation:
Lumbricales I und II: N. medianus, C(6), 7, 8, Th **1**.
Lumbricales III und IV: N. ulnaris, C(7), **8**, Th **1**.

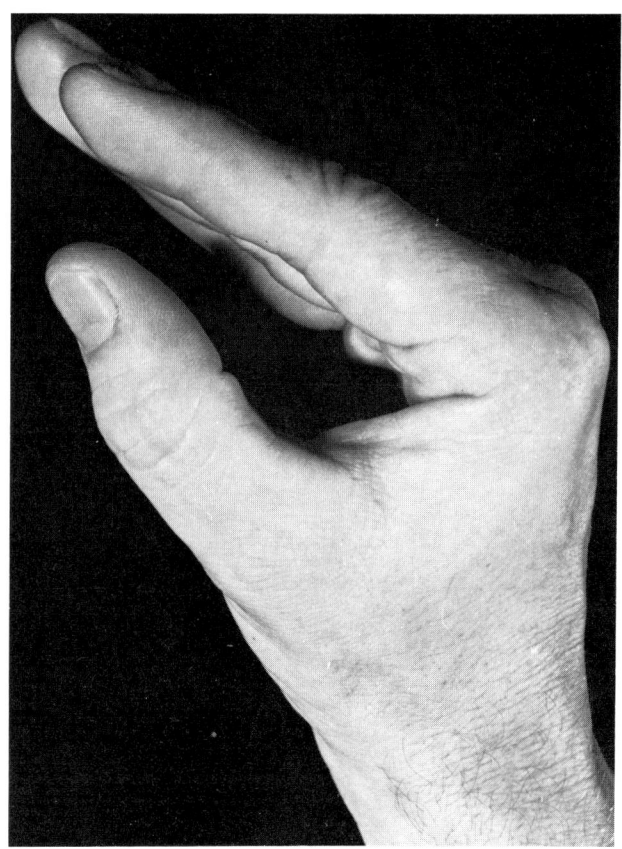

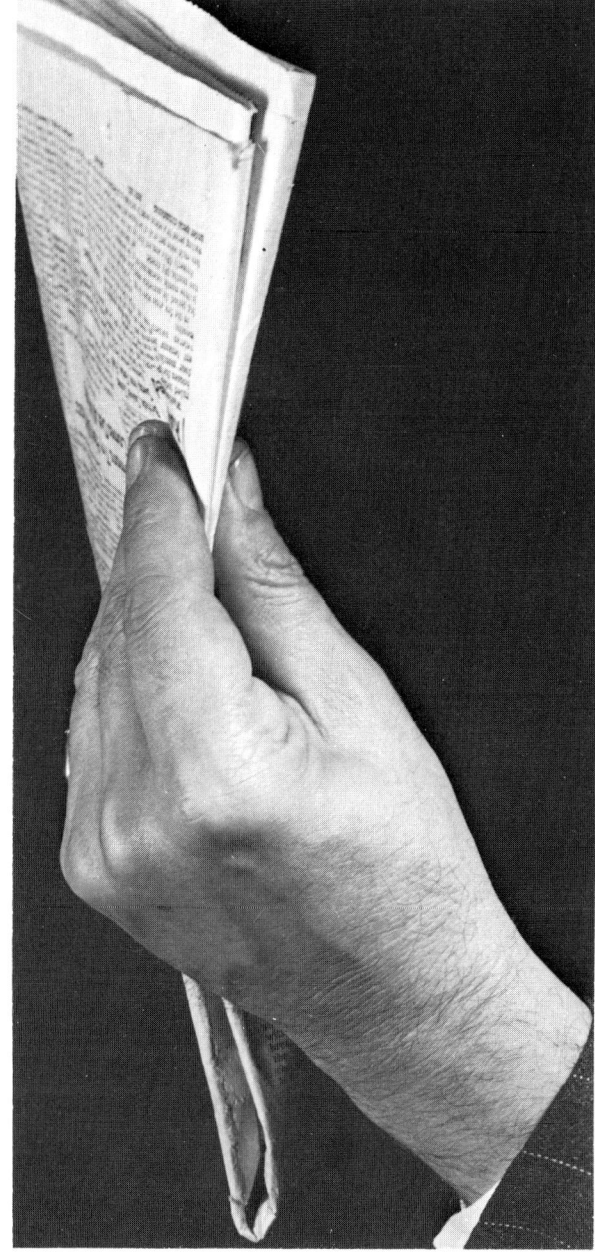

Patient: Sitz oder Rückenlage.

Fixation: Falls Schwäche in den Handgelenksmuskeln besteht, fixiert der Prüfer das Handgelenk in leichter Extension.

Test: Extension in den Mittel- und Endgelenken bei gleichzeitiger Flexion in den Grundgelenken.

Druck: 1. Gegen die dorsale Fläche der mittleren und distalen Phalangen in Richtung Flexion;
2. gegen die palmare Fläche der proximalen Phalangen in Richtung Extension.
Der Druck ist nicht im Bild dargestellt, weil er in zwei Phasen, nicht für beide Richtungen gleichzeitig, gegeben wird.

Schwäche: «Krallenhand».

Kontraktur: Beugekontraktur der Grundgelenke mit Streckkontraktur der Mittel- und Endgelenke.

Verkürzung: s. S. 74.

Eine wichtige Funktion der Lumbricales und Interossei wird durch obiges Bild veranschaulicht. Bei ausgeprägter Schwäche oder Lähmung dieser Muskeln kann eine Zeitung oder ein Buch nicht gerade in einer Hand gehalten werden. Die Klage eines Patienten, daß er nicht mit einer Hand die Zeitung halten kann, könnte ein Hinweis auf eine solche Schwäche sein.

Prüfung der Dehnfähigkeit der Lumbricales und Interossei

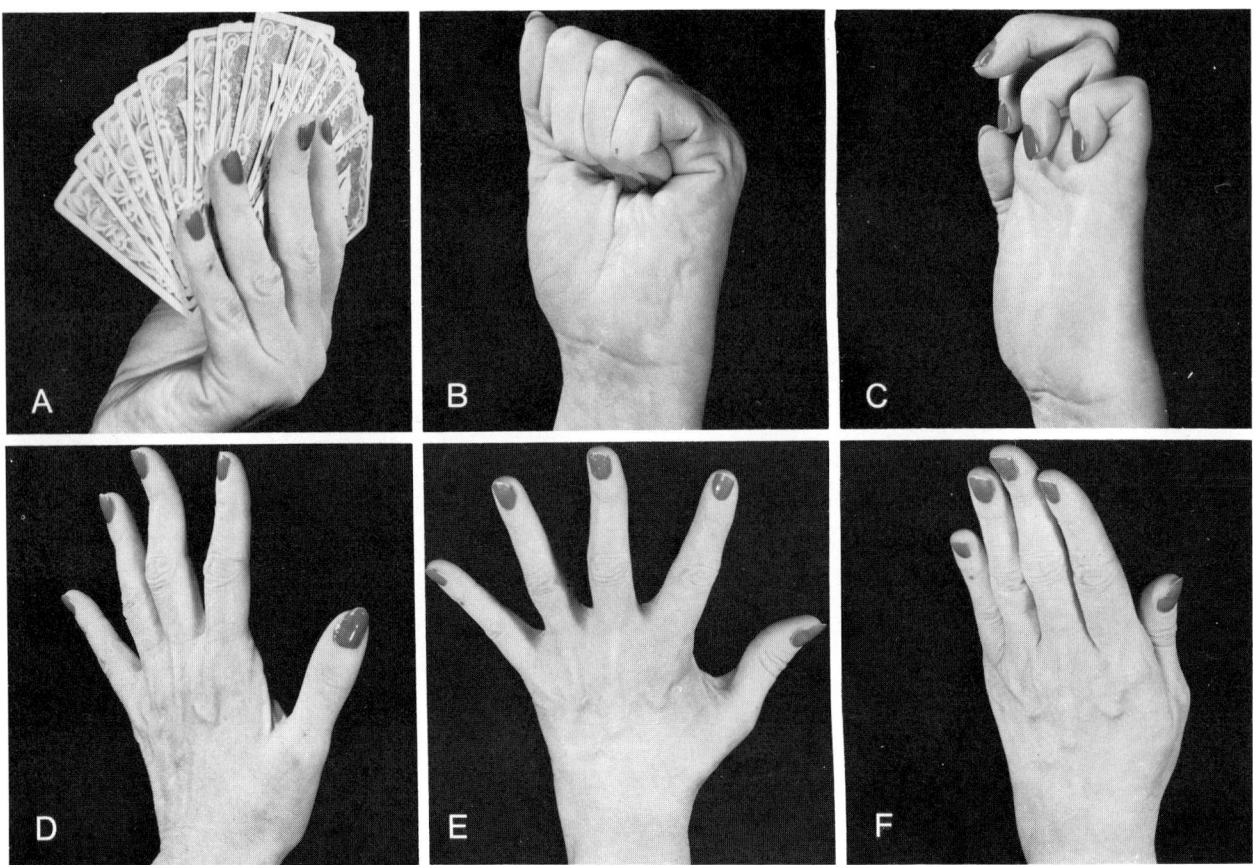

Verkürzung der Lumbricales und Interossei

Der Fall, der durch die oben gezeigten Bilder veranschaulicht wird, war der einer Frau mittleren Alters. Sie klagte über gelegentliche ziemlich heftige Schmerzen in ihrem Mittelfinger und einem ständig ziehenden Spannungsgefühl an den Seiten dieses Fingers. Sie empfand, daß der Schmerz nicht in den eigentlichen Fingergelenken saß. Eine medizinische Untersuchung ergab keine Arthritis. Die Frau war eine fanatische Kartenspielerin. Ihre Beschwerden waren in der linken Hand, der Hand, mit der sie die Karten hielt.

Bild A zeigt die Stellung der Hand beim Halten der Karten, die eine kräftige Kontraktion der Lumbricales und Interossei erfordert. Wie beim Halten einer Zeitung ist der Mittelfinger der Finger, der sich dem Daumen mit der meisten Kraft gegenüberstellt.

Die Prüfung der Dehnfähigkeit der Lumbricales und Interossei zeigte, daß hauptsächlich die Muskeln des Mittelfingers verkürzt waren.

Bild B zeigt, daß die Patientin die Finger zur Faust schließen konnte. Dies war möglich, obwohl eine gewisse Verkürzung in den Lumbricales und Interossei bestand,

weil die Muskeln nur über die Interphalangealgelenke, nicht aber über die Metakarpophalangealgelenke gedehnt wurden.

Bild D zeigt, daß die Patientin die Finger strecken konnte. Dies war möglich, weil die Muskeln nur über die Metakarpophalangealgelenke, nicht aber über die Interphalangealgelenke, gedehnt wurden.

(Die distale Phalanx des Mittelfingers, die sich beim Kartenhalten dem Daumen gegenüberstellt, ist in leichter Hyperextension.)

In *Bild C* wird, beim Versuch die Finger zu einer «Krallenhand» zu schließen, die Verkürzung sichtbar. In dieser Stellung müssen sich die Lumbricales und Interossei über alle drei Gelenke zur gleichen Zeit dehnen. Der Mittelfinger zeigt die größte Einschränkung. Der Ringfinger zeigt eine leichte Einschränkung, die sich sowohl in der mangelnden Flexion des Endgelenkes als auch in der verminderten Hyperextension des Metakarpophalangealgelenkes darstellt.

Die Tatsache, daß die Finger gespreizt und geschlossen werden konnten, wie im *Bild E* und *F,* läßt vermuten, daß die Verkürzung in den Lumbricales ausgeprägter gewesen ist als in den Interossei.

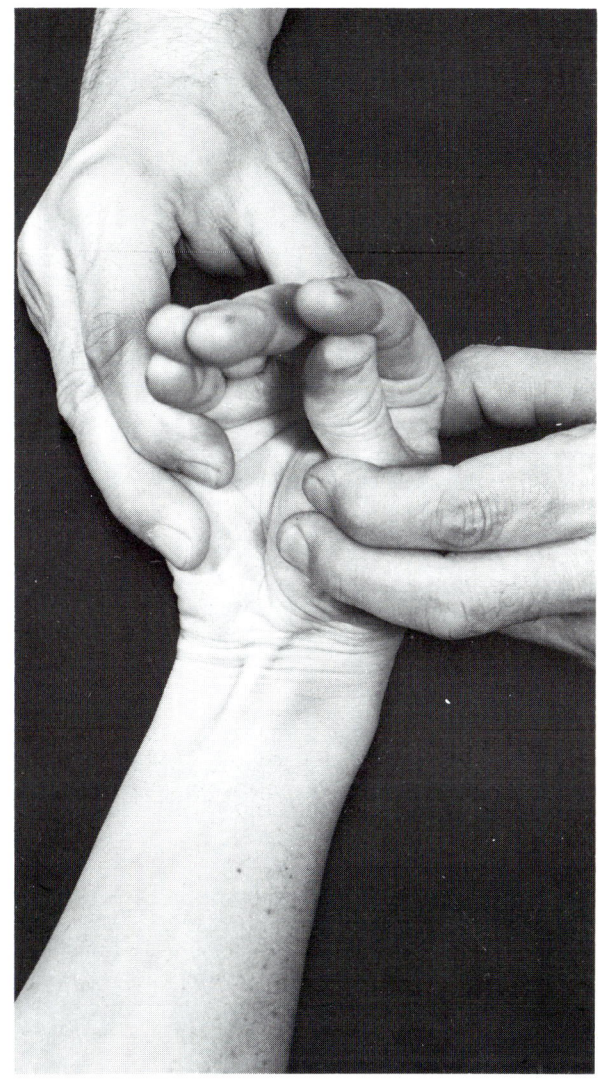

Palmaris Longus und Brevis

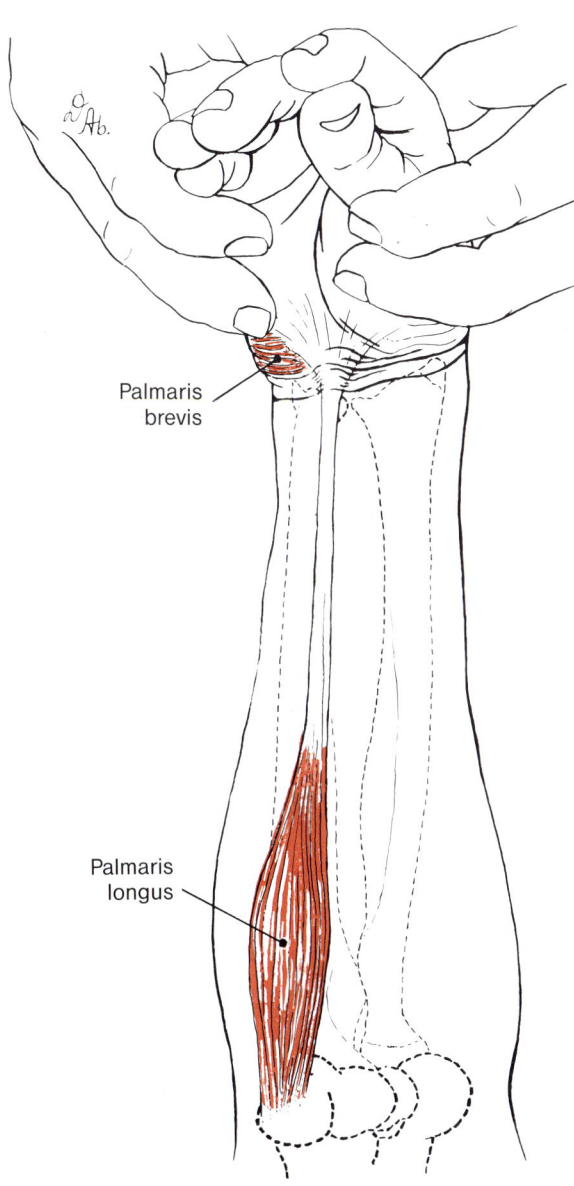

Palmaris
brevis

Palmaris
longus

Palmaris longus

Ursprung: Epicondylus medialis humeri und Fascia antebrachii.

Ansatz: Retinaculum flexorum und Aponeurosis palmaris.

Funktion: Spannt die Palmaraponeurose, flektiert das Handgelenk und kann bei der Ellbogenflexion beteiligt sein.

Innervation: N. medianus, C (6), 7, 8, Th 1.

Palmaris brevis

Ursprung: Ulnarer Rand der Palmaraponeurose und palmare Fläche des Retinaculum flexorum.

Ansatz: Haut am ulnaren Rand der Hand.

Funktion: Runzelt die Haut an der ulnaren Seite der Hand.

Innervation: N. ulnaris, C (7), 8, Th 1.

Palmaris longus

Patient: Sitz oder Rückenlage.

Fixation: Der Unterarm liegt in Supination auf dem Tisch.

Test: Spannen der Palmaraponeurose durch kräftiges Formen der Hohlhand und Flexion im Handgelenk.

Druck: Druck wird am Daumen- und Kleinfingerballen entgegengesetzt zur Hohlhand und in Richtung Extension des Handgelenkes gegeben.

Schwäche: Mindert die Fähigkeit eine Hohlhand zu formen und das Handgelenk zu flektieren.

75

Extensor Indicis, Extensor Digiti Minimi und Extensor Digitorum

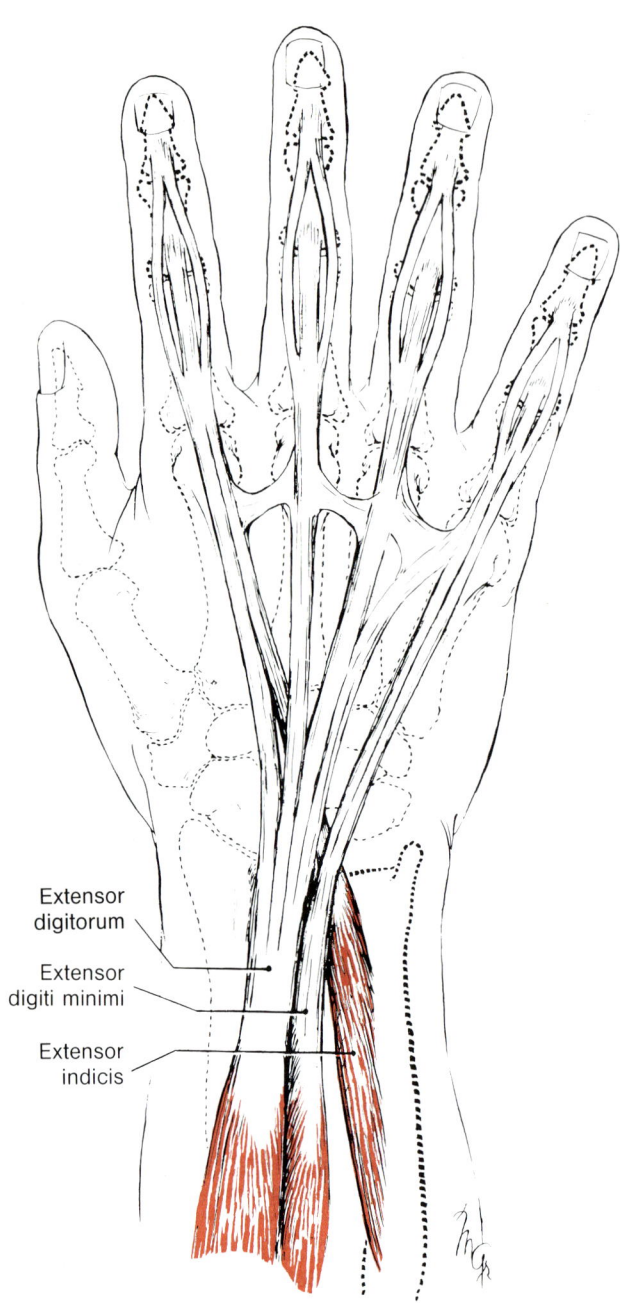

Extensor digitorum

Extensor digiti minimi

Extensor indicis

Extensor indicis

Ursprung: Facies dorsalis ulnae (distal des Ursprungs des Extensor pollicis longus) und Membrana interossea.

Ansatz: Strahlt zusammen mit der Sehne des Extensor digitorum longus in die Dorsalaponeurose des Zeigefingers ein.

Funktion: Extendiert im Grundgelenk und – zusammen mit dem Lumbricalis und den Interossei – im Mittel- und Endgelenk des Zeigefingers. Kann mithelfen bei der Adduktion des Zeigefingers.

Innervation: N. radialis, C 6, 7, 8.

Extensor digiti minimi

Ursprung: Epicondylus lateralis humeri und Fascia antebrachii.

Ansatz: Strahlt zusammen mit der Sehne des Extensor digitorum in die Dorsalaponeurose des Kleinfingers ein.

Funktion: Extendiert im Metakarpophalangealgelenk und – zusammen mit dem Lumbricalis und Interosseus – in den Interphalangealgelenken des Kleinfingers. Hilft mit bei der Abduktion des Kleinfingers.

Innervation: N. radialis, C 6, 7, 8.

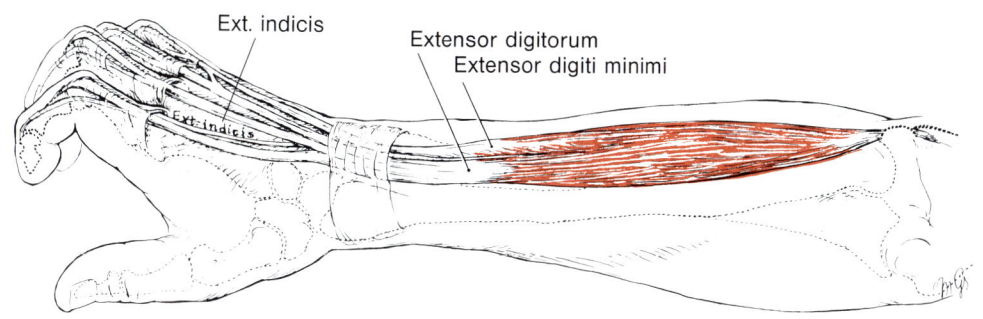

Ursprung: Epicondylus lateralis humeri und Fascia antebrachii.

Ansatz: Strahlt mit vier Sehnen in die Dorsalaponeurose des 2.–5. Fingers ein. Über der proximalen Phalanx teilt sich jede Sehne in einen medialen und zwei laterale Zügel. Der mediale Zügel setzt an der Basis der mittleren Phalanx an, während sich die lateralen Zügel über der mittleren Phalanx vereinigen und an der Basis der distalen Phalanx ansetzen.

Funktion: Extendiert in den Grundgelenken und – zusammen mit den Lumbricales und Interossei – in den Mittel- und Endgelenken des 2.–5. Fingers. Hilft mit bei der Abduktion des Zeige-, Ring- und Kleinfingers und bei der Extension und ulnaren Abduktion im Handgelenk.

Innervation: N. radialis, C 6, 7, 8.

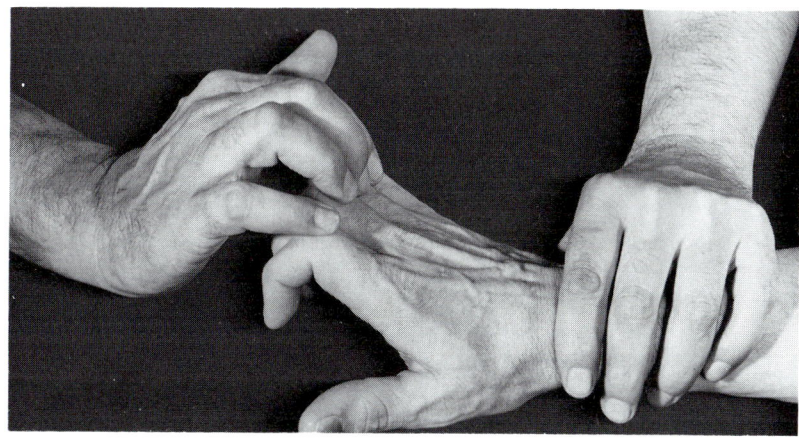

Patient: Sitz oder Rückenlage.

Fixation: Der Prüfer fixiert das Handgelenk in leichter Extension.

Test: Extension in den Grundgelenken des 2.–5. Fingers ohne Beteiligung der Mittel- und Endgelenke.

Druck: Gegen die dorsale Fläche der proximalen Phalangen in Richtung Flexion.

Schwäche: Die Extension in den Grundgelenken des 2.–5. Fingers ist erschwert und kann eine Flexionsstellung dieser Gelenke zur Folge haben. Die Kraft der Handgelenksextension ist vermindert.

Kontraktur: Hyperextensionsstellung der Grundgelenke.

Verkürzung: Hyperextension der Grundgelenke, wenn das Handgelenk gebeugt ist; oder Extension des Handgelenkes, wenn die Grundgelenke gebeugt sind.

Flexor Digitorum Superficialis

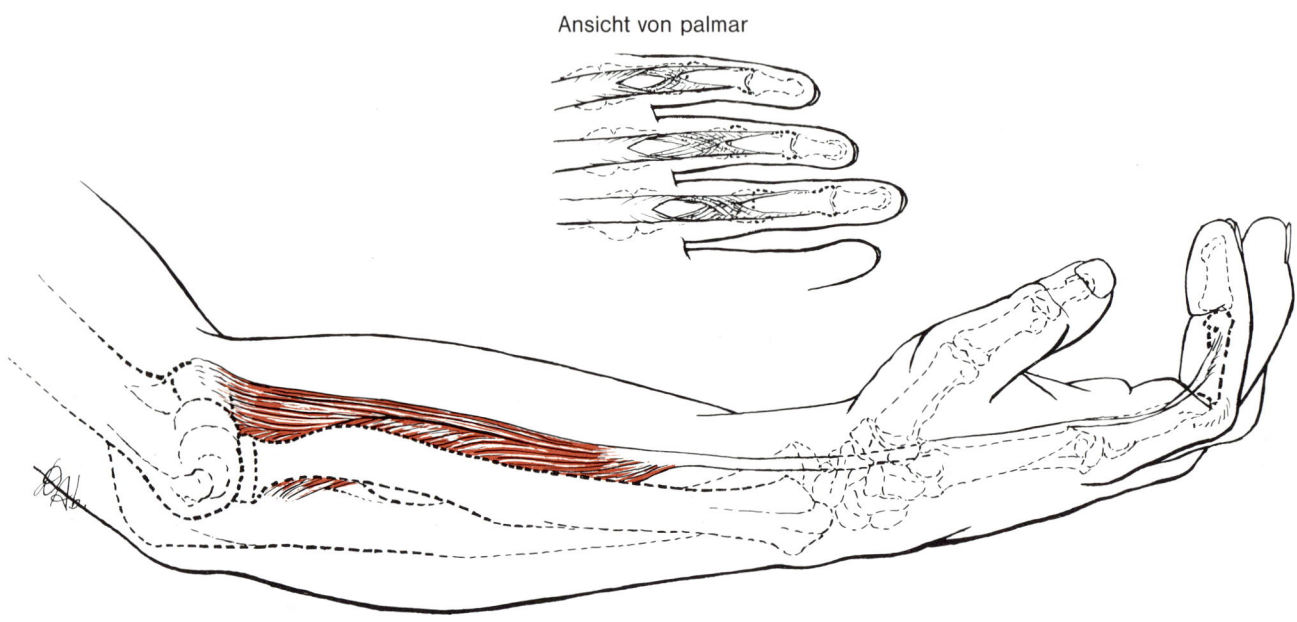

Ansicht von palmar

Ursprung:
Caput humerale: Epicondylus medialis humeri, Lig. collaterale carpi ulnare und Fascia antebrachii.
Caput ulnare: Mediale Seite des Processus coronoideus ulnae.
Caput radiale: Palmare Fläche des Radius.

Ansatz: Mit vier Sehnen an den Seiten der Mittelphalangen des 2.–5. Fingers.

Funktion: Flektiert in den Mittelgelenken des 2.–5. Fingers. Hilft mit bei der Flexion in den Grundgelenken und der Flexion im Handgelenk.

Innervation: N. medianus, C 7, 8, Th 1.

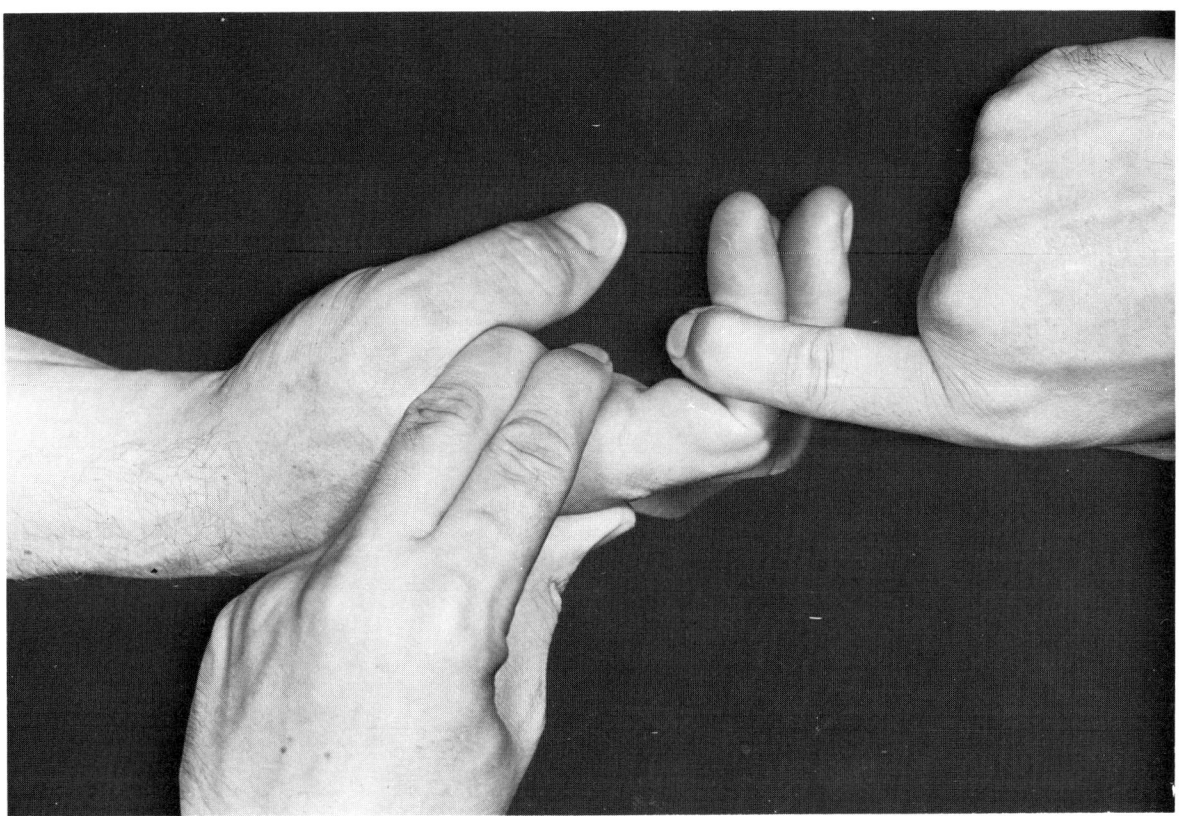

Patient: Sitz oder Rückenlage.

Fixation: Der Prüfer fixiert das Grundgelenk. Das Handgelenk ist in Nullstellung oder leichter Extension.

Test: Flexion des Mittelgelenkes bei extendiertem Endgelenk des 2., 3., 4. und 5. Fingers (s. Anmerkung). Jeder Finger wird einzeln, wie im Bild der Zeigefinger, getestet.

Druck: Gegen die palmare Fläche der Mittelphalanx in Richtung Extension.

Schwäche: Faustschluß und Handgelenksflexion sind in der Kraft vermindert. Die Fingerfunktion ist beim Maschineschreiben, Klavierspielen und Spielen von Saiteninstrumenten beeinträchtigt; alle Tätigkeiten sind erschwert, bei denen die proximalen Interphalangealgelenke gebeugt und die distalen gestreckt sind. Die Schwäche verursacht mangelnde Stabilität der proximalen Interphalangealgelenke, so daß bei Fingerextension diese Gelenke hyperextendieren.

Kontraktur: Flexionskontraktur der Mittelgelenke der Finger.

Verkürzung: Flexion der Mittelgelenke der Finger, wenn das Handgelenk gestreckt ist oder Flexion des Handgelenkes, wenn die Finger gestreckt sind.

Anmerkung: Die isolierte Funktion des Flexor superficialis des Kleinfingers scheint selten möglich zu sein.

Flexor Digitorum Profundus

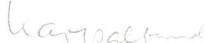

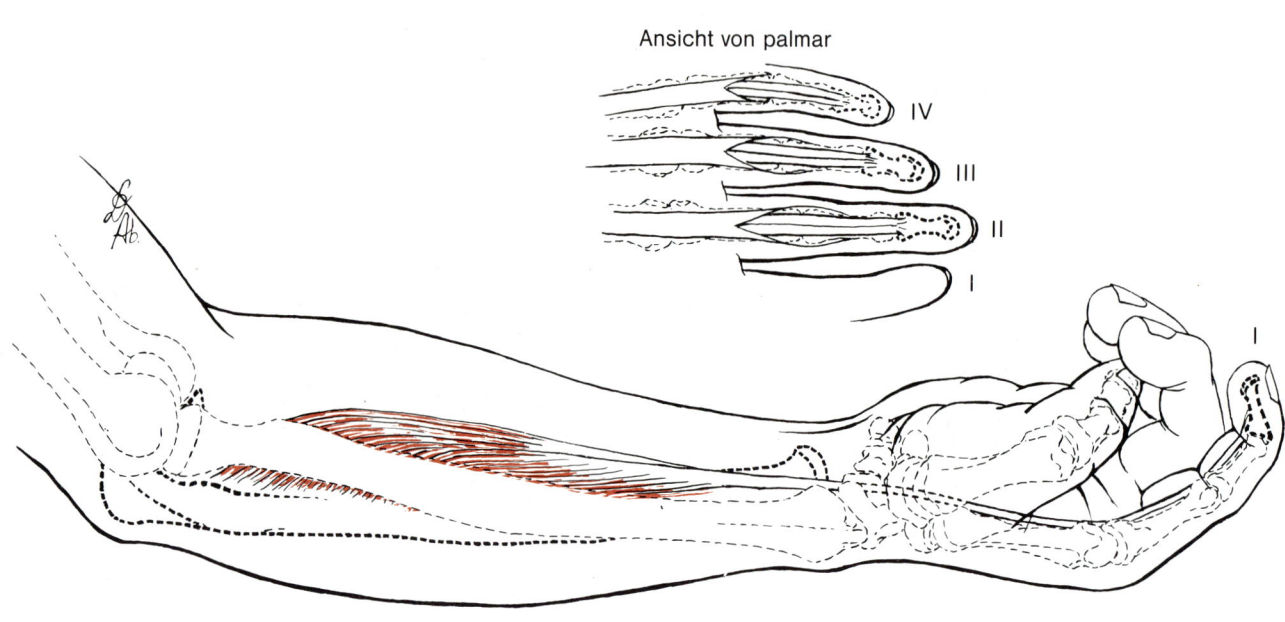

Ansicht von palmar

Ursprung: Proximale drei Viertel der palmaren und medialen Flächen der Ulna, Membrana interossea und Fascia antebrachii.

Ansatz: Mit vier Sehnen an der Basis der Endphalangen des 2.–5. Fingers.

Funktion: Flektiert in den Endgelenken des 2.–5. Fingers.
Hilft mit bei der Flexion in den Mittel- und Grundgelenken; kann beteiligt sein bei der Handgelenksflexion.

Innervation:
Profundus I und II: N. medianus, C 7, **8**, Th **1**.
Profundus III und IV: N. ulnaris, C 7, **8**, Th **1**.

karpaltunnel

Flexor Digitorum Profundus

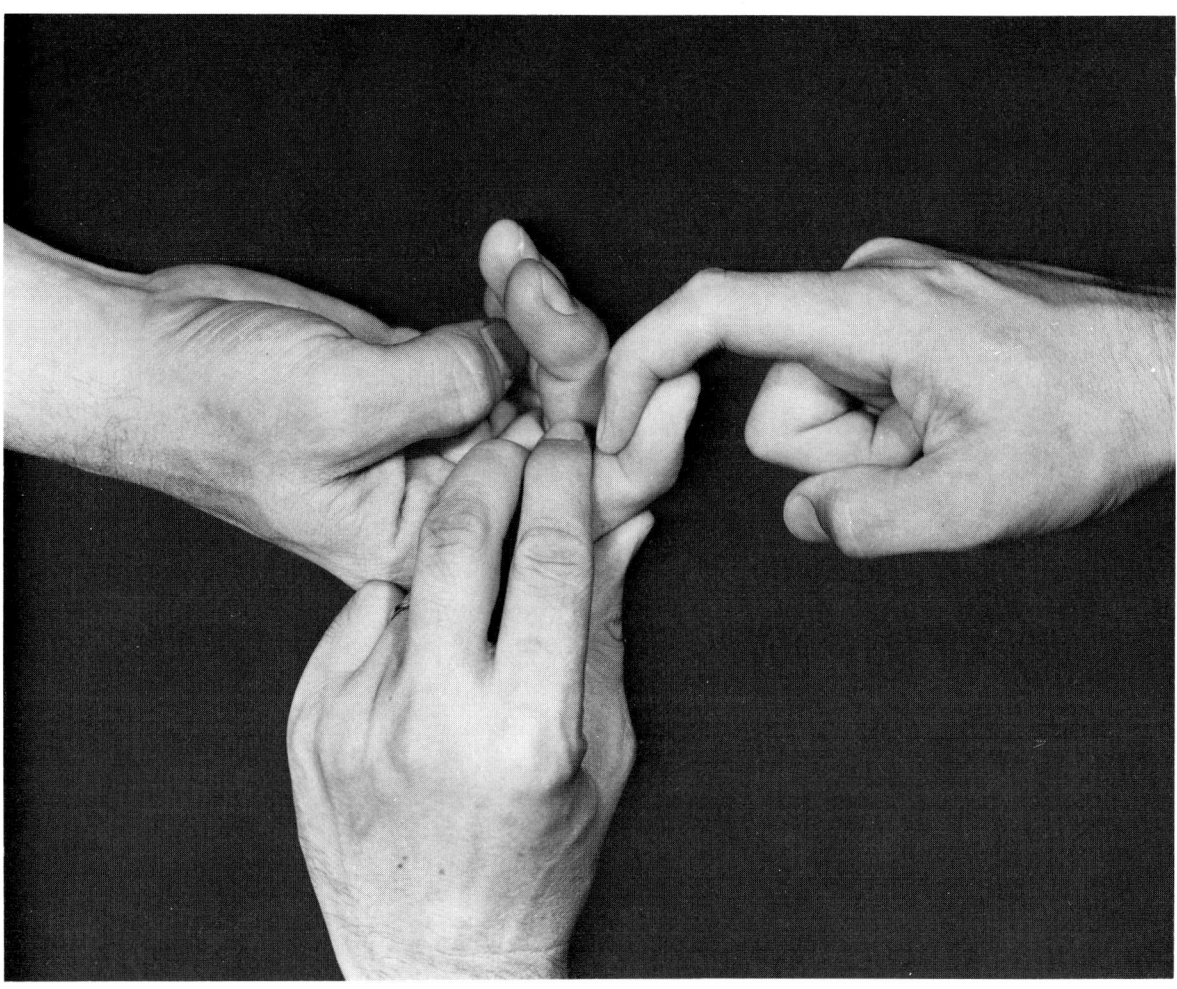

Patient: Sitz oder Rückenlage.

Fixation: Der Prüfer fixiert das Mittelgelenk. Das Handgelenk ist in leichter Extension.

Test: Flexion im Endgelenk des 2.–5. Fingers. Jeder Finger wird einzeln, wie im Bild der Zeigefinger, getestet.

Druck: Gegen die palmare Fläche der distalen Phalanx in Richtung Extension.

Schwäche: Die Kraftminderung bei der Flexion der Endgelenke steht in direktem Verhältnis zum Grad der Schwäche, da dieser Muskel der einzige ist, der die Endgelenke beugt. Die Flexion in den proximalen Interphalangeal-, Metakarpophalangealgelenken und im Handgelenk kann geschwächt sein.

Kontraktur: Flexionskontraktur der Fingerendgelenke.

Verkürzung: Flexion der Finger, wenn das Handgelenk gestreckt ist; oder Flexion des Handgelenkes, wenn die Finger gestreckt sind.

karpaltunnel

Flexor Carpi Radialis

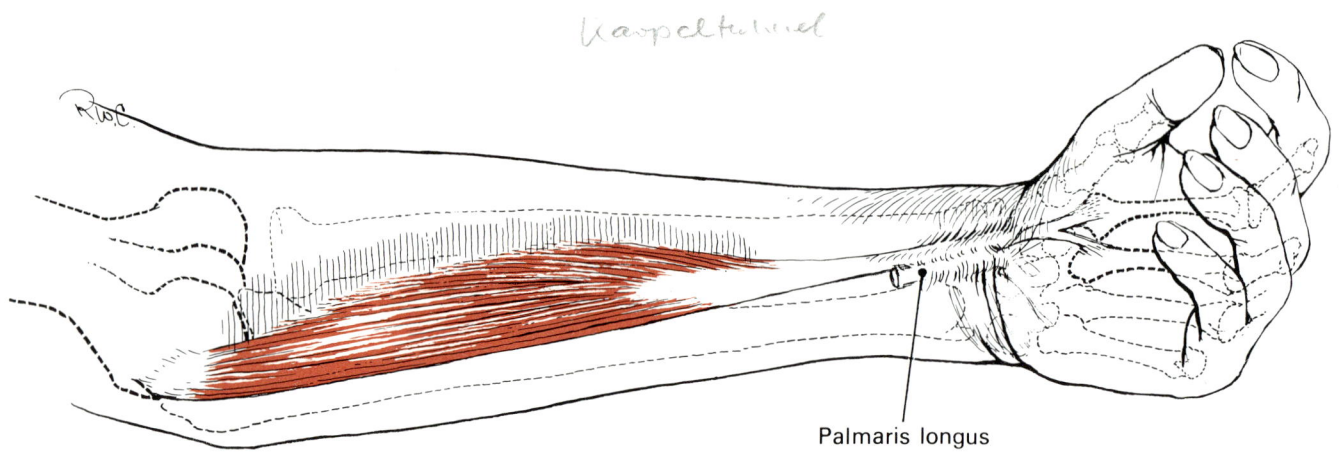

Palmaris longus

Ursprung: Epicondylus medialis humeri und Fascia antebrachii (Faszie durch parallele Linien gekennzeichnet).

Ansatz: Palmarfläche der Basis des Os metacarpale II und mit wenigen Fasern an der Basis des Os metacarpale III.

Funktion: Flexion und radiale Abduktion. Kann bei der Pronation und der Ellbogenflexion beteiligt sein.

Innervation: N. medianus, C **6, 7, 8**.

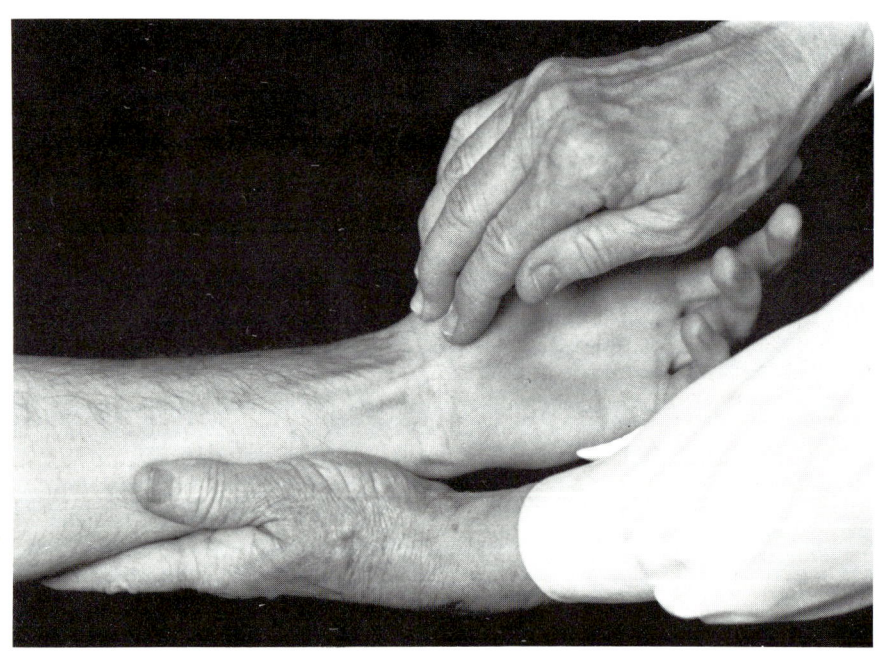

Patient: Sitz oder Rückenlage.

Fixation: Entweder liegt der Unterarm nicht voll supiniert auf dem Tisch oder er wird vom Prüfer fixiert.

Test: Flexion mit radialer Abduktion.
(s. Anmerkung unter Flexor carpi ulnaris).

Druck: Gegen den Daumenballen in Richtung ulnarer Extension.

Schwäche: Die Kraft in der Handgelenksflexion und Pronation ist vermindert und läßt die Hand nach ulnar abweichen.

Kontraktur: Flexionskontraktur im Handgelenk mit radialer Abduktion.

Anmerkung: Der Palmaris longus läßt sich bei diesem Test nicht ausschließen.

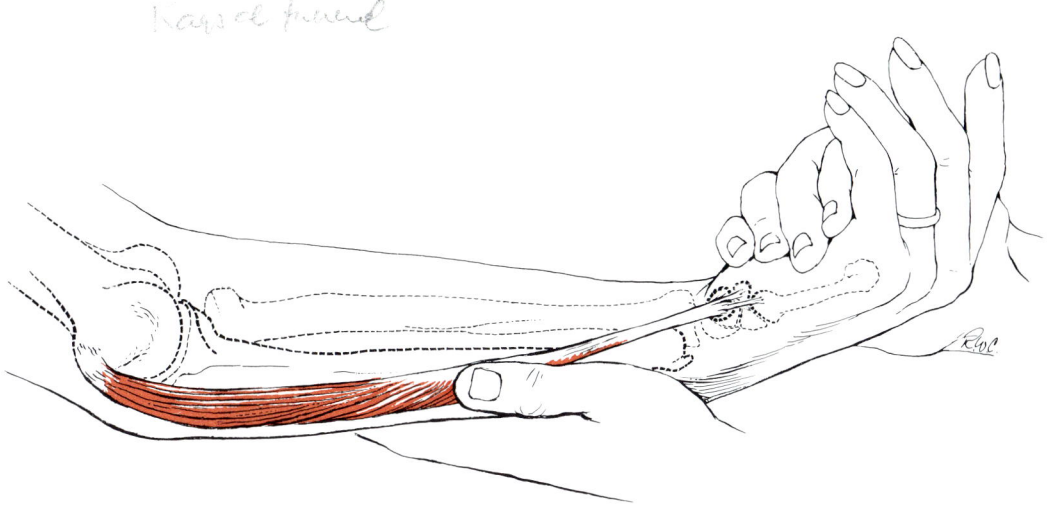

kapsel fixierl

Ursprung:
Caput humerale: Epicondylus medialis humeri.
Caput ulnare: Olecranon, proximale zwei Drittel des Margo posterior ulnae und Fascia antebrachii.

Ansatz: Os pisiforme und durch Bänder am Os hamatum und Os metacarpale V.

Funktion: Flexion und ulnare Abduktion im Handgelenk. Kann die Ellbogenflexion unterstützen.

Innervation: N. ulnaris, C 7, 8, Th 1.

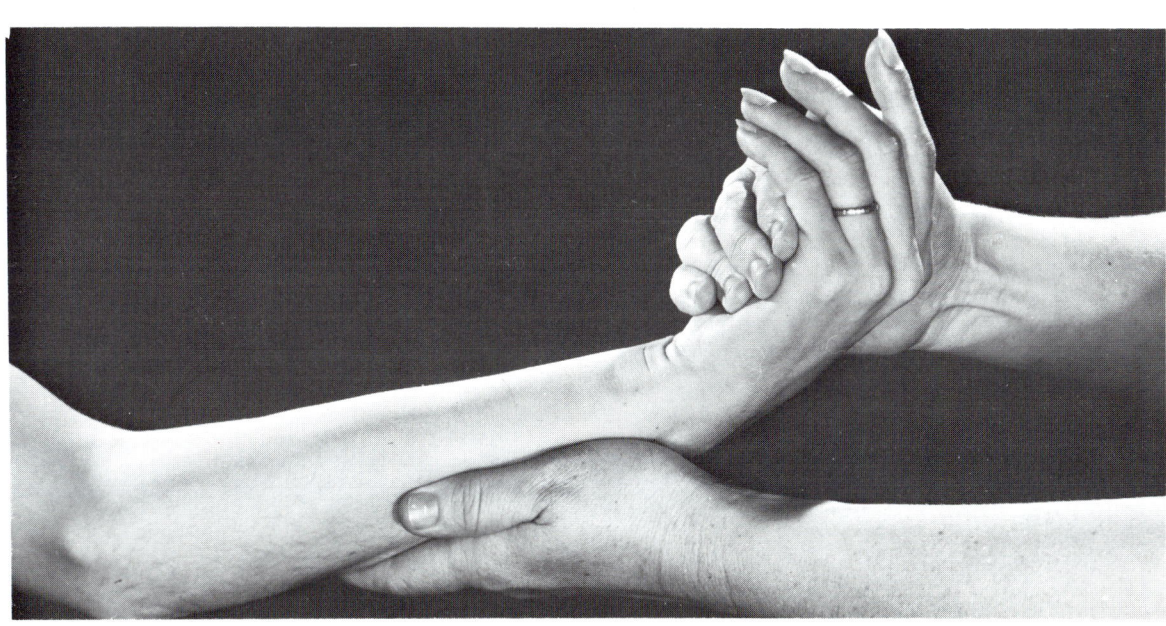

Patient: Sitz oder Rückenlage.

Fixation: Entweder liegt der Unterarm in Supination auf dem Tisch oder er wird vom Prüfer fixiert.

Test: Flexion mit ulnarer Abduktion.

Druck: Gegen den Kleinfingerballen in Richtung radialer Extension.

Schwäche: Die Kraft bei der Flexion im Handgelenk ist vermindert und läßt die Hand nach radial abweichen.

Kontraktur: Handgelenksflexion mit Abduktion nach ulnar.

Anmerkung: Normalerweise sind bei gebeugtem Handgelenk die Finger entspannt. Beugen sich bei Handgelenksflexion die Finger aktiv mit, ist das als Kompensation für die geschwächten Handgelenksflexoren zu werten.

Extensor Carpi Radialis Longus und Brevis

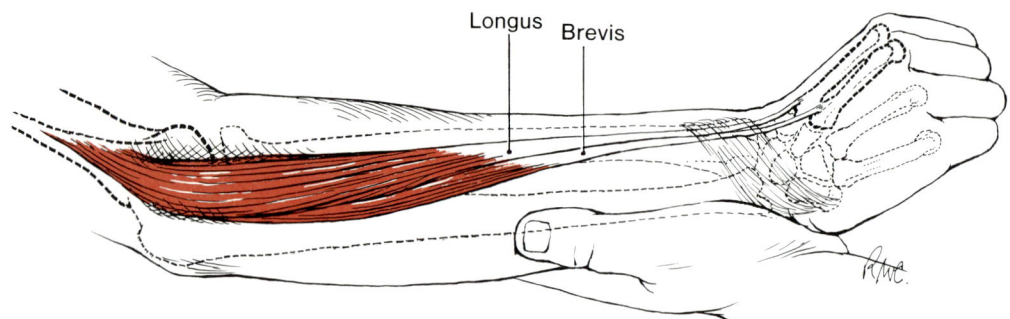

Longus Brevis

Extensor carpi radialis longus

Ursprung: Distales Drittel der Crista supracondylaris lateralis humeri und Septum intermusculare laterale.

Ansatz: Radiale Seite der dorsalen Fläche der Basis des Os metacarpale II.

Funktion: Extension und radiale Abduktion im Handgelenk. Hilft mit bei der Ellenbogenflexion.

Innervation: N. radialis, C 5, 6, 7, 8.

Extensor carpi radialis brevis

Ursprung: Caput commune vom Epicondylus lateralis humeri, Lig. collaterale laterale des Ellbogengelenkes und Fascia antebrachii.

Ansatz: Dorsale Fläche der Basis des Os metacarpale III.

Funktion: Extendiert im Handgelenk. Unterstützt die radiale Abduktion.

Innervation: N. radialis, C 5, 6, 7, 8.

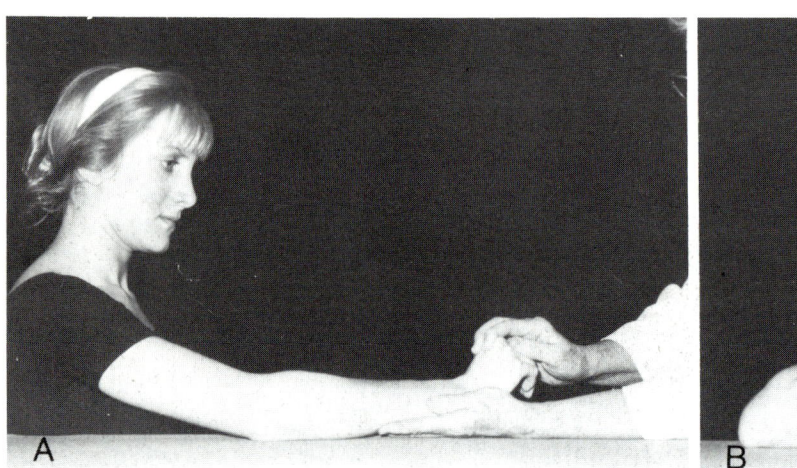

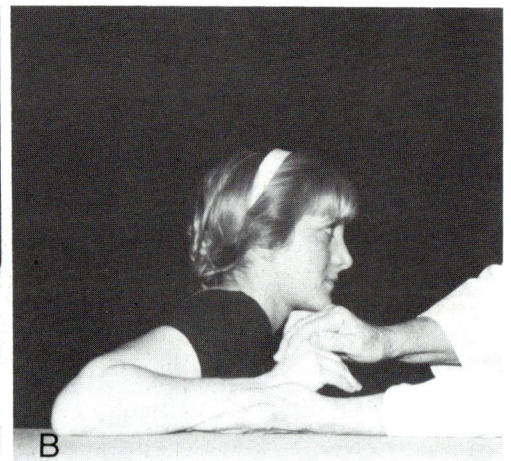

Extensor carpi radialis longus und brevis

Patient: Sitz, Ellbogen in ca. 30° Flexion.

Fixation: Der Unterarm liegt nicht vollständig proniert auf dem Tisch.

Test: Extension mit radialer Abduktion. (Die Finger dürfen sich bei der Extension des Handgelenkes beugen.)

Druck: Auf dem Handrücken gegen das Metacarpale II und III in Richtung ulnarer Flexion.

Schwäche: Die Kraft bei der Extension im Handgelenk ist vermindert und läßt die Hand nach ulnar abweichen.

Kontraktur: Handgelenksextension mit radialer Abduktion.

Anmerkung: (S. Anmerkung unter Extensor carpi ulnaris)

Extensor carpi radialis brevis

Patient: Sitz mit vollständig flektiertem Ellbogen (Patient lehnt sich für die Ellbogenflexion nach vorne).

Fixation: Der Unterarm liegt nicht vollständig proniert auf dem Tisch.

Test: Extension mit radialer Abduktion. Bei Ellbogenflexion sind Ansatz und Ursprung des Extensor carpi radialis einander genähert und seine Wirkung auf das Handgelenk ist somit geringer.

Druck: Auf dem Handrücken gegen das Metakarpale II und III in Richtung ulnarer Flexion.

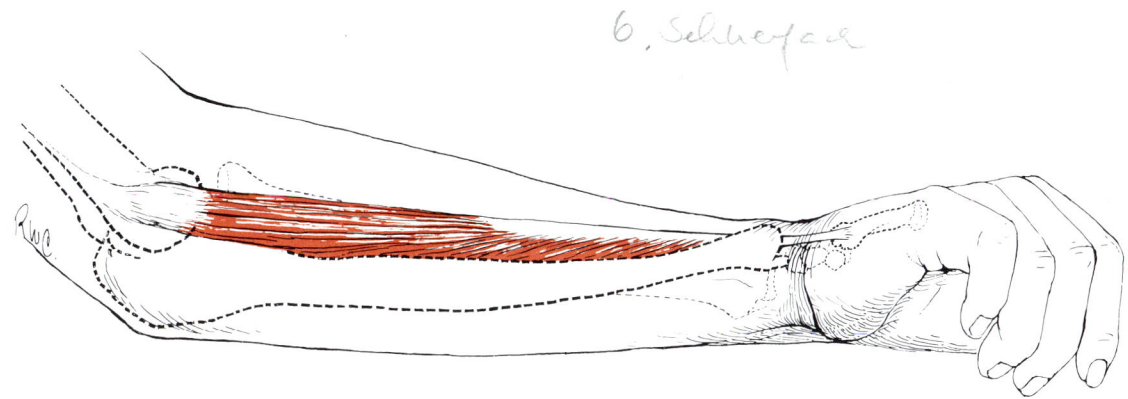

Ursprung: Caput commune vom Epicondylus lateralis humeri, Margo posterior ulnae und Fascia antebrachii.

Ansatz: Ulnare Seite der Basis des Os metacarpale V.

Funktion: Extension und ulnare Abduktion im Handgelenk.

Innervation: N. radialis, C 6, 7, 8.

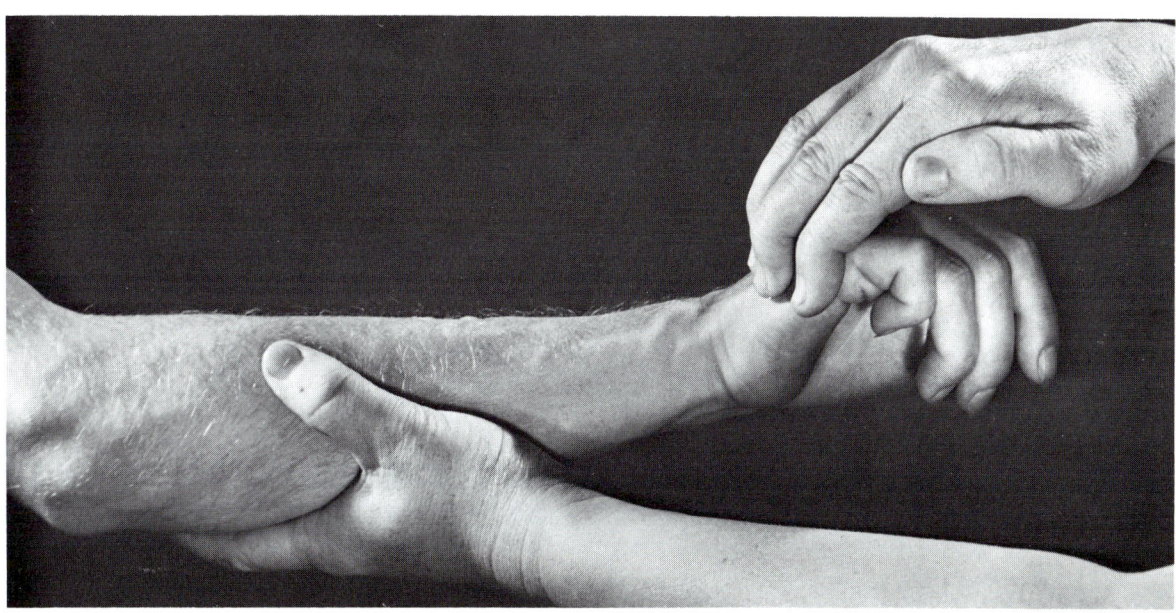

Patient: Sitz oder Rückenlage.

Fixation: Der Unterarm liegt entweder in Pronation auf dem Tisch oder wird vom Prüfer fixiert.

Test: Extension mit ulnarer Abduktion.

Druck: Am Handrücken gegen das 5. Metakarpale in Richtung radialer Flexion.

Schwäche: Die Kraft bei der Handgelenksextension ist vermindert und läßt die Hand nach radial abweichen.

Kontraktur: Leichte Extension mit ulnarer Abduktion.

Anmerkung: Normalerweise sind bei gestrecktem Handgelenk die Finger passiv gebeugt. Strecken sich bei Handgelenksextension die Finger aktiv mit, ist das als Kompensation der Fingerextensoren (digitorum, indicis und digiti minimi) für die geschwächten Handgelenksextensoren zu werten.

Pronator Teres und Pronator Quadratus

Pronator teres

Ursprung:
Caput humerale: Epicondylus medialis humeri, Septum intermusculare mediale und Fascia antebrachii.
Caput ulnare: Mediale Seite des Processus coronoideus ulnae.

Ansatz: Mitte der Facies lateralis radii.

Funktion: Proniert den Unterarm und wirkt mit bei der Ellbogenflexion.

Innervation: N. medianus, C 6, 7.

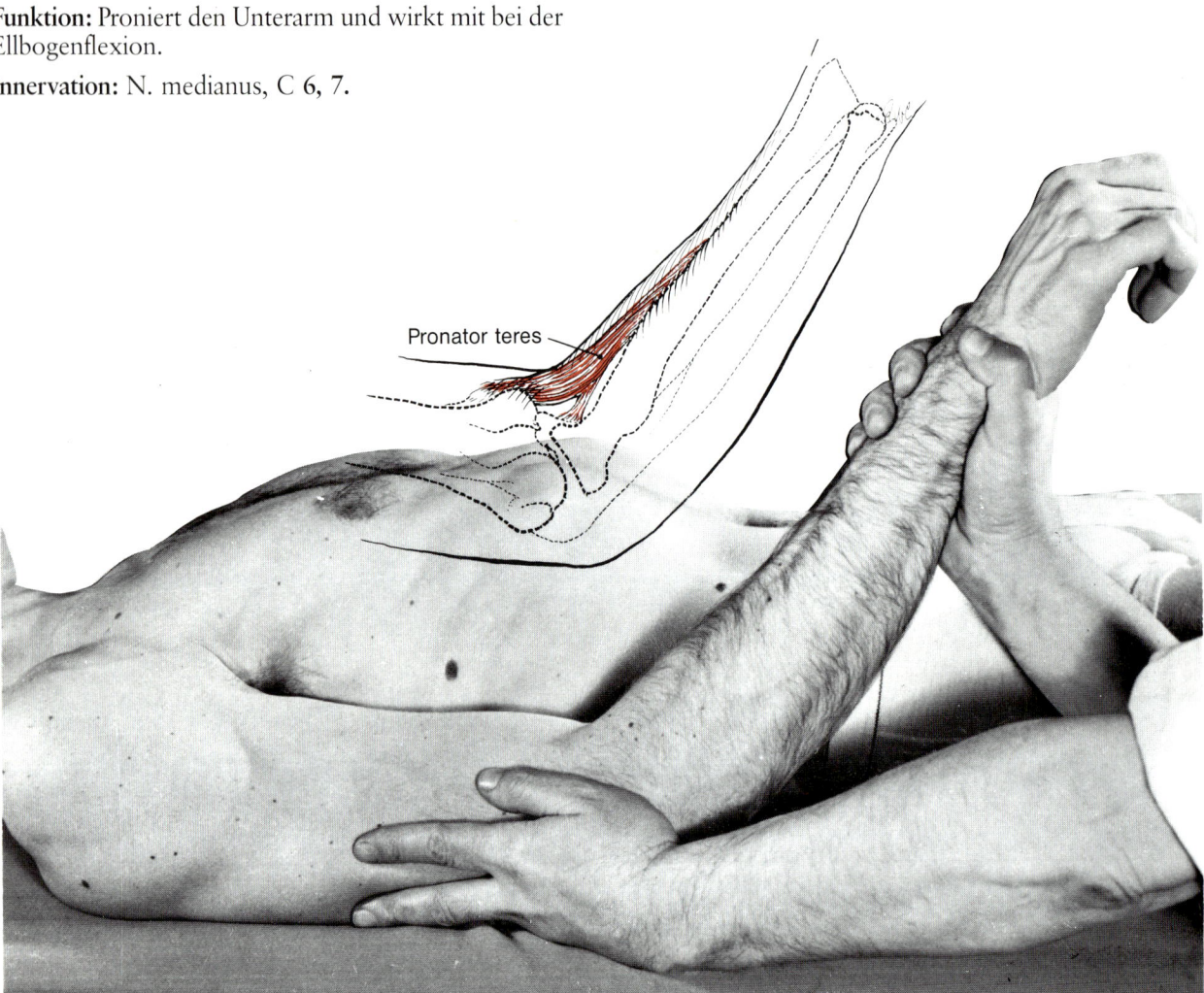

Pronator teres

Pronator teres und Pronator quadratus

Patient: Rückenlage oder Sitz.

Fixation: Der Patient hält den Oberarm gegen seinen Körper oder er wird vom Prüfer fixiert, um Abduktion im Schultergelenk zu vermeiden.

Test: Pronation bei leicht gebeugtem Ellbogen.

Druck: Der Prüfer umfaßt den Unterarm, oberhalb des Handgelenkes, um ein Verdrehen des Handgelenkes zu vermeiden. Druck wird in Richtung Supination gegeben.

Schwäche: Bewirkt Supinationsstellung des Unterarmes; beeinträchtigt viele Funktionen des täglichen Lebens, z.B. Drehen eines Türknaufs, Fleisch schneiden, eine Tasse oder andere Gegenstände vom Tisch nehmen.

Kontraktur: Pronationsstellung des Unterarmes bedeutet eine ausgeprägte Beeinträchtigung vieler Funktionen, die die Bewegung aus der Pronation in die Supination erfordern.

Ursprung: Distales Viertel der Palmarfläche der Ulna, mediale Seite.

Ansatz: Distales Viertel der Palmarfläche des Radius, laterale Seite.

Funktion: Proniert den Unterarm.

Innervation: N. medianus, C 7, **8,** Th **1.**

Pronator
quadratus

Patient: Rückenlage oder Sitz.

Fixation: Der Oberarm wird an der Seite des Körpers gehalten (vom Patienten selbst oder vom Prüfer), um Abduktion im Schultergelenk zu vermeiden.

Test: Pronation des Unterarmes mit vollständig gebeugtem Ellbogen, um die Wirkung des humeralen Anteiles des Pronator teres durch die Annäherung von Ansatz und Ursprung auszuschalten.

Druck: Der Prüfer umfaßt den Unterarm, oberhalb des Handgelenkes, um ein Verdrehen des Handgelenkes zu vermeiden. Druck wird in Richtung Supination gegeben.

Supinator und Biceps

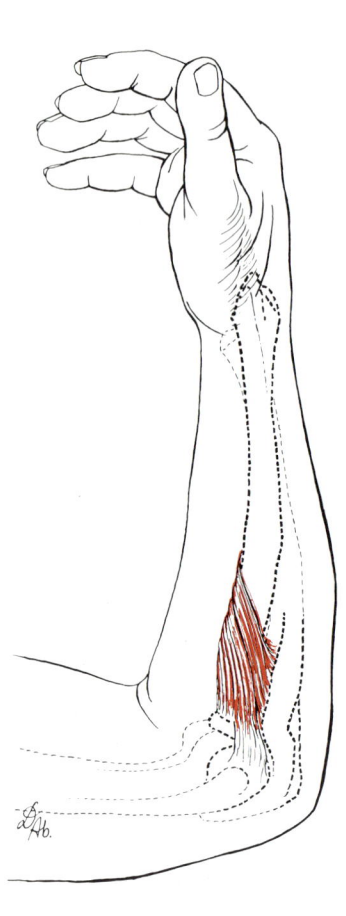

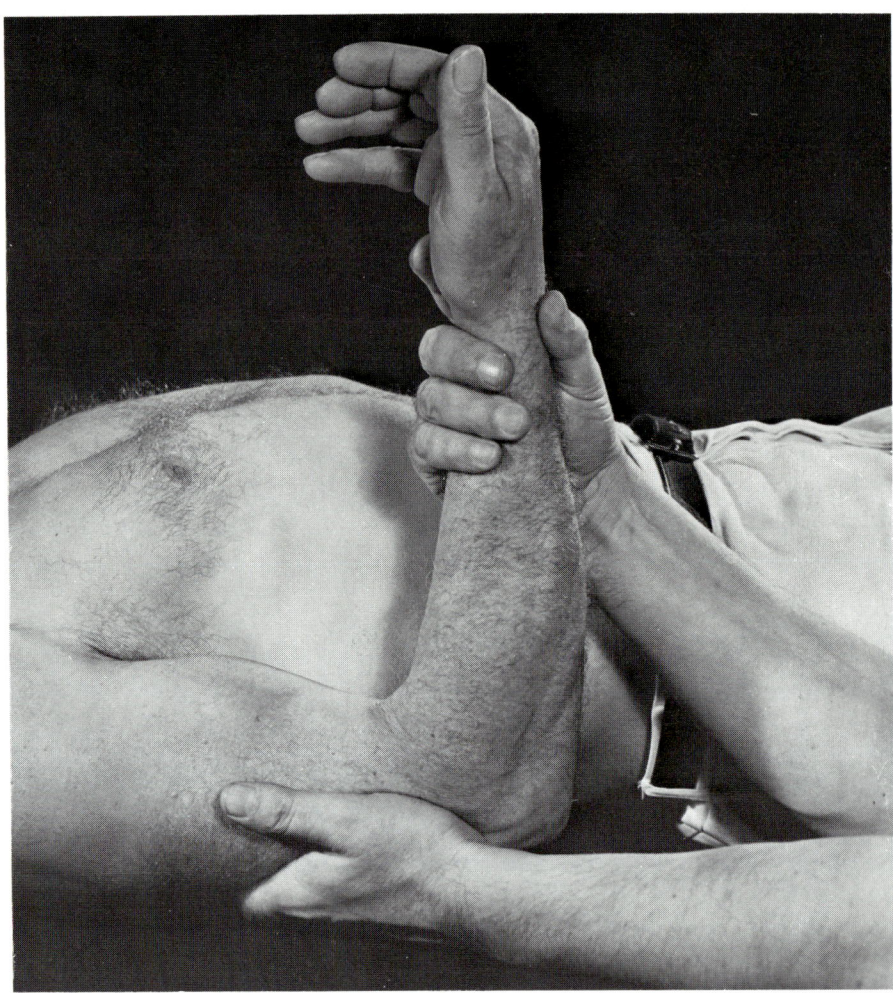

Supinator

Ursprung: Epicondylus lateralis humeri, Lig. collaterale laterale des Ellbogengelenkes, Lig. anulare radii und crista m. supinatoris ulnae.

Ansatz: Laterale Fläche des oberen Drittels des Radius; die Facies lateralis und Facies posterior werden teilweise bedeckt.

Funktion: Supiniert den Unterarm.

Innervation: N. radialis, C 5, C **6**, (7).

Supinator und Biceps

Patient: Rückenlage.

Fixation: Der Ellbogen wird an der Seite des Körpers gehalten, um Mitbewegungen im Schultergelenk zu vermeiden.

Test: Supination des Unterarmes mit rechtwinklig (oder etwas weniger) gebeugtem Ellbogen.

Druck: Am distalen Ende des Unterarmes, oberhalb des Handgelenkes, um Verdrehen des Handgelenkes zu vermeiden. Druck wird in Richtung Pronation gegeben.

Schwäche: Bewirkt Pronationsstellung des Unterarmes. Viele Funktionen sind beeinträchtigt, besonders das Essen zum Munde führen.

Kontraktur: Flexionskontraktur des Ellbogens mit Supinationsstellung. Alle Funktionen, die einen Wechsel aus der supinierten in die pronierte Stellung erfordern, sind erheblich beeinträchtigt.

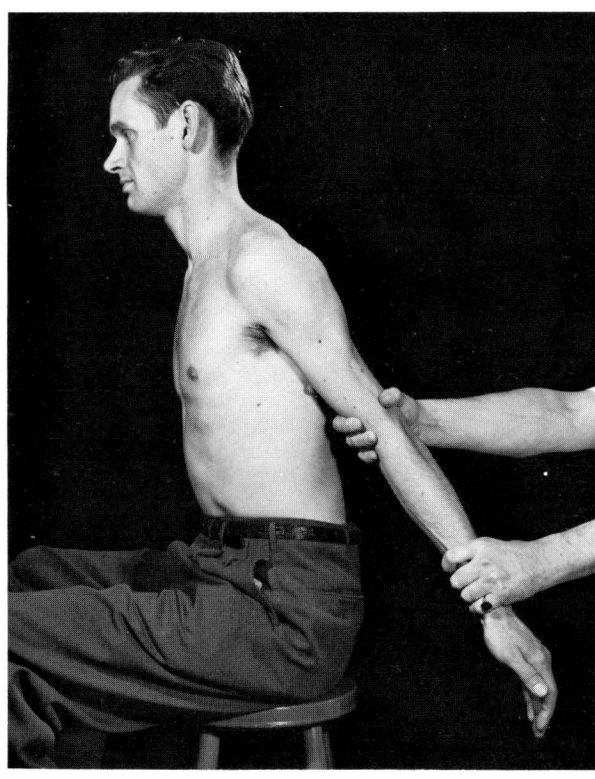

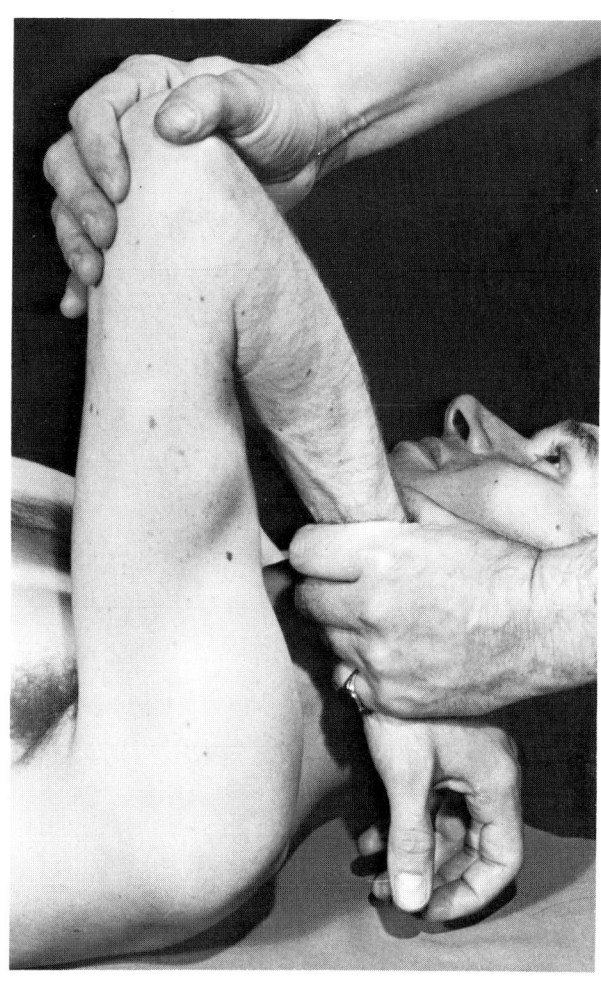

Supinator (Test mit gedehntem Biceps)

Patient: Sitz oder Stand.

Fixation: Der Prüfer hält das Schulter- und Ellbogenge-lenk in Extension.

Test: Supination.

Druck: Am distalen Ende des Unterarmes, oberhalb des Handgelenkes, in Richtung Pronation. Der Patient versucht vielleicht den Humerus nach außen zu rotie-ren, so daß es aussieht, als ob der Unterarm in Supina-tion gehalten werden kann, wenn Druck ausgeübt wird.

Supinator (Test mit verkürztem Biceps)

Patient: Rückenlage.

Fixation: Der Prüfer hält das Schultergelenk bei voll-ständig gebeugtem Ellbogen in Flexion. Es empfiehlt sich, die Hand zur Faust schließen zu lassen, damit die Finger nicht den Tisch berühren, und so der Unterarm in der Testposition abgestützt wird.

Test: Supination.

Druck: Am distalen Ende des Unterarmes, oberhalb des Handgelenkes, in Richtung Pronation. Aufpassen, daß maximaler Druck vermieden wird. Bei starkem Druck kontrahiert sich der Biceps, bekommt in dieser ausgeprägten Verkürzung einen «Krampf» und kann dann mehrere Tage schmerzhaft sein. Dieser Test sollte nur als eine differentialdiagnostische Hilfe durchge-führt werden.

Anmerkung: Bei einer Radialisschädigung mit Supina-torbeteiligung kann die Testposition nicht eingehalten werden. Der Unterarm ist nicht in der Lage, die volle Supinationsstellung zu halten, obwohl der Biceps nor-mal ist.

Brachioradialis

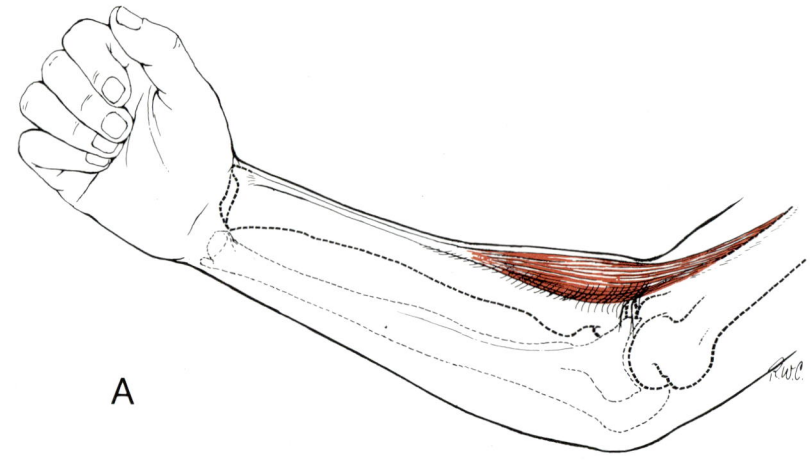

A

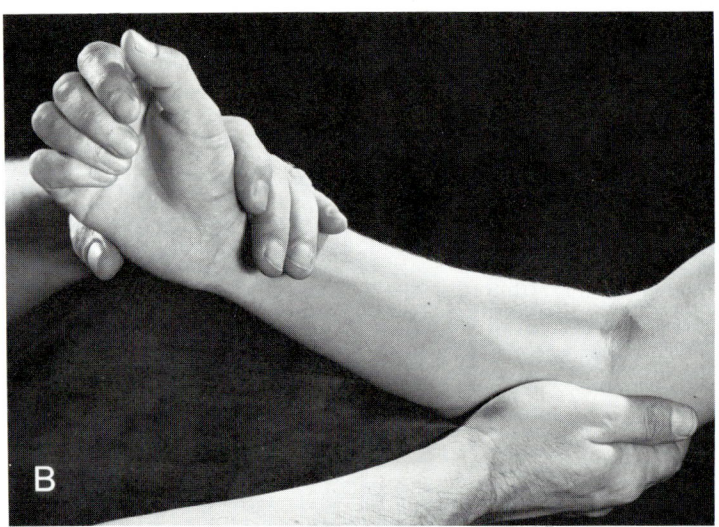

B

Ursprung: Proximale zwei Drittel der Crista supracondylaris lateralis humeri und Septum intermusculare laterale.

Ansatz: Laterale Fläche des Processus styloideus radii.

Funktion: Beugt das Ellbogengelenk und unterstützt die Pronation und Supination bei Widerstand.

Innervation: N. radialis, C 5, 6.

Patient: Rückenlage oder Sitz.

Fixation: Der Prüfer legt eine Hand unter den Ellbogen, um den Auflagedruck zu mildern.

Test: Flexion des Ellbogengelenkes mit dem Unterarm in Nullstellung. Den Muskelbauch des Brachioradialis muß man während des Tests sehen und fühlen können, da die Bewegung von anderen Muskeln, die den Ellbogen beugen, ausgeführt werden kann.

Druck: Gegen das distale Ende des Unterarmes in Richtung Extension.

Schwäche: Die Ellbogenflexion ist erschwert; es kann weniger Widerstand gegen Supination und Pronation bis zur Mittelstellung gegeben werden.

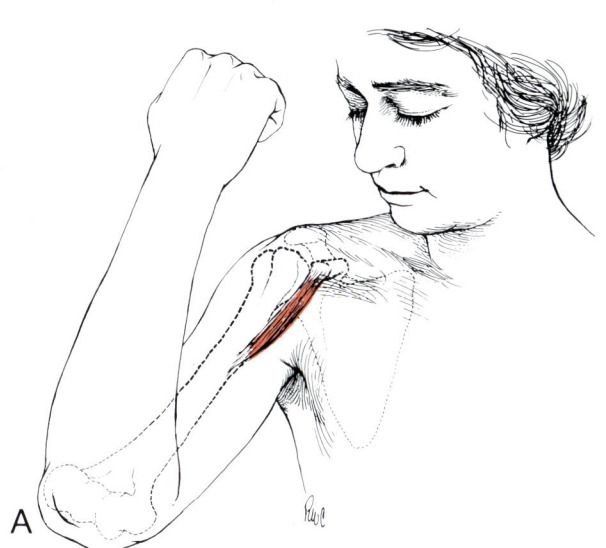

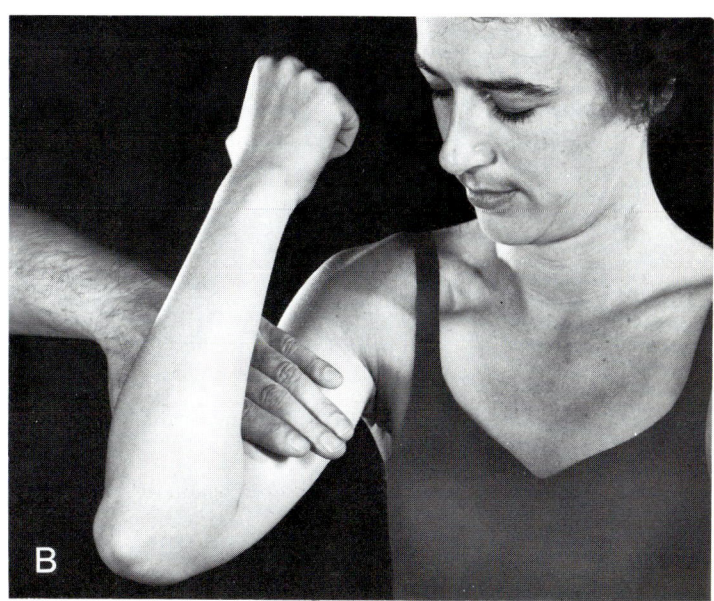

Ursprung: Spitze des Processus coracoideus.

Ansatz: Mediale Fläche in der Mitte des Humerusschaftes, gegenüber der Tuberositas deltoidea.

Funktion: Flektiert und adduziert im Schultergelenk.

Innervation: N. musculocutaneus, C 6, 7.

Patient: Sitz oder Rückenlage.

Fixation: Bei stabilem Rumpf ist keine Fixation erforderlich.

Test: Flexion im Schultergelenk mit vollständig gebeugtem Ellbogen und supiniertem Unterarm. In dieser Testposition ist die Mithilfe des Biceps bei der Schultergelenksflexion gering. Der Muskel ist durch die vollständige Ellbogenflexion und Unterarmsupination in Ansatz und Ursprung so genähert, daß er auf die Schultergelenksflexion wenig Wirkung mehr hat.

Druck: Gegen die ventro-mediale Fläche des unteren Drittels des Oberarmes in Richtung Extension und leichter Abduktion.

Schwäche: Flexion im Schultergelenk ist erschwert, besonders bei Bewegungen mit vollständiger Ellbogenflexion und Supination, wie z.B. beim Haarekämmen.

Verkürzung: Wenn der Arm an der Seite hängt, verschiebt sich der Proc. coracoideus nach ventral und kaudal.

Biceps Brachii und Brachialis

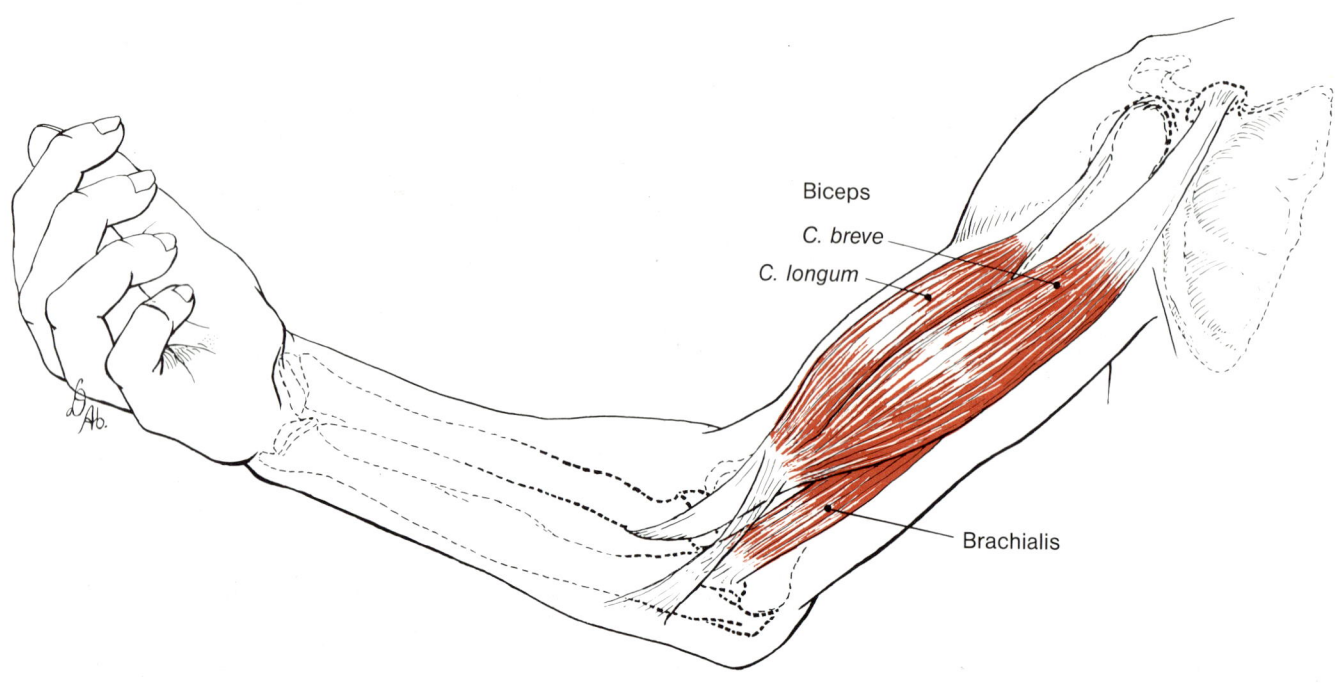

Biceps
C. breve
C. longum

Brachialis

Biceps brachii

Ursprung:
Caput breve: Spitze des Processus coracoideus.
Caput longum: Tuberculum supraglenoidale scapulae.

Ansatz: Tuberositas radii, Aponeurosis m. bicipitis brachii (Lacertus fibrosus).

Funktion: *Mit dem Ursprung als Punctum fixum* flektiert der Muskel im Ellbogengelenk, indem sich der Unterarm gegen den Humerus bewegt; außerdem supiniert er im Unterarm.
Mit dem Ansatz als Punctum fixum flektiert er im Ellbogengelenk, indem sich der Humerus gegen den Unterarm bewegt, wie beim Klimmzug.
Der lange Kopf flektiert im Schultergelenk; er kann außerdem bei der Abduktion mitwirken, wenn der Humerus außenrotiert ist.

Innervation: N. musculocutaneus, C 5, 6.

Brachialis

Ursprung: Distale Hälfte der Vorderfläche des Humerus, Septum intermusculare mediale und laterale.

Ansatz: Tuberositas ulnae und Gelenkkapsel.

Funktion: *Mit dem Ursprung als Punctum fixum* flektiert der Muskel im Ellbogengelenk, indem sich der Unterarm gegen den Humerus bewegt.
Mit dem Ansatz als Punctum fixum flektiert er im Ellbogengelenk, indem sich der Humerus gegen den Unterarm bewegt, wie beim Klimmzug.

Innervation: N. musculocutaneus und ein kleiner Ast vom N. radialis, C 5, 6.

Patient: Rückenlage oder Sitz.

Fixation: Der Prüfer legt eine Hand unter den Ellbogen, um den Auflegedruck zu mildern.

Test: Ellbogenflexion bis 90° (oder etwas weniger) bei supiniertem Unterarm.

Druck: Gegen das distale Ende des Unterarmes in Richtung Extension.

Schwäche: Ellbogenflexion gegen die Schwerkraft ist erschwert. Es besteht eine ausgeprägte Behinderung in den Funktionen des täglichen Lebens, wie Essen zum Munde führen oder Haare kämmen.

Kontraktur: Flexionskontraktur des Ellbogens.

Anmerkung: Bei Schwäche des Biceps und Brachialis in einer Musculocutaneusläsion wird der Patient zuerst den Unterarm pronieren, bevor er den Ellbogen beugt und dabei den Brachioradialis, Extensor carpi radialis longus, Pronator teres und die Handgelenksflexoren benutzen.
Das untere Bild auf der nächsten Seite zeigt, daß der Biceps gegen Widerstand als Beuger aktiv ist, obwohl der Unterarm in Pronation ist. Da der Brachialis an der Ulna ansetzt, wird die Tätigkeit dieses Muskels bei der Ellbogenflexion nicht von der Unterarmstellung, ob in Supination oder Pronation, beeinflußt. Der Brachioradialis scheint eine etwas stärkere Kontraktionsfähigkeit beim Ellbogenflexionstest in der pronierten als in der supinierten Stellung zu haben, obwohl er am kräftigsten beugt mit dem Unterarm in Mittelstellung.

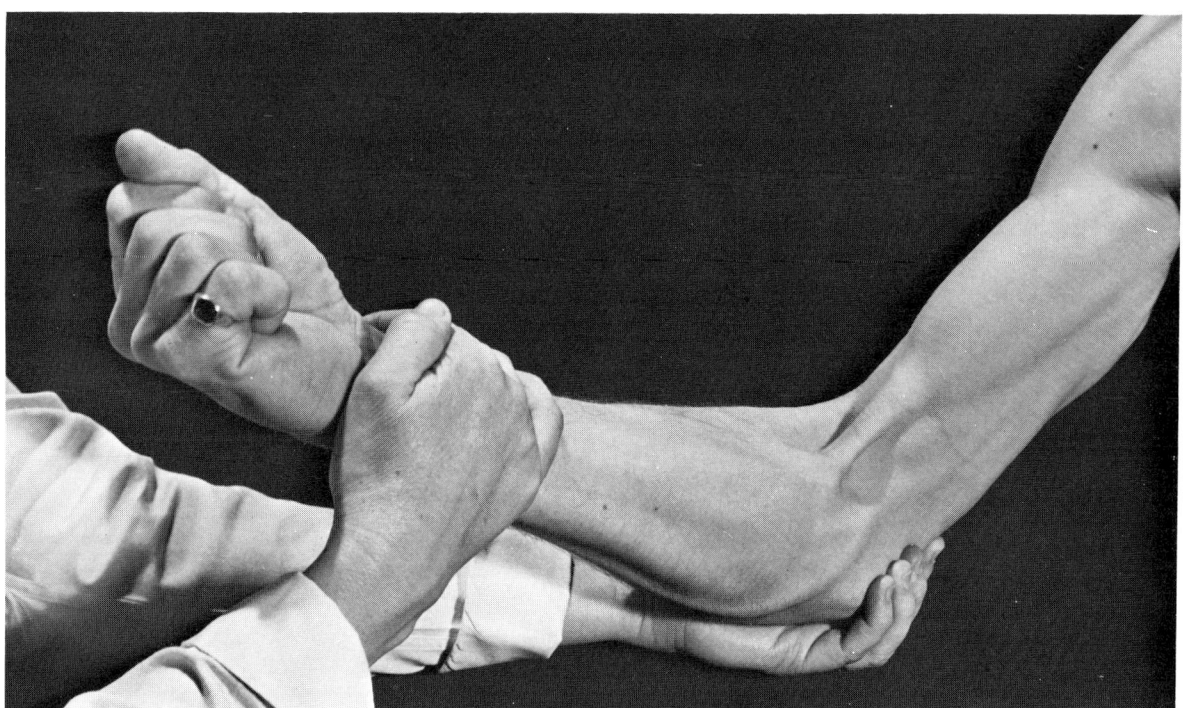

Ellbogenflexion mit supiniertem Unterarm.

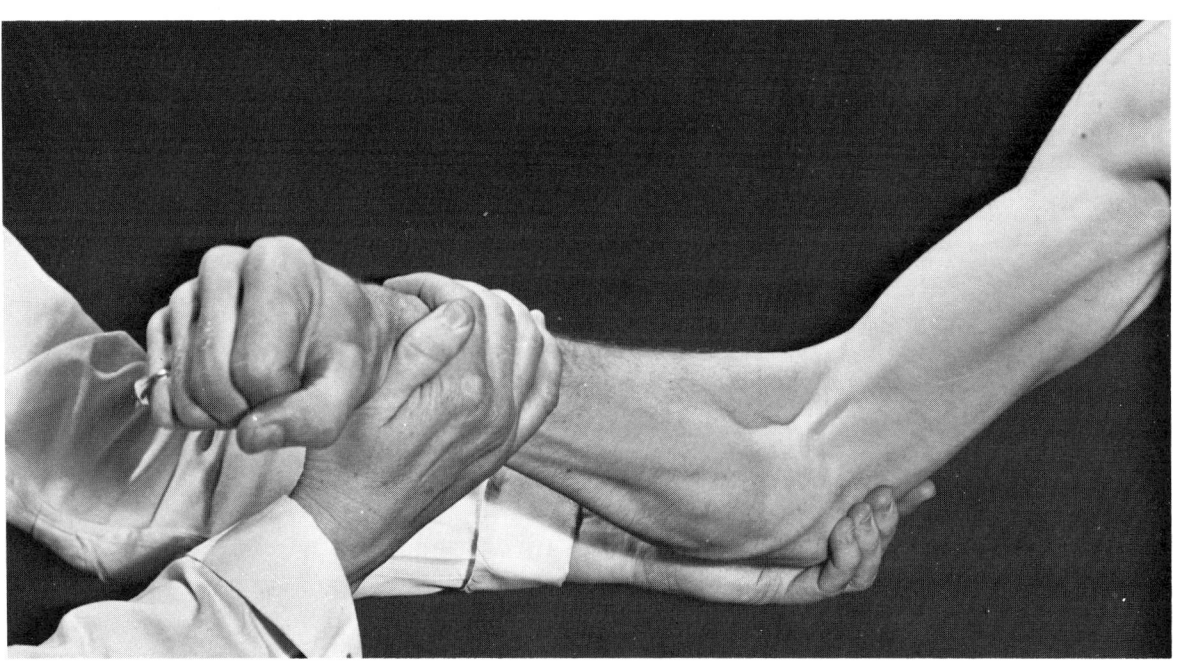

Ellbogenflexion mit proniertem Unterarm.

Triceps Brachii und Anconaeus

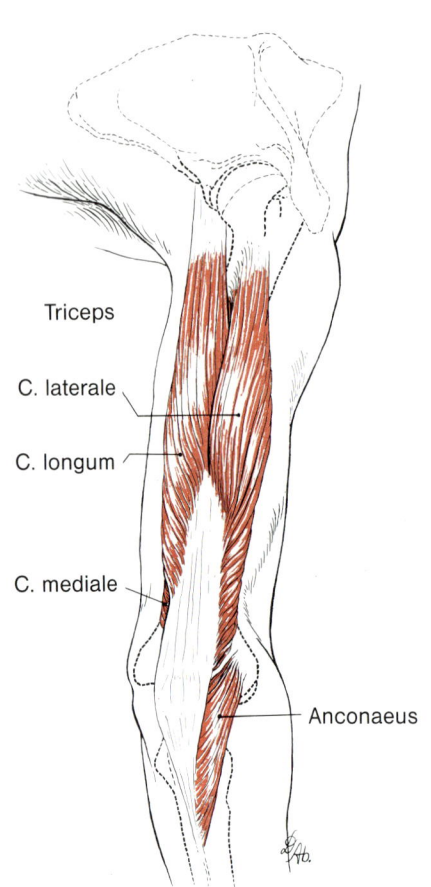

Triceps
C. laterale
C. longum
C. mediale
Anconaeus

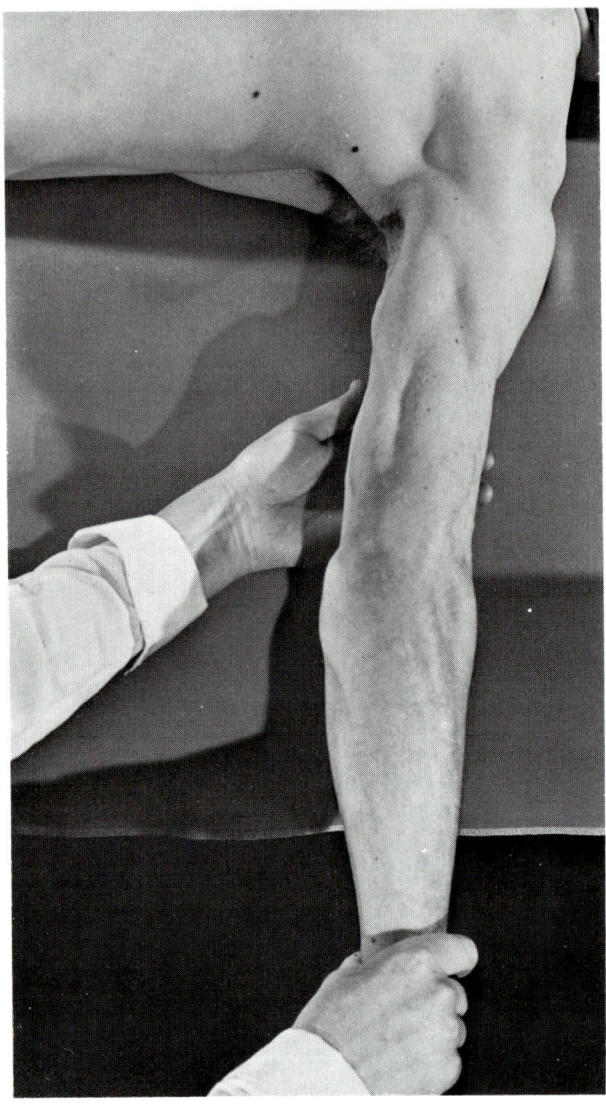

Triceps brachii

Ursprung:
Caput longum: Tuberculum infraglenoidale scapulae.
Caput laterale: Laterale und dorsale Fläche der proximalen Hälfte des Humerus und Septum intermusculare laterale.
Caput mediale: Distale zwei Drittel der medialen und dorsalen Fläche des Humerus (distal vom Sulcus n. radialis) und Septum intermusculare mediale.

Ansatz: Hintere Fläche des Olecranon und Fascia antebrachii.

Funktion: Extendiert im Ellbogengelenk. Der lange Kopf wirkt mit bei der Adduktion und Extension im Schultergelenk.

Innervation: N. radialis, C 6, 7, 8, Th 1.

Anconaeus

Ursprung: Dorsale Fläche des lateralen Epicondylus humeri.

Ansatz: Laterale Seite des Olecranon und proximales Viertel der dorsalen Fläche der Ulna.

Funktion: Extendiert im Ellbogengelenk und kann die Ulna während der Supination und Pronation stabilisieren.

Innervation: N. radialis, C 7, 8.

Triceps Brachii und Anconaeus

Patient: Bauchlage.

Fixation: Der Oberarm liegt in 90° Abduktion auf dem Tisch, der Unterarm hängt über den Tischrand. Der Prüfer legt eine Hand unter den Oberarm, um den Auflagedruck zu mindern.

Test: Extension des Ellbogengelenkes (nicht ganz bis zur vollen Extension).

Druck: Gegen den Unterarm in Richtung Flexion.

Triceps Brachii und Anconaeus

Patient: Rückenlage.

Fixation: Das Schultergelenk ist ca. 90° flektiert und der Arm wird in der Senkrechten gehalten.

Test: Extension im Ellbogengelenk (nicht ganz bis zur vollen Extension).

Druck: Gegen den Unterarm in Richtung Flexion.

Schwäche: Der Unterarm kann nicht gegen die Schwerkraft gestreckt werden. Funktionen des täglichen Lebens, die Ellbogenextension erfordern, z.B. den Arm nach oben ausstrecken, sind erschwert. Es ist nicht möglich, etwas zu werfen oder mit ausgestrecktem Ellbogen wegzuschieben. Der Betroffene ist nicht in der Lage, eine Gehhilfe zu benutzen, da er durch die fehlende Ellbogenextension kein Gewicht auf seine Hände übertragen kann.

Kontraktur: Streckkontraktur des Ellbogens. Funktionen des täglichen Lebens mit Ellbogenflexion sind stark beeinträchtigt.

Anmerkung: Wenn das Schultergelenk eine horizontale Abduktion ausführt (s. Abb. links), ist der lange Kopf des Triceps über beide Gelenke, Schulter- und Ellbogengelenk, verkürzt. Wenn das Schultergelenk eine Flexion (horizontale Adduktion, s. Abb.) ausführt, ist der lange Kopf des Triceps über dem Ellbogengelenk verkürzt und über dem Schultergelenk gedehnt. In Bauchlage ist die Kontraktionsfähigkeit auf Grund der zweigelenkigen Funktion des langen Kopfes durch die Verkürzung über beide Gelenke geringer. Es kann deshalb beim Test in der Bauchlage weniger Druck gegeben werden.
Da der Triceps und Anconaeus beide im Ellbogengelenk strecken, kann es angezeigt sein, die beiden Muskeln voneinander abzugrenzen. Der Muskelbauch des Anconaeus befindet sich distal des Ellbogengelenkes und kann durch Palpation vom Triceps unterschieden werden. Der Ast des N. radialis, der den Anconaeus versorgt, zweigt an der Mitte des Oberarmes ab und ist ziemlich lang. Bei einer Läsion ist es möglich, daß nur dieser Ast betroffen ist und der Triceps intakt ist. Eine Lähmung des Anconaeus mindert die Kraft der Ellbogenextension. Es kann sein, daß die Bewertung «Gut» bei der Ellbogenextension das Ergebnis eines normalen Triceps und eines «Null» Anconaeus ist.

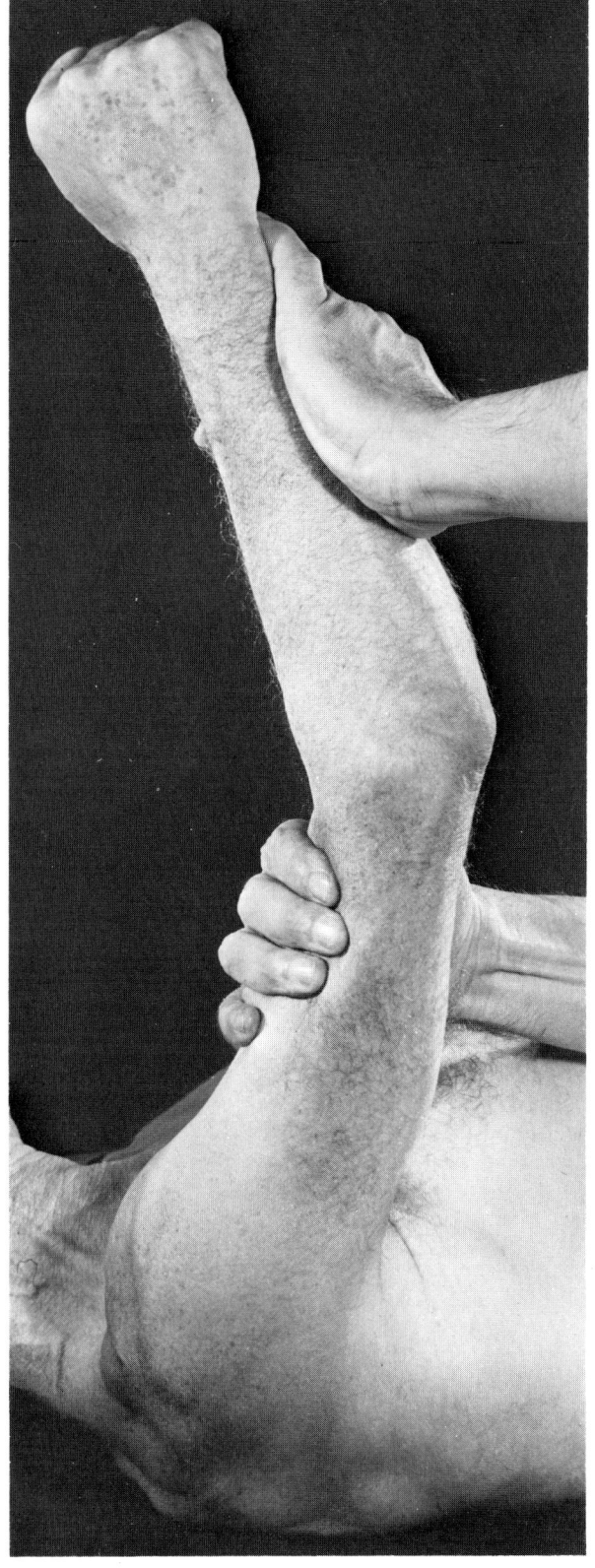

Supraspinatus

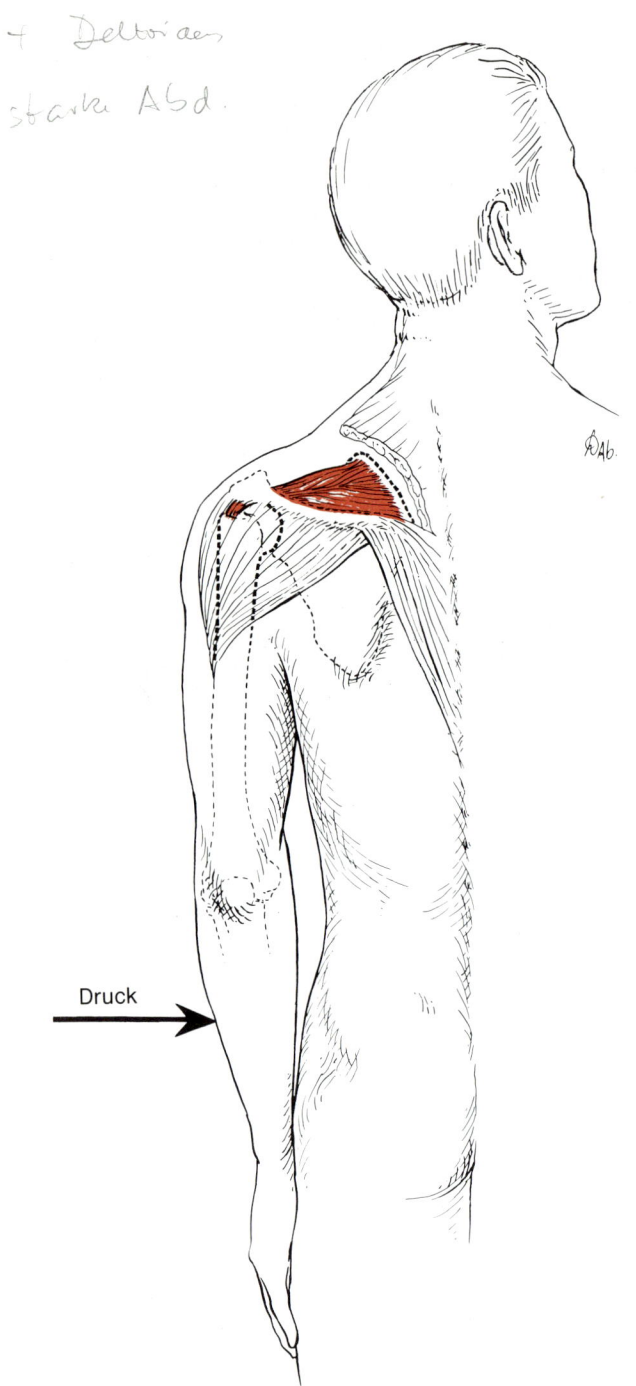

+ Deltoides
starke Abd.

Druck

Ursprung: Mediales zwei Drittel der Fossa supraspinata.

Ansatz: Obere Facette des Tuberculum majus und Gelenkkapsel.

Funktion: Abduziert im Schultergelenk und hält den Humeruskopf während der Schultergelenksbewegungen in der Pfanne.

Innervation: N. suprascapularis C 4, **5**, 6.

Patient: Sitz oder Stand mit dem Arm an der Seite, Kopf und Nacken sind extendiert und zur Testseite lateralflektiert; der Kopf ist zur entgegengesetzten Seite gedreht.

Fixation: Nicht nötig, da kein maximaler Druck erforderlich ist.

Anmerkung: Es wird nicht versucht, in der Bewertung der Kraft den Supraspinatus vom Deltoideus zu unterscheiden, da beide Muskeln gleichzeitig bei der Abduktion tätig sind. Der Supraspinatus kann jedoch getastet werden, um festzustellen, ob er sich kontrahiert. Da er vollständig vom oberen und mittleren Trapezius bedeckt ist, sollte der Trapezius während der Palpation so entspannt wie möglich sein. Dies wird durch Extension und Lateralflexion mit Rotation des Kopfes zur Gegenseite erreicht (s. Abbildung). Die Kontraktion des Supraspinatus wird zu Beginn der Abduktionsbewegung getastet, wenn die Aktivität des Trapezius noch gering ist. Der Deltoideus und Supraspinatus sind beide für die Anfangsphase der Abduktion verantwortlich. Der Test soll nicht so ausgelegt werden, daß der Supraspinatus für die ersten Grade der Abduktion verantwortlich ist.

Test: Anfangsphase der Abduktion.

Druck: Gegen den Unterarm in Richtung Adduktion.

Schwäche: Die Sehne des Supraspinatus ist mit dem oberen Teil der Gelenkkapsel verwachsen. Schwäche des Muskels oder eine Sehnenruptur verringern die Stabilität des Schultergelenkes und bewirken eine Veränderung in der Lage des Humeruskopfes zur Gelenkpfanne.

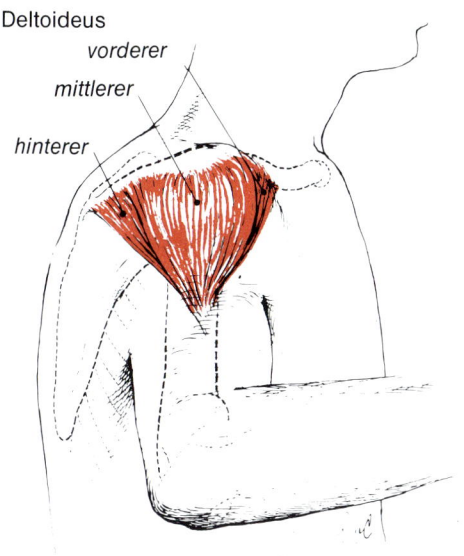

Deltoideus
vorderer
mittlerer
hinterer

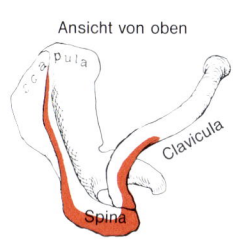

Ansicht von oben

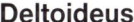

Deltoideus

Ursprung:
Pars clavicularis: Vordere Kante des lateralen Drittels der Clavicula.
Pars acromialis: Laterale Kante und obere Fläche des Acromions.
Pars spinalis: Unterer Rand der Spina scapulae.

Ansatz: Tuberositas deltoidea.

Funktion: Abduktion im Schultergelenk, die vorwiegend von den mittleren Fasern ausgeführt wird; dabei wirken der vordere und hintere Anteil stabilisierend. Zusätzlich flektieren die vorderen Fasern und können in Rückenlage den Arm innenrotieren. Die hinteren Fasern extendieren und können in Bauchlage den Arm außenrotieren.

Innervation: N. axillaris, C 5, 6.

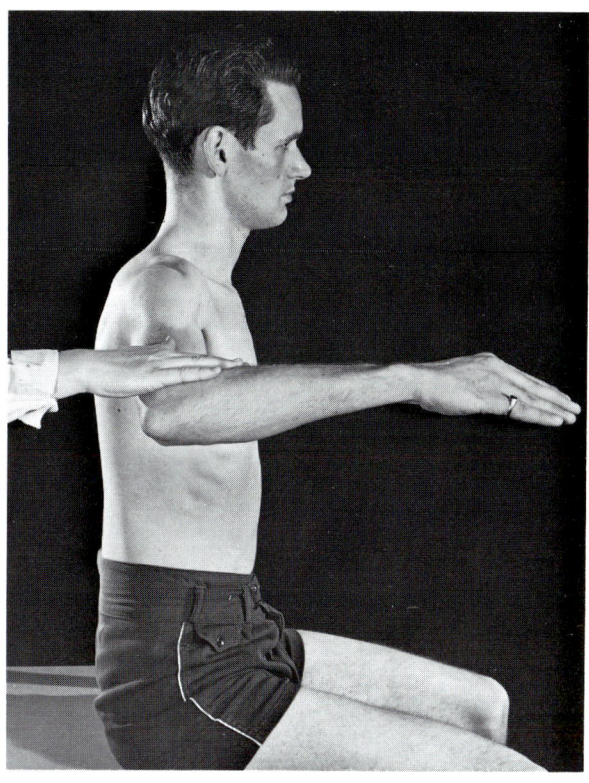

Patient: Sitz.

Fixation: Bei stabilem Rumpf nicht erforderlich. Kann die Scapula nicht stabilisiert werden, muß der Prüfer sie fixieren.

Test: Abduktion im Schultergelenk ohne Rotation. Für die erforderliche Nullstellung der Rotation in der Testposition wird zuerst der Ellbogen gebeugt. Für den Test mit längerem Hebel kann der Ellbogen danach ausgestreckt werden. Der Prüfer sollte in nachfolgenden Tests die gleiche Durchführung beibehalten.

Druck: Bei gebeugtem Ellbogen gegen die dorsale Fläche des Oberarmes (am distalen Ende) oder bei gestrecktem Ellbogen gegen den Unterarm.

Schwäche: Der Arm kann nicht gegen die Schwerkraft abduziert werden. Bei einer Lähmung des gesamten Delta und des Supraspinatus kann es bei hängendem Arm zur Subluxation kommen.
Die Kapsel des Schultergelenkes läßt ca. 2 cm Entfernung des Humeruskopfes von der Gelenkpfanne zu. Im Falle einer Axillarisparese mit schwachem Delta und intaktem Supraspinatus ist die mangelnde Stabilität des Gelenkes nicht so ausgeprägt. Bei längerem Bestehen der Deltaschwäche nimmt die Instabilität des Gelenkes zu.

Deltoideus, vorderer und hinterer Anteil (Sitz)

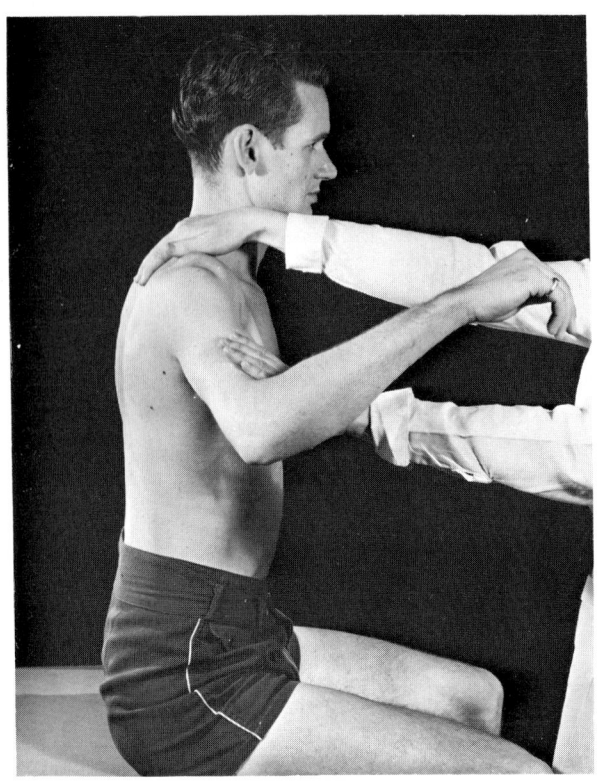 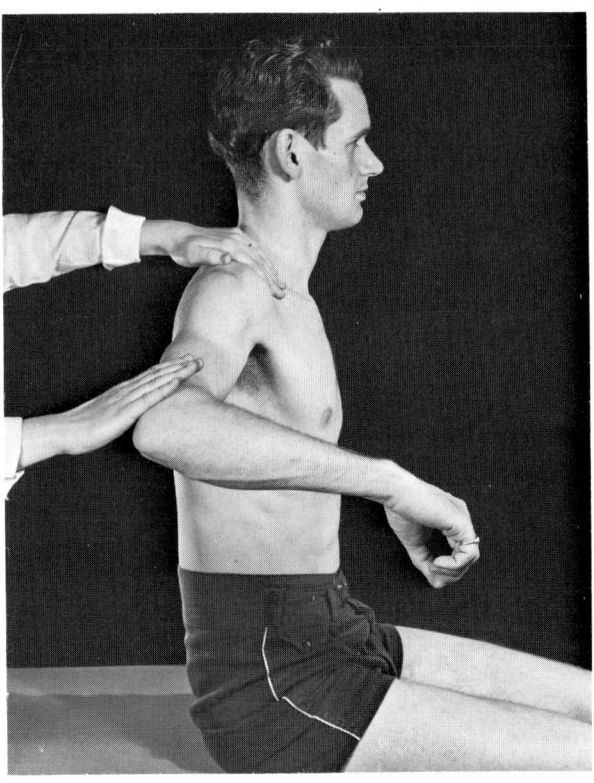

Vorderer Delta

Patient: Sitz.

Fixation: Sind die Muskeln, die die Scapula stabilisieren, schwach, muß die Scapula vom Prüfer fixiert werden. Gleichzeitig mit dem Druck am Arm wird hinten am Schultergürtel Gegendruck gegeben.

Test: Abduktion mit leichter Flexion und leichter Außenrotation. Im Sitz muß der Arm in leichte Außenrotation gebracht werden, damit die Schwerkraft auf die vorderen Fasern einwirken kann.
(Innenrotation als Teilfunktion des vorderen Delta wird aus Rückenlage getestet, s. S. 99).

Druck: Gegen die ventro-mediale Fläche des Oberarmes in Richtung Adduktion und leichte Extension.

Hinterer Delta

Patient: Sitz.

Fixation: Sind die Muskeln, die die Scapula stabilisieren, schwach, muß die Scapula vom Prüfer fixiert werden. Gleichzeitig mit dem Druck am Arm wird vorne am Schultergürtel Gegendruck gegeben.

Test: Abduktion mit leichter Extension und Innenrotation. Im Sitz muß der Arm in leichte Innenrotation gebracht werden, damit die Schwerkraft auf die hinteren Fasern einwirken kann. (Außenrotation als Teilfunktion des hinteren Delta wird aus Bauchlage getestet, s. S. 99).

Druck: Gegen die dorso-laterale Fläche des Armes, oberhalb des Ellbogens, in Richtung Adduktion und leichter Flexion.

Deltoideus, vorderer Anteil (Rückenlage) und hinterer Anteil (Bauchlage)

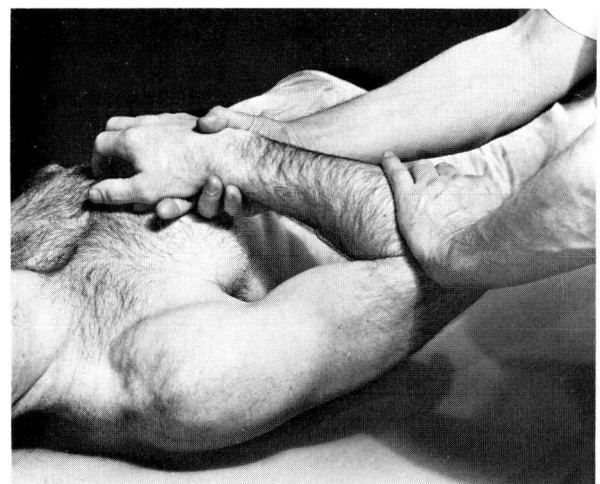

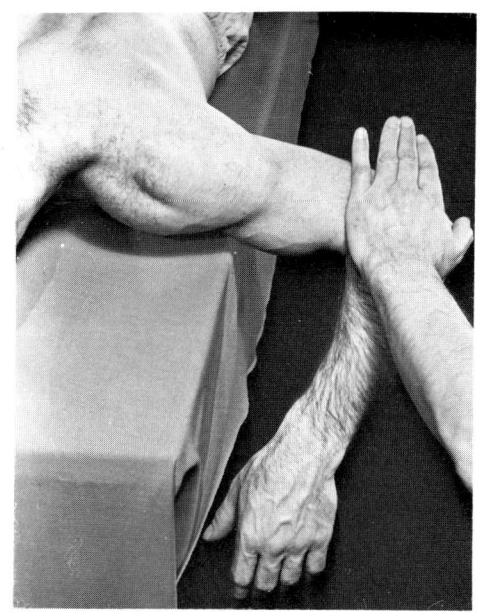

Vorderer Delta

Patient: Rückenlage.

Fixation: Der Trapezius und Serratus anterior sollten die Scapula bei allen Tests des Deltoideus stabilisieren. Sind diese Muskeln schwach, muß der Prüfer die Scapula fixieren.

Test: Abduktion mit leichter Flexion und Innenrotation. Mit einer Hand umfaßt der Prüfer das Handgelenk des Patienten von palmar, um zu vermeiden, daß das Handgelenk vom proximalen Hebel aus extendiert wird. Dies kann eintreten, wenn dem Patienten erlaubt wird, seine Hand auf dem Thorax abzustützen.

Druck: Gegen die laterale Fläche des Armes, oberhalb des Ellbogens, in Richtung zum Körper hin.

Hinterer Delta

Patient: Bauchlage.

Fixation: Die Scapula kann entweder von den Scapulamuskeln stabilisiert werden oder muß vom Prüfer fixiert werden.

Test: Horizontale Abduktion mit leichter Außenrotation.

Druck: Gegen die dorso-laterale Fläche des Oberarmes in Richtung schräg nach innen und unten.

Latissimus Dorsi

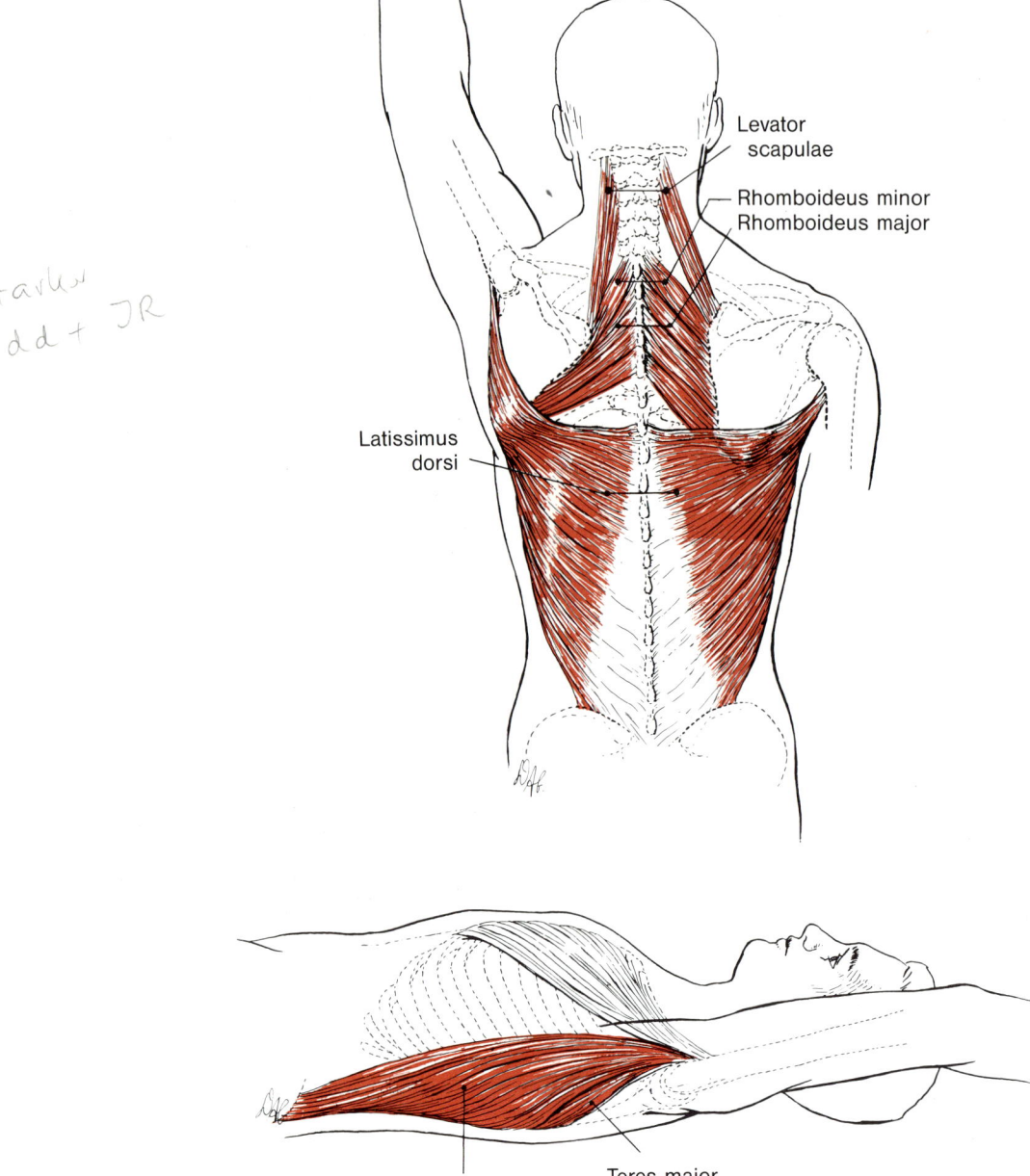

Starke
Add + IR

Levator scapulae

Rhomboideus minor
Rhomboideus major

Latissimus dorsi

Latissimus dorsi   Teres major

Ursprung: Dornfortsätze der letzten sechs Brustwirbel, 9.–12. Rippe, durch die Fascia thoracolumbalis von den Lenden- und Sakralwirbeln, hinteres zwei Drittel des Labium externum der Crista iliaca und Angulus inferior der Scapula.

Ansatz: Crista tuberculis minoris.

Funktion: *Mit dem Ursprung als Punctum fixum* innenrotiert, adduziert und extendiert der Muskel im Schultergelenk. Bei anhaltender Kontraktion kommt es zur Depression des Schultergürtels, außerdem wirkt er mit bei der Lateralflexion des Rumpfes (s. S. 210).
Mit dem Ansatz als Punctum fixum kann er das Becken im Hüftgelenk flektieren und das Becken seitlich hochziehen (Lateralflexion der Lendenwirbelsäule). Wenn der Muskel bilateral tätig ist, unterstützt er die Flexion des Beckens im Hüftgelenk und die Extension oder Flexion der Wirbelsäule, je nach Lage der Bewegungsachsen.

Der Muskel ist bei Bewegungen von Bedeutung, bei denen der Körper zu den feststehenden Armen hochgezogen wird, z.B. beim Klettern, beim Stützen auf Gehhilfen und Hochstemmen des Körpers im Barren. Kraftvolle Armbewegungen, wie beim Schwimmen, Rudern und Holzhacken, erfordern ebenso den Latissimus. Alle Adduktoren und Innenrotatoren sind an diesen kräftigen Bewegungen beteiligt, aber der Latissimus in besonderem Maße.

Der Muskel kann außerdem als Atemhilfsmuskel tätig sein.

Innervation: N. thoracodorsalis, C 6, 7, 8.

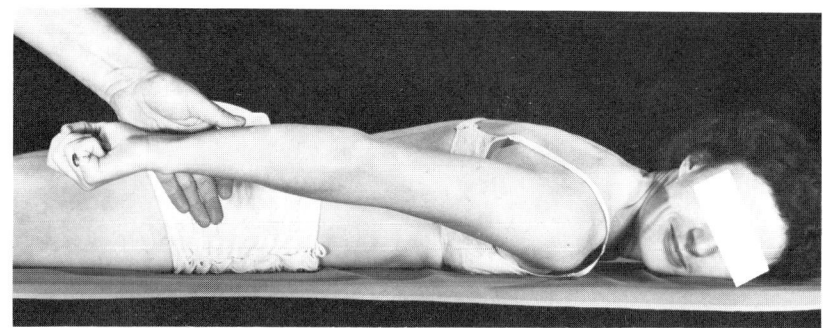

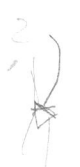

Patient: Bauchlage.

Fixation: Nicht erforderlich.

Test: Adduktion des Armes in Extension und Innenrotation.

Druck: Gegen den Unterarm in Richtung Abduktion und leichter Flexion.

Schwäche: Bewegungen des Armes zum Körper oder des Körpers zum Arm hin sind erschwert. Die Kraft in der Lateralflexion ist herabgesetzt.

Verkürzung: Hat eine Einschränkung des Armes in Flexion oder Abduktion zur Folge und der Schultergürtel wird nach vorne und unten gezogen. Bei einer rechtskonvexen Krümmung der Wirbelsäule sind im allgemeinen die vorderen Fasern des linken Latissimus verkürzt; bei einer ausgeprägten Kyphose sind die Fasern beidseits verkürzt.
Eine Verkürzung des Latissimus kann bei Patienten vorliegen, die längere Zeit an Unterarmgehstützen gegangen sind, z.B. Paraplegiker, die den Durchschwunggang benutzen.

Prüfung der Dehnfähigkeit der Schultergelenksadduktoren

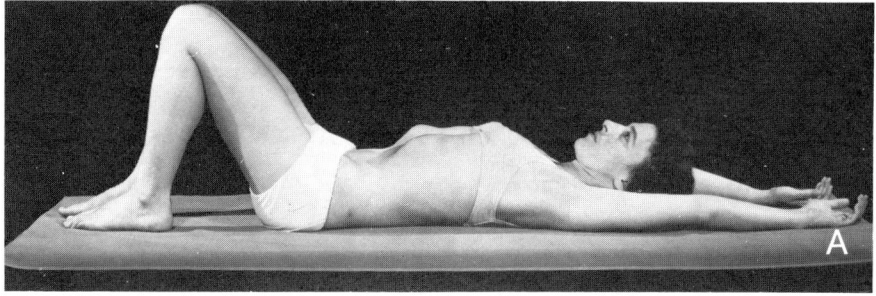

Ohne Verkürzung der Adduktoren kann das Schultergelenk vollständig flektiert werden, während die Lendenwirbelsäule in Kontakt mit der Unterlage bleibt.

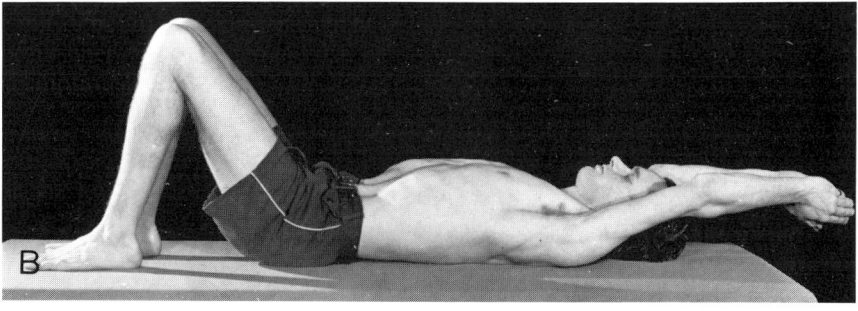

Bei mangelnder Dehnfähigkeit der Adduktoren kann das Schultergelenk nicht vollständig flektiert werden, wenn die Lendenwirbelsäule in Kontakt mit der Unterlage bleibt. Die Verkürzung im Latissimus und Teres major ist bei diesem Patienten auffällig.

101

Pectoralis Major

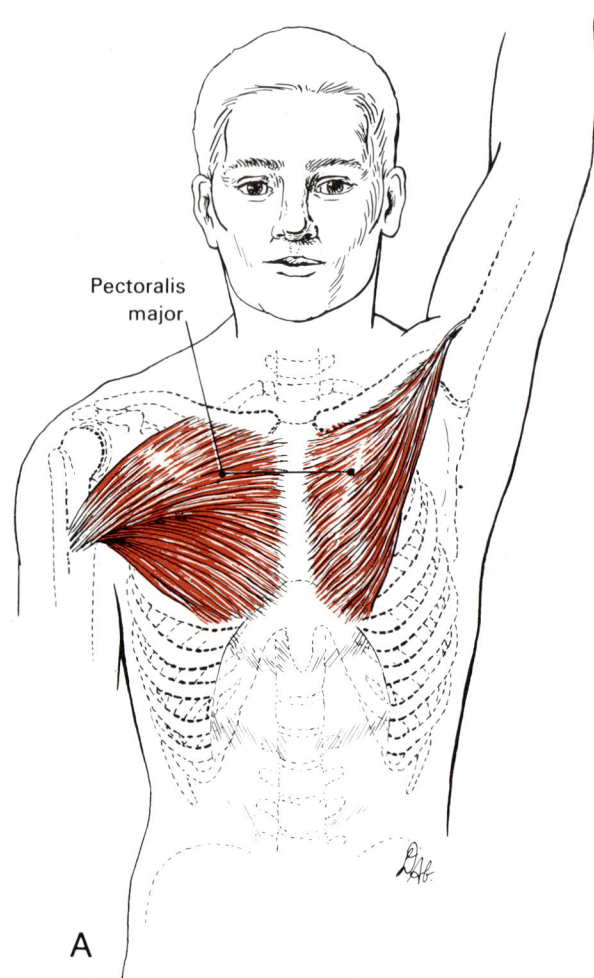

Pectoralis major

Ursprung:
Pars clavicularis: Vorderfläche der medialen Claviculahälfte.
Pars sternocostalis: Membrana sterni, Knorpel der 2.–6. Rippe und Aponeurose des Obliquus externus abdominis.
Pars abdomininalis: Vorderes Blatt der Rectusscheide im obersten Bereich.

Ansatz: ~~Crista~~ tuberculi ~~minoris.~~ *major* Die oberen Fasern setzen mehr ventral und kaudal an der Crista an als die unteren Fasern, die sich in sich selbst drehen und mehr dorsal und kranial ansetzen.

Funktion des gesamten Muskels: *Mit dem Ursprung als Punctum fixum* adduziert und innenrotiert er im Schultergelenk.
Mit dem Ansatz als Punctum fixum kann er den Thorax heben, wie bei forcierter Einatmung. Beim Gehen an Unterarmstützen oder im Barren hilft er das Gewicht des Körpers hochzustützen.

Funktion der oberen Fasern: Flektieren und innenrotieren im Schultergelenk und führen horizontale Adduktion aus.

Funktion der unteren Fasern: Depression des Schultergürtels und Adduktion des Armes zum gegenüberliegenden Beckenkamm.

Innervation: Nn. pectorales, C 5, 6, 7, 8, Th 1.

Prüfung der Dehnfähigkeit des Pectoralis major

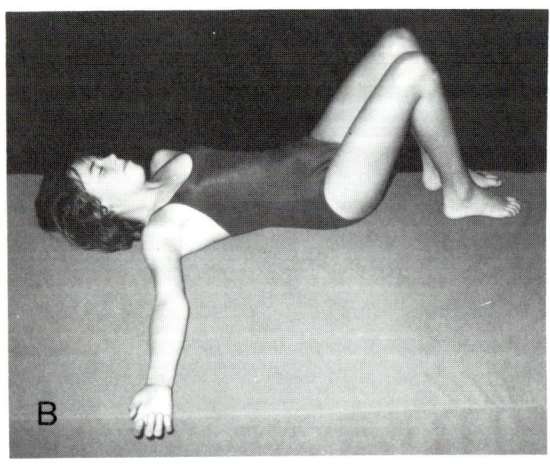

Normale Dehnfähigkeit der oberen Fasern.

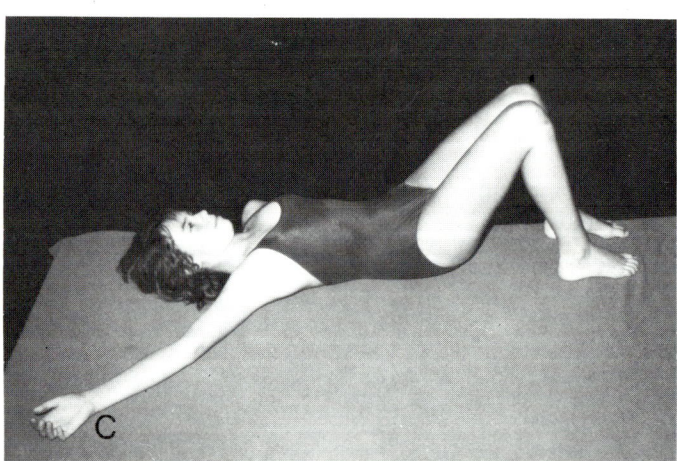

Normale Dehnfähigkeit der unteren Fasern.

Pectoralis Major, oberer Anteil

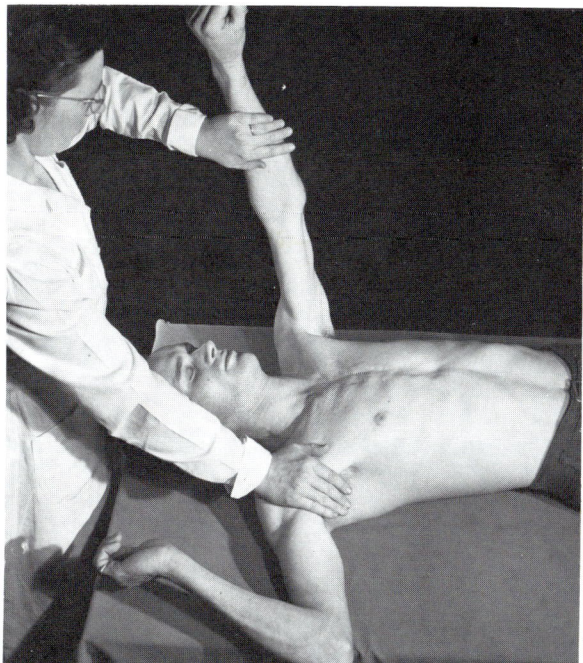

Patient: Rückenlage.

Fixation: Der Prüfer fixiert die gegenüberliegende Schulter, der Ellbogen ist gestreckt.

Test: Schultergelenk ist in 90° Flexion und Innenrotation bei gestrecktem Ellbogen. Der Arm wird in die horizontale Adduktion in Richtung sternales Ende der Clavicula gezogen.

Druck: Gegen den Unterarm in Richtung horizontale Abduktion.

Schwäche: Es ist schwer, den Arm in horizontaler Adduktion quer über den Thorax zu ziehen oder mit der Hand die gegenüberliegende Schulter zu berühren. Die Kraft der Flexion und Innenrotation im Schultergelenk ist vermindert.

Verkürzung: Das Bewegungsausmaß in der horizontalen Abduktion und Außenrotation ist eingeschränkt. Eine Verkürzung des Pectoralis major hält den Arm in Innenrotation und Adduktion und bewirkt außerdem Abduktion der Scapula.

Anmerkung: Die Autoren sahen einen Patienten mit einer Ruptur und einen anderen mit Schwäche der unteren Pectoralisfasern, beides Folgen eines Ringkampfes. Der Arm war in Außenrotation und Abduktion, als versucht wurde, ihn mit Kraft nach innen zu drehen und zu adduzieren.

Pectoralis Major, unterer Anteil

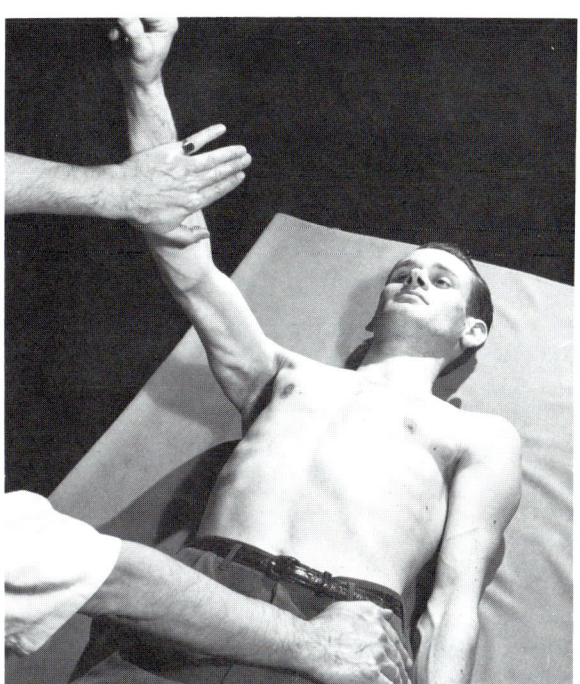

Patient: Rückenlage.

Fixation: Der Prüfer fixiert das Becken an der gegenüberliegenden Spina iliaca anterior superior. Der vordere Anteil der schrägen Bauchmuskeln fixiert den Thorax am Becken. Bei Bauchmuskelschwäche muß der Thorax anstelle des Beckens fixiert werden. Der Triceps hält den Ellbogen in Extension.

Test: Das Schultergelenk ist flektiert und innenrotiert bei gestrecktem Ellbogen. Adduktion des Armes schräg herunter zum gegenüberliegenden Beckenkamm.

Druck: Gegen den Unterarm schräg in Richtung außen und oben.

Schwäche: Die Kraft bei der Adduktion zur gegenüberliegenden Hüfte ist vermindert. Der koordinierte Bewegungsablauf vom Pectoralis major zu den schrägen Bauchmuskeln der Gegenseite ist gestört. Die Folge ist, daß Hack- oder Schlagbewegungen erschwert sind. In Rückenlage hat der Betroffene Mühe, seinen Arm aus der diagonalen Stellung neben dem Kopf vom Tisch abzuheben. Außerdem hat er Schwierigkeiten, große oder schwere Gegenstände in beiden Händen in oder nahe Taillenhöhe zu halten.

Verkürzung: Der Zug des Pectoralis major am Humerus, häufig in Verbindung mit Zug des verspannten Pectoralis minor an der Scapula, zieht den Schultergürtel in die Depression nach vorne. Die Armbewegungen in Flexion und Abduktion über den Kopf sind eingeschränkt.

Pectoralis Minor

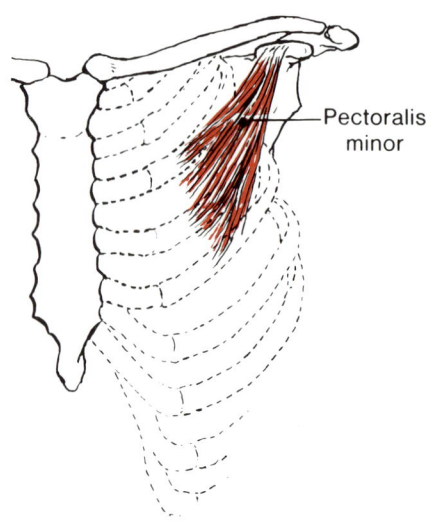

Pectoralis minor

Ursprung: Oberer Rand und Außenflächen der 3.–5. Rippe nahe der Knochen-Knorpelgrenze und Membrana intercostalis externa.

Ansatz: Spitze des Processus coracoideus scapulae.

Funktion: *Mit dem Ursprung als Punctum fixum* kann der Muskel die Scapula nach ventral kippen, d.h. sie bewegt sich um eine Frontalachse; der Processus coracoideus bewegt sich dabei nach ventral und kaudal, während sich der Angulus inferior nach dorsal und kranial bewegt. Bei stabilisierter Scapula wird *der Ansatz zum Punctum fixum,* und der Pectoralis minor wirkt als Einatemhilfsmuskel.

Innervation: N. pectoralis medialis [*thoracicus ventrales*] und ein Ast aus dem N. pectoralis lateralis, C (6), 7, 8, Th 1 (s. Erklärung S. 50).

Patient: Rückenlage.

Fixation: Nur erforderlich bei schwachen Bauchmuskeln. In diesem Fall werden die Rippen auf der Testseite fixiert.

Test: Schulter nach vorne drücken, der Arm liegt dabei neben dem Körper. Der Patient darf nicht die Hand herunterdrücken, um die Schulter vorzubringen (wenn nötig, Hand und Ellbogen abheben lassen).

Druck: Vorne an der Schulter in Richtung nach dorsal.

Schwäche: Kräftige Extension im Schultergelenk hängt von der Stabilisation der Scapula ab, dorsal durch die Rhomboideen und den Levator scapulae, ventral durch den Pectoralis minor. Bei Schwäche des Pectoralis minor ist die Kraft bei der Extension des Armes herabgesetzt.
Der Pectoralis minor kann als Einatemhilfsmuskel tätig sein, wenn die Scapula in der erforderlichen Stellung stabilisiert werden kann. Sind schon andere Atemmuskeln betroffen, wird die Atemarbeit durch Schwäche dieses Muskels noch erschwert. [*wie bei Verkürzung d. coraco-brachialis*]

Kontraktur: Durch eine Kontraktur wird der Processus coracoideus nach vorne und unten gezogen. Bei vielen Armbeschwerden kann eine Kontraktur dieses Muskels ein wichtiger Schmerzfaktor sein. Da der Plexus brachialis und die Gefäße der Axilla zwischen dem Processus coracoideus und den Rippen liegen, kann durch die erhöhte Spannung des Pectoralis minor Druck auf die großen Gefäße und Nerven ausgeübt werden.
Ein kontrakter Pectoralis minor hat eine eingeschränkte Flexion im Schultergelenk zur Folge, weil die Schwenkbewegungen der Scapula begrenzt sind. Diese verhindern das Einstellen der Cavitas glenoidale nach kranial, was für die vollständige Flexion erforderlich ist.

Prüfung der Dehnfähigkeit des Pectoralis minor

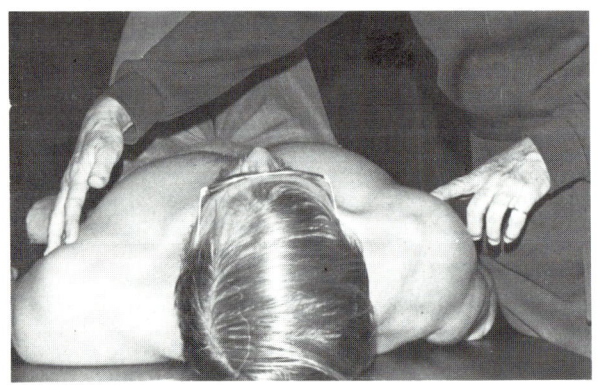

Normale Dehnfähigkeit.

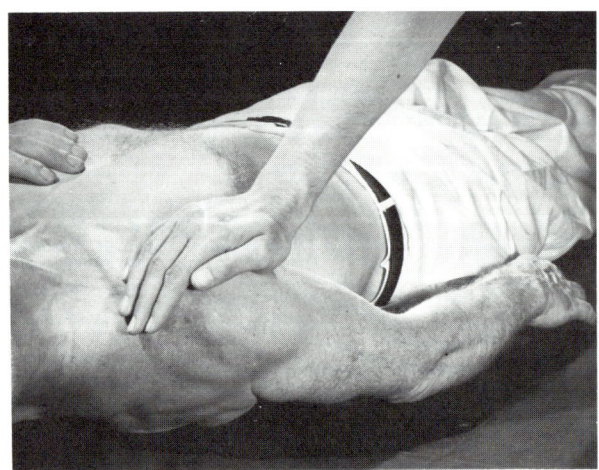

Verkürzung, Schulter ist vorgeschoben.

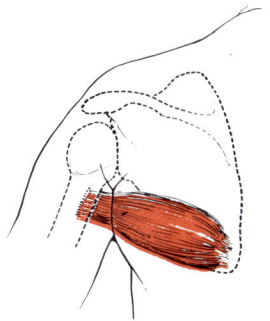

Ursprung: Dorsale Fläche des Angulus inferior und unteres zwei Drittel des Margo lateralis.

Ansatz: Crista tuberculi minoris.

Funktion: Innenrotiert, adduziert und extendiert im Schultergelenk.

Innervation: N. thoracodorsalis, C 5, **6**, 7.

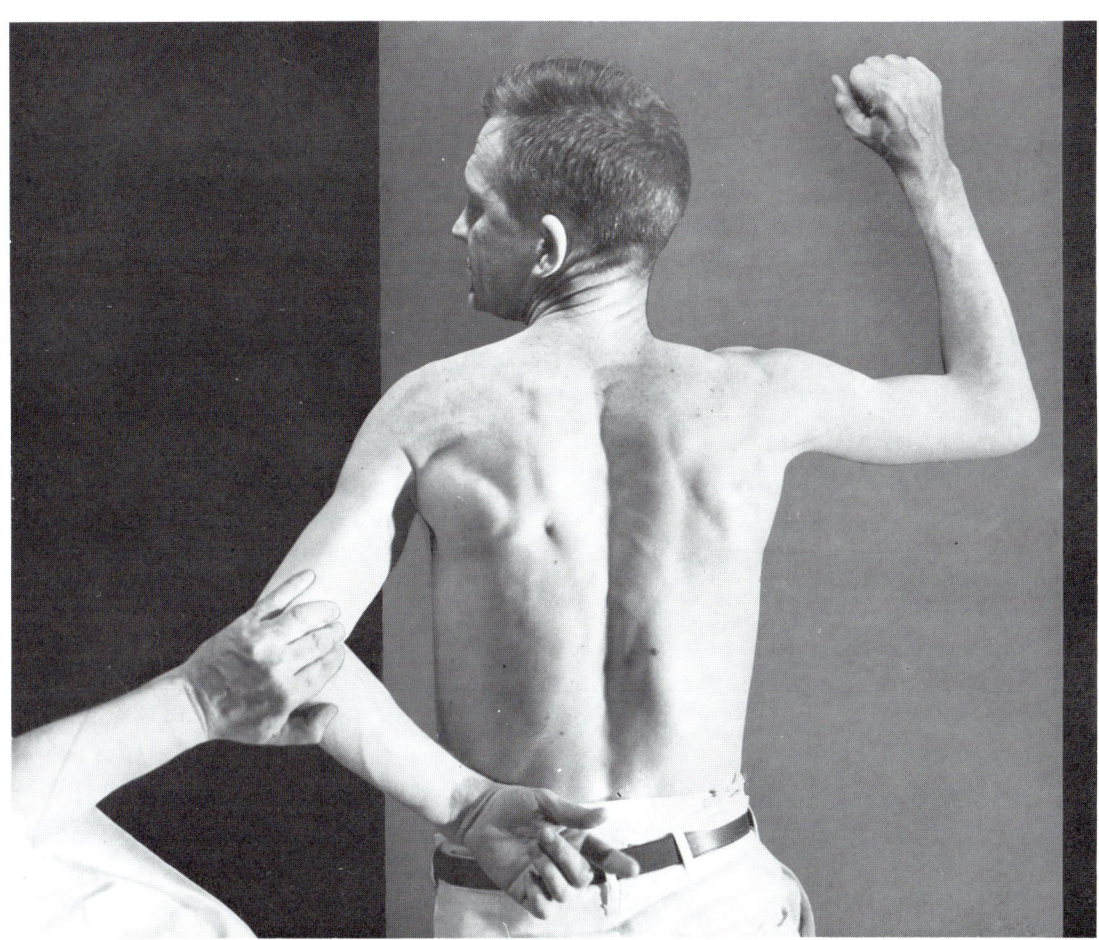

Patient: Bauchlage.

Fixation: Im allgemeinen nicht erforderlich, da das Gewicht des Rumpfes für die Fixation ausreicht. Falls nötig, wird die andere Schulter fixiert.

Test: Extension und Adduktion mit innenrotiertem Arm; die Hand liegt hinten auf dem Beckenkamm.

Druck: Gegen den Arm, oberhalb des Ellbogens, in Richtung Abduktion und Flexion.

Schwäche: Die Kraft in der Innenrotation, Adduktion und Extension ist vermindert.

Verkürzung: Verhindert volles Bewegungsausmaß in Außenrotation und Abduktion im Schultergelenk. Bei verkürztem Teres major schwenkt die Scapula fast gleichzeitig mit der Flexion und Abduktion nach lateral. Scapulamitbewegungen bei Flexion und Abduktion hängen von dem Grad der Muskelverkürzung des Teres major und des Subscapularis ab.

Innenrotatoren des Schultergelenkes

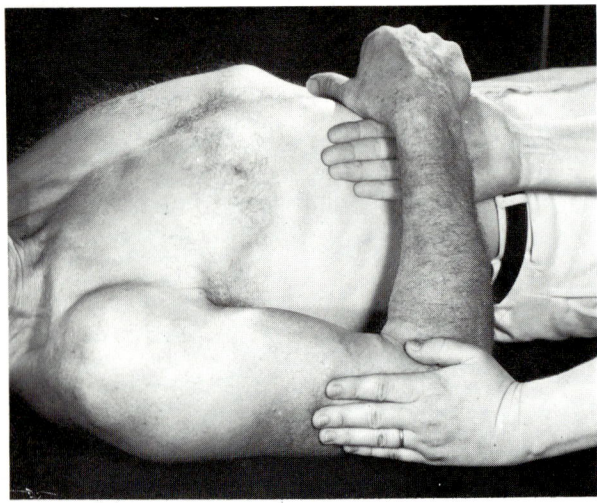

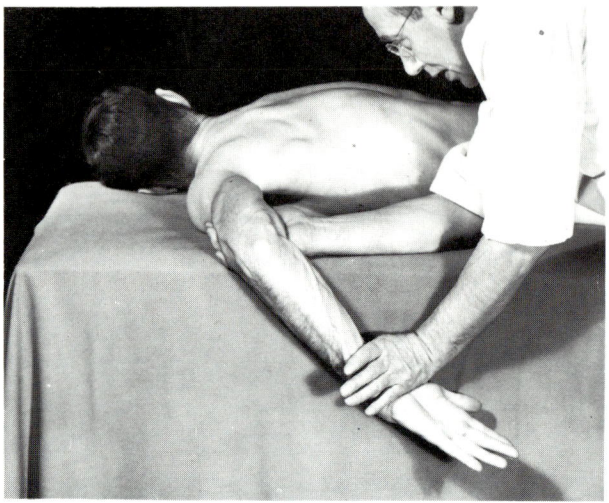

Die Hauptinnenrotatoren sind der Latissimus dorsi, Pectoralis major, Subscapularis und Teres major.

Patient: Rückenlage.

Fixation: Außen am distalen Humerus, in Form von Druck gegen den Körper, um eine reine Rotationsbewegung sicherzustellen.

Test: Innenrotation mit Arm neben dem Körper und rechtwinklig gebeugtem Ellbogen.

Druck: Der Unterarm dient als Hebel. Druck wird in Richtung Außenrotation gegeben.

Anmerkung: Der Test aus Bauchlage wird dem aus Rückenlage vorgezogen, um bei Schwäche die Bewegung gegen die Schwerkraft genau beurteilen zu können (s. rechtes Bild). Um maximale Kraft zu prüfen, wird der Test aus Rückenlage vorgezogen, weil die Scapula in dieser Lage weniger Fixation erfordert.

Patient: Bauchlage.

Fixation: Der Arm liegt in 90° Abduktion auf dem Tisch. Die Hand des Prüfers liegt unter dem distalen Oberarm, um einesteils den Auflagedruck zu mindern und andererseits den Humerus zu fixieren, damit nur Rotation stattfindet. Die Rhomboideen stabilisieren die Scapula.

Test: Innenrotation mit rechtwinklig gebeugtem Ellbogen.

Druck: Der Unterarm dient als Hebel. Druck wird in Richtung Außenrotation gegeben.

Schwäche: Da die Innenrotatoren auch kräftige Adduktoren sind, ist die Fähigkeit, Innenrotation und Adduktion zusammen auszuführen, vermindert.

Verkürzung: Hochheben des Armes über den Kopf und Außenrotation ist eingeschränkt.

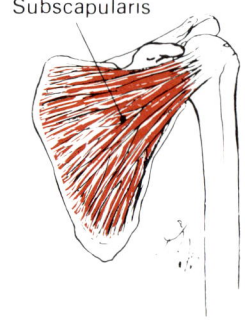

Subscapularis

Subscapularis

Ursprung: Fossa subscapularis.

Ansatz: Tuberculum minus und Schultergelenkskapsel.

Funktion: Innenrotiert im Schultergelenk und stabilisiert während der Schultergelenksbewegungen den Humeruskopf in der Pfanne.

Innervation: Nn. subscapulares, C 5, 6, 7.

Prüfung der Dehnfähigkeit der Rotatoren des Armes

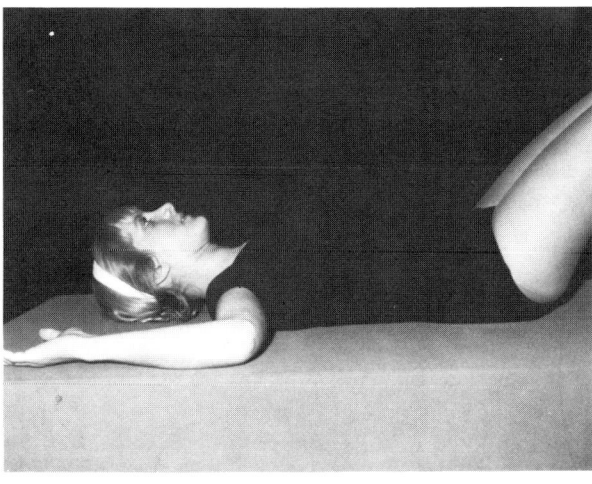

Normales Bewegungsausmaß der Außenrotation im Schultergelenk (90°).

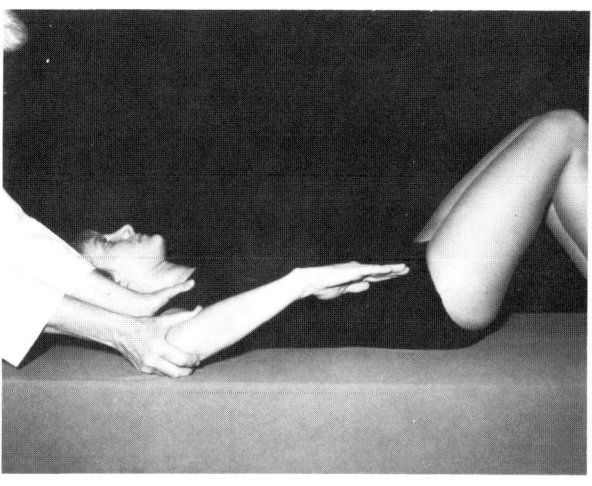

Normales Bewegungsausmaß der Innenrotation im Schultergelenk (ca. 70°). Die Schulter wird fixiert, um Mitbewegungen im Schultergürtel zu verhindern.

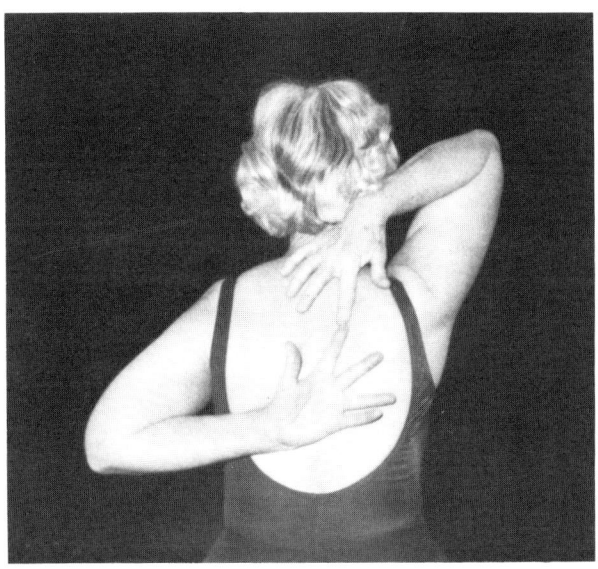

Die Hände im Rücken zusammenzuführen (wie im Bild) erfordert normales Bewegungsausmaß im Schultergelenk ohne Mitbewegungen des Schultergürtels.

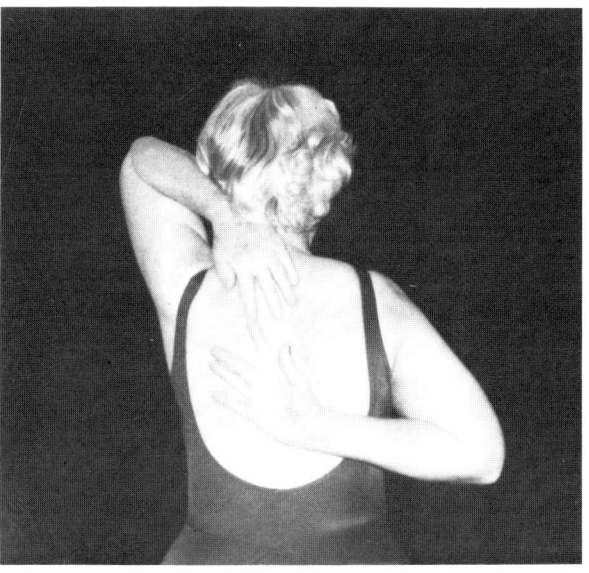

Wenn die Innenrotation eingeschränkt ist, wird versucht durch Schultergürtelmitbewegungen zu kompensieren. Das Ausweichen wird sichtbar an der Kippbewegung nach ventral und dem flügelartigen Abstehen der Scapula.

Außenrotatoren des Schultergelenkes (Bauchlage)

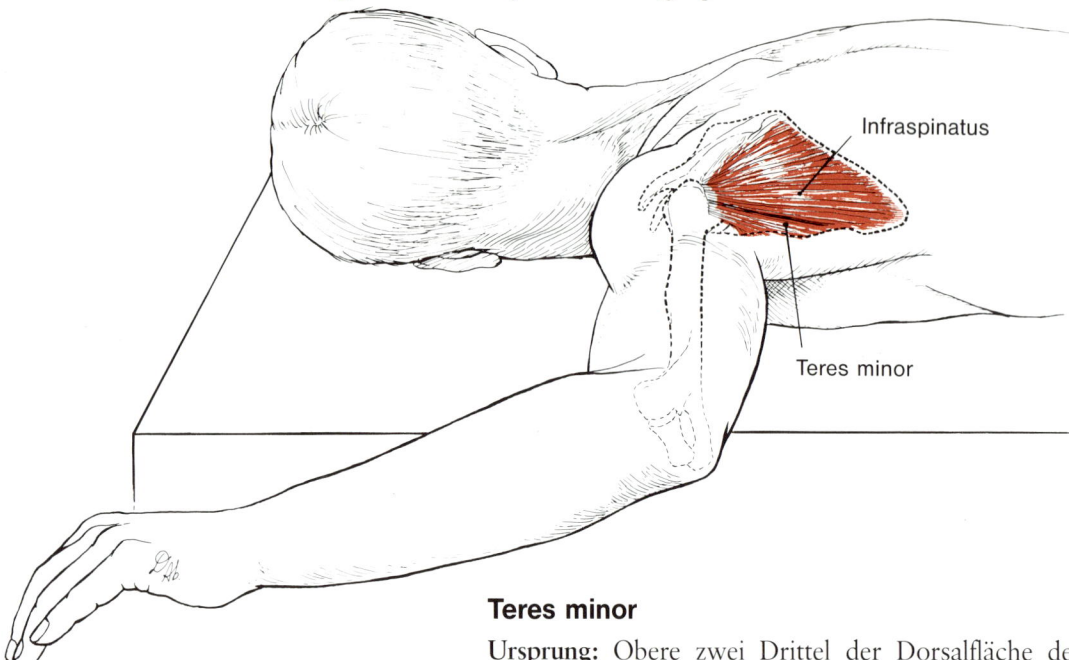

Infraspinatus

Teres minor

Infraspinatus

Ursprung: Mediale zwei Drittel der Fossa infraspinata.

Ansatz: Mittlere Facette des Tuberculum majus und Schultergelenkskapsel.

Funktion: Außenrotiert im Schultergelenk und stabilisiert während der Schultergelenksbewegungen den Humeruskopf in der Pfanne.

Innervation: N. suprascapularis, C (4), **5, 6.**

Teres minor

Ursprung: Obere zwei Drittel der Dorsalfläche des Margo lateralis scapulae.

Ansatz: Untere Facette des Tuberculum majus und Schultergelenkskapsel.

Funktion: Außenrotiert im Schultergelenk und stabilisiert während der Schultergelenksbewegungen den Humeruskopf in der Pfanne.

Innervation: N. axillaris, C **5, 6**

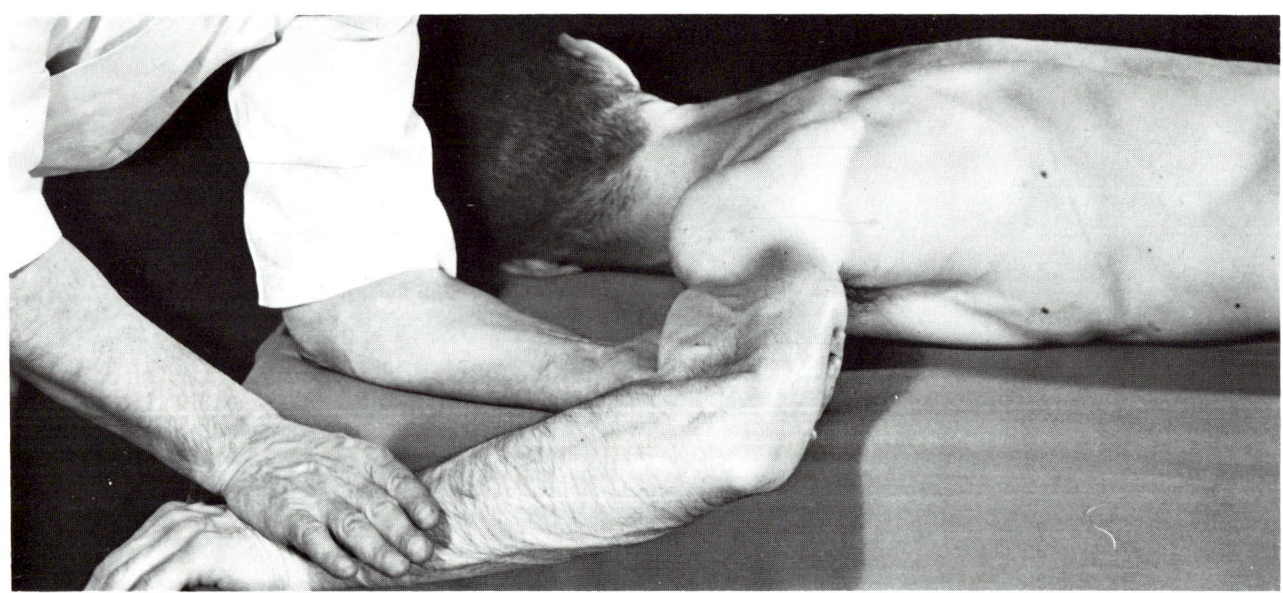

Patient: Bauchlage.

Fixation: Der Arm liegt in 90° Abduktion, der Unterarm hängt über die Tischkante. Der Prüfer legt zur Fixation eine Hand unter den distalen Oberarm, um bei der Rotationsbewegung keine Ab- und Adduktionsbewegung im Schultergelenk zuzulassen. Dieser Test erfordert Stabilisation durch die Scapulamuskeln, besonders des mittleren und unteren Trapezius. Bei der

Testdurchführung muß beobachtet werden, ob eine Kippung der Scapula nach ventral stattfindet oder die Außenrotatoren nachgeben, wenn Druck ausgeübt wird.

Test: Außenrotation mit rechtwinklig gebeugtem Ellbogen.

Druck: Am Unterarm in Richtung Innenrotation. Der Unterarm wird als Hebel benutzt.

Außenrotatoren des Schultergelenkes (Rückenlage)

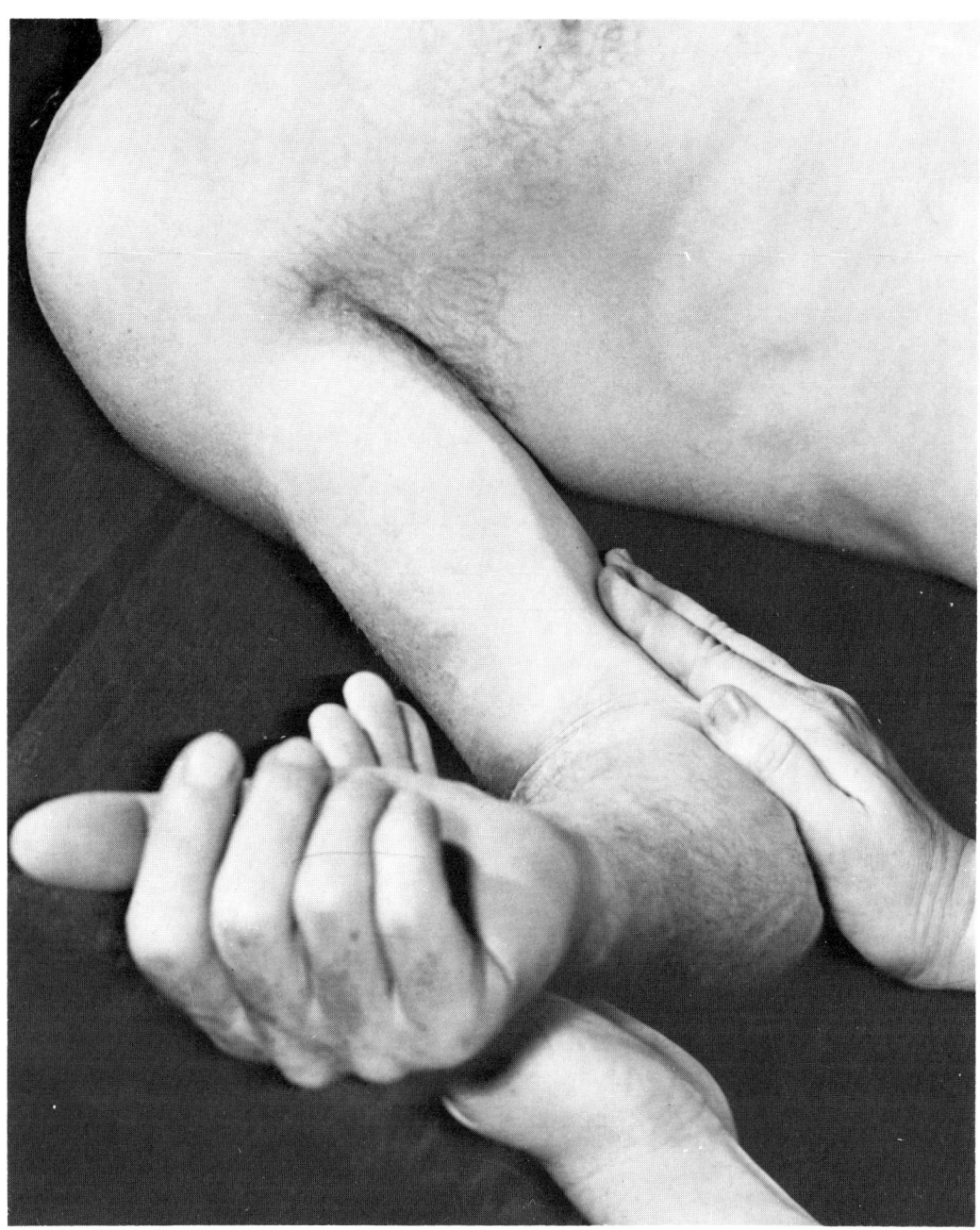

Patient: Rückenlage.

Fixation: Innen am distalen Humerus in Form von Druck gegen den Körper, um eine reine Rotationsbewegung sicherzustellen.

Test: Außenrotation mit rechtwinklig gebeugtem Ellbogen.

Druck: Am Unterarm in Richtung Innenrotation. Der Unterarm wird als Hebel benutzt.

Schwäche: Der Humerus nimmt eine innenrotierte Stellung ein. Außenrotation gegen die Schwerkraft ist erschwert oder unmöglich.

Der Test in Bauchlage für Teres minor und Supraspinatus wird dem aus Rückenlage vorgezogen, um schwache Außenrotatoren bei der Bewegung gegen die Schwerkraft und durch Palpation genau beurteilen zu können. Ist keine maximale Stabilisation durch den Trapezius nötig oder die Mithilfe durch den hinteren Delta soll ausgeschaltet werden, wird der Test in Rückenlage bevorzugt.

Rhomboideen, Levator Scapulae und Trapezius

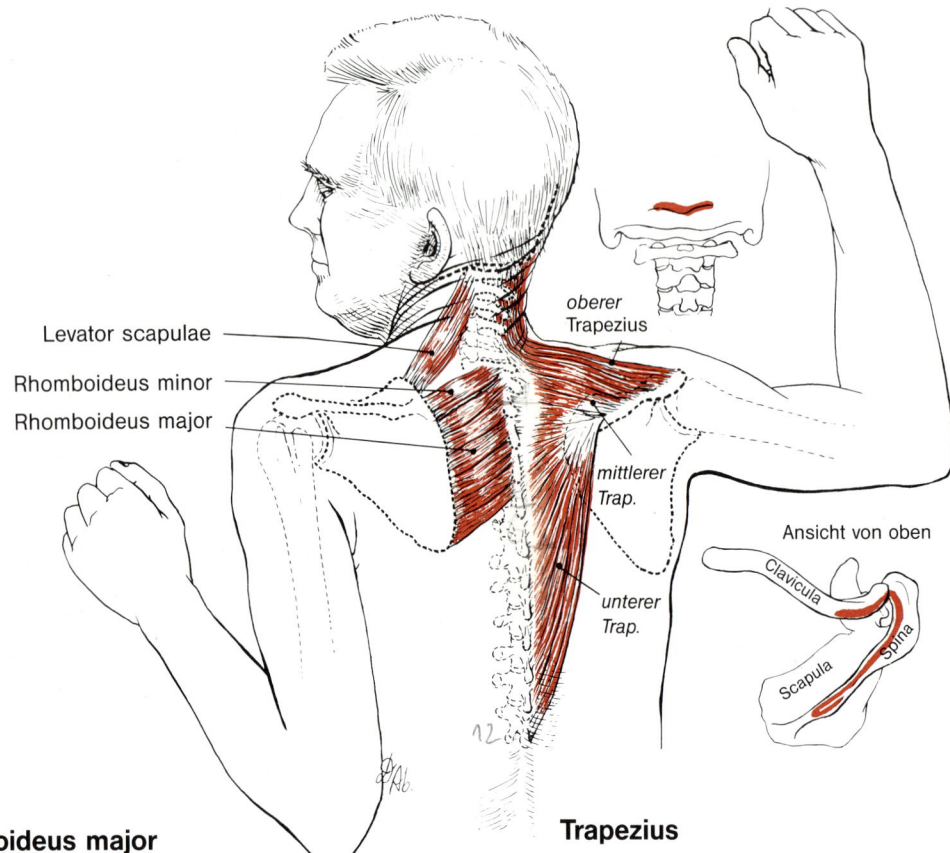

Levator scapulae
Rhomboideus minor
Rhomboideus major

oberer Trapezius

mittlerer Trap.

unterer Trap.

Ansicht von oben

Clavicula

Spina

Scapula

Rhomboideus major

Ursprung: Dornfortsätze der 2.–5. Brustwirbel.

Ansatz: Margo medialis scapulae zwischen Spina und Angulus inferior scapulae.

Rhomboideus minor

Ursprung: Ligamentum nuchae, Dornfortsätze des 7. Hals- und 1. Brustwirbels.

Ansatz: Margo medialis scapulae, kranial der Spina.

Funktion: Die Muskeln adduzieren und elevieren die Scapula, schwenken den Angulus inferior nach medial, so daß die Cavitas glenoidale nach kaudal zeigt.

Innervation: N. dorsalis scapulae, C 4, 5.

Levator scapulae

Ursprung: Querfortsätze der oberen vier Halswirbel.

Ansatz: Margo medialis scapulae zwischen Angulus superior und Spina.

Funktion: *Mit dem Ursprung als Punctum fixum* elevieret der Muskel die Scapula und unterstützt die Schwenkbewegung nach medial, so daß die Cavitas glenoidale nach kaudal zeigt.
Mit dem Ansatz als Punctum fixum und bei einseitiger Anspannung kommt es zur Lateralflexion der Halswirbelsäule mit Rotation zur selben Seite.
Bei *beidseitiger Anspannung* kann er die Extension der Halswirbelsäule unterstützen.

Innervation: C 3, 4 und N. dorsalis scapulae, C 4, 5.

Trapezius

Ursprung:
Pars descendens: Protuberantia occipitalis externa, mediales Drittel der Linea nucheae superior, Ligamentum nuchae und Dornfortsatz des 7. Halswirbels.
Pars transversa: Dornfortsätze der 1.–5. Brustwirbel.
Pars ascendens: Dornfortsätze der 6.–12. Brustwirbel.

Ansatz:
Pars descendens: Laterales Drittel der Clavicula und Acromion.
Pars transversa: Medialer Rand des Acromions und obere Kante der Spina scapulae.
Pars ascendens: Trigonum spinae scapulae.

Funktion: *Mit dem Ursprung als Punctum fixum* adduzieren vorwiegend die mittleren Fasern die Scapula, während die oberen und unteren Fasern die Scapula stabilisieren. Die Schwenkbewegung nach lateral (die Cavitas glenoidale zeigt nach kranial) wird vorwiegend von den oberen und unteren Fasern ausgeführt, während die mittleren Fasern die Scapula stabilisieren. Zusätzlich bewirken die oberen Fasern Elevation und die unteren Fasern Depression der Scapula.
Mit dem Ansatz als Punctum fixum bewirken bei *einseitiger Kontraktion* die oberen Fasern Extension und Lateralflexion der Halswirbelsäule; sie rotieren Kopf und Halswirbelsäule, so daß sich das Gesicht zur anderen Seite dreht. Bei *beidseitiger Kontraktion* extendieren die oberen Fasern die Halswirbelsäule.

Innervation: N. accessorius, Plexus cervicalis, C 2, 3, 4.

110

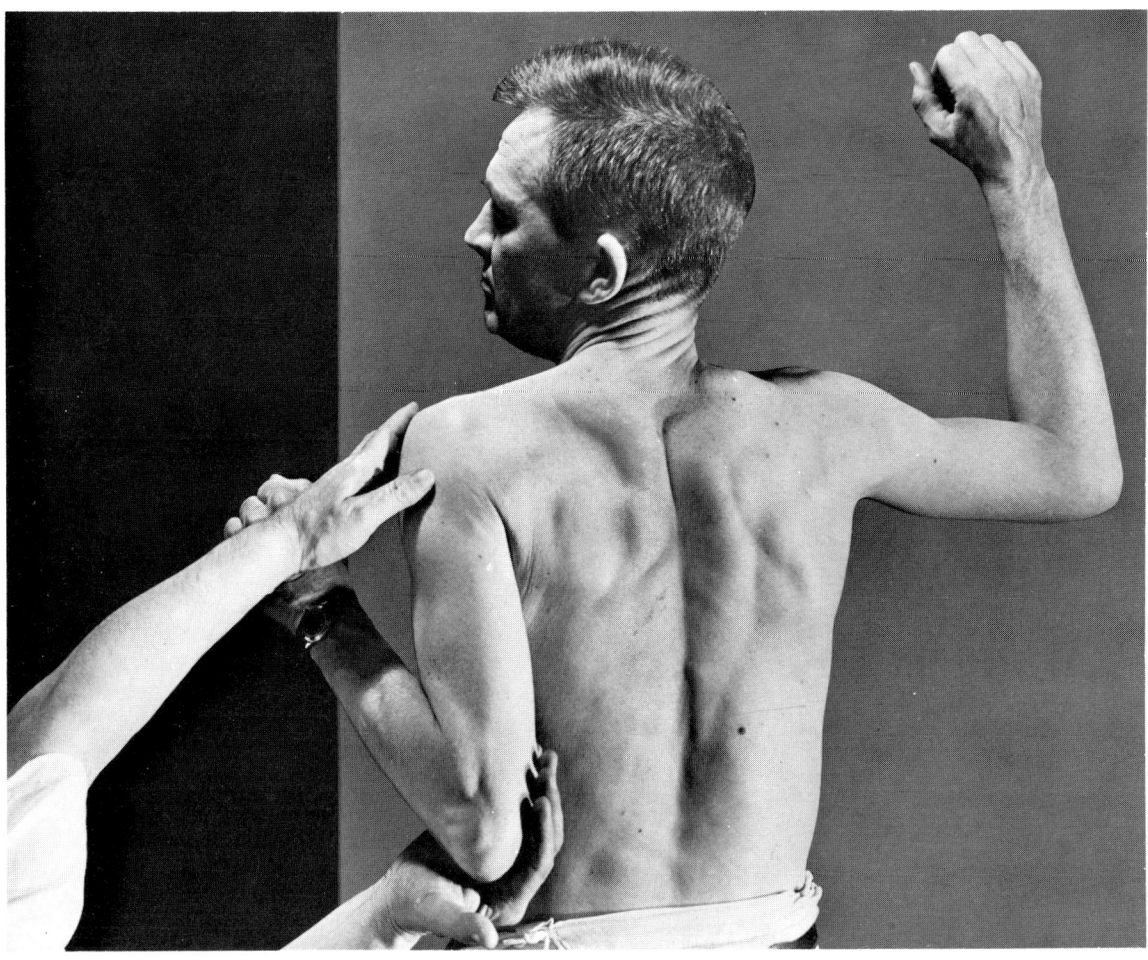

Stützfunktion eingeschränkt /zuschwer

Patient: Bauchlage.

Fixation: Nicht erforderlich. Es wird davon ausgegangen, daß die Adduktoren des Schultergelenkes getestet wurden und kräftig genug sind, so daß der Arm als Hebel benutzt werden kann.

Test: Adduktion und Elevation der Scapula mit Schwenken des Angulus inferior nach medial. Der Arm wird in die dargestellte Position gebracht, um eine günstige Hebelwirkung für den Druck zu erreichen. Der Ellbogen ist gebeugt, der Arm adduziert an der Seite des Körpers und in leichter Extension und leichter Außenrotation.

Mit dem Test soll die Fähigkeit der Rhomboideen geprüft werden, die Scapula in der Testposition zu halten, wenn Druck am Arm gegeben wird.

Druck: Der Prüfer gibt mit einer Hand Druck gegen den Arm des Patienten in Richtung Abduktion der Scapula mit Schwenken des Angulus inferior nach lateral. Mit der anderen Hand drückt er die Scapula des Patienten in Richtung Depression.

Schwäche: Die Scapula ist abduziert und der Angulus inferior nach lateral geschwenkt. Die Kraft der Adduktion und Extension im Schultergelenk ist wegen der mangelnden Stabilisation durch die Rhomboideen herabgesetzt. Die übrige Funktion des Armes ist bei der Schwäche der Rhomboideen weniger betroffen als bei Schwäche des Trapezius oder des Serratus anterior.

Kontraktur: Die Scapula wird in Adduktion und Elevation gezogen. Die Kontraktur wird häufig von einer Parese oder Schwäche des Serratus begleitet, da die Rhomboideen Antagonisten des Serratus sind.

Modifizierter Test: Sind die Muskeln des Schultergelenkes schwach, bringt der Prüfer die Scapula in die Testposition und versucht das Acromion nach kaudal und den Angulus inferior nach lateral zu drücken.

Anmerkung: Das obige Bild zeigt die Rhomboideen in kontrahiertem Zustand. (s. S. 100: Die linken Rhomboideen sind gedehnt, die rechten weder verkürzt noch gedehnt).

Mittlerer Trapezius

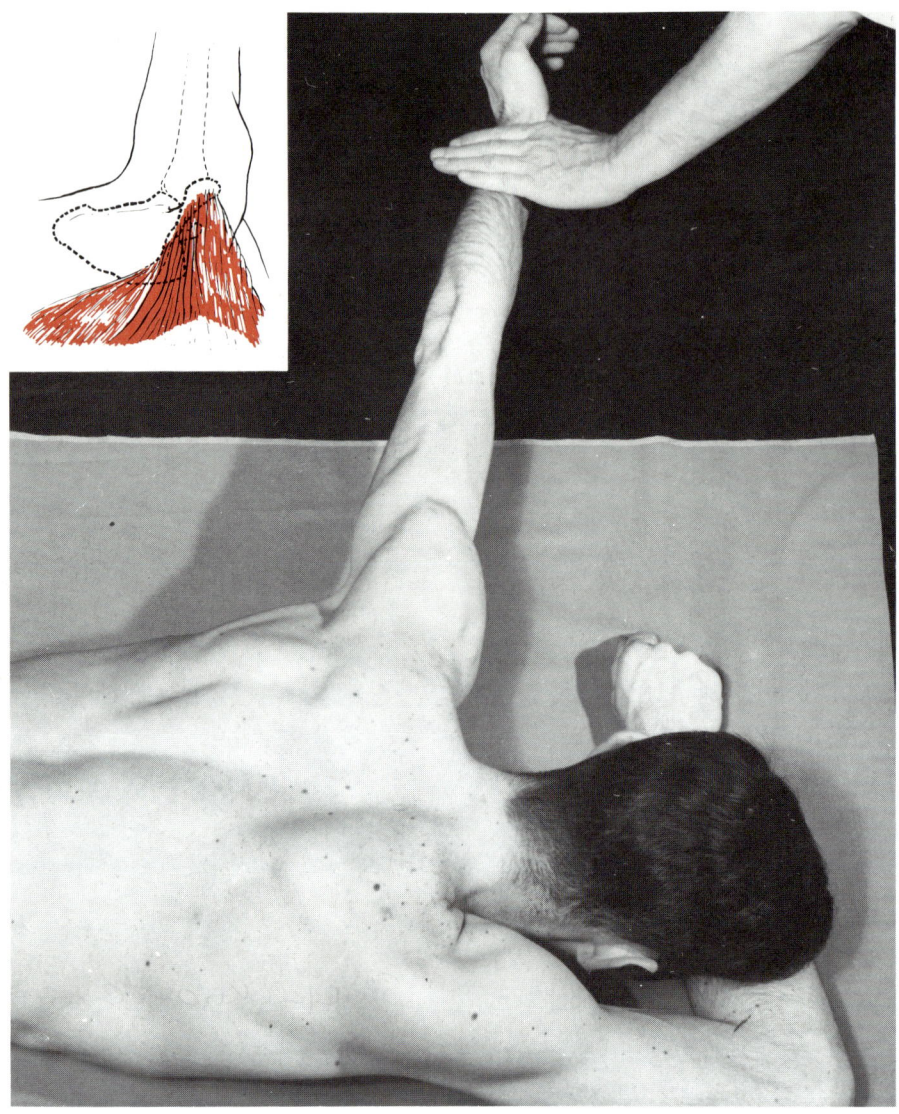

Patient: Bauchlage.

Fixation: Nicht erforderlich. Die Ellbogenextensoren und die dorsalen Schultergelenksmuskeln (hinterer Delta, Teres minor, Infraspinatus) müssen stabilisieren, damit der Arm als Hebel benutzt werden kann.

Test: Adduktion der Scapula. Um diese Stellung der Scapula und die nötige Hebelwirkung für den Test zu erreichen, ist der Ellbogen gestreckt und der Arm wird in 90° Abduktion und Außenrotation gebracht. Aufpassen, daß der Schultergürtel nicht hochgezogen wird.

Druck: Gegen den Unterarm nach unten in Richtung Tisch.

Modifikation des Tests bei schwachen dorsalen Schultergelenksmuskeln:

Patient: Bauchlage. Der Arm hängt seitlich über die Tischkante.

Fixation: Keine.

Test: Der Prüfer nimmt das Gewicht des Armes ab und ohne Elevation des Schultergürtels bringt er die Scapula in Adduktion.

Druck: Wenn der Prüfer die Unterstützung des Armes langsam aufgibt, übt der hängende Arm eine Kraft aus, die abduzierend auf die Scapula wirkt. Ein sehr schwacher Trapezius kann die Scapula gegen diese Kraft nicht in adduzierter Stellung halten. Wenn der mittlere Trapezius das Gewicht des hängenden Armes halten kann, kann Druck gegen die Scapula in Richtung Abduktion gegeben werden. Beim Eintragen der Bewertung muß notiert werden, daß der Test «ohne Arm» durchgeführt wurde, d.h. daß der Arm nicht als Hebel benutzt wurde.

Rhombo-Test

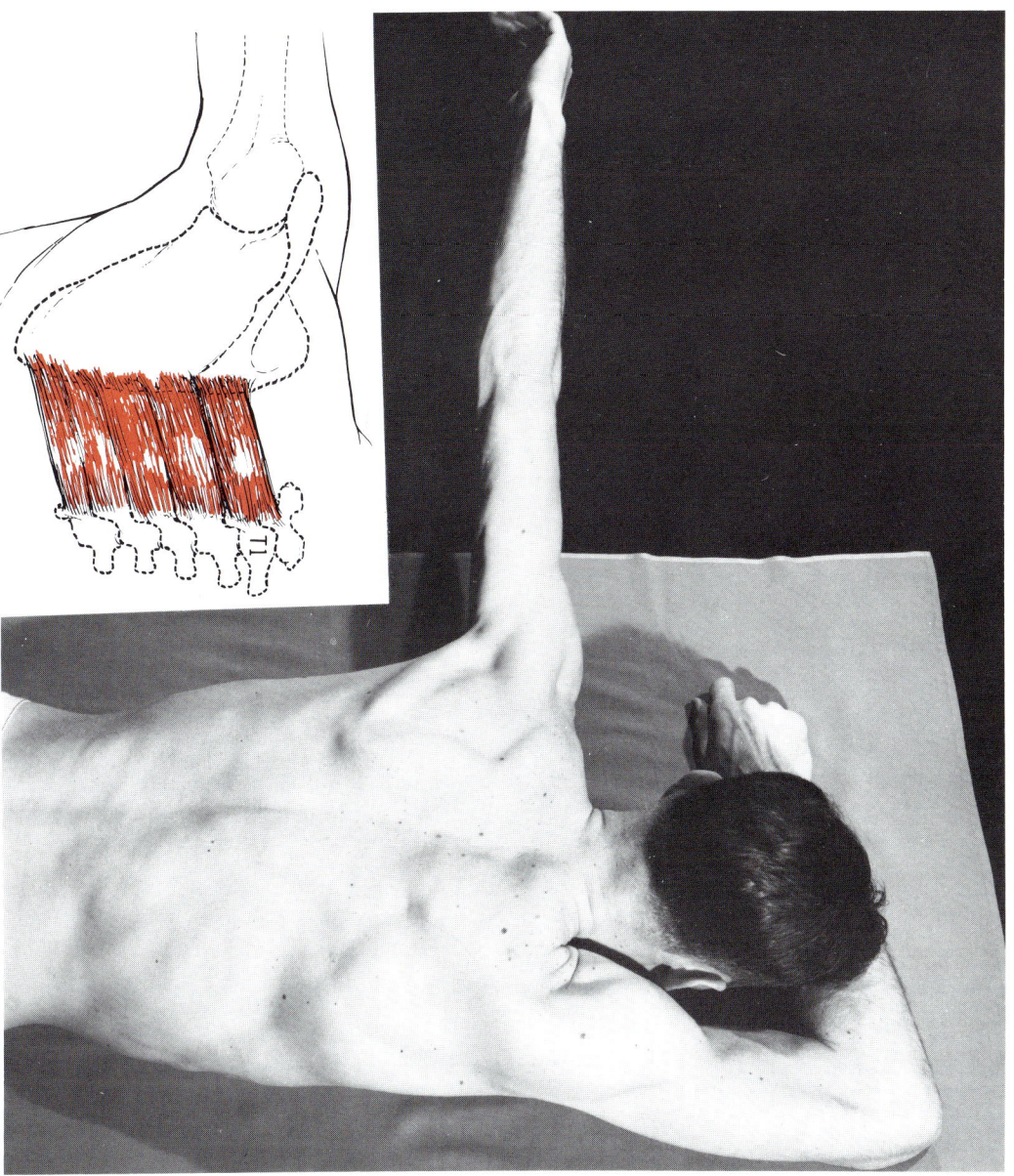

Wenn beim Test des mittleren Trapezius Innenrotation des Armes und Elevation der Scapula erlaubt wird, ist es kein Test des Trapezius mehr. Wie das Bild zeigt, ist der Arm innenrotiert, die Scapula hochgezogen, nach ventral gekippt und adduziert. Die Adduktion ist hier eher auf die Tätigkeit der Rhomboideen als des mittleren Trapezius zurückzuführen. Ein Vergleich des Bildes auf dieser Seite mit dem auf der vorigen, macht deutlich, was mit spezifischer Tätigkeit gemeint ist, bei der ein Muskel als Hauptmuskel tätig ist.

Unterer Trapezius

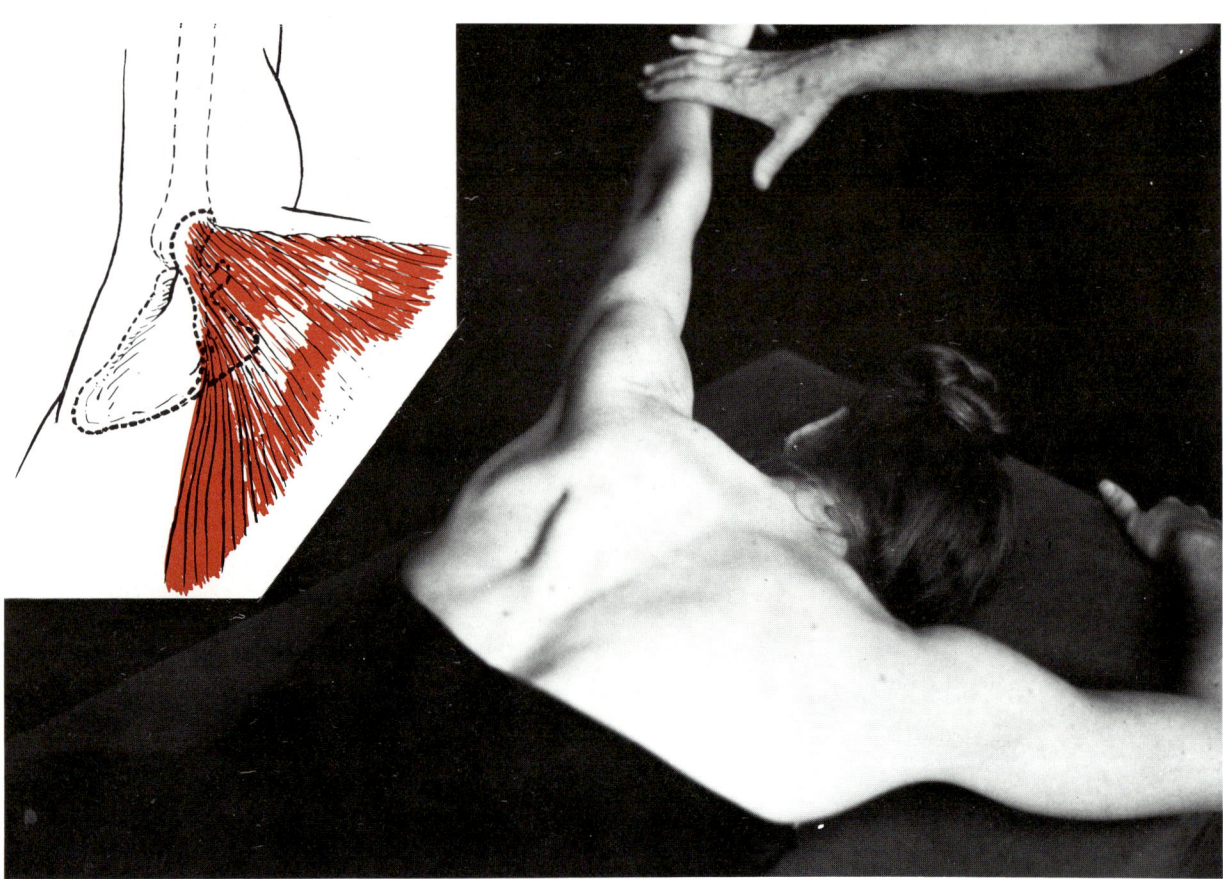

Patient: Bauchlage.

Fixation: Nicht erforderlich. Die Ellbogenextensoren und die Schultergelenksmuskeln, besonders der hintere Delta, müssen stabilisieren, damit der Arm als Hebel benutzt werden kann.

Test: Depression, Schwenken des Angulus inferior nach lateral und Adduktion der Scapula. Um diese Stellung der Scapula und die nötige Hebelwirkung für den Test zu erreichen, wird der Arm diagonal nach oben in die Außenrotation gebracht. In dieser Testposition wird die Funktion des unteren Trapezius betont.

Druck: Gegen den Unterarm nach unten in Richtung Tisch.

Modifikation des Tests bei schwachen dorsalen Schultergelenksmuskeln:

Patient: Bauchlage. Der Arm hängt seitlich über die Tischkante.

Fixation: Keine.

Test: Der Prüfer bringt die Scapula in Adduktion und Depression. Durch die Armhaltung ist der Angulus inferior etwas nach lateral geschwenkt.

Druck: Gegen die Scapula in Richtung Elevation, dabei die Scapula etwas abduzieren. Beim Eintragen der Bewertung muß notiert werden, daß der Test «ohne Arm» durchgeführt wurde, d.h. daß der Arm nicht als Hebel benutzt wurde.

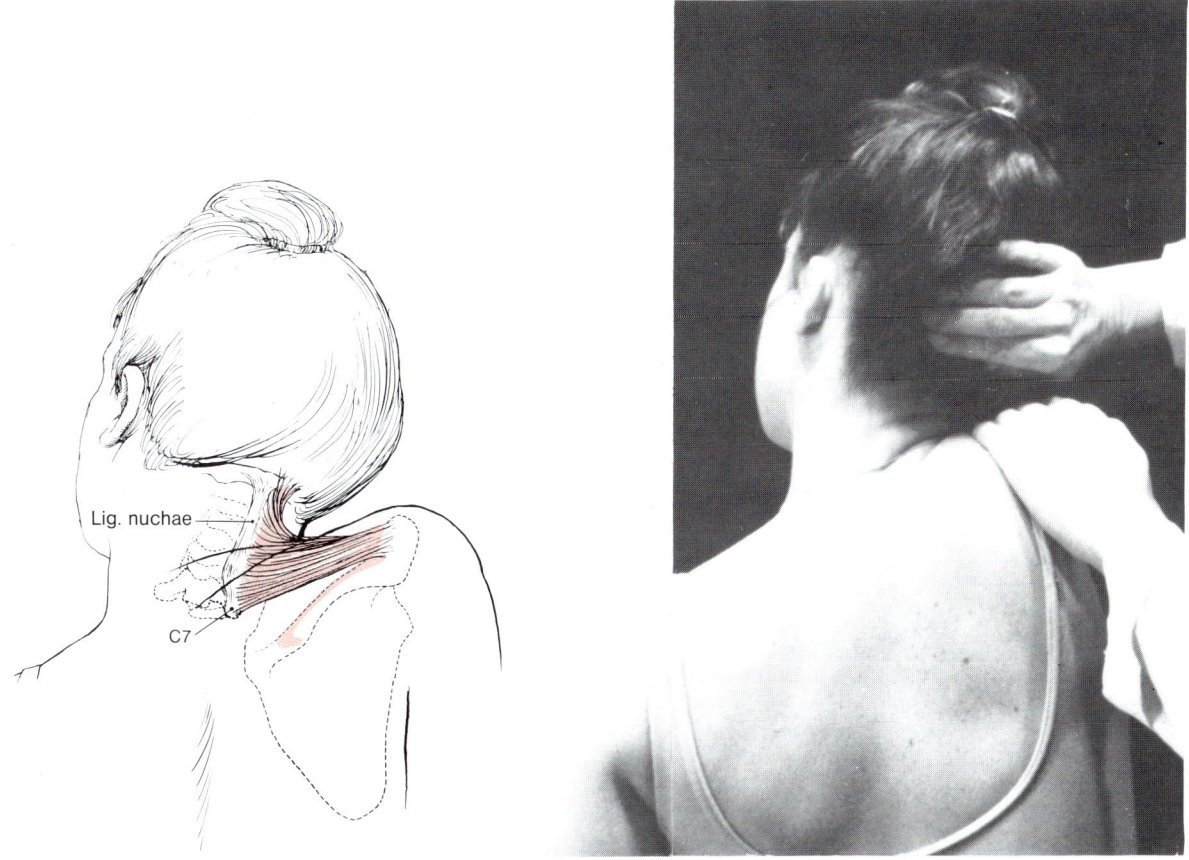

Lig. nuchae

C7

Patient: Sitz.

Fixation: Nicht erforderlich.

Test: Elevation der Scapula, Extension und Lateralflexion der Halswirbelsäule zur hochgezogenen Schulter und Rotation zur Gegenseite.

Druck: Gegen die Schulter in Richtung Depression und gegen den Kopf in Richtung Flexion und Lateralflexion zur anderen Seite.

Schwäche: Das Annähern des Acromions zum Hinterhaupt ist erschwert, ebenso das Anheben des Kopfes aus Bauchlage. Abduktion und Flexion des Armes über Schulterhöhe ist nicht in vollem Ausmaß möglich (s. S. 120 über die Stellung des Schultergürtels bei vollständiger Trapeziuslähmung).

Verkürzung: Der Schultergürtel ist hochgezogen (häufig bei Berufsboxern und Schwimmern zu sehen). Bei Kyphose der Brustwirbelsäule mit kompensatorischer Hyperextension der oberen Kopfgelenke ist der obere Trapezius verkürzt.

Kontraktur: Einseitige Kontraktur wird häufig bei Torticollis gesehen, dabei ist z.B. der linke obere Trapezius zusammen mit dem linken Sternocleidomastoideus und den Scaleni links kontrakt (s. auch S. 245).

Serratus Anterior

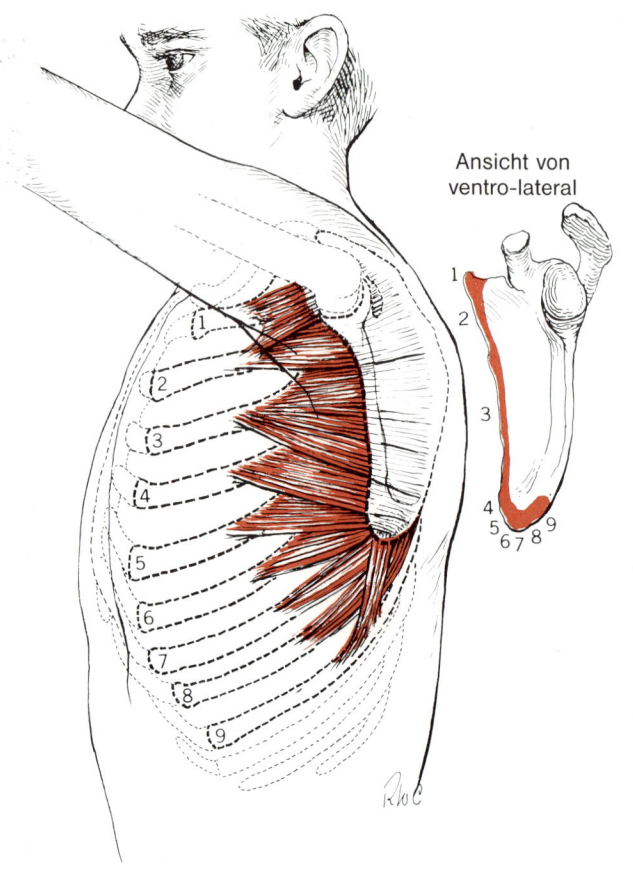

Ansicht von ventro-lateral

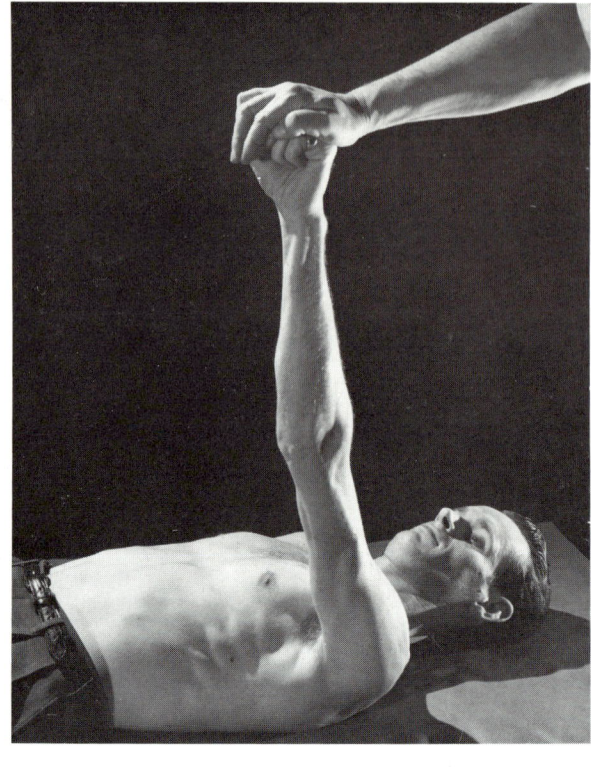

Ursprung: Außenflächen und obere Kanten der 1.–(8.) 9. Rippe.

Ansatz: Ventrale Fläche des Margo medialis scapulae.

Funktion: *Mit dem Ursprung als Punctum fixum* abduziert der Muskel die Scapula und schwenkt den Angulus inferior nach lateral, so daß die Cavitas glenoidale nach kranial zeigt; außerdem fixiert er den Margo medialis an den Thorax. Die unteren Fasern können die Scapula senken und die oberen sie leicht heben. Der Serratus kann auch in einer Ausgangsstellung tätig sein, in der der Humerus in Flexion fixiert ist und die Hände an der Wand liegen (s. Serratustest im Stand, S. 118). Beim Versuch, den Körper von der Wand wegzudrükken, schiebt sich der Thorax nach hinten. Ein anderes Beispiel für diese Art der Muskelarbeit ist der Liegestütz.
Wenn die Scapula durch die Rhomboideen in Adduktion stabilisiert ist, d.h. wenn der *Ansatz des Muskels das Punctum fixum* ist, kann der Serratus als Einatemhilfsmuskel wirken.

Innervation: N. thoracicus longus, C 5, 6, 7, 8.

Patient: Rückenlage.

Fixation: Nicht erforderlich, es sei denn, die Schulteroder Ellbogenmuskeln sind schwach. In diesem Fall wird der Prüfer den Arm während des Tests in der senkrechten Stellung halten.

Test: Abduktion der Scapula, indem sich der Arm nach ventral bewegt (vom Tisch aus nach oben). Die Scapulabewegung muß beobachtet und der Angulus inferior getastet werden, um sicher zu sein, daß die Scapula sich abduziert. Das Hochschieben des Armes kann durch Tätigkeit des Pectoralis minor zustande kommen (unterstützt vom Levator und den Rhomboideen), wenn der Serratus schwach ist. In diesem Fall bewegt sich der Processus coracoideus nach verntral, der Angulus inferior bewegt sich nach dorsal und schwenkt nach medial. Wenn eine solche Ausweichbewegung während des Tests stattfindet, wird der Test im Sitz bevorzugt.

Druck: Gegen die Faust des Patienten. Der Druck wird durch den ganzen Arm nach unten auf die Scapula gerichtet und diese in Richtung Adduktion geschoben. Ein gewisser Druck kann gleichzeitig am Margo lateralis gegeben werden.

116

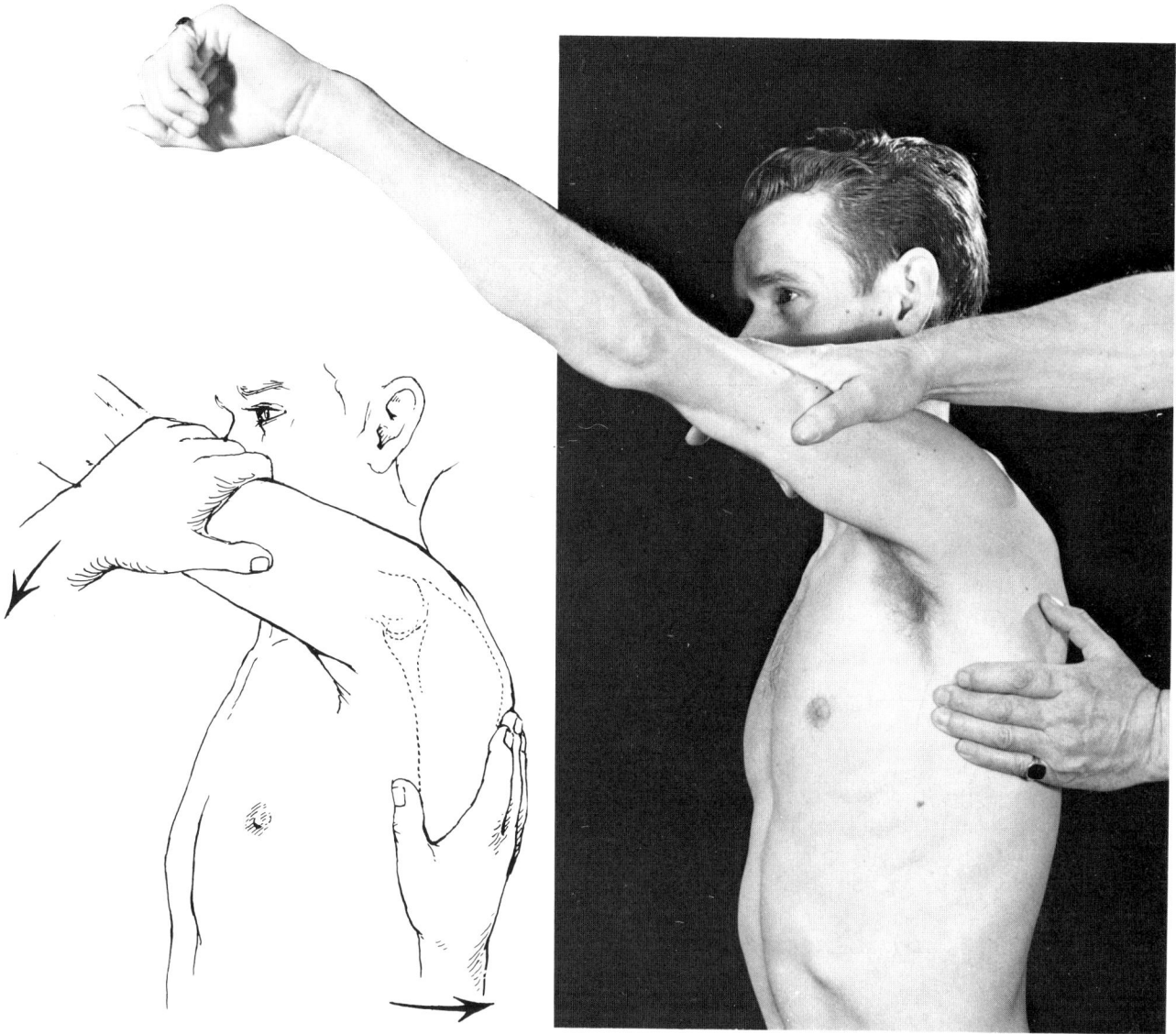

Patient: Sitz.

Fixation: Nicht erforderlich, wenn der Rumpf stabil ist. Allerdings müssen die Flexoren des Schultergelenkes kräftig sein, damit der Arm als Hebel benutzt werden kann.

Test: Stabilisation der Scapula in Abduktion mit dem Angulus inferior nach lateral geschwenkt, so daß der Arm zwischen 120° und 130° Schultergelenksflexion gehalten wird. Dieser Test betont das Schwenken des Angulus inferior nach lateral bei abduzierter Scapula, verglichen mit der Betonung auf der Abduktion in Rükkenlage und im Stand.

Druck: Gegen die dorsale Fläche des Armes zwischen Schulter und Ellbogen in Richtung Extension und ein gewisser Druck gegen den Margo lateralis in Richtung Schwenken des Angulus inferior nach medial. Aus fotografischen Gründen stand der Prüfer hinter dem Patienten und gab Druck mit den Fingerspitzen an der Scapula (s. Bild). In der Praxis ist es besser, neben dem Patienten zu stehen und den Druck zu geben (wie auf dem Nebenbild dargestellt). Es sollte kein langer Hebel benutzt werden (durch Druck am Unterarm oder Handgelenk), weil normale Schultergelenksflexoren schon vor dem Serratus nachgeben, auch wenn der Serratus nur mit «Gut minus» (70%) bewertet worden ist.

Schwäche: Heben des Armes in die Flexion oder Abduktion ist erschwert. Die Folge ist flügelartiges Abstehen der Scapula (Scapula alata).

Serratus Anterior

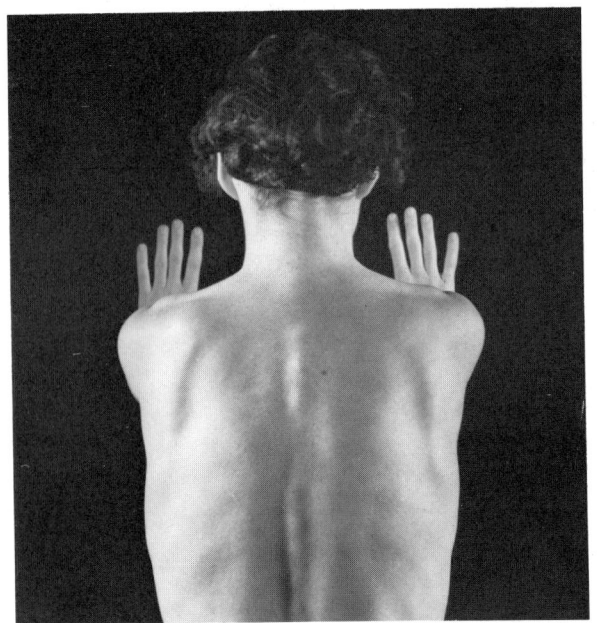 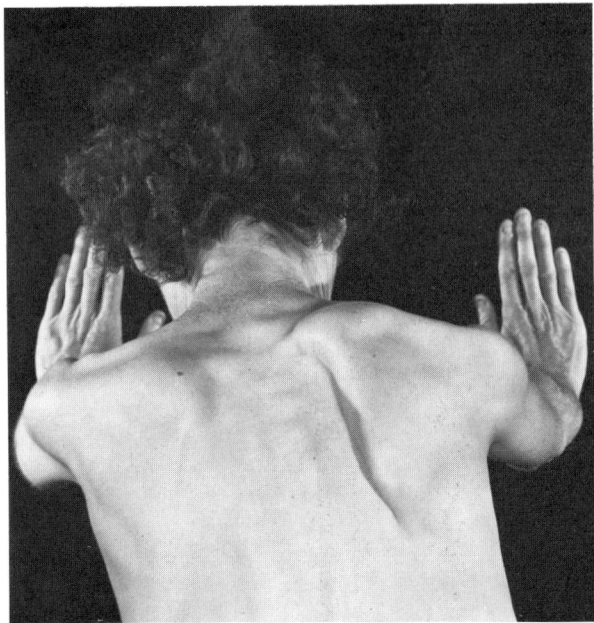

Das obige Bild zeigt eine Scapula alata rechts beim Test des rechten Serratus anterior.

Patient: Stand.

Fixation: Nicht erforderlich.

Test: Der Patient steht mit dem Gesicht zur Wand und mit gestrecktem Ellbogen legt er seine Hände in Schulterhöhe oder etwas höher an die Wand. Der Thorax darf am Anfang etwas nach vorne sinken, so daß die Schulterblätter in eine gewisse Adduktion kommen. Der Patient drückt dann fest gegen die Wand und verschiebt dabei den Thorax nach hinten bis die Schulterblätter in Abduktion sind.

Widerstand: Der Brustkorb wirkt in dieser Testbewegung als Widerstand. Durch die feststehenden Hände und die gestreckten Ellbogen werden die Schulterblätter ziemlich fixiert und der Brustkorb wird nach hinten geschoben. Im Gegensatz dazu wird bei dem Test in Rückenlage während des Herausschiebens des Armes (s. S. 116) die Scapula auf dem fixierten Brustkorb nach vorne gezogen. Der Widerstand, der durch das Verschieben des Brustkorbes entsteht, macht den Test anstrengend, und es wird in der Bewertung nur zwischen stark und schwach unterschieden.

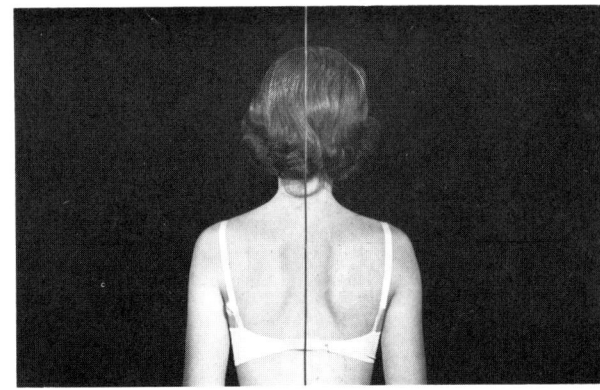

Das Bild zeigt die Stellung der Schultergelenke und der Schulterblätter, wie sie bei leichter Serratus anterior Schwäche beobachtet werden. Ein geringes Abstehen der Schulterblätter ist leicht zu sehen, wenn der Oberkörper sehr gerade gehalten wird. Bei einem Rundrücken können die Schulterblätter durch die Rhomboideen, die Antagonisten des Serratus sind, mehr adduziert und hochgezogen sein. Eine leichte Serratusschwäche kommt häufiger vor als allgemein angenommen. Bestehende Schwäche kann sich durch anstrengende Übungen, wie z.B. Liegestütz, verschlimmern.

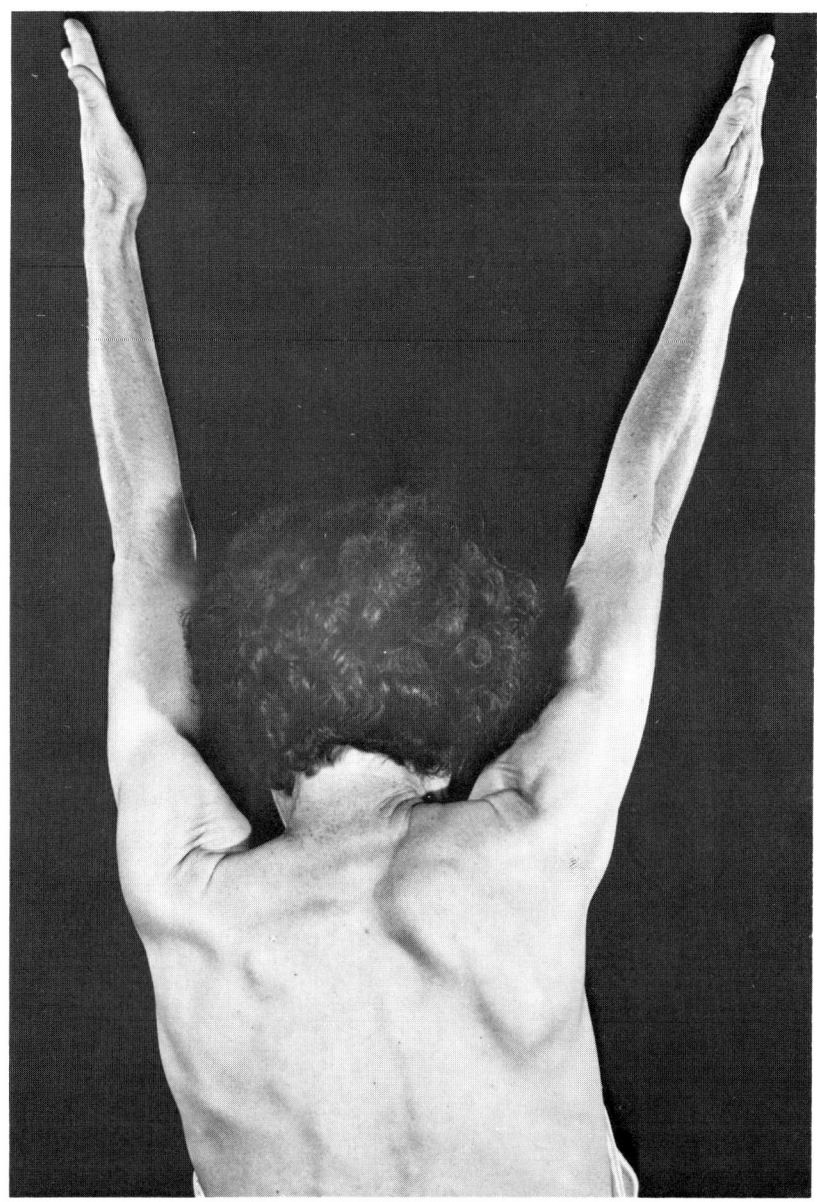

Das Bild (mit derselben Patientin wie auf Seite 118) zeigt, wie weit der Arm im Stand über den Kopf gehoben werden konnte. Durch die fehlende Kraft des Serratus anterior kompensierte der Trapezius, so daß der Angulus inferior nach lateral schwenkte, wie es im Bild gesehen werden kann. Besonders die oberen und unteren Fasern treten deutlich hervor. Bei 5–6 maliger Wiederholung ermüdete allerdings der Muskel, und die Fähigkeit den Arm über Schulterhöhe zu heben nahm ab.

Von Person zu Person kann die Kraft des unteren und mittleren Trapezius auch ohne Lähmung sehr variieren. Diese Schwankungen der Kraft hängen mit der Beanspruchung dieser Muskeln zusammen, hervorgerufen durch die Körperhaltung oder den Beruf. Die Bewertung der Kraft reicht von ausreichend (50%) bis normal (100%). Wegen dieser ausgedehnten Schwankungen wird es auch große Unterschiede beim Heben des Armes über den Kopf unter denen geben, die eine isolierte Serratuslähmung entwickeln. Wenn jemand schon eine ausgeprägte Schwäche des Trapezius hat, sei es durch seine Körperhaltung oder seine Beschäftigung, wird er nicht in der Lage sein, den Arm über den Kopf zu heben, wie oben im Bild dargestellt.

Lähmung des rechten Trapezius und Serratus Anterior

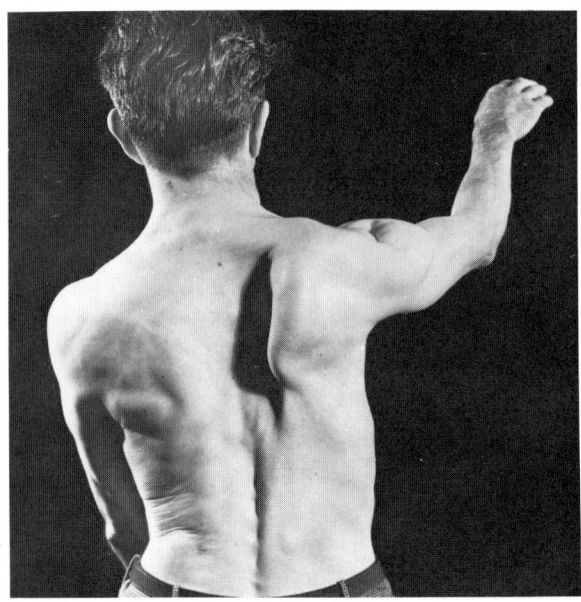

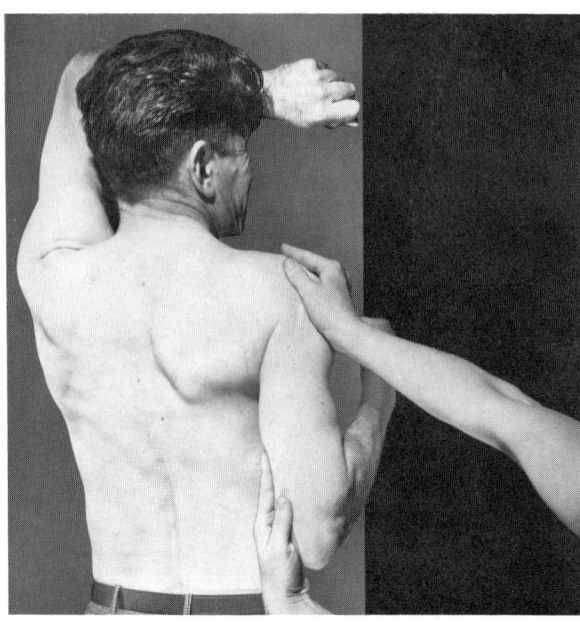

Das obige Bild zeigt, daß der Patient seinen Arm nicht über den Kopf heben kann, wenn beide Muskeln – Serratus und Trapezius – gelähmt sind. Das Abstehen des Margo medialis der Scapula gibt den Anschein, als ob die Rhomboideen schwächer wären, was aber nicht der Fall war (s. rechtes Bild).

Der Patient auf dem Bild ist derselbe wie links, bei dem jetzt die Rhomboideen getestet werden. Der Patient zeigte gute Kraft bei der Adduktion und Stabilisation der Scapula. Wenn die Rhomboideen nicht getestet werden, sondern man verläßt sich auf den Anschein, könnte man schnell zu dem Fehlschluß kommen, daß die Rhomboideen schwach sind.

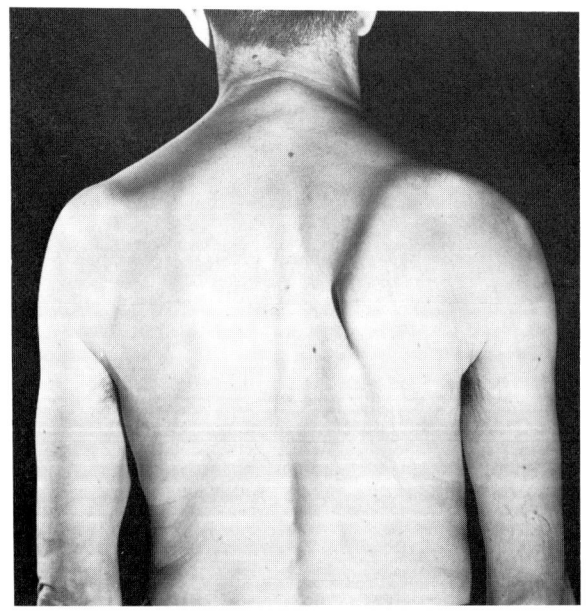

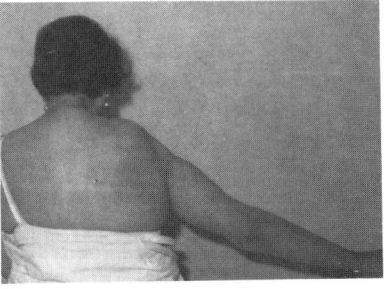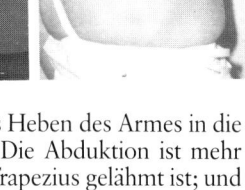

Bei einer Parese des Trapezius ist das Heben des Armes in die Abduktion und Flexion erschwert. Die Abduktion ist mehr betroffen als die Flexion, wenn der Trapezius gelähmt ist; und die Flexion ist mehr betroffen, wenn der Serratus gelähmt ist.

Das obige Bild zeigt die abnormale Stellung der rechten Scapula als Folge einer Parese des Trapezius und Serratus anterior. Der Angulus superior und das Acromion stehen kaudal und lateral, während der Angulus inferior nach medial und kranial zeigt.

Scapulamuskeln: Segmentale Innervation und Beteiligung an den Schulterblattbewegungen

Scapulamuskeln	Spinales Segment								Elevation	Adduktion	Schwenken nach		Depression	Abduktion	Kippen nach ventral
	Zervical							Th			medial	lateral			
	2	3	4	5	6	7	8	1							
Trapezius	2	3	4						Ob. Trap.	Trap. *mittlerer*		Trap. *Oberer*	Trap. *unt.*	Unt. Trap.	
Levator scapulae		3	4	5					Lev. scap.		Lev. scap.				
Rhomboideen			4	5					Rhomb.	Rhomb.	Rhomb.				
Serratus anterior				5	6	7	8		Ob. Serr. ant.			Serratus ant.	Unt. Serr. ant.	Serr. ant.	
Pectoralis minor					(6)	7	8	1							Pect. minor

Zusammenarbeit der Muskeln bei Bewegungen des Schultergelenkes und der Scapula		
Bewegung	Schultergelenksmuskeln	Scapulamuskeln
Flexion (bis 180°)	Flexoren: Deltoideus, vord. Anteil Biceps, langer Kopf Pector. major, ob. Anteil Coracobrachialis Außenrotatoren: Infraspinatus Teres minor Deltoideus, hint. Anteil	Abduktoren: Serratus ant. Muskeln, die die Scapula nach lateral schwenken: Serratus ant. Trapezius
Abduktion (bis 180°)	Abduktoren: Deltoideus Supraspinatus Biceps, langer Kopf Außenrotatoren: Infraspinatus Teres minor Deltoideus, hint. Anteil	Adduktoren: Trapezius (stabilisiert Scapula in Adduktion) Muskeln, die die Scapula nach lateral schwenken: Serratus ant. Trapezius
Extension (bis 45°)	Extensoren: Deltoideus, hint. Anteil Teres major Latissimus dorsi Triceps, langer Kopf	Muskeln, die die Scapula elevieren, nach medial schwenken u. adduz.: Rhomboideen Levator scapulae – nach ventral kippen: Pectoralis minor
Volle Adduktion (an den Körper) gegen Widerstand	Adduktoren: Pectoralis major Teres major Latissimus dorsi Triceps, langer Kopf	Adduktoren: Rhomboideen Trapezius

Muskeln der oberen Extremität: Segmentale Innervation und Gelenkbewegungen

Spinales Segment

4	5	6	7	8	Th 1	MUSKEL	Abduktion	Außenrot.	Flexion	Innenrot.	Extension	Adduktion	Flexion	Extension	Supination	Pronation
							SCHULTERGELENK						**ELLBOGENGELENK**		**UNTERARM**	
4	5	6				Supraspinatus	Supraspin.									
(4)	5	6				Infraspinatus		Infraspin.								
	5	6				Teres minor		Teres min.								
	5	6				Deltoideus	Deltoid.	Delt., hint.	Delt., vord.	Delt., vord.	Delt., hint.					
	5	6				Biceps	Biceps, C. lg.		Biceps			Biceps, C. br.	Biceps		Biceps	
	5	6				Brachialis							Brachialis			
	5	6				Brachioradialis							Brachiorad.		Brachiorad.	Brachiorad.
	5	6	7			Pectoral. maj. (ob.T.)			Pect.m.(ob.T.)	Pect.m.(ob.T.)		Pect.m.(ob.T.)				
	5	6	7			Subscapularis				Subscap.						
	5	6	(7)			Supinator									Supinator	
	5	6	7			Teres major				Teres mj.	Teres mj.	Teres mj.				
	5	6	7	8		Ext. carpi rad. lg. + br.							Ext. c. r. lg.			
		6	7			Coracobrachialis			Coracobr.			Coracobr.				
		6	7			Pronator teres							Pron. teres			Pron. teres
		6	7	8		Flex. carpi rad.							Fl. c. rad.			Flex. c. rad.
		6	7	8		Latissimus dorsi				Lat. dorsi	Lat. dorsi	Lat. dorsi				
		6	7	8		Ext. digitorum										
		6	7	8		Ext. digit. min.										
		6	7	8		Ext. carpi ulnaris										
		6	7	8		Abd. poll. long.										
		6	7	8		Ext. poll. brev.										
		6	7	8		Ext. poll. long.										
		6	7	8		Ext. indicis										
		6	7	8	1	Pect. maj. (unt. T.)						Pect. mj. (u.T.)				
		6	7	8	1	Triceps					Tric., C. lg.	Tric., C. lg.		Triceps		
		(6)	7	8	1	Palmaris long.							Palm. long.			
		(6)	7	8	1	Flex. poll. long.										
		(6)	7	8	1	Lumb. I + II										
		6	7	8	1	Abd. poll. brev.										
		6	7	8	1	Opponens poll.										
		6	7	8	1	Flex. poll. br. (C. sup.)										
			7	8		Anconaeus								Anconaeus		
			7	8	1	Flex. carpi ulnaris							Flex. c. uln.			
			7	8	1	Flex. digit. superf.										
			7	8	1	Flex. digit. prof.										
			7	8	1	Pronator quad.										Pron. quad.
			(7)	8	1	Abd. digiti min.										
			(7)	8	1	Opp. digiti min.										
			(7)	8	1	Flex. digiti min.										
			(7)	8	1	Lumb. III + IV										
				8	1	Interossei dors.										
				8	1	Interossei palm.										
				8	1	Flex. poll. (C. prof.)										
				8	1	Add. pollicis										

Muskeln der oberen Extremität: Segmentale Innervation und Gelenkbewegungen (Forts.)

Handschriftliche Notizen:
> Anzahl Kreuze Daumen + Sattelgelenk
2 = Handwurzel – Mittelhand
1 = Grundgelenke 5. Fingergelenke

HANDGELENK				KARPOMETAKARPALGEL. D. DAUMENS + KLEINFINGERS [2] UND METAKARPOPHALANGEALGELENKE [1]					PROX. INT. PHAL. GEL. 2.–5.		DIST. INT. PHAL. GEL. 1.–5.	
Extension	Flexion	rad. Abd.	uln. Abd.	Extension	Abduktion	Flexion	Opposition	Adduktion	Extension	Flexion	Extension	Flexion
Ext. c. r. l. + b.		Ext. c. r. l. + b.										
	Flex. c. rad.	Flex. c. rad.										
Ext. dig.		Ext. dig.		Ext. dig.	Ext. dig.				Ext. dig.		Ext. dig.	
				Ext. dig. min.	Ext. dig. min.				Ext. dig. min.		Ext. dig. min.	
Ext. c. uln.			Ext. c. uln.									
	Abd. poll. lg.	Abd. poll. lg.		Abd. poll. lg.	Abd. poll. lg.							
		Ext. poll. br.		Ext. poll. br.	Ext. poll. br.							
Ext. poll. lg.		Ext. poll. lg.		Ext. poll. lg.							Ext. poll. lg.	
				Ext. ind.				Ext. ind.	Ext. ind.		Ext. ind.	
	Palm. lg.											
	Flex. poll. lg.					Flex. poll. lg.						Flex. poll. lg.
						Lumb. I, II			Lumb. I, II		Lumb. I, II	
				Abd. poll. br.	Abd. poll. br.	Abd. poll. br.	Abd. poll. br.				Abd. poll. br.	
							Opp. poll.					
						Fl. poll. br. (s.)	Fl. poll. br. (s.)				Fl. poll. br. (s.)	
	Fl. c. uln.		Fl. c. uln.									
	Fl. dig. sup.					Fl. dig. sup.				Fl. dig. sup.		
	Fl. dig. prof.					Fl. dig. prof.				Fl. dig. prof.		Fl. dig. prof.
					Abd. d. min.	Abd. d. min.	Abd. d. min.		Abd. d. min.		Abd. d. min.	
							Opp. d. min.					
					Fl. dig. min.	Fl. dig. min.						
						Lumb. III, IV			Lumb. III, IV		Lumb. III, IV	
					Int. oss. dors.	Int. oss. dors.			Int. oss. dors.		Int. oss. dors.	
						Int. oss. palm.		Int. oss. palm.	Int. oss. palm.		Int. oss. palm.	
						Fl. poll. br. (p.)	Fl. poll. br. (p.)					
				Add. poll.		Add. poll.	Add. poll.	Add. poll.				

Befundbogen: Obere Extremität

Name des Patienten: _____

Links   Rechts

					Prüfer: Datum:								
					Trapezius, oberer								
					Trapezius, mittlerer								
					Trapezius, unterer								
					Serratus anterior								
					Rhomboideen								
					Pectoralis minor								
					Pectoralis major								
					Latissimus dorsi								
					Innenrotatoren								
					Außenrotatoren								
					Delta, vorderer								
					Delta, mittlerer								
					Delta, hinterer								
					Biceps								
					Triceps								
					Brachioradialis								
					Supinatoren								
					Pronatoren								
					Flexor carpi radialis								
					Flexor carpi ulnaris								
					Extensor carpi radialis								
					Extensor carpi ulnaris								
					1 Flexor digitorum profundus 1								
					2 Flexor digitorum profundus 2								
					3 Flexor digitorum profundus 3								
					4 Flexor digitorum profundus 4								
					1 Flexor digit. superficialis 1								
					2 Flexor digit. superficialis 2								
					3 Flexor digit. superficialis 3								
					4 Flexor digit. superficialis 4								
					1 Extensor digitorum 1								
					2 Extensor digitorum 2								
					3 Extensor digitorum 3								
					4 Extensor digitorum 4								
					1 Lumbricalis 1								
					2 Lumbricalis 2								
					3 Lumbricalis 3								
					4 Lumbricalis 4								
					1 Interosseus dors. 1								
					2 Interosseus dors. 2								
					3 Interosseus dors. 3								
					4 Interosseus dors. 4								
					1 Interosseus palm. 1								
					2 Interosseus palm. 2								
					3 Interosseus palm. 3								
					4 Interosseus palm. 4								
					Flexor pollicis longus								
					Flexor pollicis brevis								
					Extensor pollicis longus								
					Extensor pollicis brevis								
					Abductor pollicis longus								
					Abductor pollicis brevis								
					Adductor pollicis								
					Opponens pollicis								
					Flexor digiti minimi								
					Abductor digiti minimi								
					Opponens digiti minimi								

Anmerkungen: _____
_____
_____

Gegenüberstellung der Testwerte antagonistisch wirkender Muskeln – Obere Extremität

Name: _____   Datum: 1. Test: _____   2. Test: _____

Diagnose: _____   Beginn d. Erkrankung: _____   Test. d. _____ Extremität

		2. Test	1. Test	1. Test	2. Test		
	FLEXOR POLLICIS BREVIS					EXTENSOR POLLICIS BREVIS	
	FLEXOR POLLICIS LONGUS					EXTENSOR POLLICIS LONGUS	
	OPPONENS POLLICIS					ADDUCTOR POLLICIS	
	ABDUCTOR POLLICIS LONGUS					1 INTEROSS. PALM.	
	ABDUCTOR POLLICIS BREVIS					1 INTEROSS. PALM. (ADD.DAUMEN)	
	INTEROSS. PALM. 2					1 INTEROSS. DORS. (ABD. ZEIGEF.)	
	(INTEROSS. DORS. 3)					2 INTEROSS. DORS.	
	(INTEROSS. DORS. 2)					3 INTEROSS. DORS.	
	INTEROSS. PALM. 3					4 INTEROSS. DORS.	
	INTEROSS. PALM. 4					ABDUCTOR DIGITI MINIMI	
	FLEXOR DIGITORUM 1					1 EXTENSOREN	
	PROFUNDUS 2					2 DER DISTALEN	
	3					3 INTERPHALANGEAL	
	4					4 GELENKE	
	FLEXOR DIGITORUM 1					1 EXTENSOREN	
	SUPERFICIALIS 2					2 DER PROXIMALEN	
	3					3 INTERPHALANGEAL	
	4					4 GELENKE	
	LUMBRICALES + INTEROSSEI 1					1 EXT. DIGIT. + INDICIS	
	2					2 EXT. DIGIT.	
	3					3 EXT. DIGIT.	
	+ FLEXOR DIGITI MINIMI 4					4 EXT. DIGIT. + DIG. MIN.	
	OPPONENS DIGITI MINIMI						
	PALMARIS BREVIS						
	PALMARIS LONGUS					EXTENSOR CARPI RADIALIS	
	FLEXOR CARPI ULNARIS					LONGUS + BREVIS	
	FLEXOR CARPI RADIALIS					EXTENSOR CARPI ULNARIS	
	BICEPS } SUPINATOREN SUPINATOR					PRONATOREN { QUADRATUS TERES	
	BRACHIORADIALIS } ELL-BOGEN-FLEXOREN BRACHIALIS BICEPS					ELLBOGEN EXTENSOREN { TRICEPS ANCONAEUS	
	CORACOBRACHIALIS						
	VORD. DELTA						
	MITTL. DELTA					LATISSIMUS DORSI	
	HINT. DELTA					PECTOR. MAJ., (ob. Ant.)	
	SUPRASPINATUS					PECTOR. MAJ., (unt. Ant.)	
	TERES MINOR + INFRASPINATUS					TERES MAJOR + SUPSCAPULARIS	
	SERRATUS ANTERIOR					RHOMBOID. + LEV. SCAP.	
	OB. TRAPEZIUS						
	MITTL. TRAPEZIUS						
	UNT. TRAPEZIUS					PECTORALIS MINOR	

Kapitel 5

Muskeln der Unteren Extremität

Tests folgender Muskeln:
Zehen
Fuß
Knie
Hüfte

Tabelle der Muskeln der unteren Extremität:
Spinale segmentale Innervation und
Gelenkbewegungen

Befundbogen
Untere Extremität
(Innervationstabelle der unteren Extremität,
s. Kap. 3)
Gegenüberstellung der Testwerte
antagonistisch wirkender Muskeln

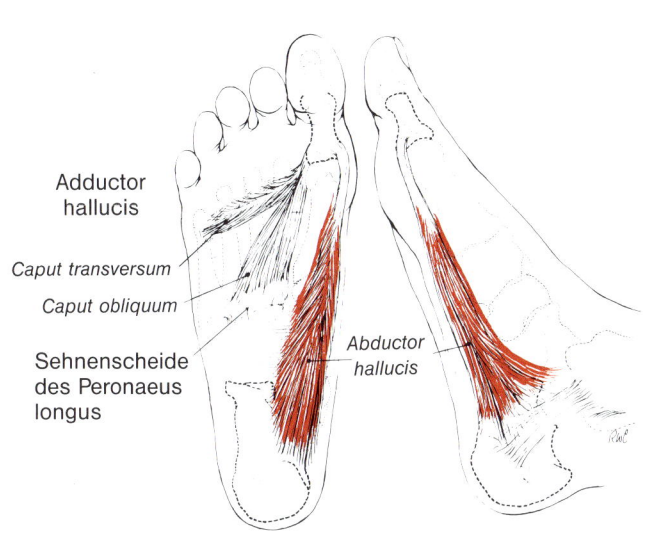

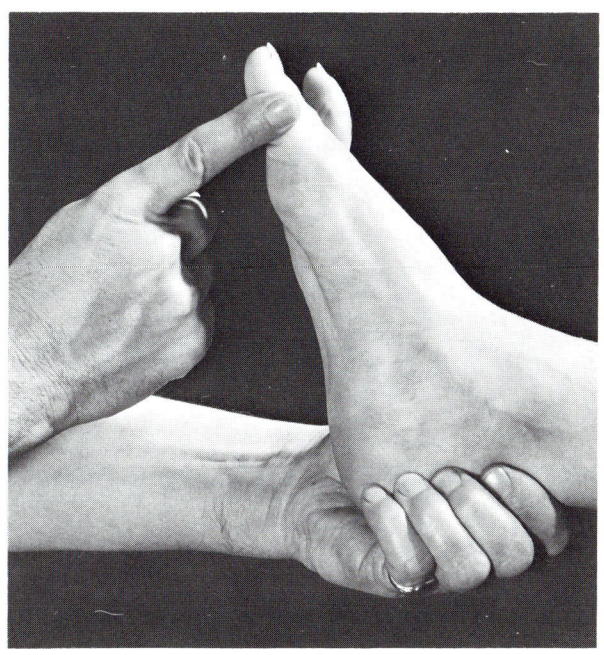

Adductor hallucis

Caput transversum

Caput obliquum

Sehnenscheide
des Peronaeus
longus

Abductor
hallucis

Abductor hallucis

Ursprung: Processus medialis des Tuber calcanei, Retinaculum mm. flexorum, Plantaraponeurose und Septum plantare mediale.

Ansatz: Mediale Seite der Basis der Grundphalanx der Großzehe. Einige Fasern setzen am medialen Sesambein an.

Funktion: Abduziert und unterstützt die Flexion im Großzehengrundgelenk.

Innervation: N. plantaris medialis, L 5, S 1.

Patient: Rückenlage oder Sitz.

Fixation: Der Prüfer umfaßt fest die Ferse.

Test: Wenn möglich, Abduktion der Großzehe, weg von der Fußlängsachse. Diese Bewegung fällt den meisten Personen schwer.

Druck: Gegen die mediale Seite der proximalen Phalanx. Der Muskel kann getastet werden und oft an der medialen Seite des Fußes gesehen werden.

Schwäche: Bewirkt eine Valgusstellung des Vorfußes, Hallux valgus und Absinken des Naviculare nach medial.

Kontraktur: Der Vorfuß wird in eine Varusstellung mit Abduktion der Großzehe gezogen.

Adductor hallucis (Test ist nicht dargestellt)

Ursprung:
Caput obliquum: Os cuboideum, Os cuneiforme laterale, Basen der Ossa metatarsalia II, III und IV und Sehnenscheide des Peronaeus longus.
Caput transversum: Kapselbänder der Grundgelenke der 3.–5. Zehe, Lig. metatarseum transversum profundum.

Ansatz: Laterale Seite der Basis der Grundphalanx der Großzehe.

Funktion: Adduziert und unterstützt die Flexion im Großzehengrundgelenk.

Innervation: N. plantaris medialis, S 1, 2.

Kontraktur: Adduktionsstellung der Großzehe (Hallux valgus).

Flexor Hallucis Brevis

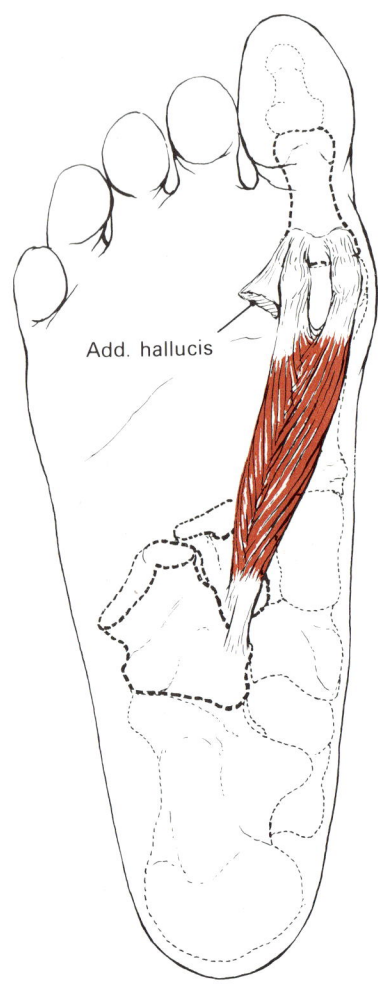

Add. hallucis

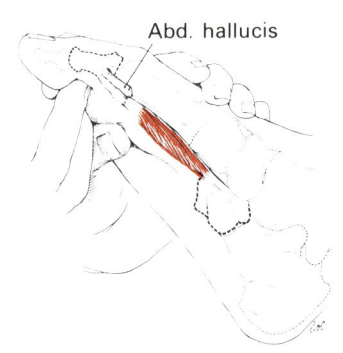

Abd. hallucis

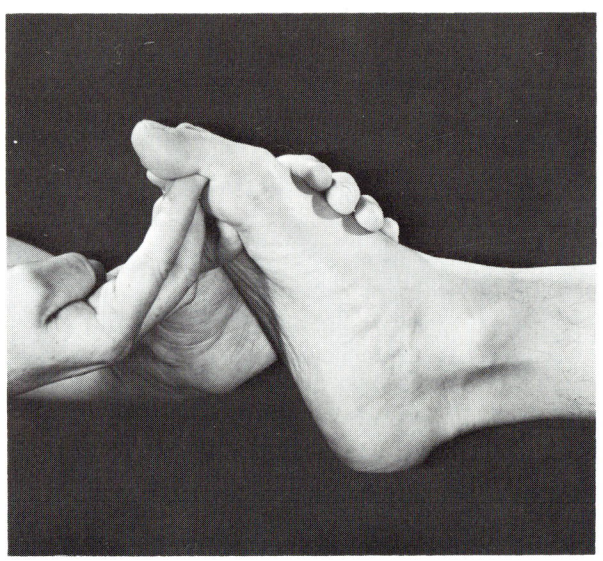

Ursprung: Medialer Teil der plantaren Fläche des Os cuboideum, angrenzender Teil des Os cuneiforme laterale und Sehne des Tibialis posterior.

Ansatz: Mediale und laterale Seiten der Basis der Grundphalanx der Großzehe.

Funktion: Beugt das Grundgelenk der Großzehe.

Innervation: N. plantaris medialis, L 5, S 1.

Patient: Rückenlage oder Sitz.

Fixation: Der Prüfer fixiert proximal das Großzehengrundgelenk und hält den Fuß in Nullstellung. In der Plantarflexion kann die Testbewegung nicht erreicht werden, weil die Dehnbarkeit der langen Zehenextensoren begrenzt ist.

Test: Flexion des Grundgelenkes der Großzehe.

Druck: Gegen die plantare Fläche der Großzehe in Richtung Extension.

Anmerkung: Ist der Flexor hallucis longus gelähmt und der Brevis ist intakt, ist die Funktion des Brevis deutlich zu sehen: Nur das Grundgelenk flektiert, aber nicht das Endgelenk. Ist der Flexor hallucis brevis gelähmt und der Longus ist intakt, hyperextendiert das Grundgelenk während der Flexion im Endgelenk.

Schwäche: Bewirkt Hammerzehenstellung der Großzehe. Die Stabilität des Längsgewölbes ist vermindert.

Kontraktur: Flexionsstellung der Großzehe.

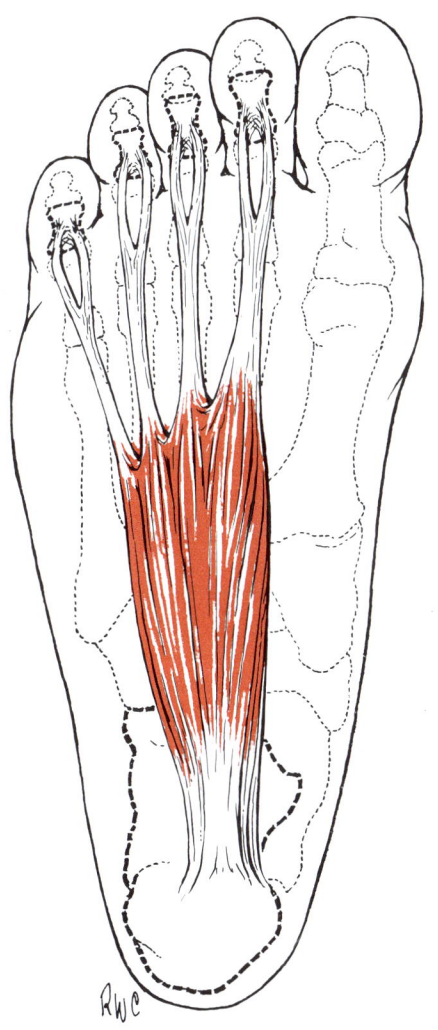

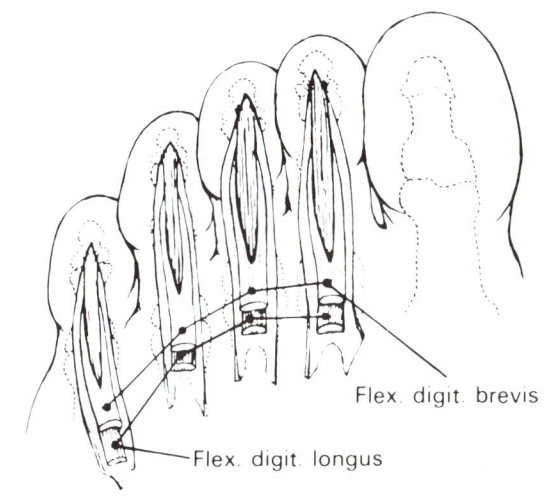

Flex. digit. brevis

Flex. digit. longus

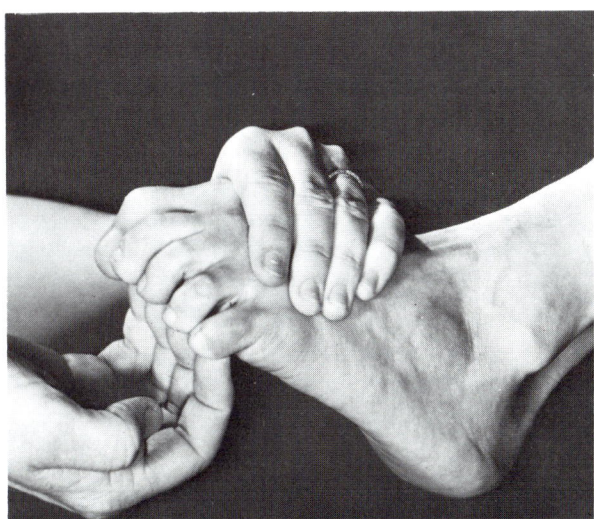

Ursprung: Processus medialis des Tuber calcanei, mittlerer Teil der Plantaraponeurose und angrenzende Septa intermuscularia.

Ansatz: Mittelphalangen der 2.–5. Zehe.

Funktion: Beugt die Mittelgelenke der 2.–5. Zehe und wirkt mit bei der Flexion der Grundgelenke der 2.–5. Zehe.

Innervation: N. plantaris medialis, L 5, S 1.

Patient: Rückenlage oder Sitz.

Fixation: Der Prüfer fixiert die proximalen Phalangen und behält die Nullstellung des Fußes bei. Ist der Triceps surae gelähmt, muß der Prüfer den Calcaneus fixieren.

Test: Flexion der Mittelgelenke der 2.–5.Zehe.

Druck: Gegen die plantare Fläche der mittleren Phalangen der vier Zehen in Richtung Extension.

Anmerkung: Ist der Flexor digitorum longus gelähmt und der Brevis ist intakt, beugen sich die Zehen im Mittelgelenk während die Endgelenke gestreckt bleiben.

Schwäche: Flexion der Mittelgelenke der lateralen vier Zehen ist erschwert. Längs- und Quergewölbe werden nicht mehr ausreichend gestützt.

Kontraktur: Einschränkung der Extension der 2.–5. Zehe. Die mittleren Phalangen sind in Beugestellung, und es besteht die Tendenz zum Hohlfuß.

Flexor Hallucis Longus

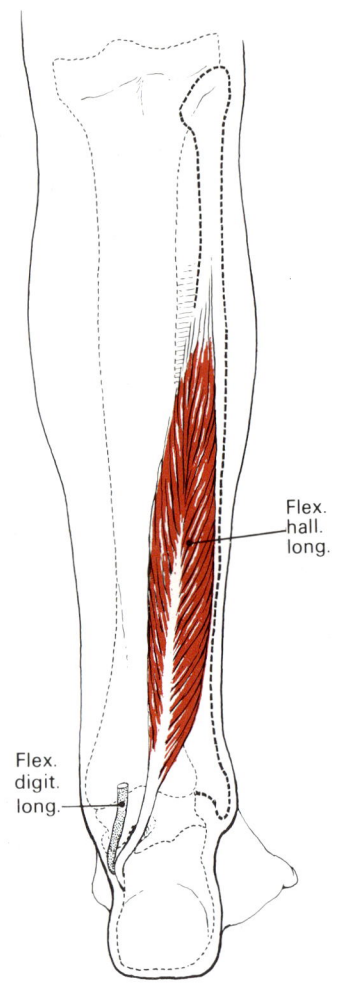

Flex. hall. long.

Flex. digit. long.

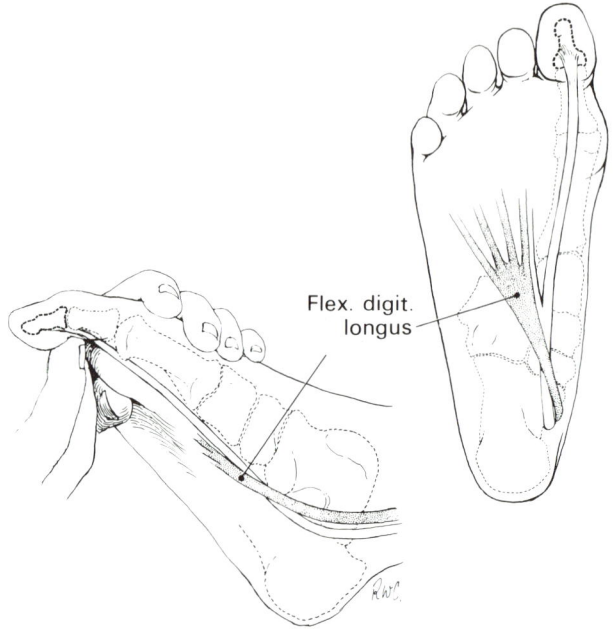

Flex. digit. longus

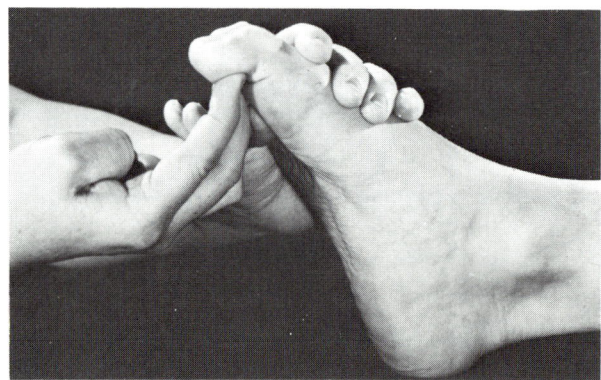

Ursprung: Dorsale Fläche der distalen zwei Drittel der Fibula, Membrana interossea und Septum intermusculare posterius cruris.

Ansatz: Basis der Endphalanx der Großzehe.

Anmerkung: Der Flexor hallucis longus ist mit dem Flexor digitorum longus durch einen kräftigen Sehnenstrang verbunden.

Funktion: Flektiert das Endgelenk der Großzehe und wirkt mit bei der Flexion des Grundgelenkes, der Plantarflexion und der Supination.

Innervation: N. tibialis, L 5, S 1, 2.

Patient: Sitz oder Rückenlage.

Fixation: Der Prüfer fixiert das Grundgelenk in Nullstellung und hält das obere Sprunggelenk ungefähr in Mittelstellung zwischen Dorsal- und Plantarflexion. (Volle

Dorsalflexion würde passive Flexion des Endgelenkes bewirken; in voller Plantarflexion wäre der Muskel in Ursprung und Ansatz so genähert, daß er nicht seine volle Kraft entwickeln könnte). Bei sehr kräftigem Flexor hallucis brevis und schwachem Flexor hallucis longus muß die Flexion im Grundgelenk verhindert werden, indem es in leichter Extension fixiert wird.

Test: Flexion des Endgelenkes der Großzehe.

Druck: Gegen die plantare Fläche der distalen Phalanx in Richtung Extension.

Schwäche: Verursacht Hyperextension des Endgelenkes. Die Kraft der Supination und der Plantarflexion ist vermindert. Bei Belastung zeigt sich eine Tendenz zur Pronation.

Kontraktur: Hammerzehenstellung der Großzehe.

Flexor Digitorum Longus und Quadratus Plantae

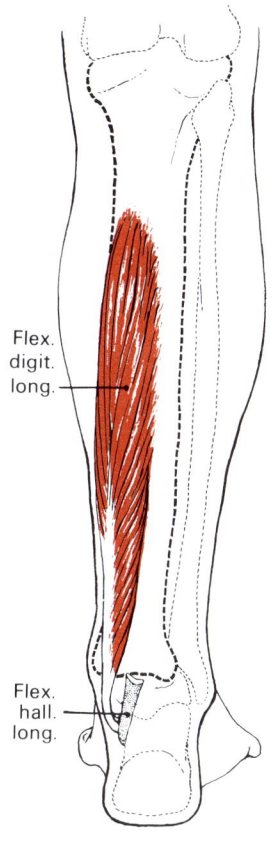

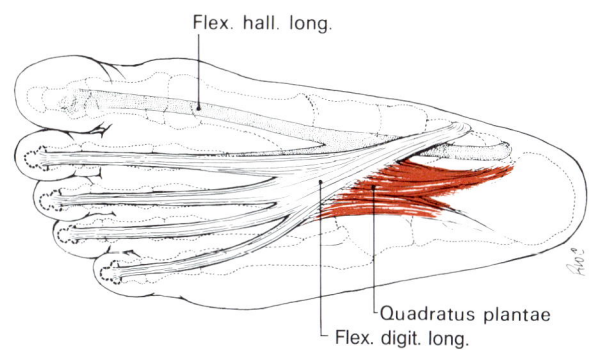

Flex. hall. long.

Quadratus plantae
Flex. digit. long.

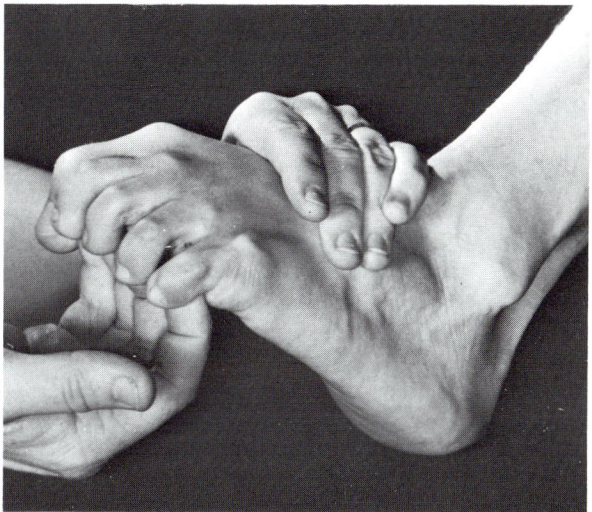

Flexor digitorum longus

Ursprung: Mittlere drei Fünftel der dorsalen Fläche der Tibia und Faszie des Tibialis posterior.

Ansatz: Basen der Endphalangen der 2.–5. Zehe.

Funktion: Flektiert die Grund-, Mittel- und Endgelenke der 2.–5. Zehe und wirkt mit bei der Plantarflexion und Supination.

Innervation: N. tibialis, L 5, S 1, (2).

Patient: Rückenlage oder Sitz. Wenn der Gastrocnemius verkürzt ist, sollte das Knie gebeugt sein, um die Nullstellung des Fußes zu erreichen.

Fixation: Der Prüfer fixiert den Mittelfuß und behält die Nullstellung des Fußes bei.

Test: Flexion der Endgelenke der 2.–5. Zehe. Der Flexor digitorum wird vom Quadratus plantae unterstützt.

Druck: Gegen die plantare Fläche der Endphalangen der vier Zehen in Richtung Extension.

Schwäche: Es besteht eine Tendenz zur Hyperextension der Endgelenke der vier Zehen. Supination und

Plantarflexion sind erschwert. Bei Belastung kommt es zur Pronation des Fußes.

Kontraktur: Flexionsstellung der Endgelenke der vier lateralen Zehen mit Einschränkung der Dorsalflexion und Pronation.

Quadratus plantae (Flexor accessorius)

Ursprung:
Caput mediale: Mediale Fläche des Calcaneus und medialer Rand des Lig. plantare longum.
Caput laterale: Lateraler Rand der plantaren Fläche des Calcaneus und lateraler Rand des Lig. plantare longum.

Ansatz: Lateraler Rand und dorsale und plantare Fläche der Sehne des Flexor digitorum longus.

Funktion: Modifiziert die Zugrichtung der Flexor digitorum Sehnen und hilft mit bei der Flexion der 2.–5. Zehe.

Innervation: N. plantaris lateralis, S 1, S 2.

Anmerkung: Der Test ist nicht dargestellt.

Lumbricales und Interossei

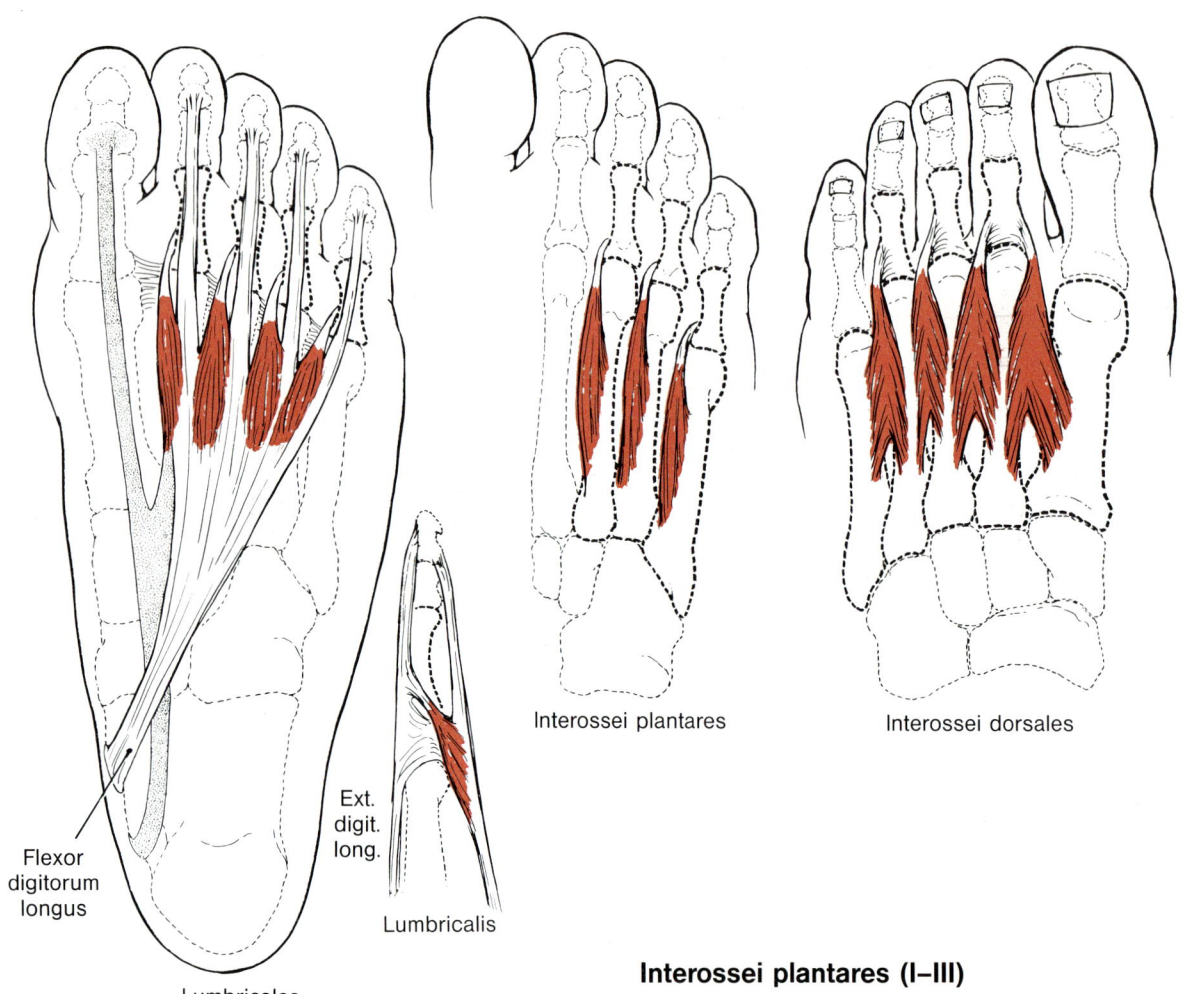

Flexor
digitorum
longus

Ext.
digit.
long.

Lumbricalis

Lumbricales

Interossei plantares

Interossei dorsales

Lumbricales (I–IV)

Ursprung:
I: Mediale Seite der Flexor digitorum longus Sehne der 2. Zehe.
II: Einanderzugekehrte Seiten der 1. und 2. Sehne.
III: Einanderzugekehrte Seiten der 2. und 3. Sehne.
IV: Einanderzukehrte Seiten der 3. und 4. Sehne des Flexor digitorum longus.

Ansatz: Mediale Seite der Grundphalangen der 2.–5. Zehe und in die Dorsalaponeurosen.

Funktion: Flektieren die Grundgelenke und wirken mit bei der Extension der Mittel- und Endgelenke der 2.–5. Zehe.

Innervation:
I, II, III: N. plantaris medialis, L (4) **5**, S **1**, **2**.
IV: N. plantaris lateralis, L **5**, S **1**, **2**.

Interossei plantares (I–III)

Ursprung: Basis und mediale Seite des Os metatarsale III–V.

Ansatz: Mediale Seite der Basen der Grundphalangen der 3.–5. Zehe.

Funktion: Adduktion der 3., 4. und 5. Zehe, hin zur Längsachse der 2. Zehe. Helfen mit die Grundgelenke zu flektieren und können die Extension der Mittel- und Endgelenke der 3.–5. Zehe unterstützen.

Innervation: N. plantaris lateralis, S **1**, **2**.

Interossei dorsales (I–IV)

Ursprung: Von den einanderzugekehrten Seiten aller Metatarsalia.

Ansatz: An der Seite der Grundphalanx und an der Kapsel des Grundgelenkes.
I: Mediale Seite der 2. Zehe.
II, III, IV: Laterale Seite der 2., 3. und 4. Zehe.

Funktion: Abduktion der 2., 3. und 4. Zehe, weg von der Längsachse der 2. Zehe. Helfen mit die Grundgelenke zu flektieren und können die Extension der Mittel- und Endgelenke der 2.–4. Zehe unterstützen.

Innervation: N. plantaris lateralis, S **1**, **2**.

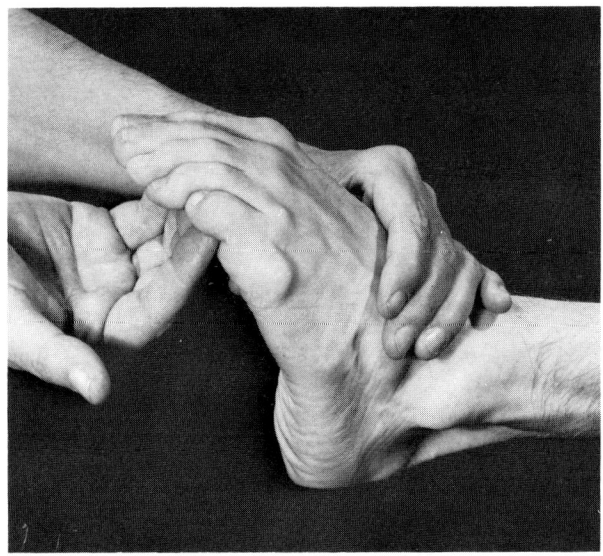 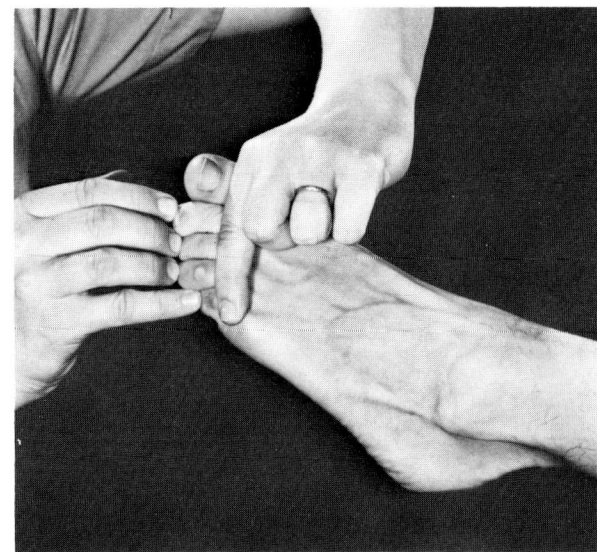

Patient: Rückenlage oder Sitz.

Fixation: Der Prüfer fixiert den Mittelfuß und behält die Nullstellung des Fußes bei.

Test: Flexion der Grundgelenke der 2.–5. Zehe, möglichst ohne Flexion der Mittel- und Endgelenke.

Druck: Gegen die plantare Fläche der Grundphalangen der vier lateralen Zehen.

Schwäche: Sind diese Muskeln schwach und der Flexor digitorum longus ist kräftig, kommt es zur Hyperextension der Grundgelenke und Flexion der Mittel- und Endgelenke (Hammerzehenstellung) der vier lateralen Zehen. Das Quergewölbe wird nicht mehr ausreichend gestützt.

Patient: Rückenlage oder Sitz.

Fixation: Der Prüfer fixiert die Grundgelenke und hält den Fuß in ca. 20–30° Plantarflexion.

Test: Extension der Mittel- und Endgelenke der vier lateralen Zehen. (Ein isolierter Test für die Ab- und Adduktionsbewegungen der Interossei ist überflüssig, da sie von den meisten Personen nicht ausgeführt werden können.)

Druck: Gegen die dorsale Fläche der Endphalangen in Richtung Flexion.

Anmerkung: Es ist wichtig, die Kraft der Extensoren der Endgelenke zu testen, um die unterschiedliche Muskelkraft, die zur Entwicklung der Hammerzehen führen kann, festzustellen.

Fußdeformitäten: Die folgenden Fußdeformitäten sind nach der Stellung der betroffenen Gelenke definiert. Bei schweren Deformitäten ist die Gelenkstellung anormal, infolgedessen liegen die Bewegungen außerhalb des normalen Bewegungsausmaßes.

Talipes valgus: Fuß in Pronation, Längsgewölbe abgeflacht (Knickfuß).

Talipes varus: Fuß in Supination. ausgeprägtes Längsgewölbe.

Talipes equinus: Fuß in Plantarflexion (Spitzfuß).

Talipes equinovalgus: Fuß in Plantarflexion und Pronation.

Talipes equinovarus: Fuß in Plantarflexion und Supination (Klumpfuß).

Talipes calcaneus: Fuß in Dorsalflexion.

Talipes calcaneovalgus: Fuß in Dorsalflexion und Pronation.

Talipes calcaneovarus: Fuß in Dorsalflexion und Supination.

Talipes cavus: Oberes Sprunggelenk in Dorsalflexion, Vorfuß nach plantar flektiert, ausgeprägtes Längsgewölbe (Hohlfuß). Durch die Steilstellung des Calcaneus verlagert sich die Belastung nach hinten, und die dorsale Fläche des Calcaneus ändert sich in ihrer Form.

Extensor Digitorum Longus und Brevis und Peronaeus Tertius

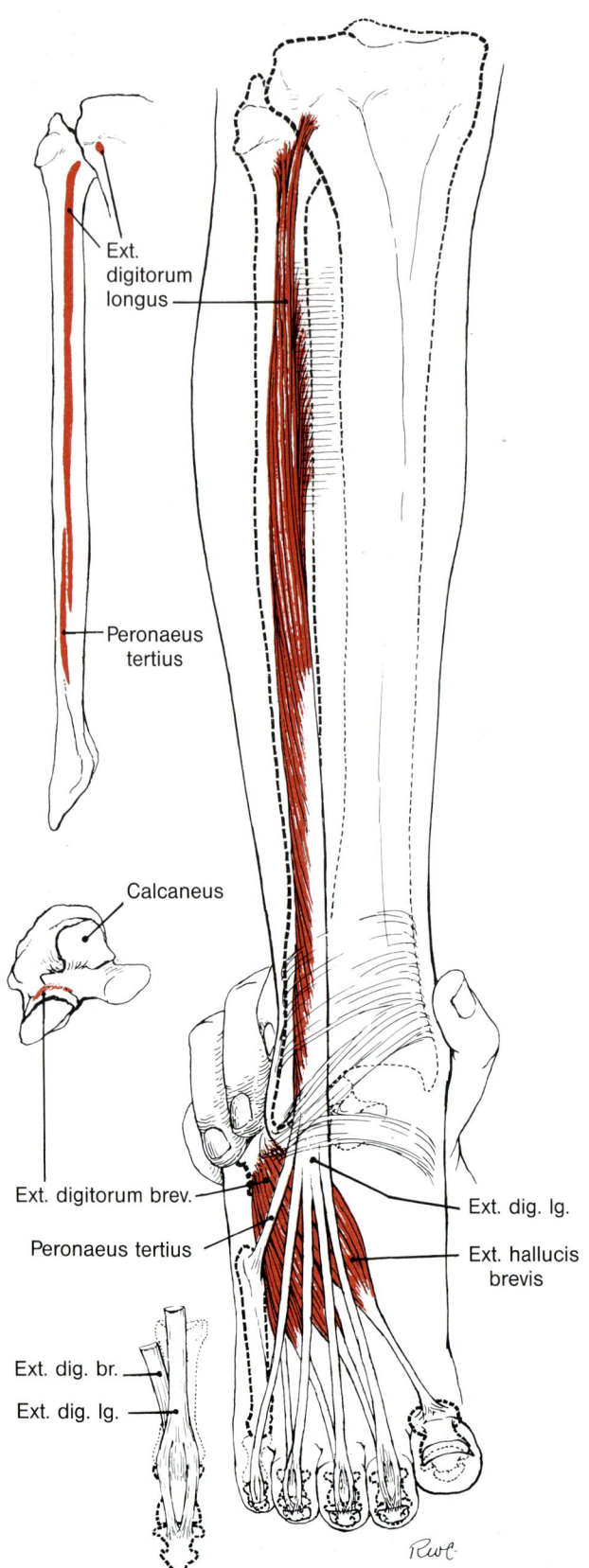

Ext. digitorum longus

Peronaeus tertius

Calcaneus

Ext. digitorum brev.

Peronaeus tertius

Ext. dig. br.

Ext. dig. lg.

Ext. dig. lg.

Ext. hallucis brevis

Extensor digitorum longus

Ursprung: Condylus lateralis tibiae, proximale drei Viertel der Vorderfläche der Fibula, proximaler Teil der Membrana interossea, Septum intermusculare anterius cruris und Fascia cruris.

Ansatz: Dorsalaponeurose der 2.–5. Zehe.

Funktion: Extendiert die Grundgelenke und wirkt mit bei der Extension der Mittel- und Endgelenke der 2.–5. Zehe. Unterstützt die Dorsalflexion und Pronation.

Innervation: N. peronaeus profundus, L 4, L 5, S 1.

Extensor digitorum brevis

Ursprung: Distaler Teil der oberen seitlichen Fläche des Calcaneus, Lig. talocalcaneum laterale, Retinaculum mm. extensorum inferius.

Ansatz: Mit vier Sehnen zur 1.–4. Zehe. Die mediale Sehne, auch Extensor hallucis brevis genannt, zieht zur dorsalen Fläche der Basis der proximalen Phalanx der Großzehe. Die anderen drei Sehnen strahlen in die Dorsalaponeurose der 2.–4. Zehe ein.

Funktion: Extendiert die Grundgelenke der 1.–4. Zehe und hilft mit bei der Extension der Mittel- und Endgelenke der 2.–4. Zehe.

Innervation: N. peronaeus profundus, L 4, 5, S 1.

Anmerkung: Da die Sehnen des Extensor digitorum brevis in die Sehnen des Extensor digitorum longus der 2.–4. Zehe einmünden, extendieren sowohl der Brevis als auch der Longus alle Gelenke dieser Zehen. Ohne einen Extensor longus erfolgt keine Extension im Grundgelenk der 5. Zehe. Zur Unterscheidung sollte die Sehne des Longus und der Muskelbauch des Brevis getastet werden und versucht werden, ob sich ein Unterschied in den Zehenbewegungen feststellen läßt.

Peronaeus tertius

Ursprung: Distales Drittel der Vorderfläche der Fibula, Membrana interossea und angrenzendes Septum intermusculare.

Ansatz: Dorsale Fläche der Basis des Os metatarsale V.

Funktion: Dorsalflektiert und proniert den Fuß.

Innervation: N. peronaeus profundus, L 4, 5, S 1.

Extensor Digitorum Longus und Brevis und Peronaeus Tertius

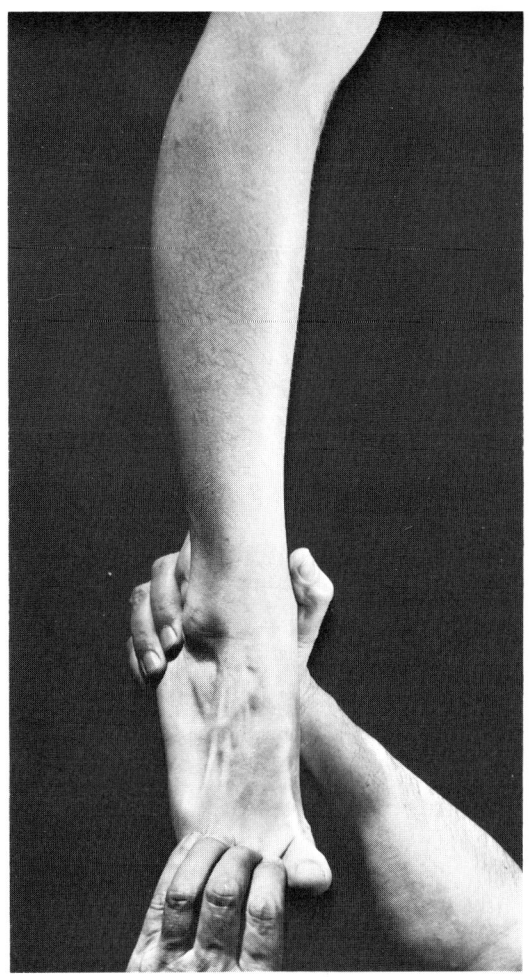

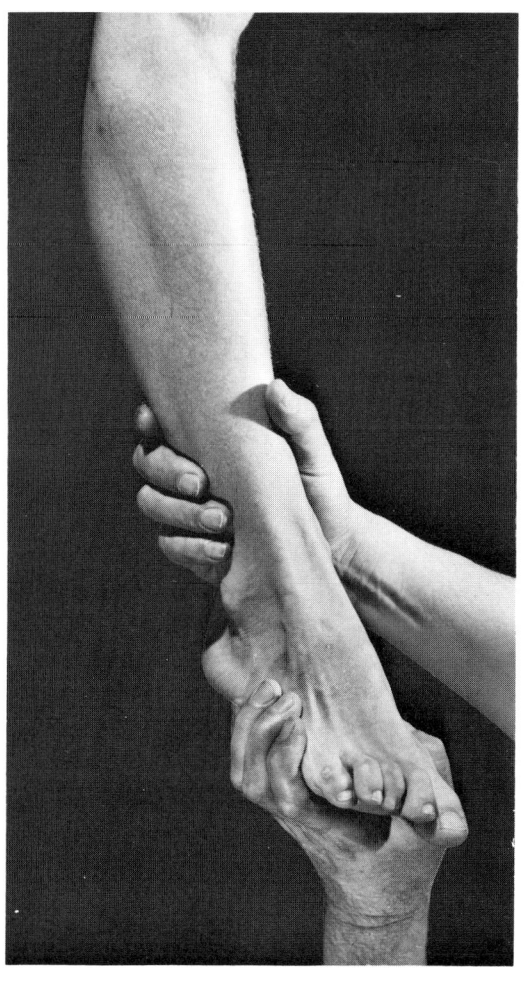

Extensor digitorum longus und brevis

Patient: Rückenlage oder Sitz.

Fixation: Der Prüfer fixiert den Fuß in geringer Plantarflexion.

Test: Extension aller Gelenke der 2.–5. Zehe.

Druck: Gegen die dorsale Fläche der Zehen in Richtung Flexion.

Schwäche: Es besteht eine Tendenz zum Spitzfuß und zur Varusstellung des Vorfußes. Dorsalflexion und Pronation sind erschwert. Beim Plattfuß sind häufig die Zehenextensoren schwach.

Kontraktur: Hyperextensionsstellung der Grundgelenke.

Peronaeus tertius

Patient: Rückenlage oder Sitz.

Fixation: Der Prüfer fixiert den Unterschenkel, oberhalb des Knöchelgelenkes.

Test: Dorsalflexion mit Pronation.

Anmerkung: Der Peronaeus tertius wird in diesem Test vom Extensor digitorum unterstützt, von dem er ein Teil ist.

Druck: Gegen die dorsale und laterale Seite des Fußes in Richtung Plantarflexion und Supination.

Schwäche: Supination und Dorsalflexion sind erschwert.

Kontraktur: Pronation und Dorsalflexion.

Extensor Hallucis Longus und Brevis

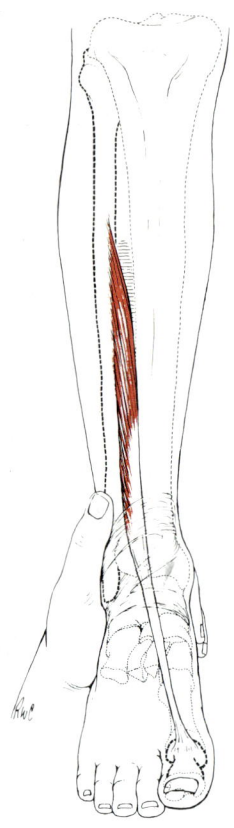

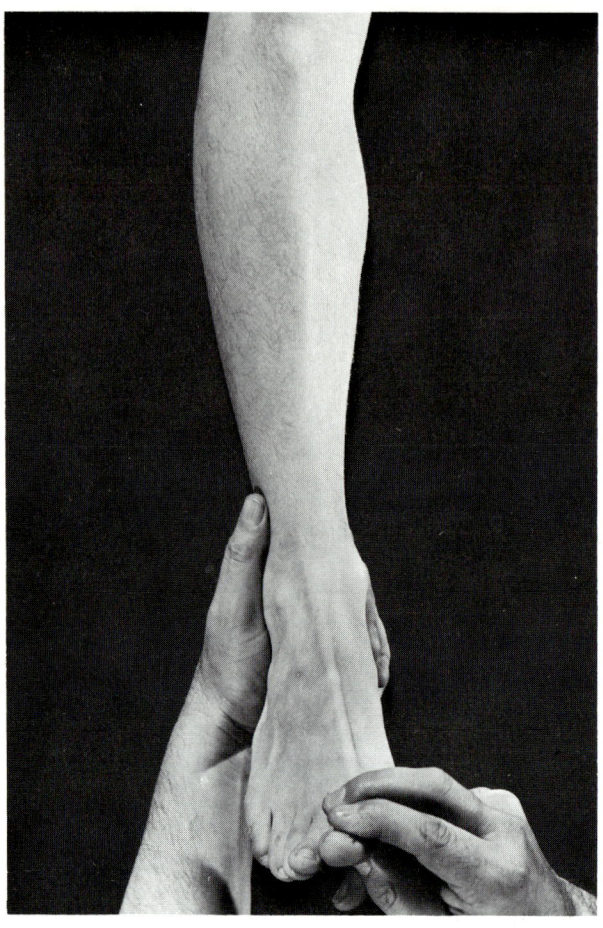

Extensor hallucis longus

Ursprung: Mittlere drei Viertel der Vorderfläche der Fibula und Membrana interossea.

Ansatz: Basis der Endphalanx der Großzehe.

Funktion: Extendiert das Grundgelenk und die Mittel- und Endgelenke der Großzehe. Unterstützt die Dorsalflexion und Supination.

Innervation: N. peronaeus profundus, L 4, 5, S1.

Extensor hallucis brevis (entspricht der medialen Sehne des Extensor digitorum brevis)

Ursprung: Distaler Teil der oberen und seitlichen Fläche des Calcaneus, Lig. talocalcaneum laterale, Retinaculum mm. extensorum inferius.

Ansatz: Dorsale Fläche der Basis der Grundphalanx der Großzehe.

Funktion: Extendiert das Grundgelenk der Großzehe.

Innervation: N. peronaeus profundus, L 4, 5, S 1.

Patient: Rückenlage oder Sitz.

Fixation: Der Prüfer fixiert den Fuß in geringer Plantarflexion.

Test: Extension des Grund- und Endgelenkes der Großzehe.

Druck: Gegen die gesamte dorsale Fläche der Großzehe in Richtung Flexion.

Schwäche: Die Kraft bei der Extension der Großzehe ist vermindert, und es kommt zur Flexionsstellung. Dorsalflexion des Fußes ist erschwert.

Kontraktur: Extensionsstellung der Großzehe, das 1. Metatarsalköpfchen ist nach plantar verschoben.

Anmerkung: Eine Lähmung des Extensor hallucis brevis kann bei kräftigem Extensor hallucis longus nicht genau festgestellt werden. Bei einer Lähmung des Longus läßt sich die Funktion des Brevis hingegen deutlich erkennen. Das Endgelenk streckt sich nicht, das Grundgelenk kann jedoch in Richtung Adduktion gestreckt werden.

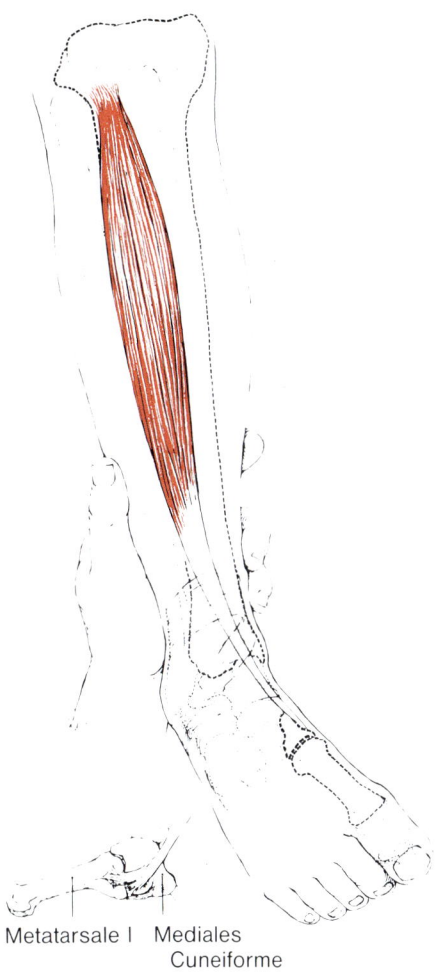

Metatarsale I | Mediales
Cuneiforme

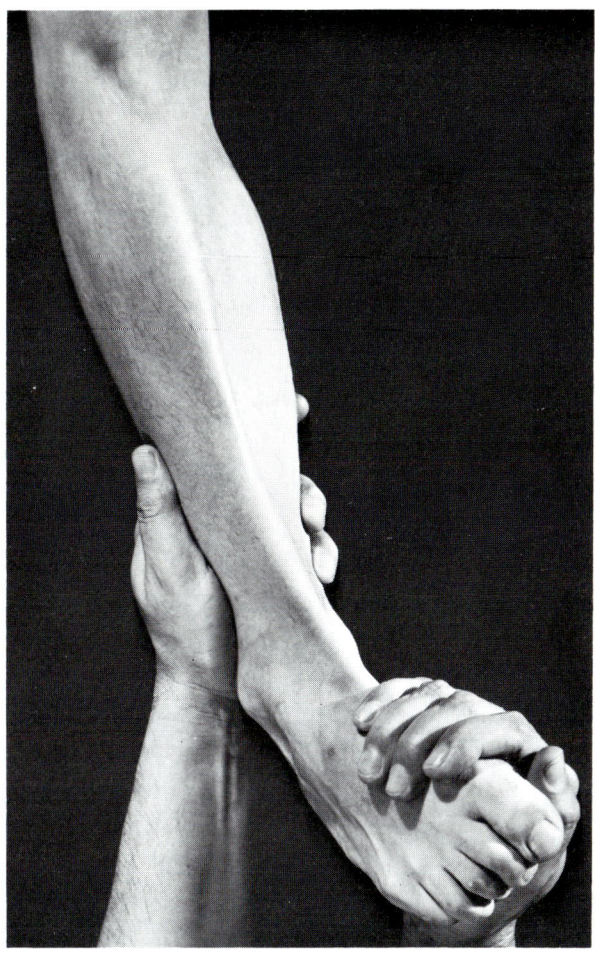

Ursprung: Condylus lateralis tibiae, proximale Hälfte der lateralen Fläche der Tibia, Membrana interossea und Fascia cruris.

Ansatz: An der medialen und plantaren Fläche des Os cuneiforme mediale.

Funktion: Dorsalflektiert den Fuß und wirkt mit bei der Supination.

Innervation: N. peronaeus profundus, L 4, 5, S 1.

Patient: Rückenlage oder Sitz (mit gebeugtem Knie, wenn der Gastrocnemius verkürzt ist).

Fixation: Der Prüfer fixiert den Unterschenkel, oberhalb des Knöchelgelenkes.

Test: Dorsalflexion und Supination ohne Extension der Großzehe.

Druck: Gegen die mediale und dorsale Seite des Fußes in Richtung Plantarflexion und Pronation.

Schwäche: Dorsalflexion und Supination sind erschwert, zu erkennen an einer gewissen Spitzfußstellung mit Tendenz zur Pronation.

Kontraktur: Dorsalflexion mit Supination, d.h. Calcaneovarus-Stellung des Fußes.

Anmerkung: Obwohl eine Tibialis anterior Schwäche zusammen mit einem proniertem Fuß auftreten kann, ist sie selten bei einem angeborenen Plattfuß zu sehen.

Tibialis Posterior

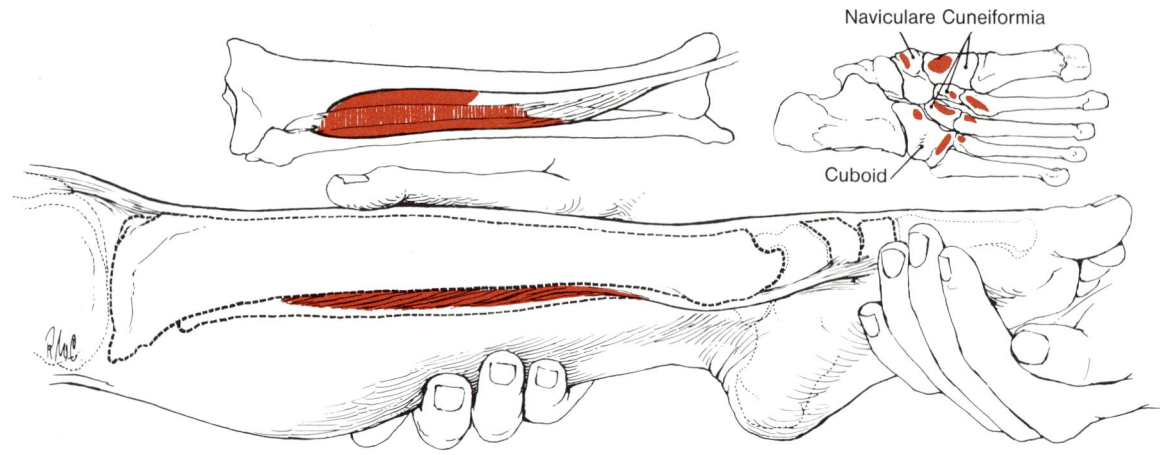

Naviculare Cuneiformia

Cuboid

Ursprung: Membrana interossea, lateraler Teil der dorsalen Fläche der Tibia, proximale zwei Drittel der medialen Fläche der Fibula.

Ansatz: Tuberositas des Os naviculare, mit einigen Sehnenzügen am Sustentaculum tali, die drei Ossa cuneiformia und Basen der Ossa metatarsalia II–IV.

Funktion: Supiniert den Fuß und wirkt mit bei der Plantarflexion.

Innervation: N. tibialis, L (4), **5**, S **1**.

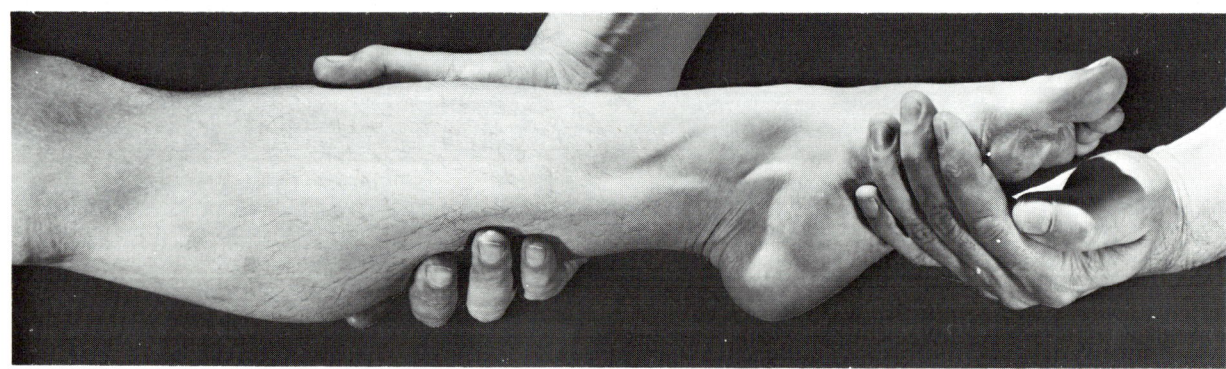

Patient: Rückenlage, Bein in Außenrotation.

Fixation: Der Prüfer fixiert den Unterschenkel, oberhalb des Knöchelgelenkes.

Test: Supination und Plantarflexion.

Druck: Gegen die mediale und plantare Seite des Fußes in Richtung Dorsalflexion und Pronation.

Anmerkung: Kompensieren der Flexor hallucis longus und Flexor digitorum den Tibialis posterior, kommt es zur kräftigen Zehenflexion, wenn Druck gegeben wird.

Schwäche: Die Kraft der Supination und Plantarflexion ist vermindert und verursacht eine Pronationsstellung des Fußes mit Abflachung des Längsgewölbes. Zehenstand ist erschwert, Patienten gehen im «Hackengang».

Kontraktur: Equinovarus-Stellung bei Nichtbelastung, bei Belastung Inversion der Ferse und Varusstellung des Vorfußes.

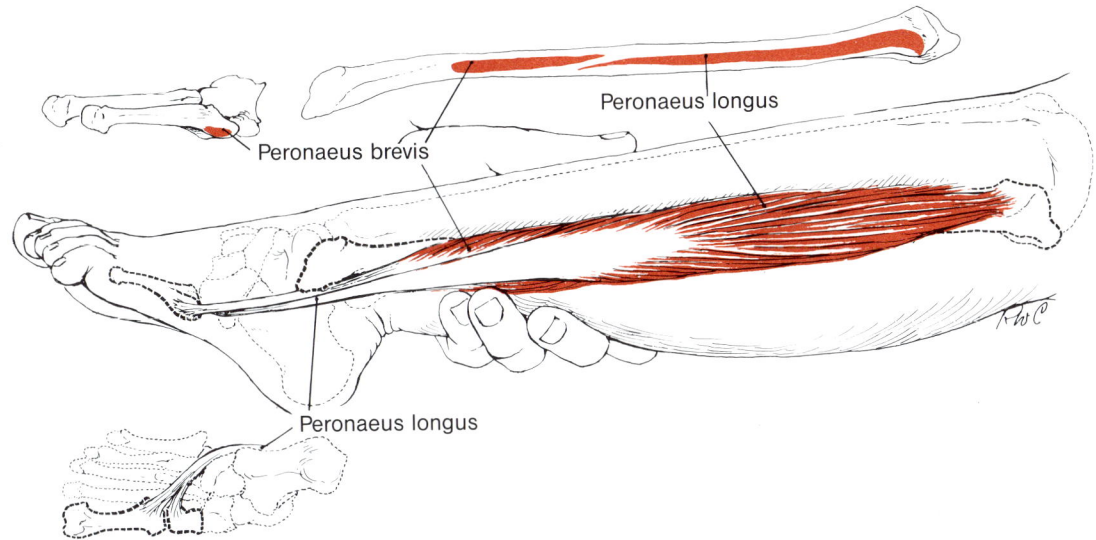

Peronaeus longus

Ursprung: Condylus lateralis tibiae, Fibulaköpfchen und proximale zwei Drittel der lateralen Fläche der Fibula, Septa intermuscularia und Fascia cruris.

Ansatz: Laterale Seite der Basis des Os metarsale I und des Os cuneiforme mediale.

Funktion: Proniert den Fuß, wirkt mit bei der Plantarflexion und senkt das 1. Metatarsalköpfchen.

Innervation: N. peronaeus superficialis, L 4, **5**, S **1**.

Peronaeus brevis

Ursprung: Distale zwei Drittel der lateralen Fläche der Fibula und angrenzende Septa intermuscularia.

Ansatz: Tuberositas des Os metarsale V.

Funktion: Proniert den Fuß und wirkt mit bei der Plantarflexion.

Innervation: N. peronaeus superficialis, L 4, **5**, S **1**.

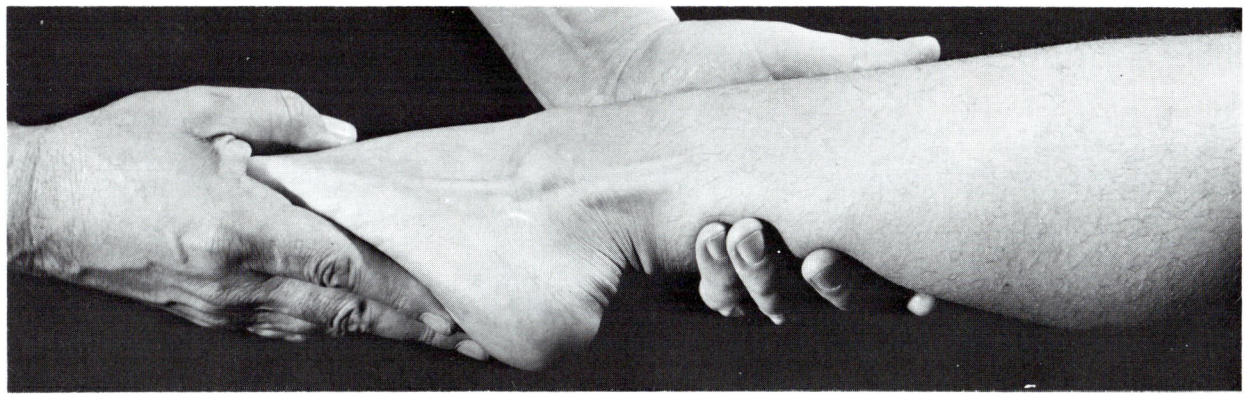

Patient: Rückenlage mit Bein in Innenrotation oder Seitenlage (Testseite oben).

Fixation: Der Prüfer fixiert den Unterschenkel, oberhalb des Knöchelgelenkes.

Test: Pronation und Plantarflexion.

Druck: Gegen den lateralen Fußrand und die Fußsohle in Richtung Supination und Dorsalflexion.

Schwäche: Die Kraft in der Pronation und Plantarflexion ist vermindert, und es kommt zur Varusstellung des Fußes. Die Stabilität des Knöchelgelenkes ist lateral herabgesetzt. Zehenstand ist erschwert.

Kontraktur: Valgusstellung des Fußes.

Anmerkung: Bei Belastung übt der Peronaeus longus einen starken Zug auf seine Ansatzstelle am Metatarsale I aus, so daß das 1. Metatarsalköpfchen in Richtung Boden gezogen wird.

Soleus

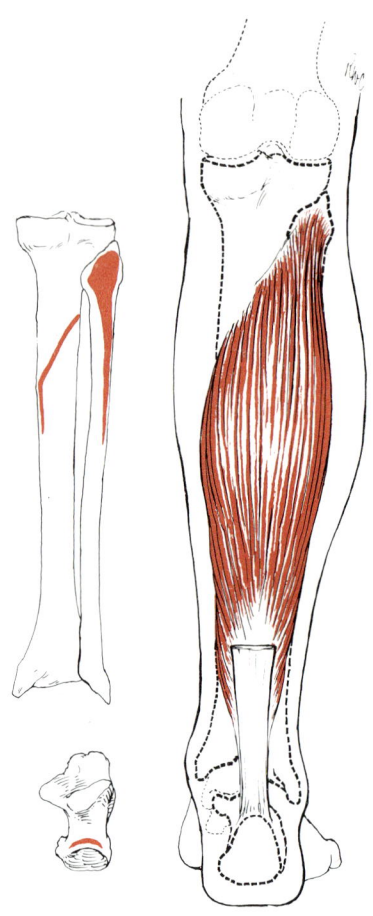

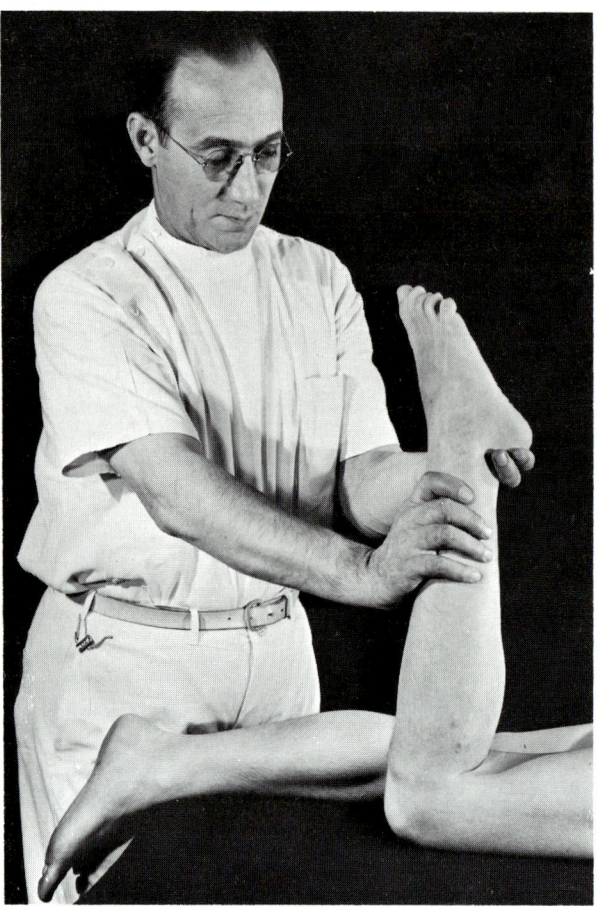

Ursprung: Dorsale Fläche des Fibulaköpfchens, proximales Drittel der Fibula, Linea m. solei tibiae, mittleres Drittel des Margo medialis tibiae, Sehnenbogen zwischen Fibulaköpfchen und Tibia.

Ansatz: Zusammen mit dem Gastrocnemius an der dorsalen Fläche des Calcaneus (Tuber calcanei).

Funktion: Plantarflexion.

Innervation: N. tibialis, L 5, S 1, 2.

Patient: Bauchlage, das Kniegelenk ist 90° oder mehr gebeugt.

Fixation: Der Prüfer fixiert den Unterschenkel, oberhalb des Knöchelgelenkes.

Test: Plantarflexion ohne Supination oder Pronation des Fußes.

Druck: Am Calcaneus (s. Abb.) in Form von Zug an der Ferse nach plantar. Bei ausgeprägter Schwäche kann der Patient die Plantarflexion gegen den Zug nicht halten. Bei kräftigem Muskel ist ein längerer Hebel erforderlich, den man durch Einbeziehung des Fußes erhält: Gleichzeitig mit dem Zug an der Ferse wird Druck gegen den Vorfuß gegeben (s. S. 144).

Anmerkung: Supination des Fußes zeigt, daß der Tibialis posterior und die Zehenflexoren kompensieren. Pronation zeigt Kompensation durch die Peronaeen. Kniegelenksextension ist ein Hinweis für die Mithilfe des Gastrocnemius, weil er bei der Kniegelenksflexion von 90° oder mehr weniger Kraft entwickeln kann.

Schwäche: Der Calcaneus steht steil und die Entwicklung eines Hohlfußes wird gefördert. Zehenstand ist nicht möglich. Normalerweise ist im Stand der Ansatz des Soleus am Calcaneus das Punctum fixum für den Muskel; auf diese Weise wird die normale Stellung von Unterschenkel und Fuß zueinander aufrecht erhalten. Bei Schwäche des Soleus kann im Stand eine leichte Kniegelenksflexionsstellung auffallen, aber häufiger kommt es zur Vorverlagerung des Körpergewichtes. Die Lotschnur verläuft dann etwas ventral des äußeren Malleolus.
Eine nicht lähmungsbedingte Schwäche kann die Folge einer plötzlichen Verletzung des Muskels sein, wie z.B. nach einem Sprung Aufkommen mit gebeugten Knien in dorsalflektierter Stellung; oder die Schwäche kann allmählich eintreten, wenn häufig die tiefe Hocke eingenommen wird. Der Gastrocnemius wird hierbei nicht überdehnt, weil das Kniegelenk gebeugt ist.

Kontraktur: Spitzfußstellung bei Belastung und ohne Belastung.

Verkürzung: Im Stand Tendenz zur Hyperextension im Kniegelenk. Beim Barfußgehen wird die Verkürzung durch Auswärtsdrehen des Beines kompensiert. Dabei wird das Gewicht von der dorso-lateralen Seite der Ferse zur ventro-medialen Seite des Vorfußes verlagert. In Schuhen evtl. garnicht zu bemerken.

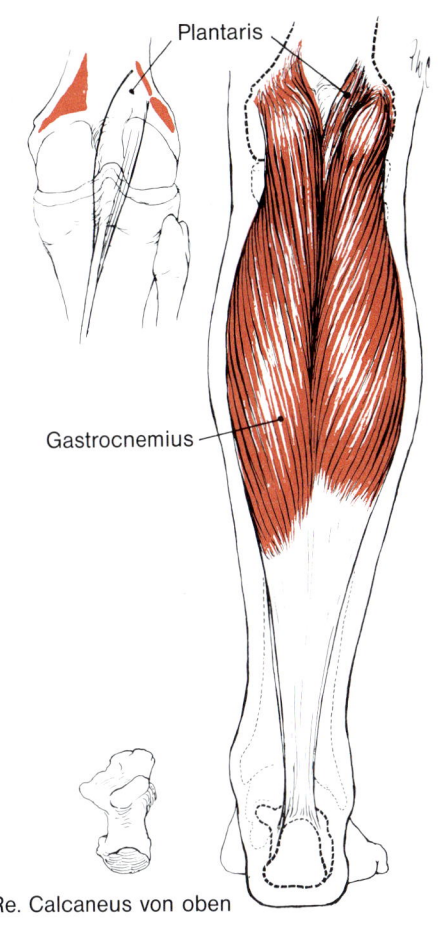

Plantaris

Gastrocnemius

Re. Calcaneus von oben

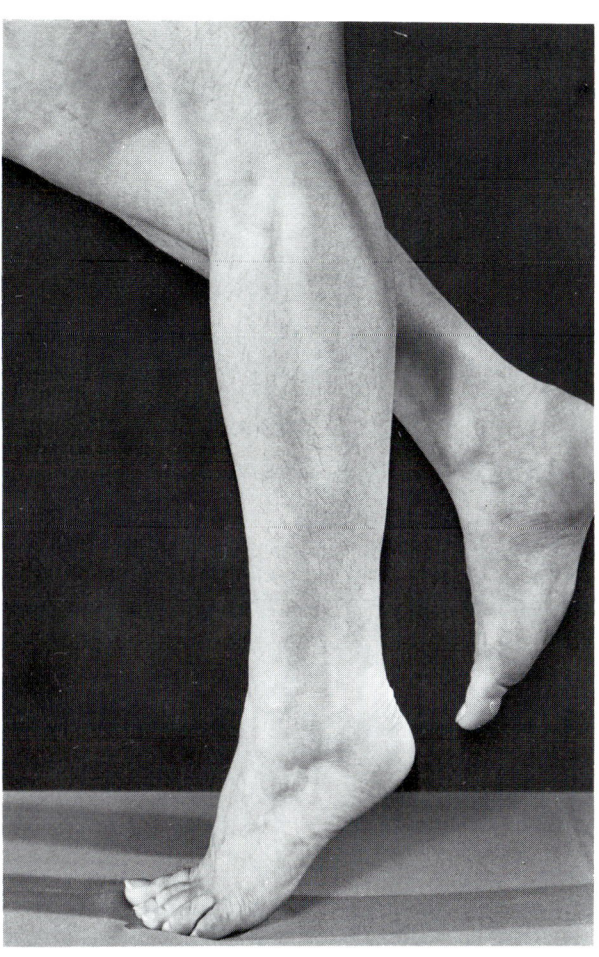

Gastrocnemius

Ursprung:
Medialer Kopf: Proximaler und dorsaler Anteil des Condylus medialis femoris und Umgebung, Kniegelenkskapsel.
Lateraler Kopf: Condylus lateralis und dorsale Fläche des Femur, Kniegelenkskapsel.

Ansatz: Tuber calcanei.

Innervation: N. tibialis, S **1, 2.**

Plantaris

Ursprung: Distaler Anteil des Labium laterale femoris und angrenzende Facies poplitea, Lig. popliteum obliquum.

Ansatz: Dorsale Fläche des Calcaneus.

Innervation: N. tibialis, L 4, **5,** S **1,** (2).

Funktion: Gastrocnemius und Plantaris plantarflektieren und wirken mit bei der Flexion des Kniegelenkes.

Plantarflexoren

Patient: Stand (Patient darf sich etwas mit einer Hand am Tisch festhalten, darf aber kein Gewicht auf die Hand übernehmen).

Test: Patient drückt sich hoch in den Zehenstand.

Anmerkung: Wenn der Oberkörper nach vorne gelehnt und das Knie gebeugt wird, ist das ein Zeichen von Schwäche. Bei dem Versuch die Ferse vom Boden zu heben, wird das Körpergewicht nach vorne verlagert. Im oberen Sprunggelenk entsteht eine Dorsalflexion, obwohl der Patient die Plantarflexoren anspannt.

Verkürzung: Wenn Frauen ständig hochhackige Schuhe tragen, besteht die Tendenz, daß der Triceps surae sich verkürzt.

Muskeln, die bei der Plantarflexion tätig sind:

Soleus	Muskeln, die am
Gastrocnemius	Calcaneus ansetzen.
Plantaris	(Triceps surae)
Tibialis posterior	Muskeln, die am
Peronaeus longus	Mittelfuß ansetzen.
Peronaeus brevis	
Flexor hallucis longus	Muskeln, die an
Flexor digit. longus	den Zehen ansetzen.

Plantarflexoren

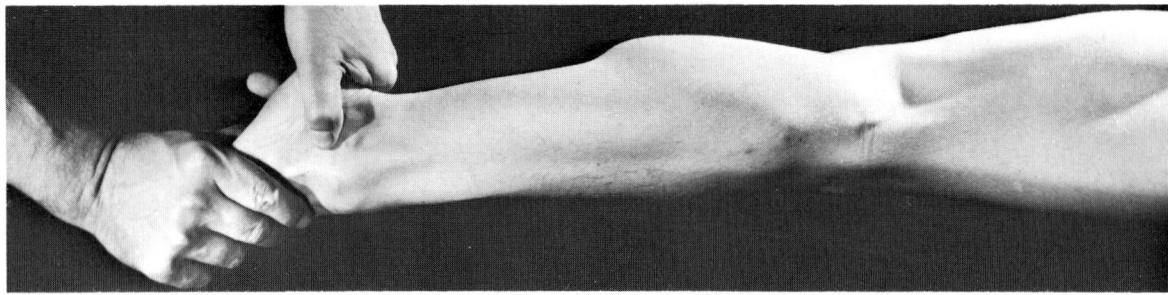

Patient: Bauchlage, Kniegelenk ist gestreckt, Fuß hängt über den Tischrand.

Fixation: Das Eigengewicht des Beines und eine feste Unterlage sollten für die Fixation ausreichen.

Test: Plantarflexion. Die Betonung liegt auf dem Hochziehen der Ferse nach kranial und nicht auf dem Herunterdrücken des Vorfußes. Der Test beabsichtigt nicht, den Gastrocnemius von anderen Plantarflexoren zu isolieren, aber durch genaue Beobachtung während des Tests läßt sich feststellen, ob der Gastrocnemius sich anspannt oder nicht.

Druck: Maximaler Druck in dieser Stellung erfordert sowohl Druck gegen den Vorfuß als auch gegen den Calcaneus. Bei Schwäche ist der Druck gegen den Calcaneus ausreichend.

Im allgemeinen ist der Gastrocnemius zu sehen, auf jeden Fall kann er während des Tests getastet werden. Bewegungen der Zehen und des Vorfußes müssen wegen möglicher Kompensationsbewegungen besonders beobachtet werden. Der Patient kann den Vorfuß mit den Zehenflexoren, dem Tibialis posterior und dem Peronaeus longus nach plantar bewegen, ohne daß sich die Ferse durch den Zug an der Achillessehne nach kranial bewegt. Bei Schwäche des Triceps surae wird die Ferse nach der Bewegung des Vorfußes indirekt nach oben geschoben, aber bewegt sich nicht gleichzeitig mit dem Vorfuß. Wenn der Druck mehr an der Ferse als am Vorfuß gegeben wird, ist es teilweise möglich, den Triceps surae von den anderen Plantarflexoren zu isolieren. Eine Bewegung des Fußes in Richtung Inversion/Supination oder Eversion/Pronation zeigt einen Kraftunterschied im medialen oder lateralen Anteil. Ist diese Bewegung sehr deutlich, versuchen entweder die Peronaeen oder der Tibialis posterior den Triceps surae zu kompensieren.

Die Funktion des Gastrocnemius kann oft im Kniebeugetest demonstriert werden, wenn die Ischiocruralen schwach sind:

Aus Bauchlage mit gestrecktem Knie wird der Patient aufgefordert, gegen Widerstand das Knie zu beugen. Bei guter Kraft kommt es in dem Moment zur Plantarflexion, wenn der Gastrocnemius mit der Knieflexion beginnt. Ist er schwach, zieht der Fuß in die Dorsalflexion, um den Muskel für die Kniebeugung leicht vorzudehnen.

Schwäche: Bei Schwäche des Triceps surae kommt es zur Steilstellung des Calcaneus. Im Stand hyperextendiert das Kniegelenk und Zehenstand ist nicht möglich. Beim Gehen kann nicht abgerollt werden («Hackengang»).

Kontraktur: Spitzfuß und Flexionskontraktur im Kniegelenk.

Verkürzung: Bei gestrecktem Kniegelenk kann die volle Dorsalflexion nicht erreicht werden oder bei dorsalfektiertem Fuß kann die volle Kniegelenksextension nicht erreicht werden. Die Verkürzung verhindert die normale Dorsalflexion während der Vorverlagerung des Körpergewichtes in der Standbeinphase.

Schwäche des Soleus und des Gastrocnemius im Stand

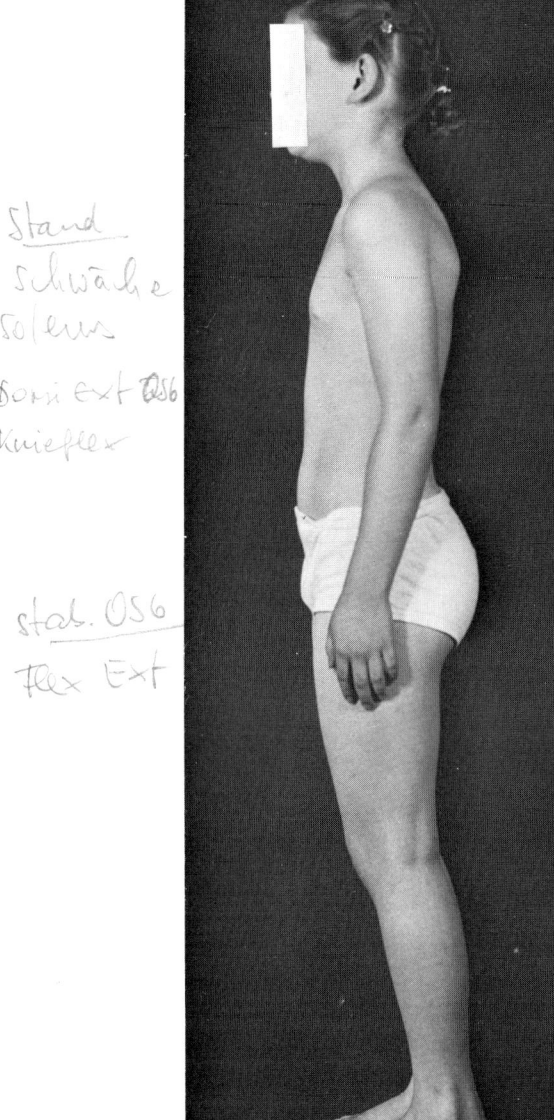

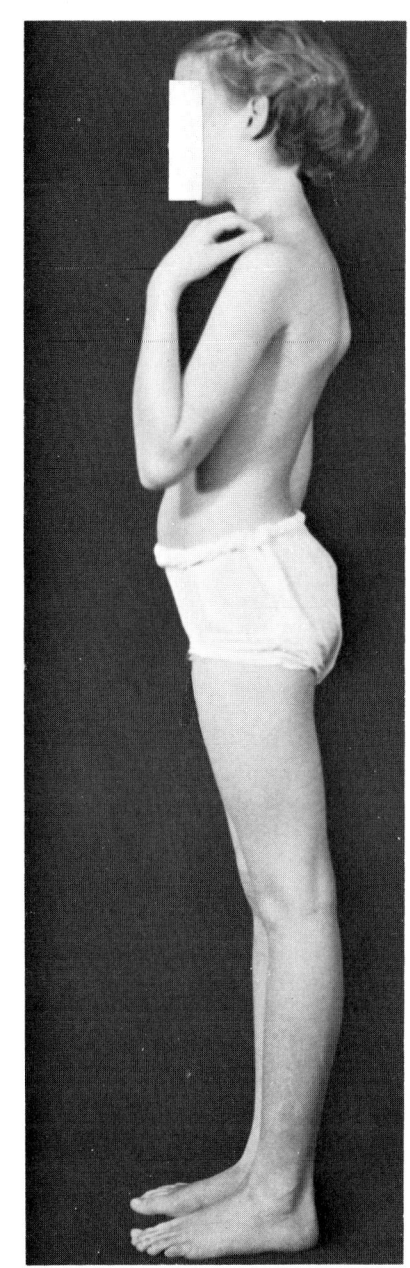

Handschriftliche Notizen (links):
Stand
schwäche
soleus
Dori Ext OSG
Knieflex
stab. OSG
Flex Ext

Handschriftliche Notizen (rechts):
Schwäche
gastrocn.
Hyperext.
Knie
stab. knie
Flex - Ext

Im Stand zeigt sich bei Schwäche des Soleus eine Tendenz zur Kniegelenksflexion und Dorsalflexion.

Da der Soleus plantarflektiert, hat er im Stand die Funktion, den Unterschenkel in normaler Stellung zum Fuß zu halten. Ist er schwach, kommt es zur Dorsalflexion. Im Stand ist diese im allgemeinen mit einer gewissen Kniegelenksflexion oder mit einer Vorwärtsverlagerung des Körpers als Ganzes verbunden.

Ein kräftiger Soleus kann einen schwachen Quadriceps kompensieren, indem er den Unterschenkel nach dorsal zieht und auf diese Weise das Knie passiv extendiert.

Bei Schwäche des Gastrocnemius zeigt sich im Stand eine Tendenz zur Hyperextension des Kniegelenkes und zur Plantarflexion. Als Flexor des Kniegelenkes hat er eine stabilisierende Funktion und hilft der Hyperextension vorzubeugen.

Da die Funktion des Gastrocnemius und des Soleus in bezug auf den Fuß die gleiche ist, wäre es begreiflich, daß Schwäche der beiden Muskeln die gleiche Veränderung der Haltung hervorruft. Dies ist aber nicht der Fall, sondern bei einer Gastrocnemiusschwäche kommt es im Stand zur Hyperextension der Kniegelenke.

Handschriftliche Notizen (unten):
siehe S. 207
gastrocn. schwach — hyperext. du knie
stand

Prüfung der Dehnfähigkeit der Ischiocruralen

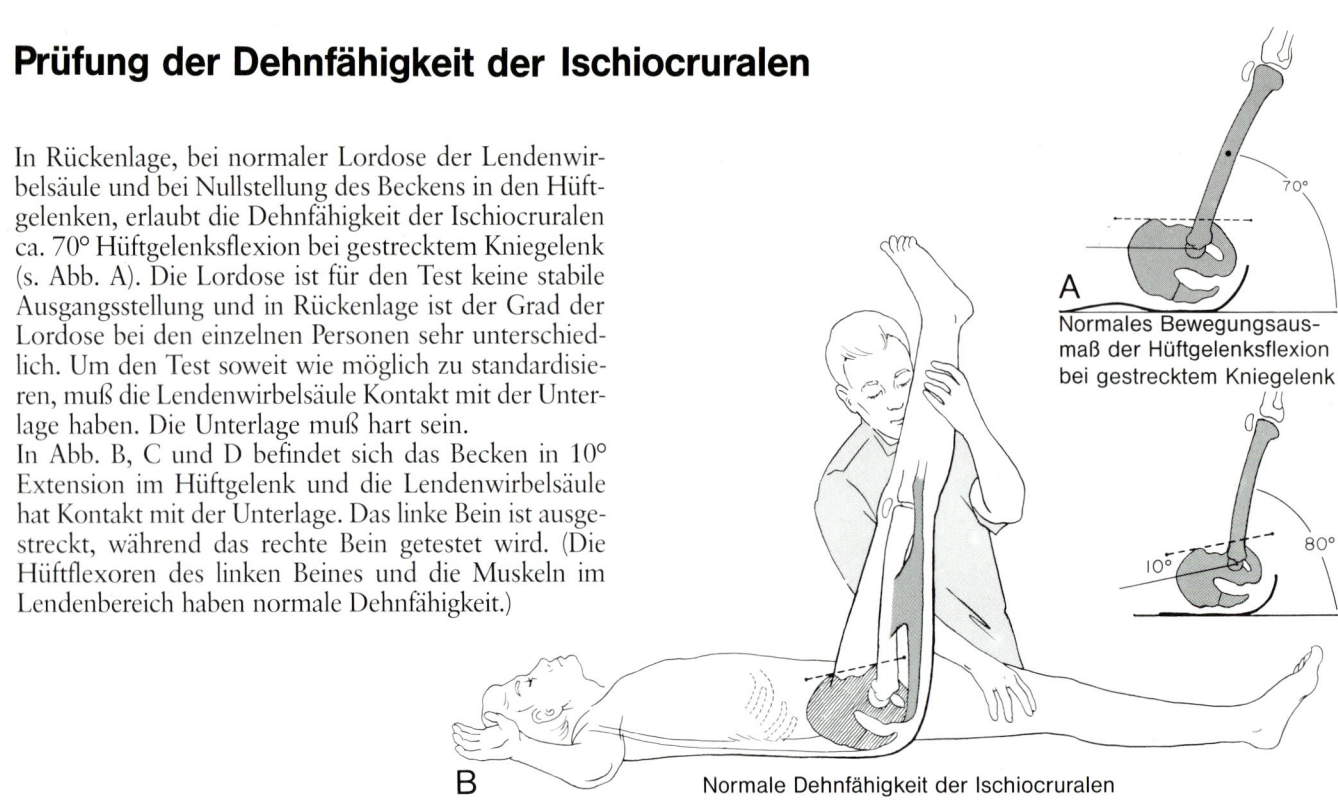

In Rückenlage, bei normaler Lordose der Lendenwirbelsäule und bei Nullstellung des Beckens in den Hüftgelenken, erlaubt die Dehnfähigkeit der Ischiocruralen ca. 70° Hüftgelenksflexion bei gestrecktem Kniegelenk (s. Abb. A). Die Lordose ist für den Test keine stabile Ausgangsstellung und in Rückenlage ist der Grad der Lordose bei den einzelnen Personen sehr unterschiedlich. Um den Test soweit wie möglich zu standardisieren, muß die Lendenwirbelsäule Kontakt mit der Unterlage haben. Die Unterlage muß hart sein.

In Abb. B, C und D befindet sich das Becken in 10° Extension im Hüftgelenk und die Lendenwirbelsäule hat Kontakt mit der Unterlage. Das linke Bein ist ausgestreckt, während das rechte Bein getestet wird. (Die Hüftflexoren des linken Beines und die Muskeln im Lendenbereich haben normale Dehnfähigkeit.)

A Normales Bewegungsausmaß der Hüftgelenksflexion bei gestrecktem Kniegelenk

B Normale Dehnfähigkeit der Ischiocruralen

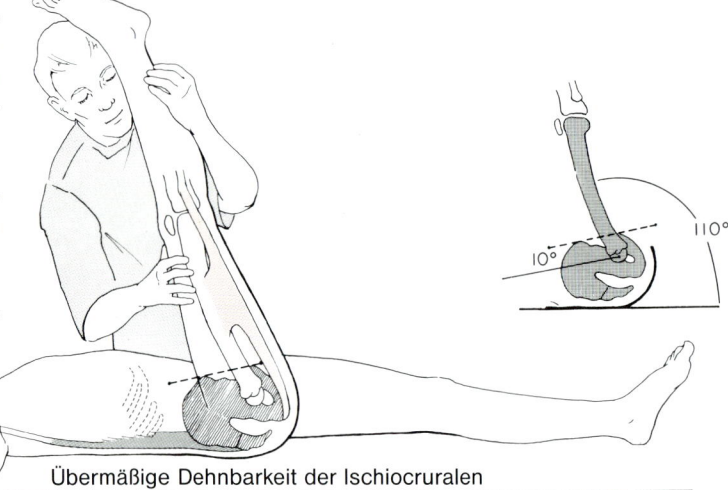

Das Anheben des gestreckten Beines ist eine Kombination von Flexion im Hüftgelenk und Flexion der Lendenwirbelsäule. Die 70° Hüftgelenksflexion und die 100° Extension des Beckens im Hüftgelenk ergeben ein Bewegungsausmaß von 80° (s. Abb. B), das als normal angesehen wird.

Sowohl eine eingeschränkte als auch eine übermäßige lumbale Flexion ergeben ein ungenaues Bild der Dehnfähigkeit der Ischiocruralen (s. Abb. auf der folgenden Seite und die Bilder auf S. 150 und S. 151).

Abb. C zeigt eine übermäßige Dehnbarkeit und die Abb. D eine verringerte Dehnfähigkeit der Ischiocruralen.

C Übermäßige Dehnbarkeit der Ischiocruralen

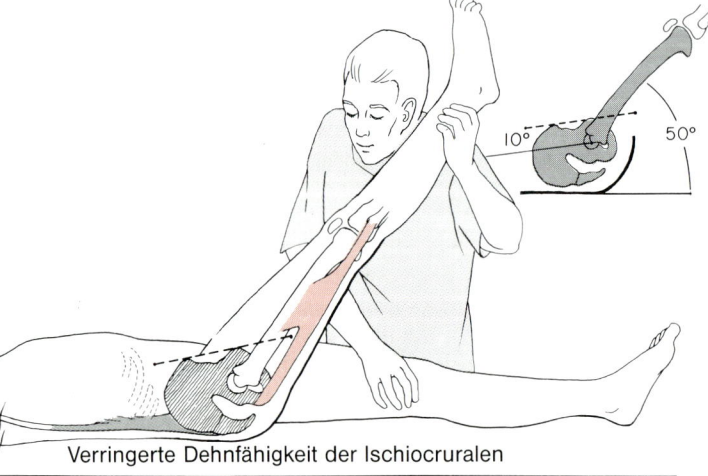

Wenn das gestreckte Bein gehoben wird, üben verkürzte Ischiocruralen einen Zug auf das Sitzbein nach kaudal-ventral aus im Sinne der Extension des Beckens im Hüftgelenk. Um zuviel Extension des Beckens im Hüftgelenk mit lumbaler Flexion zu vermeiden, muß in Mittelstellung stabilisiert werden, indem das andere Bein fest auf die Unterlage gedrückt wird.

D Verringerte Dehnfähigkeit der Ischiocruralen

Prüfung der Dehnfähigkeit der Ischiocruralen

Verkürzte Hüftflexoren ziehen im Stand oder in Rükkenlage mit gestreckten Beinen die Lendenwirbelsäule in die Hyperextension. Abb. A' zeigt die Verkürzung, die in den linken Hüftflexoren in Abb. B' und C' vorliegt. Die Verkürzung der Hüftflexoren kann in bezug auf die Dehnfähigkeit der Ischiocruralen ein falsches Bild ergeben und zu einer Fehldiagnose führen. Durch eine Abänderung der gestreckten Beinstellung muß der Lendenwirbelsäule ermöglicht werden, in Kontakt mit der Unterlage zu kommen.

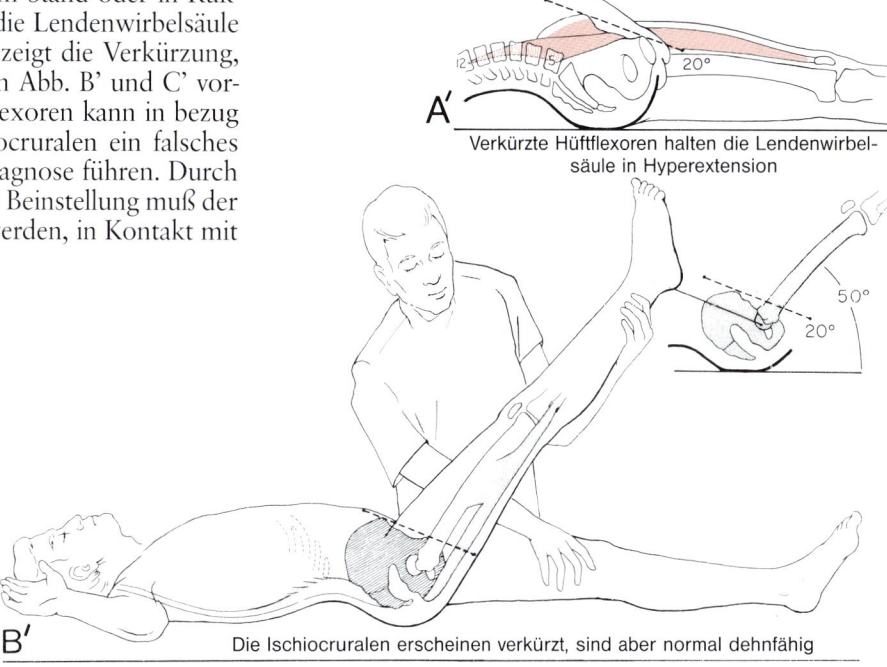

Verkürzte Hüftflexoren halten die Lendenwirbelsäule in Hyperextension

B' Die Ischiocruralen erscheinen verkürzt, sind aber normal dehnfähig

Die Auswirkung verkürzter Hüftflexoren auf die Dehnfähigkeitsprüfung der Ischiocruralen ist in Abb. B' und C' zu sehen. Die Dehnfähigkeit der Ischiocruralen in Abb. B' ist identisch mit der in Abb. B auf S. 146, zu sehen an dem gleichen Winkel von Becken und Femur. Die 20° Flexion des Beckens im Hüftgelenk in Abb. B' und die 10° Extension des Beckens im Hüftgelenk in Abb. B ergeben im Test eine Differenz des Bewegungsausmaßes im Hüftgelenk von 30°. Dies ist an dem Flexionswinkel von 50° in Abb. B', im Vergleich zu dem Flexionswinkel von 80° in Abb. B, zu sehen.

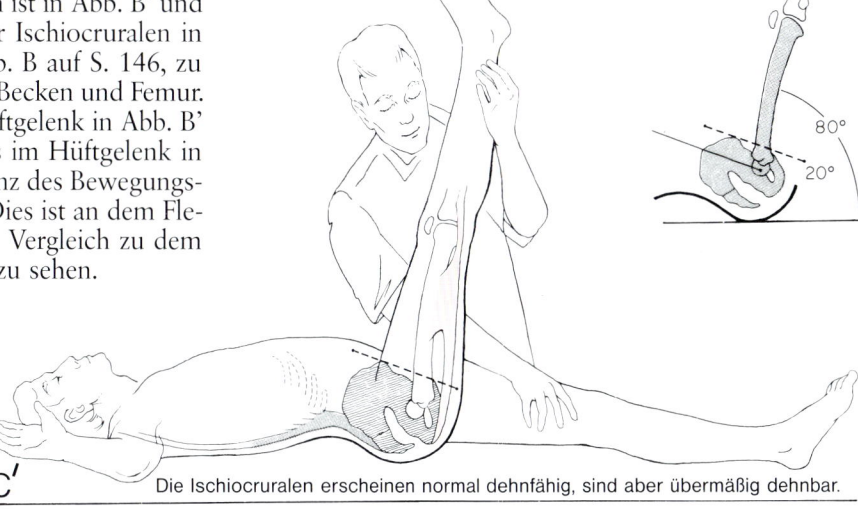

C' Die Ischiocruralen erscheinen normal dehnfähig, sind aber übermäßig dehnbar.

Die Dehnfähigkeit der Ischiocruralen auf Abb. C' ist die gleiche wie in C auf S. 146. Der Bewegungsausschlag des Beines, gemessen am Abstand zum Tisch, läßt die Dehnfähigkeit der Ischiocruralen in Abb. C' als normal erscheinen; in Wirklichkeit besteht übermäßige Dehnbarkeit.
Abb. D' zeigt zuviel Extension des Beckens im Hüftgelenk, so daß das Bein etwas höher als in Abb. D auf S. 146 gehoben werden kann, obwohl die Dehnfähigkeit der Ischiocruralen in beiden Fällen die gleiche ist. Wird das andere Bein fest auf der Unterlage gehalten, kann nicht zuviel Extension des Beckens im Hüftgelenk eintreten, außer wenn übermäßige Dehnbarkeit der Hüftflexoren besteht.

D' Die Ischiocruralen erscheinen dehnfähiger als sie in Wirklichkeit sind.

Prüfung der Dehnfähigkeit der Ischiocruralen

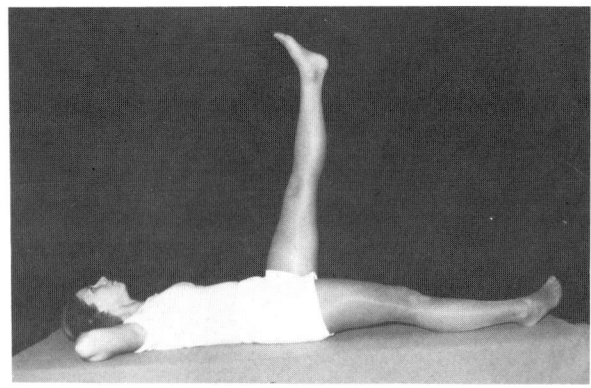

Anheben des gestreckten Beines, dabei Lendenwirbelsäule in Kontakt mit der Unterlage, zeigt normale Dehnfähigkeit der Ischiocruralen; die Flexion des Oberschenkels im Hüftgelenk beträgt 80°.

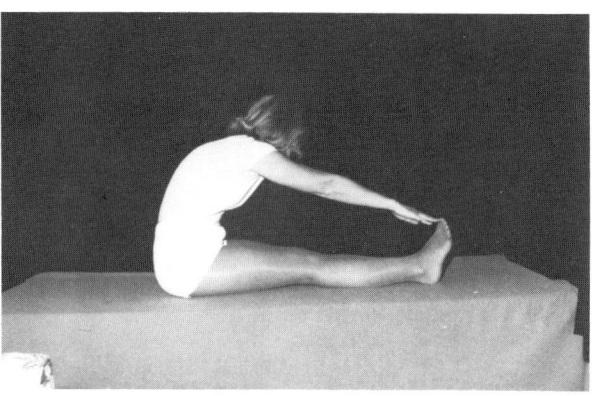

Beim Vorbeugen im Langsitz kommt es bei normaler Dehnfähigkeit der Ischiocruralen zur Flexion des Beckens in den Hüftgelenken.

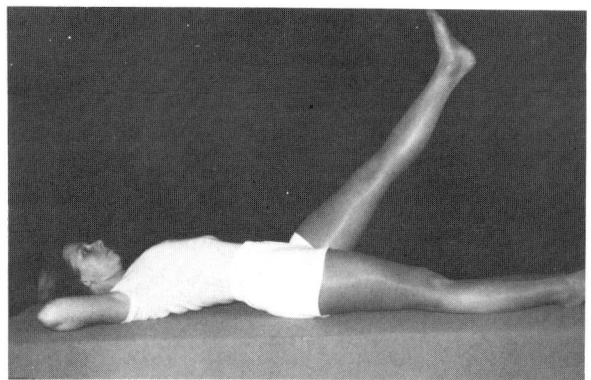

Wenn die Lendenwirbelsäule extendiert ist, erscheinen die normal dehnfähigen Ischiocruralen verkürzt.

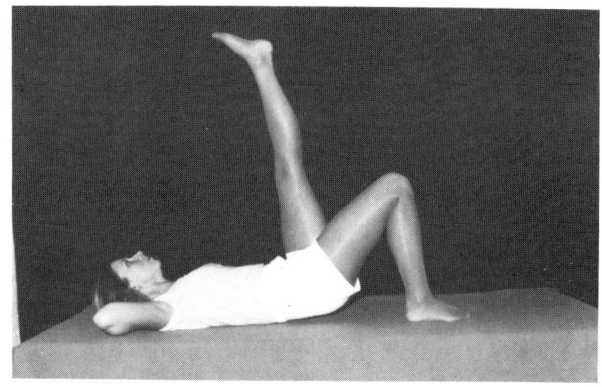

Wenn ein Bein angestellt ist, kommt es zur Flexion der Lendenwirbelsäule. Wird dann das andere Bein gestreckt hochgehoben, scheinen die Ischiocruralen dehnfähiger zu sein als normal. (Aus dieser Ausgangsstellung sollten die Ischiocruralen nicht geprüft oder gedehnt werden).

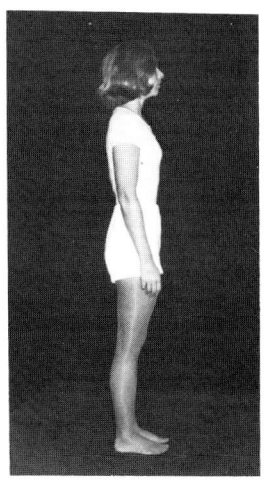

Die Haltung im Stehen ist gut. Der Muskeltest zeigte ein ausgewogenes Muskelgleichgewicht und die Dehnfähigkeit war normal.

Prüfung der Dehnfähigkeit der Ischiocruralen

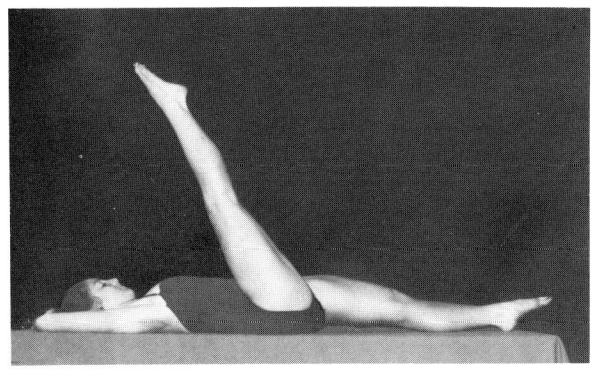

Übermäßige Dehnbarkeit der Ischiocruralen läßt sehr viel Flexion des Oberschenkels im Hüftgelenk zu.

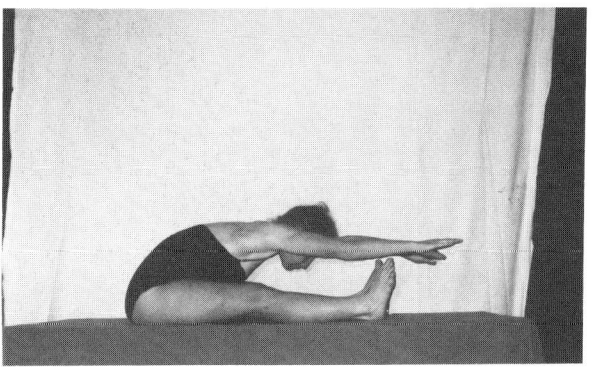

Übermäßige Dehnbarkeit der Ischiocruralen läßt beim Vorbeugen im Langsitz außergewöhnliche Flexion des Beckens in den Hüftgelenken zu. Außerdem ist eine ausgeprägte Flexion im thorakolumbalen Bereich zu sehen.

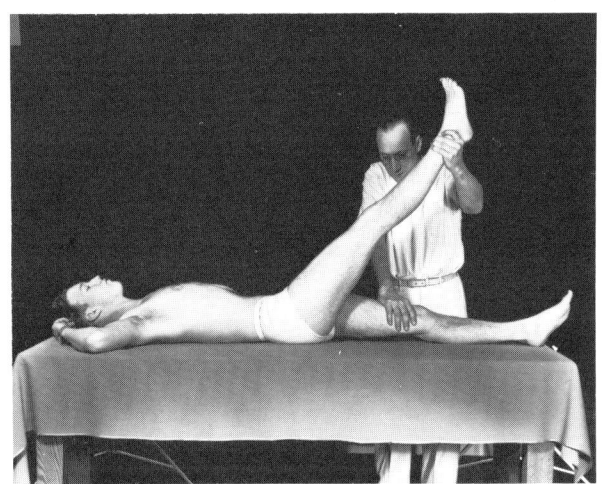

Durch verkürzte Ischiocrurale wird die Flexion des Oberschenkels im Hüftgelenk begrenzt.

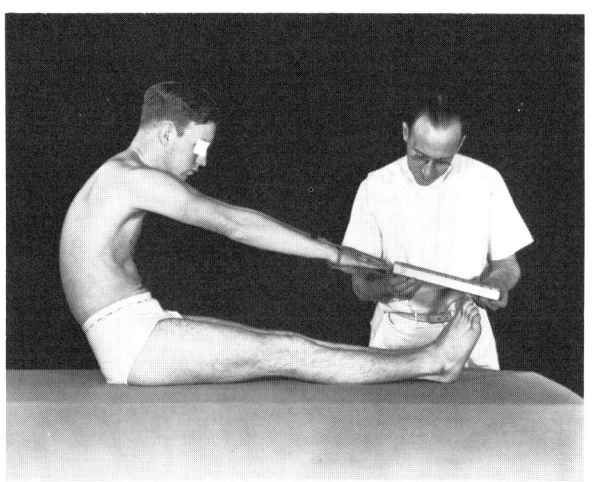

Durch die Verkürzung der Ischiocruralen ist die Flexion des Beckens in den Hüftgelenken begrenzt.

Beachte, daß die dorsale Fläche des Oberschenkels (linke Abb.) und die dorsale Fläche des Beckens (rechte Abb.) den gleichen Winkel mit dem Tisch bilden.

Prüfung der Dehnfähigkeit der Ischiocruralen

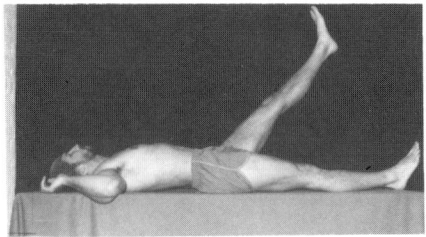

Die Ischiocruralen scheinen verkürzt; die Testposition ist nicht richtig, weil die Lendenwirbelsäule keinen Kontakt mit der Unterlage hat. Verkürzung der Hüftflexoren des aufliegenden Beines hält die Lendenwirbelsäule in Extension.

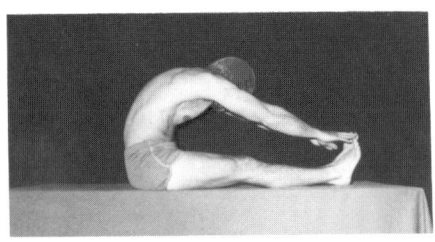

Flexion des Beckens in den Hüftgelenken scheint beim Vorbeugen im Langsitz beinahe normal zu sein. Da sich beide Hüftgelenke beugen, behindern verkürzte Hüftgelenksflexoren die Flexion des Beckens in den Hüftgelenken nicht.

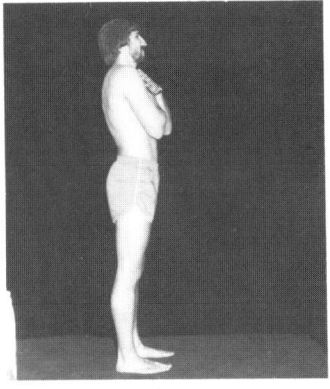

Im Stand wird die Verkürzung der Hüftflexoren durch eine lumbale Lordose sichtbar.

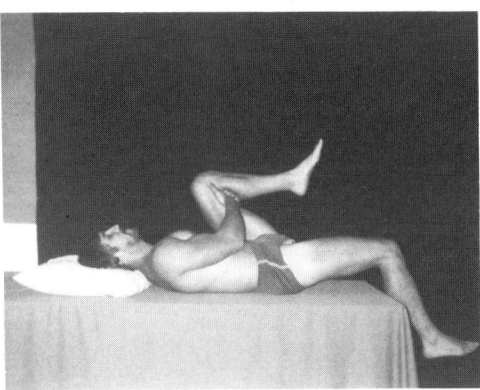

Durch die Prüfung der Dehnfähigkeit der Hüftflexoren wird die Verkürzung dieser Muskeln bestätigt.

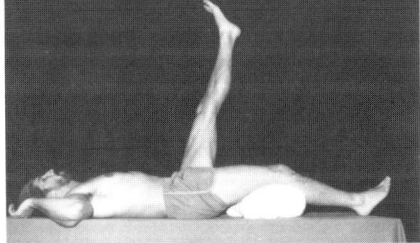

Um die Verkürzung der Hüftflexoren auszugleichen und der Lendenwirbelsäule Kontakt mit der Unterlage zu geben, wird das Knie unterlagert. Der Test zeigt, daß in dieser Ausgangsstellung die Ischiocruralen fast normal dehnfähig sind.

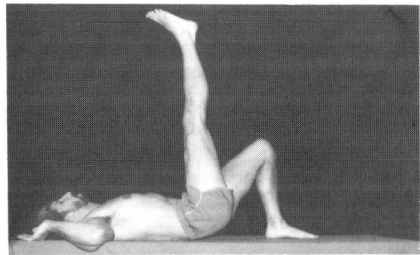

Bei Dehnübungen der Ischiocruralen oder der Prüfung ihrer Dehnfähigkeit darf nicht ein Bein angestellt werden, während das andere hochgehoben wird. (s. Abb.) Die Beweglichkeit der Lendenwirbelsäule und nicht die Dehnfähigkeit der Ischiocruralen läßt die Bewegung größer erscheinen. Nicht selten geht außergewöhnliche Beweglichkeit der Lendenwirbelsäule mit Verkürzung der Ischiocruralen einher.

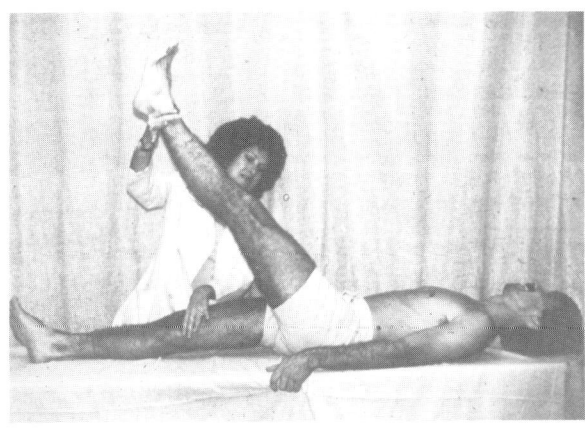

Verkürzte Ischiocrurale verringern die Flexion des Oberschenkels im Hüftgelenk.

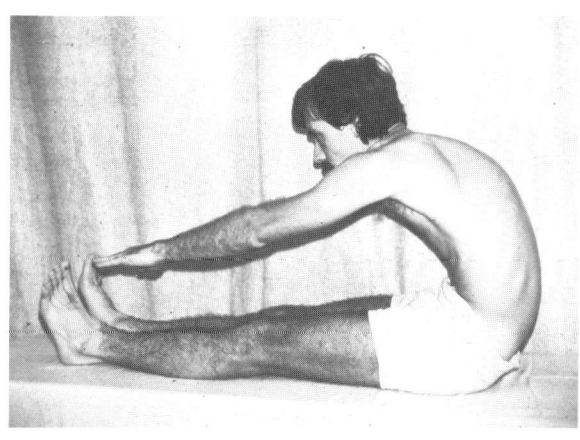

Verkürzte Ischiocrurale verringern die Flexion des Beckens in den Hüftgelenken, aber durch die ausgeprägte Flexion der Lendenwirbelsäule können die Zehen beinahe berührt werden.

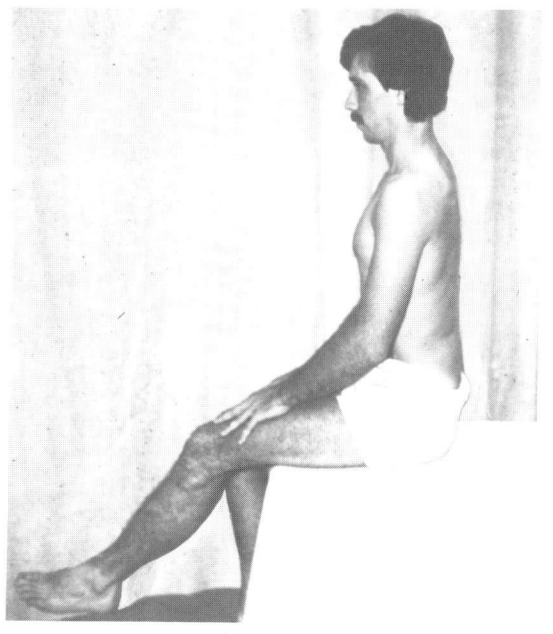

Die Verkürzung der Ischiocruralen ist sehr auffällig, wenn in aufrechter Sitzhaltung das Kniegelenk gestreckt werden soll.

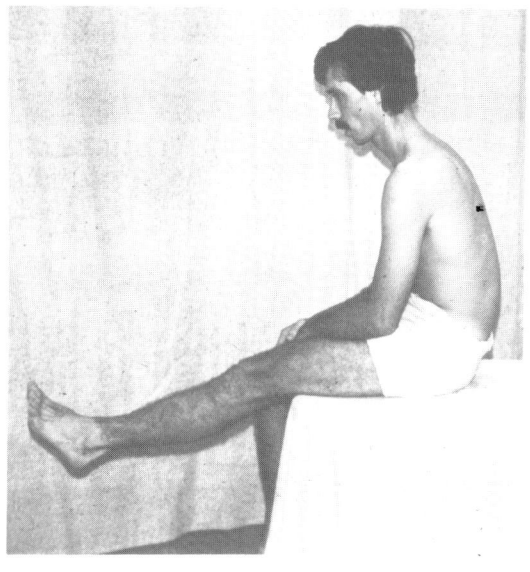

Die Verkürzung der Ischiocruralen fällt nicht auf, wenn die Lendenwirbelsäule flektiert werden darf. Die Dehnung der Ischiocruralen im Sitz (als Übung) erfordert eine aufrechte Sitzhaltung.

Semitendinosus und Semimembranosus

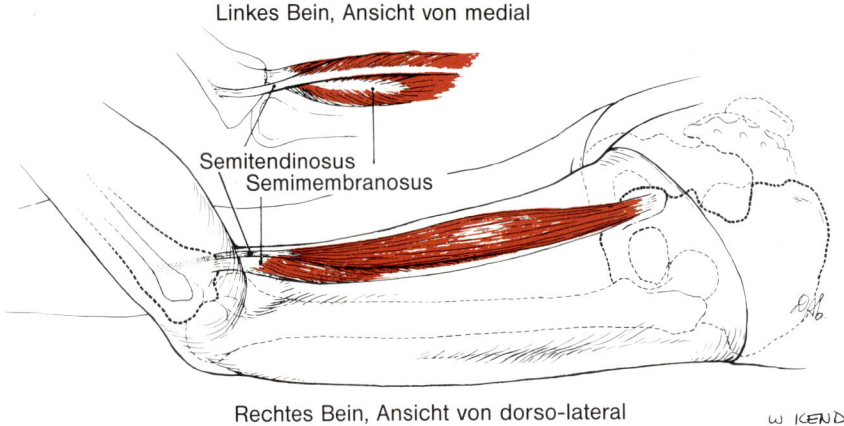

Linkes Bein, Ansicht von medial

Semitendinosus
Semimembranosus

Rechtes Bein, Ansicht von dorso-lateral

W KEND

Semitendinosus

Ursprung: Caput commune vom Tuber ischiadicum.

Ansatz: Medial an der Vorderfläche des proximalen Tibiaschaftes (Pes anserinus superficialis).

Funktion: Beugt im Kniegelenk und innenrotiert den Unterschenkel. Streckt im Hüftgelenk und unterstützt die Innenrotation.

Innervation: N. tibialis, L 4, 5, S 1, 2.

Semimembranosus

Ursprung: Tuber ischiadicum, proximal und lateral des Biceps femoris und Semitendinosus.

Ansatz: Dorso-mediale Fläche des Condylus medialis der Tibia.

Funktion: Beugt im Kniegelenk und innenrotiert den Unterschenkel. Streckt im Hüftgelenk und unterstützt die Innenrotation.

Innervation: N. tibialis, L 4, 5, S 1, 2.

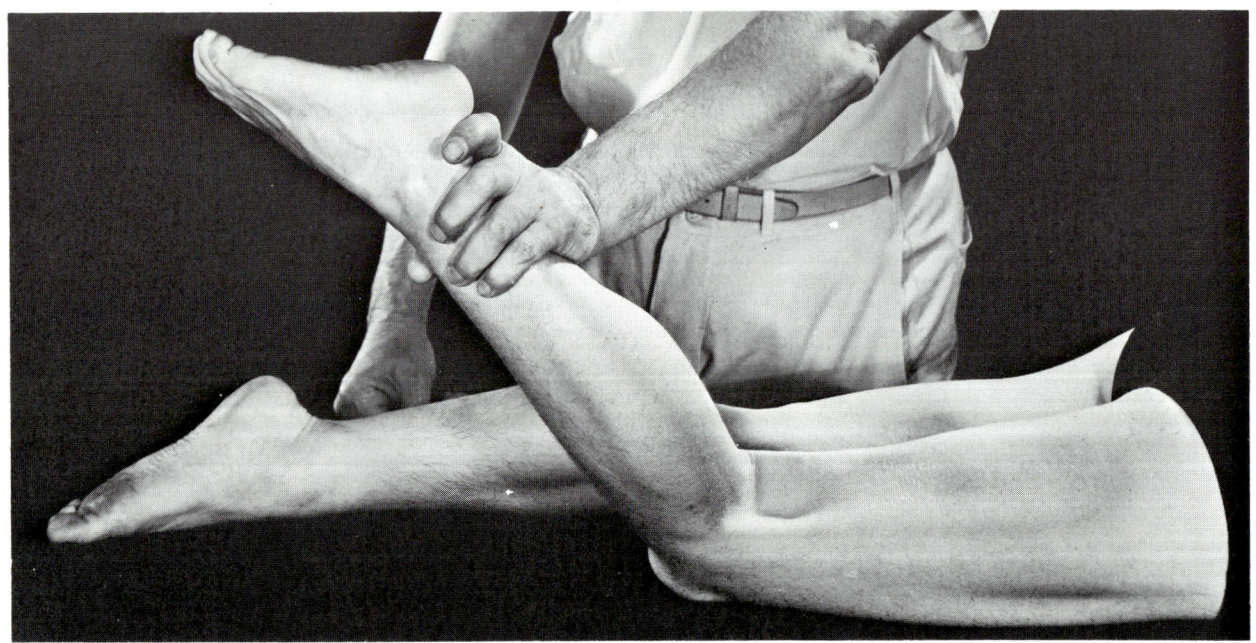

Patient: Bauchlage.

Fixation: Der Prüfer fixiert den Oberschenkel. (Um den Muskelbauch der medialen Ischiocruralen nicht zu verdecken, ist die Fixation nicht dargestellt.)

Test: Oberschenkel liegt in Innenrotation. Das Kniegelenk ist weniger als 90° gebeugt und der Unterschenkel innenrotiert.

Druck: Gegen den Unterschenkel, oberhalb des Knöchelgelenkes, in Richtung Extension.

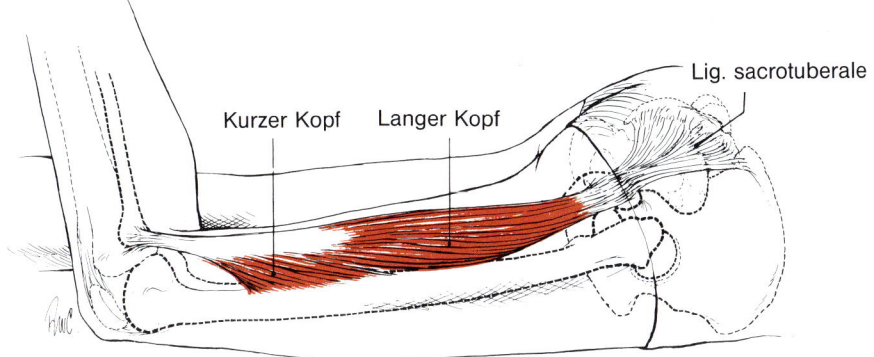

Kurzer Kopf | Langer Kopf | Lig. sacrotuberale

Ursprung:
Caput longum: Distales Ende des Lig. sacrotuberale, Caput commune am Tuber ischiadicum.
Caput breve: Mittleres Drittel vom Labium laterale der Linea aspera und proximal vom Epicondylus lateralis, Septum intermusculare laterale.

Ansatz: Laterale Seite des Caput fibulae, Condylus lateralis tibiae.

Funktion: Der lange und der kurze Kopf beugen im Kniegelenk und außenrotieren den Unterschenkel. Zusätzlich streckt der lange Kopf im Hüftgelenk und unterstützt die Außenrotation.

Innervation:
Caput longum: N. tibialis, L 5, S 1, 2, 3.
Caput breve: N. peronaeus communis, L 5, S 1, 2.

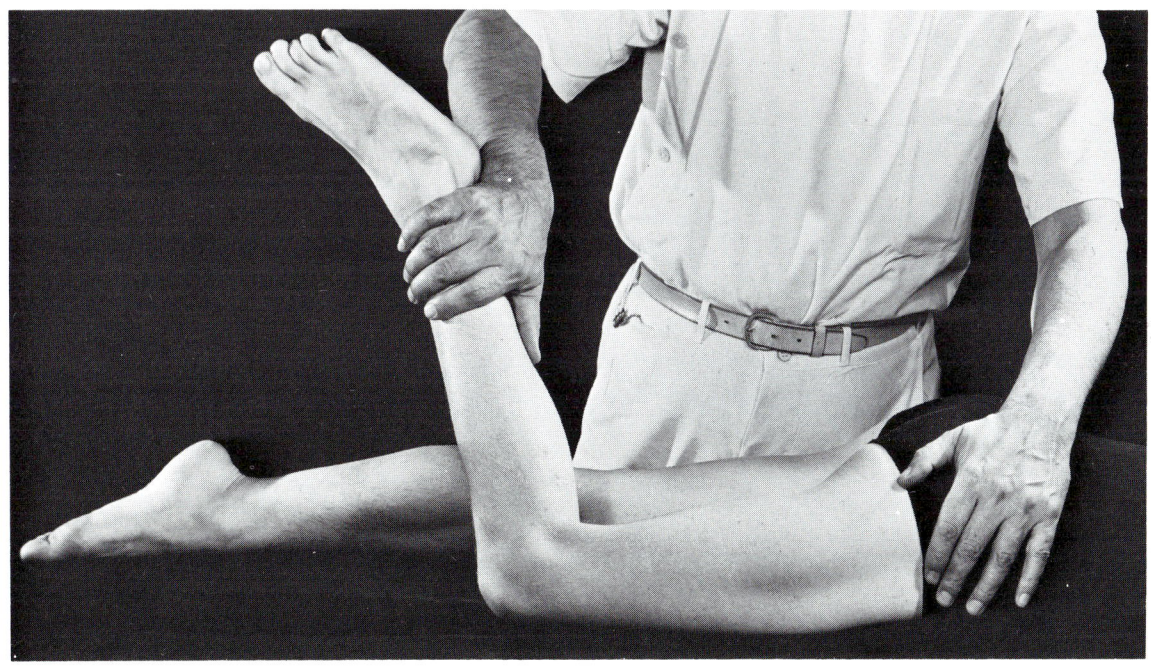

Patient: Bauchlage.

Fixation: Der Prüfer fixiert den Oberschenkel. (Nicht dargestellt, um den Muskel nicht zu verdecken.)

Test: Oberschenkel liegt in geringer Außenrotation. Das Kniegelenk ist weniger als 90° gebeugt und der Unterschenkel etwas außenrotiert.

Druck: Gegen den Unterschenkel, oberhalb des Knöchelgelenkes, in Richtung Extension.

Ischiocrurale Muskelgruppe und Gracilis

Schwäche: Schwäche der Ischiocruralen verursacht Hyperextension im Kniegelenk. Bei beidseitiger Schwäche kommt es zur Flexion des Beckens in den Hüftgelenken und zur Extension der Lendenwirbelsäule. Einseitige Schwäche kann Rotation des Beckens in den Hüftgelenken zur Folge haben. Schwäche der lateralen Ischiocruralen verursacht während der Belastung dorso-laterale Instabilität des Kniegelenkes mit O-Beinstellung. Schwäche der medialen Ischiocruralen vermindert die dorso-mediale Stabilität des Kniegelenkes und verursacht X-Beinstellung mit Tendenz zur Außenrotation des Unterschenkels.

Kontraktur: Kontraktur der medialen und lateralen Ischiocruralen hat Flexionsstellung des Kniegelenkes zur Folge. Bei ausgeprägter Kontraktur ist Extension des Beckens im Hüftgelenk und Flexion der Lendenwirbelsäule damit verbunden.

Verkürzung: Einschränkung der Kniegelenksextension, wenn das Hüftgelenk gebeugt ist oder Einschränkung der Hüftgelenksflexion, wenn das Kniegelenk gestreckt ist (s. S. 146 und 151).
Verkürzte Ischiocruralen verursachen eine charakteristische Haltung mit Extension des Beckens in den Hüftgelenken und Flexion der Lendenwirbelsäule.

Anmerkung: Man darf nicht erwarten, daß in Bauchlage die volle Kniegelenksflexion gegen genausoviel Widerstand gehalten werden kann wie im Sitzen. Starker Widerstand bei ausgeprägter Kniegelenksflexion führt beim Testen der Ischiocruralen häufig zu einem Muskelkrampf. Mit anderen Worten: Wenn starker Widerstand gegeben wird, sollte die Kniegelenksflexion geringer sein oder der Test im Sitzen durchgeführt werden.
Schwäche des Popliteus und des Gastrocnemius kann den Anfang der Kniegelenksflexion erschweren. Kompensation durch den Sartorius läßt sich an der Hüftgelenksflexion am Anfang der Kniegelenksflexion erkennen. Ein verkürzter Rectus femoris begrenzt die Beugung im Kniegelenk; während der endgradigen Kniegelenksflexion kommt es zur Flexion des Beckens im Hüftgelenk mit Extension der Lendenwirbelsäule.

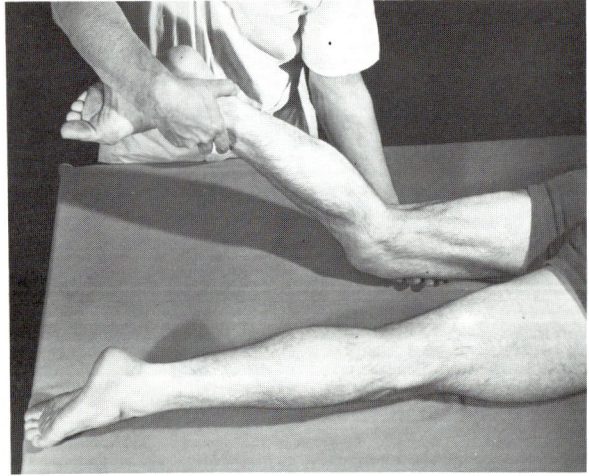

Die Funktion des Gracilis als Kniebeuger ist auf diesem Bild dargestellt. Testposition und Druck entsprechen dem Test für die medialen Ischiocruralen.

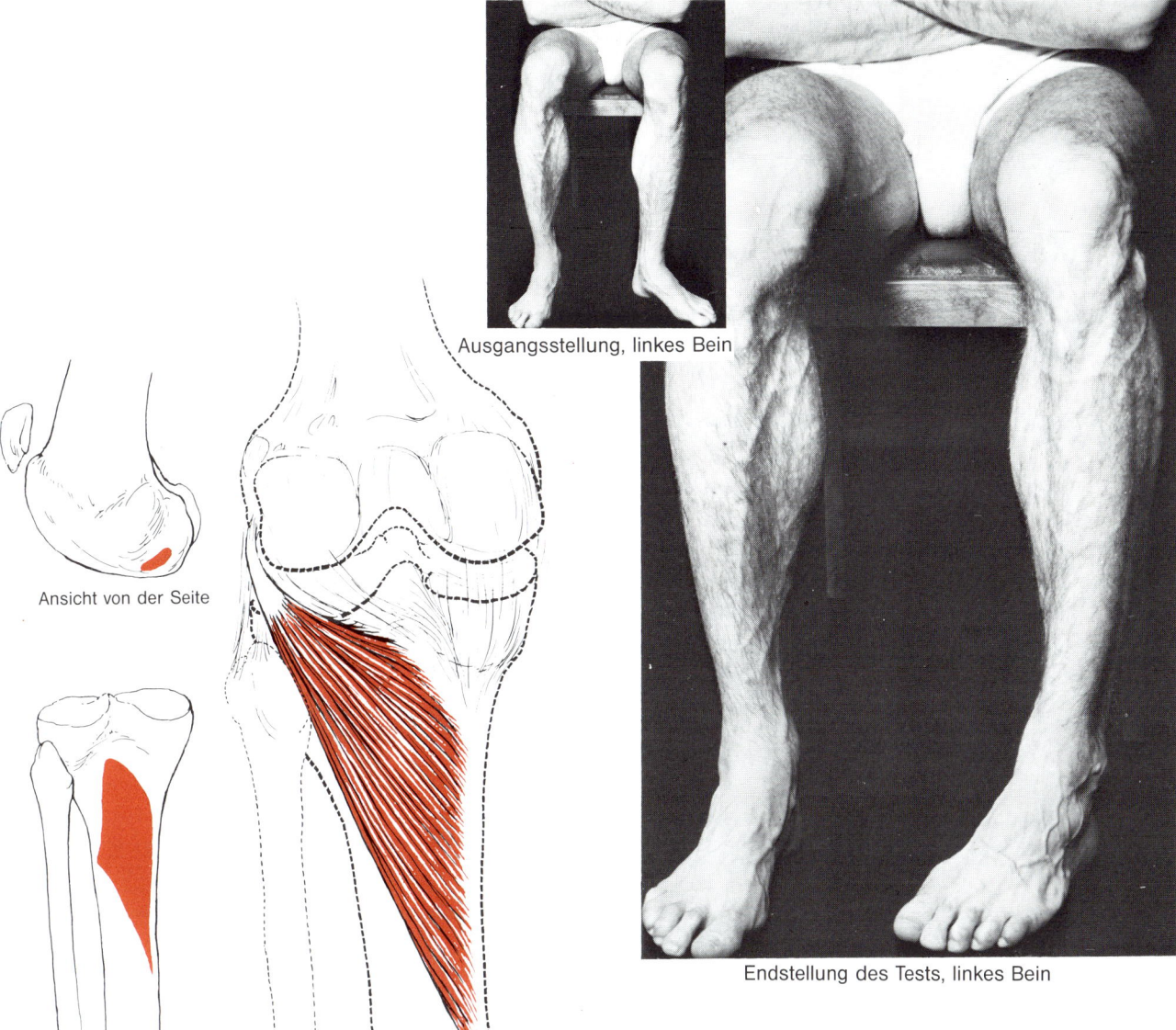

Ansicht von der Seite

Ansicht von hinten

Ausgangsstellung, linkes Bein

Endstellung des Tests, linkes Bein

Ursprung: Epicondylus lateralis femoris und Lig. popliteum obliquum.

Ansatz: Facies posterior tibiae.

Funktion: Bei Nichtbelastung, d.h. bei fixiertem Ursprung, beugt der Muskel im Kniegelenk und innenrotiert den Unterschenkel. Bei Belastung, d.h. bei fixiertem Ansatz, außenrotiert er den Oberschenkel auf der Tibia und beugt im Kniegelenk. Der Muskel verstärkt die dorsalen Bänder des Kniegelenkes.

Innervation: N. tibialis, L 4, 5, S 1.

Patient: Sitz mit rechtwinklig gebeugtem Kniegelenk und außenrotiertem Unterschenkel.

Fixation: Nicht erforderlich.

Test: Innenrotation des Unterschenkels.

Druck: Es wird selten Widerstand oder Druck gegeben. Die Beugung wird nicht als Test benutzt, um den Popliteus zu bewerten, sondern nur um festzustellen, ob der Popliteus sich kontrahiert.

Schwäche: Hat Hyperextension des Kniegelenkes und Außenrotationsstellung des Unterschenkels zur Folge. Schwäche des Popliteus wird im allgemeinen bei mangelndem muskulären Gleichgewicht zwischen medialen und lateralen Ischiocruralen gefunden, bei dem die medialen schwach und die lateralen kräftig sind.

Verkürzung: Verursacht geringe Flexionsstellung im Kniegelenk mit Innenrotation des Unterschenkels.

Quadriceps Femoris

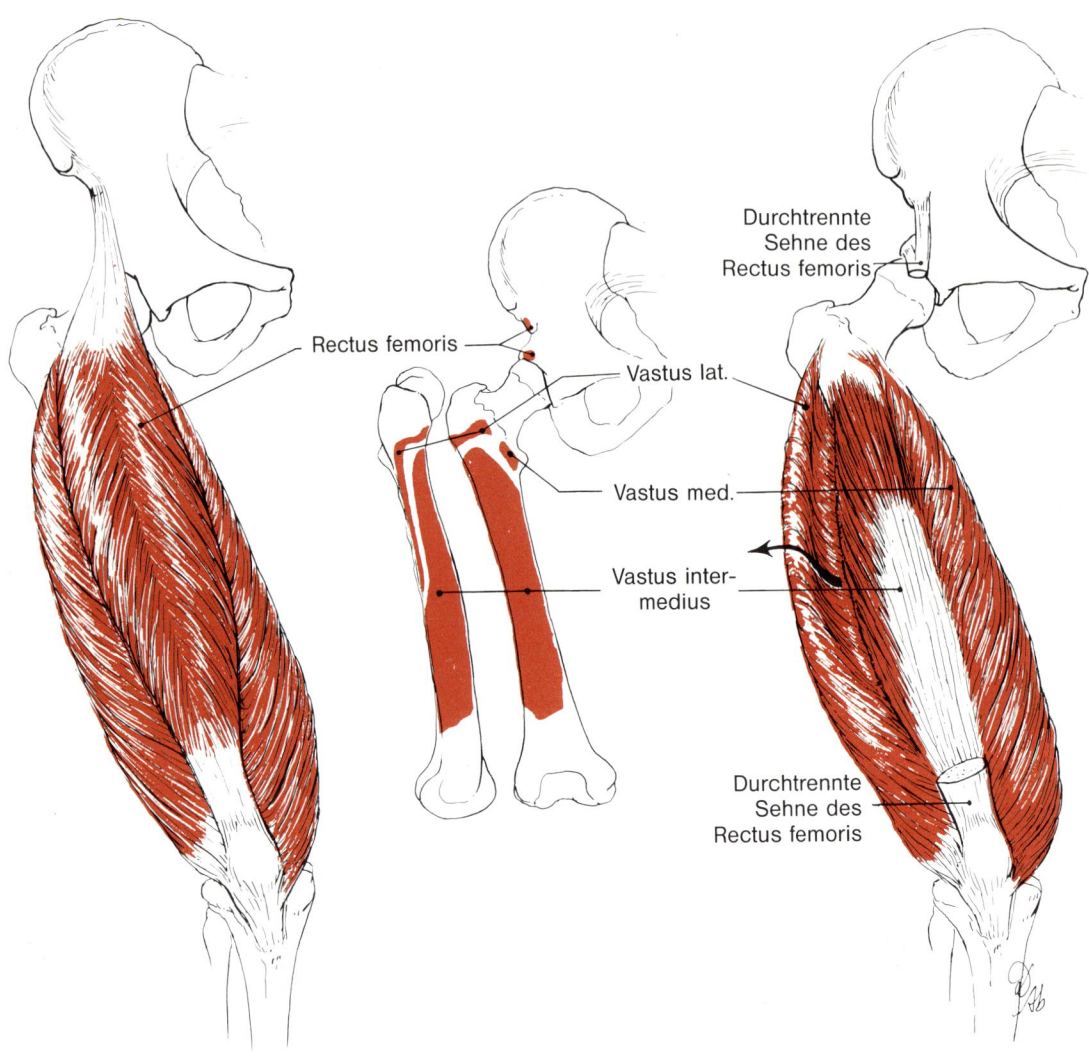

Rectus femoris

Durchtrennte Sehne des Rectus femoris

Vastus lat.

Vastus med.

Vastus inter-medius

Durchtrennte Sehne des Rectus femoris

Ursprung:

Rectus femoris – Caput rectum: Spina iliaca anterior inferior. Caput reflexum: Sulcus supra-acetabularis am oberen Rand der Hüftgelenkspfanne.

Vastus lateralis: Proximaler Teil der Linea intertrochanterica, laterale Fläche des Trochanter major, Tuberositas glutaea, proximale Hälfte des Labium laterale der Linea aspera und Septum intermusculare laterale.

Vastus intermedius: Vordere und laterale Fläche der oberen zwei Drittel des Femurschaftes, distale Hälfte der Linea aspera und Septum intermusculare laterale.

Vastus medialis: Distale Hälfte der Linea intertrochanterica, Labium mediale der Linea aspera und Septum intermusculare mediale.

Ansatz: Proximaler Rand der Patella und als Lig. patellae an der Tuberositas tibiae.

Funktion: Streckt im Kniegelenk und der Rectus femoris beugt im Hüftgelenk.

Innervation: N. femoralis, L 2, 3, 4.

Der *Articularis genus* ist ein kleiner Muskel, der mit dem Vastus intermedius verschmolzen sein kann, aber im allgemeinen läßt er sich von ihm unterscheiden (nicht eingezeichnet).

Ursprung: Vorderfläche des distalen Femurschaftes.

Ansatz: Proximaler Teil der Membrana synovialis des Kniegelenkes.

Funktion: Spannt die Kniegelenkskapsel proximal.

Innervation: Ein Ast des Nerven, der den Intermedius versorgt.

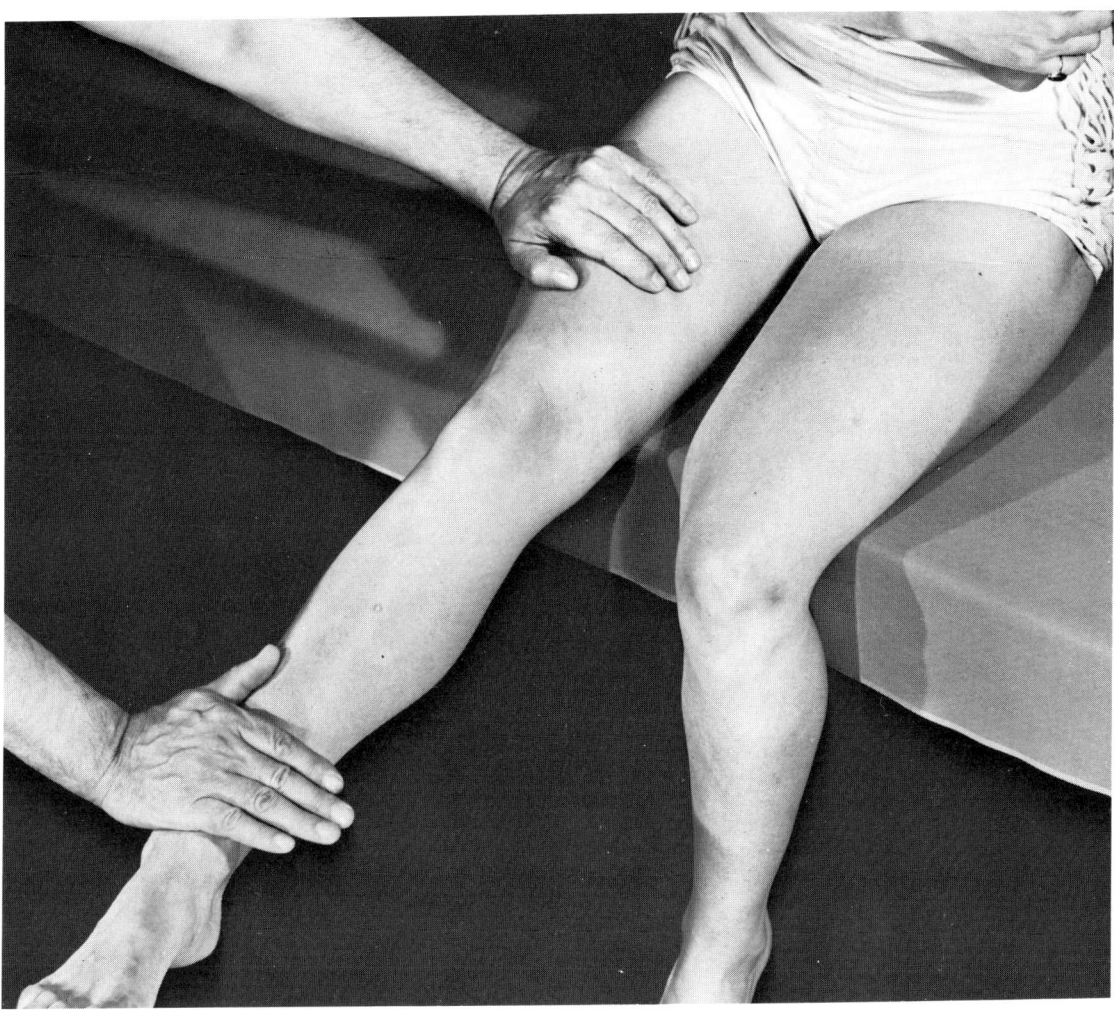

Patient: Sitz. Unterschenkel hängen über den Tischrand. Die Arme können vor der Brust verschränkt werden, oder der Patient hält sich am Tischrand fest.

Fixation: Der Prüfer fixiert den Oberschenkel. Das Gewicht des Rumpfes reicht im allgemeinen aus, die Testposition beizubehalten, so daß der Prüfer seine Hand auch zur Abpolsterung unter den Oberschenkel legen kann.

Test: Extension im Kniegelenk ohne Rotation im Hüftgelenk.

Druck: Gegen den Unterschenkel, oberhalb des Knöchelgelenkes, in Richtung Flexion.

Anmerkung: Lehnt der Patient den Oberkörper zurück, kann das folgendes bedeuten: 1. Die Ischiocruralen sind verkürzt und durch Extension des Beckens im Hüftgelenk ist distal mehr Dehnung möglich. 2. Wenn der Rectus femoris der kräftigste Anteil des Quadriceps ist, wird durch Extension des Beckens im Hüftgelenk eine optimale Kontraktion erreicht. 3. Bei Kompensation des Tensor fasciae latae wird der Oberschenkel im Hüftgelenk innenrotiert; durch Extension des Beckens im Hüftgelenk wird eine bessere Wirkung auf die Kniegelenksextension erzielt.

Schwäche: Funktionen wie Treppensteigen, Bergaufgehen, Aufstehen und Hinsetzen sind betroffen. Die Schwäche hat zur Folge, daß der Patient beim Gehen sein Kniegelenk in leichter Hyperextension blockiert, aber nicht im Sinne eines Genu recurvatum.

Kontraktur: Streckkontraktur.

Verkürzung: Flexion im Kniegelenk ist eingeschränkt. Verkürzung des Rectus femoris hat Einschränkung der Kniegelenksextension bei gestrecktem Hüftgelenk oder Einschränkung der Hüftgelenksextension bei gebeugtem Kniegelenk zur Folge.

Prüfung der Dehnfähigkeit der Hüftflexoren

Die Hüftflexoren bestehen aus Psoas major, Iliacus, Pectineus, Adductor longus und brevis, Rectus femoris, Tensor fasciae latae und Sartorius. Der Iliacus, Pectineus, Adductor longus und brevis sind eingelenkige Muskeln. Der Iliopsoas (Psoas major und Iliacus) ist im wesentlichen als eingelenkiger Muskel tätig. Der Rectus femoris, Tensor fasciae latae und der Sartorius sind zweigelenkige Muskeln, die sowohl über das Hüftgelenk, als auch über das Kniegelenk ziehen. Während alle drei Muskeln im Hüftgelenk beugen, strecken der Rectus femoris und bis zu einem gewissen Grad auch der Tensor fasciae latae das Kniegelenk, und der Sartorius beugt es.

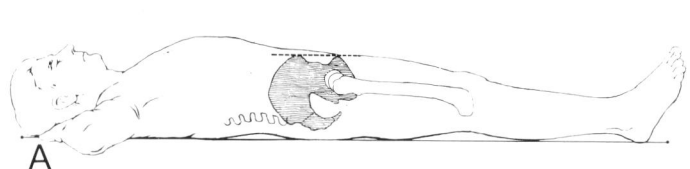

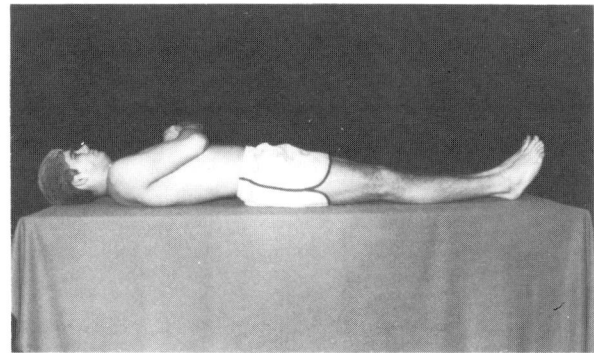

In Abb. A ist das Becken, die Lendenwirbelsäule und das Hüftgelenk in Nullstellung dargestellt. Die normale Extension im Hüftgelenk beträgt ca. 10°. Die normale Dehnfähigkeit der Hüftflexoren läßt dieses Bewegungsausmaß der Extension zu. Die Dehnfähigkeit läßt sich entweder durch Bewegen des Oberschenkels nach dorsal (bei Nullstellung des Beckens) oder durch Extension des Beckens im Hüftgelenk prüfen.

Bei normaler Dehnfähigkeit der Hüftflexoren wird die Lendenwirbelsäule in Rückenlage in Kontakt mit der Unterlage kommen. Bleibt sie etwas extendiert, wie auf dem Bild, besteht im allgemeinen eine gewisse Verkürzung der Hüftflexoren.

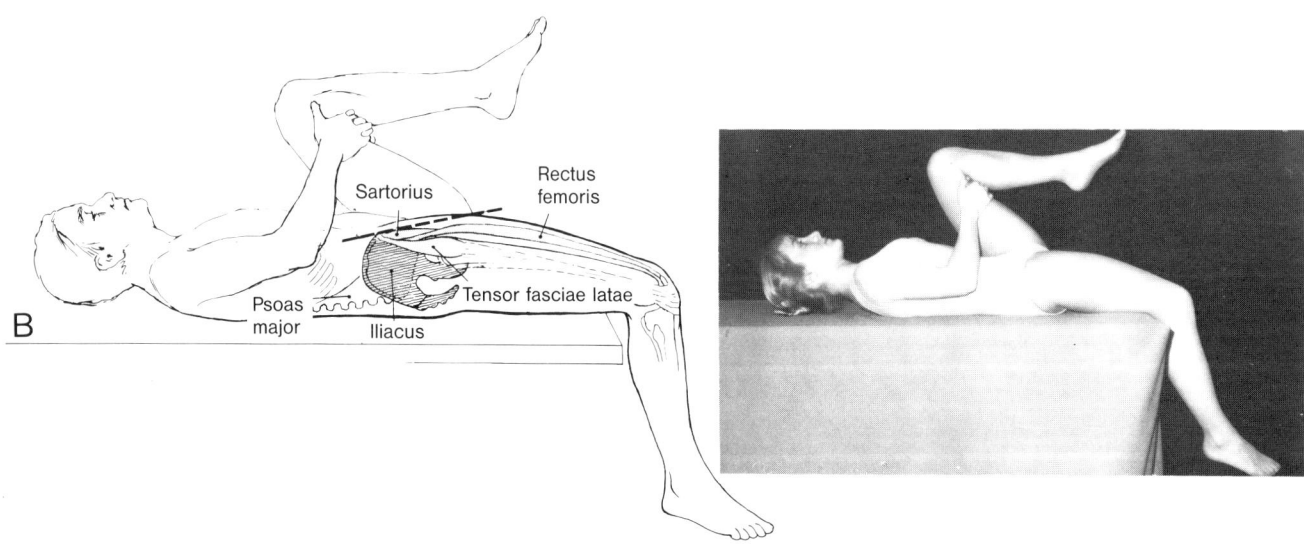

In Abbildung B ist die Beckenstellung in 10° Extension im Hüftgelenk dargestellt. Wenn der Oberschenkel den Tisch berührt, zeigt dies normale Dehnfähigkeit der eingelenkigen Hüftflexoren. Außerdem zeigt die Kniegelenksflexion (ca. 80°), daß der Rectus femoris und der Tensor fasciae latae normal dehnfähig sind. Um das Becken in Extension im Hüft- gelenk und die Lendenwirbelsäule in Kontakt mit der Unterlage zu halten, wird ein Oberschenkel an den Körper gezogen, während die Dehnfähigkeit der Hüftflexoren am anderen Bein geprüft wird.
Die Abb. zeigt normale Dehnfähigkeit der Hüftflexoren.

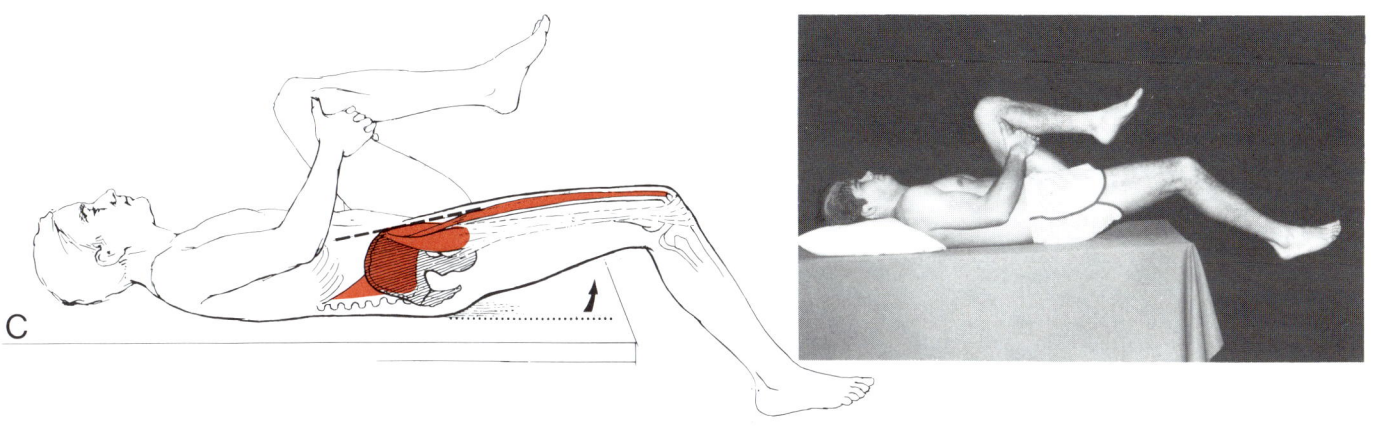

Abb. C zeigt Verkürzung sowohl der eingelenkigen als auch der zweigelenkigen Hüftflexoren; als Folge kann das Hüftgelenk nicht gestreckt werden.

Bei diesem Mann sind sowohl die eingelenkigen als auch die zweigelenkigen Hüftflexoren verkürzt.

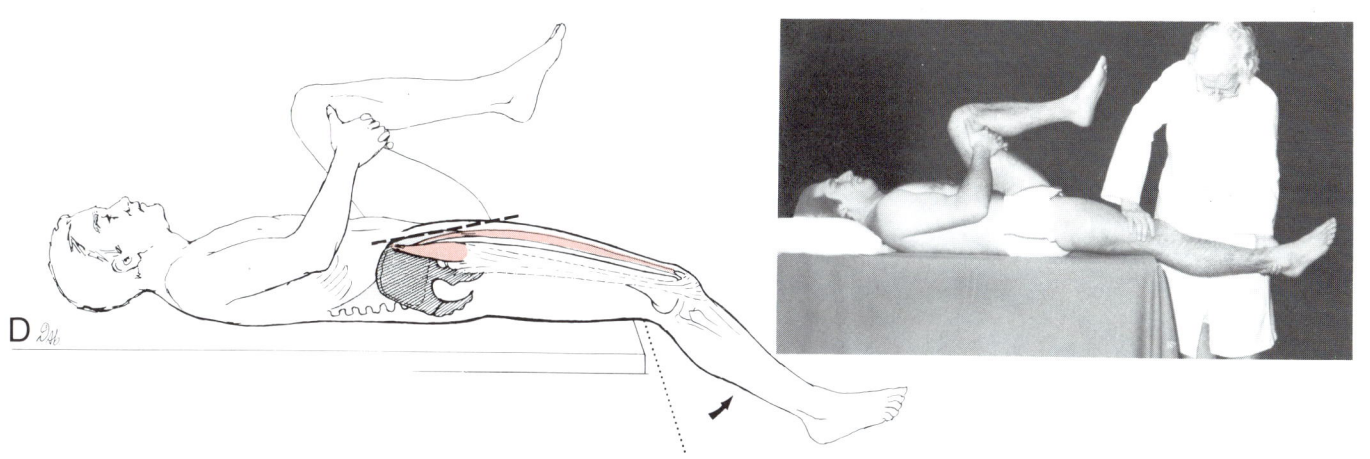

Abb. D zeigt, daß das Hüftgelenk gestreckt werden kann, wenn Extension im Kniegelenk zugelassen wird. Das bedeutet, daß die eingelenkigen Hüftflexoren normale Dehnfähigkeit haben, aber der Rectus femoris und (wahrscheinlich) der Tensor fasciae latae verkürzt sind.

Bei diesem Mann sind der Rectus femoris und der Tensor fasciae latae verkürzt, aber nicht die eingelenkigen Hüftflexoren (s. auch S. 160).

Prüfung der Dehnfähigkeit der Hüftflexoren

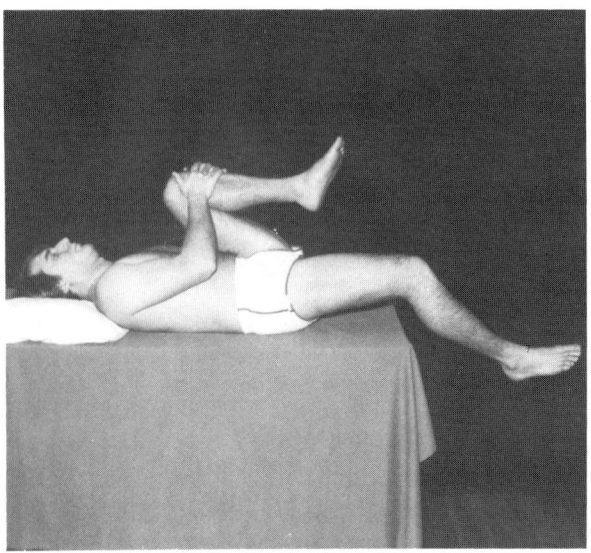

Das Prüfen der Dehnfähigkeit der Hüftflexoren zeigt eine verminderte Hüftgelenksextension und Kniegelenksflexion.

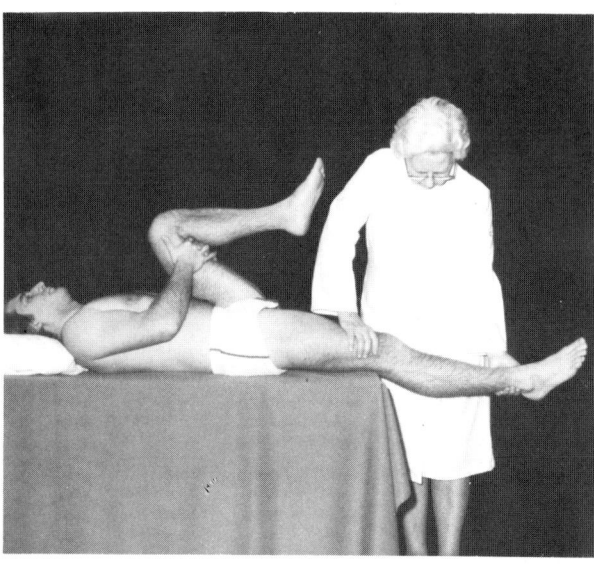

Diese Prüfung bestätigt, daß die Verkürzung nicht in den eingelenkigen Hüftflexoren besteht, sondern im Rectus femoris und Tensor fasciae latae.

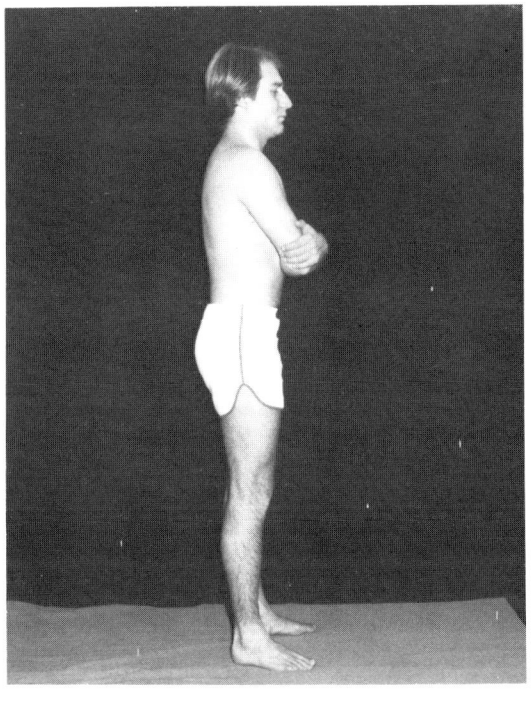

Im Stehen ist keine Lordose zu sehen. Diese Tatsache deutet darauf hin, daß die eingelenkigen Hüftflexoren nicht verkürzt sind.

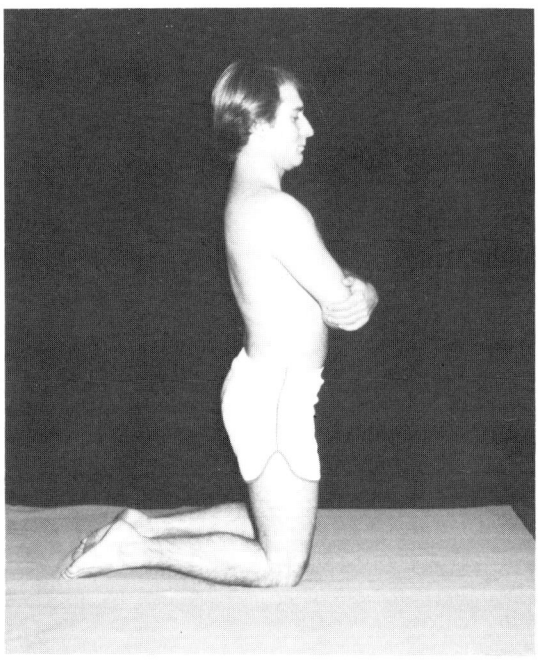

Im Kniestand wird der verkürzte Rectus femoris und der Tensor fasciae latae sowohl über das Hüftgelenk als auch über das Kniegelenk gedehnt. Das Becken wird in den Hüftgelenken in die Flexion gezogen und die Lendenwirbelsäule in die Extension.

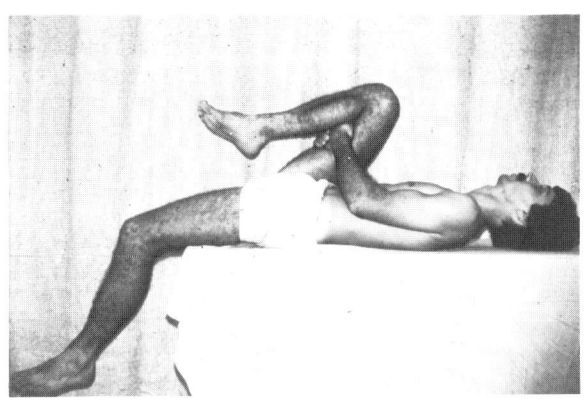

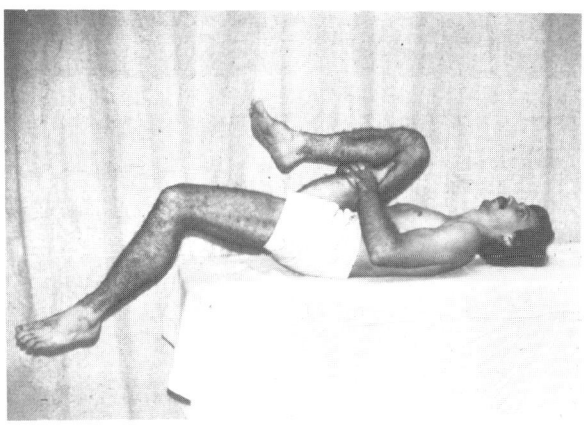

Dieser Mann zeigt normale Dehnfähigkeit der eingelenkigen Hüftflexoren. Die Stellung des Kniegelenkes deutet auf geringe Verkürzung des Rectus femoris und des Tensor fasciae latae hin.

Auf dieser Abb. scheint der Mann verkürzte Hüftflexoren zu haben. Das Becken ist im Hüftgelenk zu sehr extendiert und die Lendenwirbelsäule zu sehr flektiert (s. Bild unten von demselben Mann). Während es wichtig ist, daß die Lendenwirbelsäule in Kontakt mit der Unterlage ist, ist es ebenso wichtig, daß sie nicht zuviel flektiert ist.

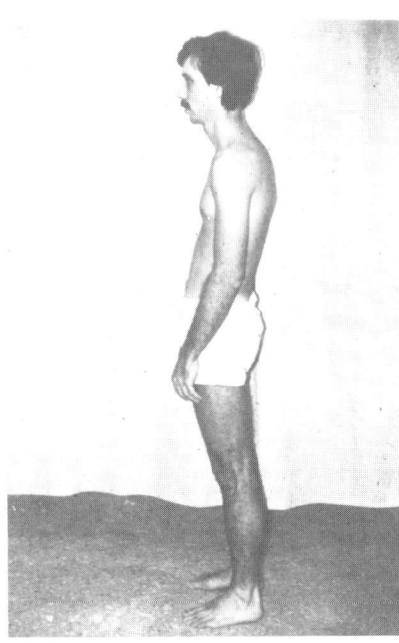

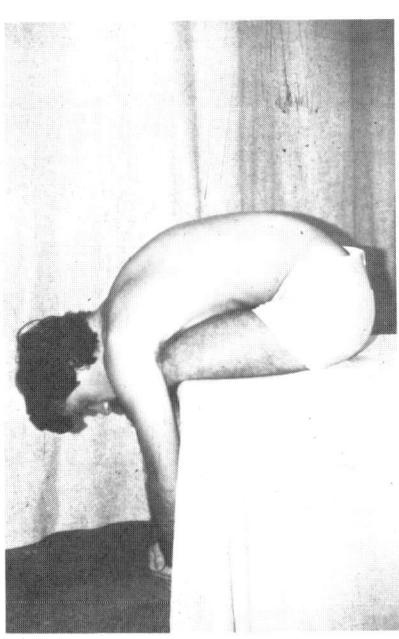

Die Haltung im Stehen zeigt Extension des Beckens in den Hüftgelenken und der Brustkorb ist nach dorsal geneigt. Die eingelenkigen Hüftflexoren sind eher gedehnt als verkürzt.

Die ausgeprägte Flexion der Lendenwirbelsäule erlaubt dem Becken zuviel Extension in den Hüftgelenken. Wie das obige Bild zeigt, ist die Lendenwirbelsäule während der Prüfung zu stark flektiert.

Iliopsoas

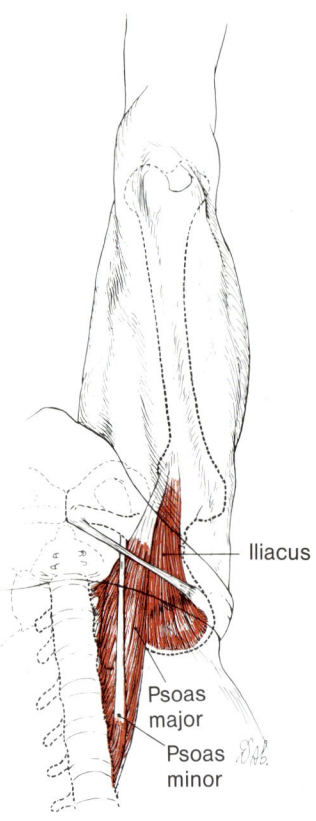

Iliacus

Psoas major

Psoas minor

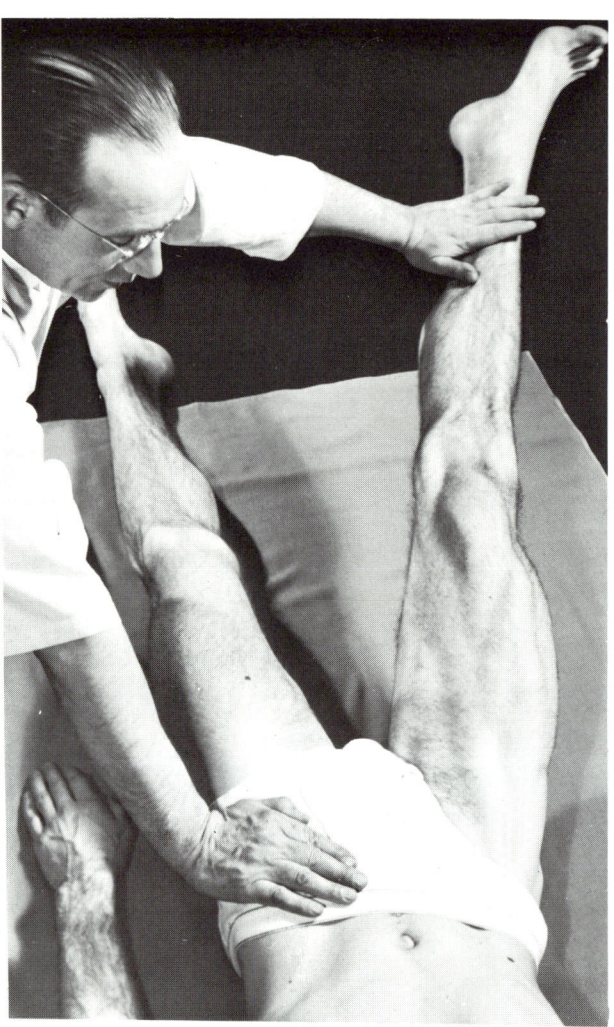

Psoas major

Ursprung: Ventrale Fläche der Processus costales aller Lendenwirbel, Seitenflächen des 12. Brust- und 1. – 5. Lendenwirbels und den dazwischen liegenden Disci intervertebrales.

Ansatz: Trochanter minor des Femur.

Innervation: Plexus lumbalis, L 1, 2, 3, 4.

Iliacus

Ursprung: Oberes zwei Drittel der Fossa iliaca, Labium internum des Beckenkammes und Basis des Os sacrum.

Ansatz: Laterale Seite der Sehne des Psoas major und distal des Trochanter minor.

Innervation: N. femoralis, L (1), 2, 3, 4.

Iliopsoas

Funktion: *Mit dem Ursprung als Punctum fixum* beugt der Iliopsoas den Oberschenkel im Hüftgelenk und wirkt mit bei der Außenrotation und Adduktion. *Mit dem Ansatz als Punctum fixum* und bei beidseitiger Kontraktion beugt der Iliopsoas das Becken in den Hüftgelenken, wie beim Hochkommen zum Sitzen aus Rückenlage.

Der Psoas major kann die Lordose verstärken, wenn er sich bei fixiertem Ansatz beidseitig kontrahiert. Bei einseitiger Kontraktion unterstützt er die Lateralflexion zur selben Seite.

Iliopsoas (mit Betonung des Psoas major)

Patient: Rückenlage.

Fixation: Der Prüfer fixiert den gegenüberliegenden Beckenkamm.

Test: Flexion im Hüftgelenk bei geringer Abduktion und geringer Außenrotation. Man kann den Muskel nicht sehen, weil er tief unter dem Sartorius, dem N. femoralis und den Blutgefäßen liegt.

Druck: Gegen die ventro-mediale Seite des Unterschenkels in Richtung Extension und etwas Abduktion, genau entgegengesetzt dem Muskelfaserverlauf vom Ursprung an der Lendenwirbelsäule zum Ansatz am Trochanter minor.

Schwäche und Kontraktur: s. Hüftflexoren, S. 163.

(Psoas minor: s. S. 164.)

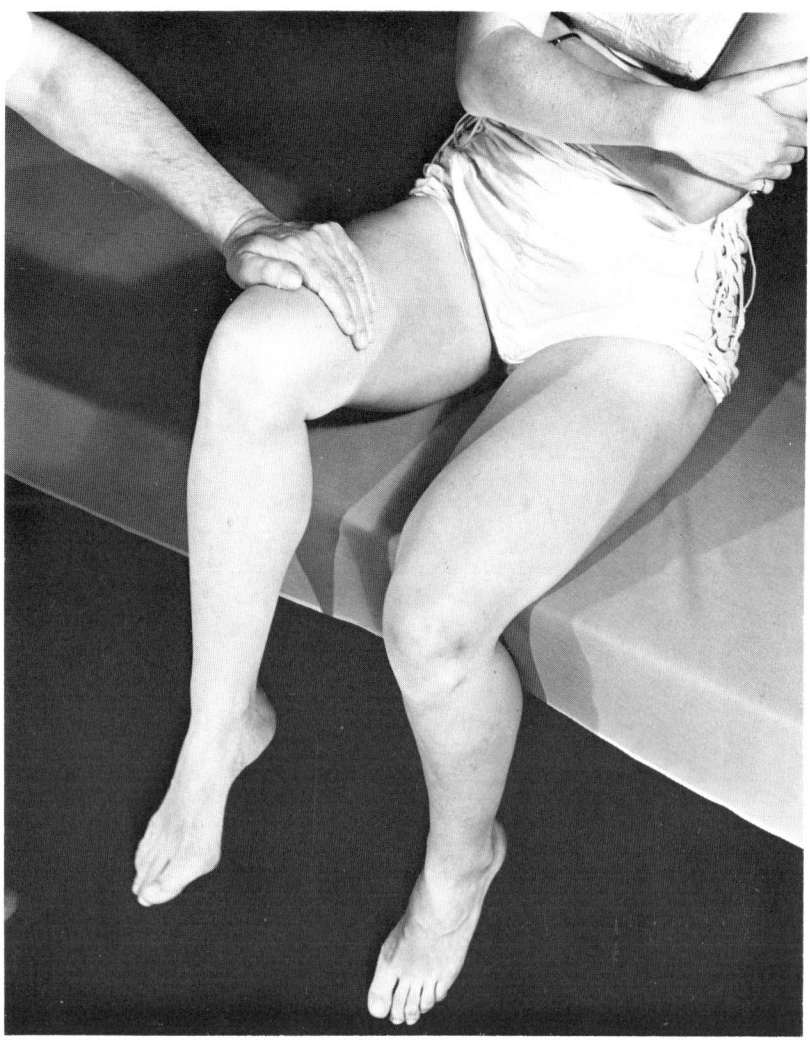

Patient: Sitz, Beine hängen über die Tischkante. Die Arme können vor der Brust verschränkt werden, oder der Patient hält sich am Tisch fest.

Fixation: Im allgemeinen reicht das Gewicht des Rumpfes aus, um die Testposition beizubehalten. Bei schwachem Rumpf wird der Test besser in Rückenlage ausgeführt.

Test: Flexion im Hüftgelenk bei gebeugtem Kniegelenk.

Druck: Gegen die ventrale Fläche des Oberschenkels in Richtung Extension.

Anmerkung: Tritt Außenrotation und Abduktion während des Druckes ein, ist das entweder ein Zeichen dafür, daß der Sartorius den Iliopsoas kompensiert, oder daß der Tensor fasciae latae zu schwach ist, um dem Sartorius entgegenzuwirken. Innenrotation des Oberschenkels zeigt, daß der Tensor fasciae latae kräftiger ist als der Sartorius. Wenn die Adduktoren die Tätigkeit der Hüftflexoren übernehmen, zieht der Oberschenkel beim Beugen in die Adduktion. Können die vorderen Bauchmuskeln das Becken nicht fixieren,

kommt es zur Flexion des Beckens in den Hüftgelenken. Die Hüftflexoren können dann gegen starken, aber nicht maximalen, Widerstand halten.

Schwäche: Die Flexion im Hüftgelenk ist erschwert. Tätigkeiten wie Treppensteigen, Bergaufgehen, Hochkommen zum Sitzen aus der Rückenlage, Vorbringen des nach hinten geneigten Oberkörpers im Sitzen, sind erheblich behindert. Bei ausgeprägter Schwäche ist Gehen beschwerlich. Das Bein wird anstatt durch Hüftgelenksflexion über Bewegungen des Beckens (mit Hilfe der ventralen oder lateralen Bauchmuskulatur) vorgebracht. Die Auswirkung einer Hüftflexorenschwäche auf die Haltung ist in Abb. B und C auf S. 207 zu sehen.

Kontraktur: Beidseits führt sie zur Flexionsstellung in den Hüftgelenken mit verstärkter lumbaler Lordose. Einseitige Kontraktur bewirkt eine Flexionsstellung im Hüftgelenk mit Abduktion und Außenrotation.

Verkürzung: Im Stehen ist die Verkürzung der Hüftflexoren an einer lumbalen Lordose mit Flexion des Beckens in den Hüftgelenken zu erkennen.

Tensor Fasciae Latae

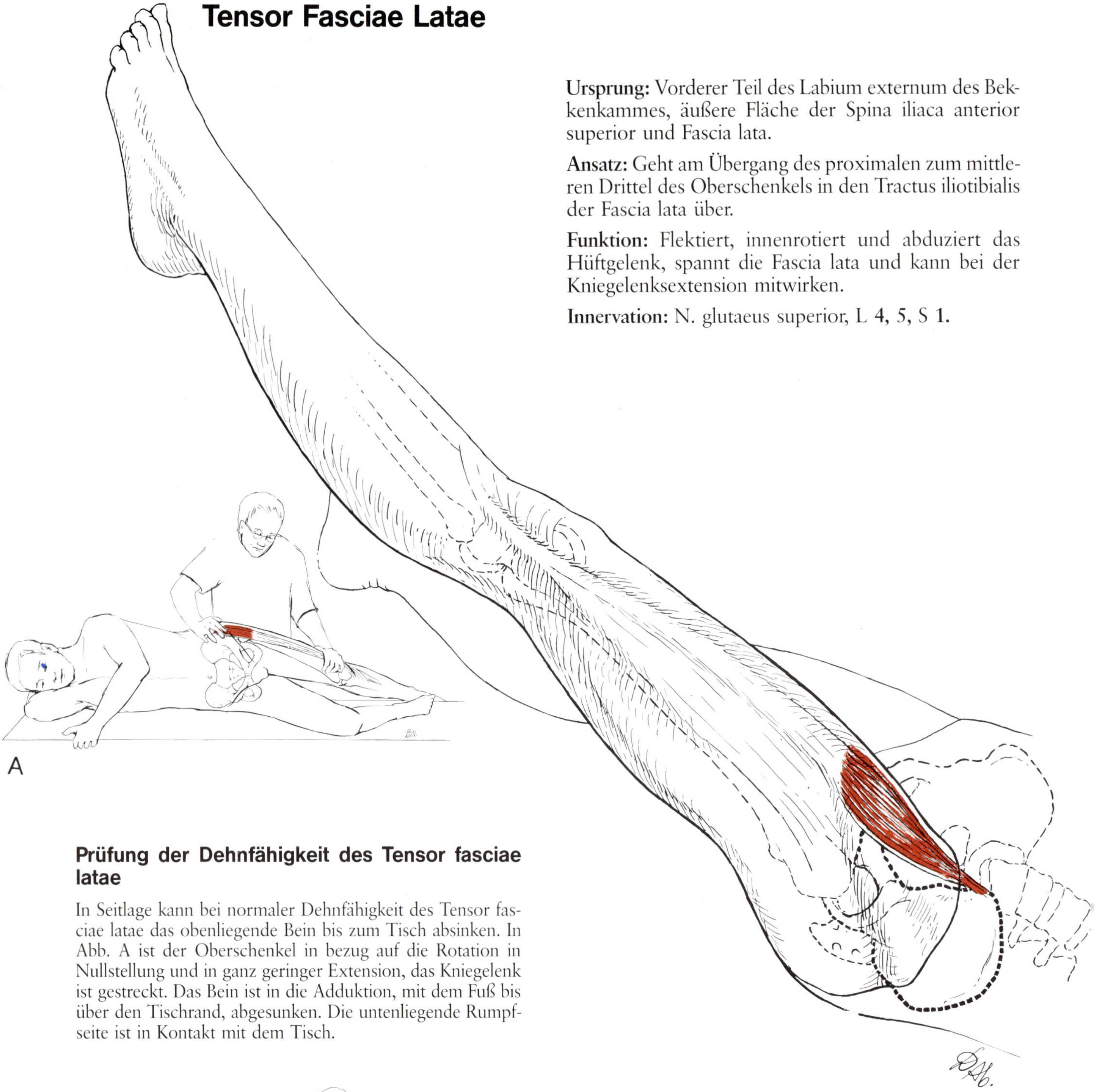

Ursprung: Vorderer Teil des Labium externum des Bekkenkammes, äußere Fläche der Spina iliaca anterior superior und Fascia lata.

Ansatz: Geht am Übergang des proximalen zum mittleren Drittel des Oberschenkels in den Tractus iliotibialis der Fascia lata über.

Funktion: Flektiert, innenrotiert und abduziert das Hüftgelenk, spannt die Fascia lata und kann bei der Kniegelenksextension mitwirken.

Innervation: N. glutaeus superior, L **4, 5,** S **1.**

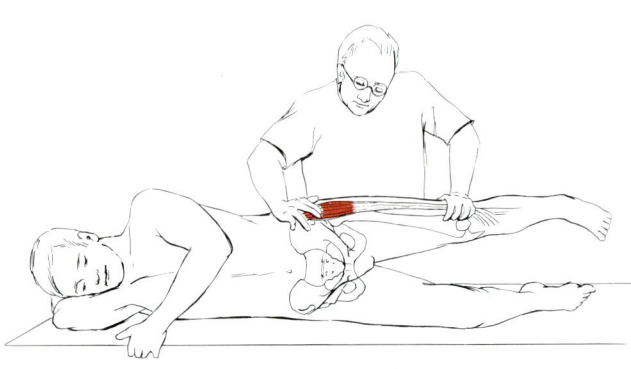

A

Prüfung der Dehnfähigkeit des Tensor fasciae latae

In Seitlage kann bei normaler Dehnfähigkeit des Tensor fasciae latae das obenliegende Bein bis zum Tisch absinken. In Abb. A ist der Oberschenkel in bezug auf die Rotation in Nullstellung und in ganz geringer Extension, das Kniegelenk ist gestreckt. Das Bein ist in die Adduktion, mit dem Fuß bis über den Tischrand, abgesunken. Die untenliegende Rumpfseite ist in Kontakt mit dem Tisch.

B

Wie in Abbildung B zu sehen ist, ist das Bein bei fixiertem Becken nicht abgesunken, was eine Verkürzung des Tensor fasciae latae und des Tractus iliotibialis anzeigt.

Psoas minor (Fortsetzg. v. S. 162)

Der Psoas minor ist kein Muskel der unteren Extremität, weil er nicht über das Hüftgelenk zieht. Er ist relativ unwichtig und ist nur bei 40% der Bevölkerung vorhanden.

Ursprung: Seiten des 12. Brust- und 1. Lendenwirbelkörpers und der Zwischenwirbelscheibe zwischen den beiden Wirbeln.

Ansatz: Eminentia iliopubica, Arcus iliopectineus und Fascia iliaca.

Funktion: Flexion oder Extension der Lendenwirbelsäule (abhängig davon, ob Ursprung oder Ansatz das Punctum fixum sind).

Innervation: Plexus lumbalis, L **1, 2.**

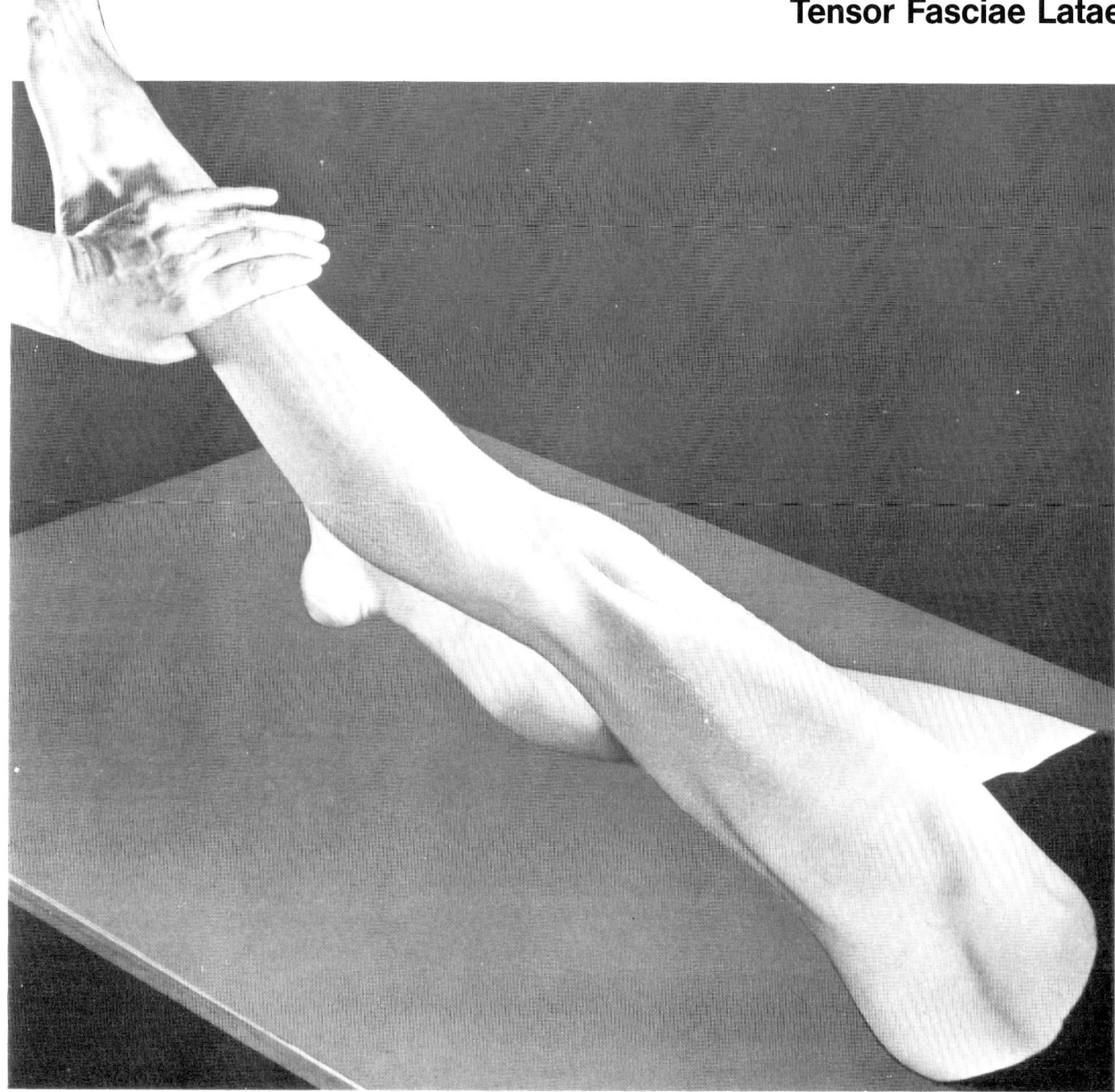

Patient: Rückenlage.

Fixation: Der Patient darf sich am Tisch festhalten. Ein kräftiger Quadriceps ist Voraussetzung, um das Kniegelenk gestreckt zu halten. Im allgemeinen ist keine Fixation durch den Prüfer nötig; wenn der Patient das Becken nicht stabil halten kann, sollte der Prüfer am gegenüberliegenden Beckenkamm fixieren.

Test: Abduktion, Flexion und Innenrotation im Hüftge-lenk bei gestrecktem Kniegelenk.

Druck: Gegen das Bein in Richtung Extension und Adduktion. (Der Rotationskomponente keinen Widerstand geben.)

Schwäche: Im Stand kommt es zur O-Beinstellung, außerdem besteht eine Tendenz zur Außenrotation im Hüftgelenk.

Verkürzung: Die Auswirkung einer Verkürzung des Tensor fasciae latae auf den Stand hängt davon ab, ob eine einseitige oder beidseitige Verkürzung besteht. Bei bilateraler Verkürzung entsteht Flexion des Beckens in den Hüftgelenken, manchmal beidseitige X-Beinstellung. Wenn die Abduktoren der Hüfte, zusammen mit der Fascia lata und dem Tensor fasciae latae verkürzt sind, kommt es zur Abduktion des Beckens im Hüftgelenk auf der Seite der Verkürzung. Das Knie hat die Tendenz zur X-Beinstellung auf dieser Seite. Wenn der Tensor fasciae latae und die anderen Hüftflexoren verkürzt sind, kommt es zur Flexion des Beckens im Hüftgelenk und zur Innenrotation des Femur, was an der Stellung der Patella zu erkennen ist.

Kontraktur: Beugekontraktur im Hüftgelenk und X-Beinstellung.

Glutaeus Minimus

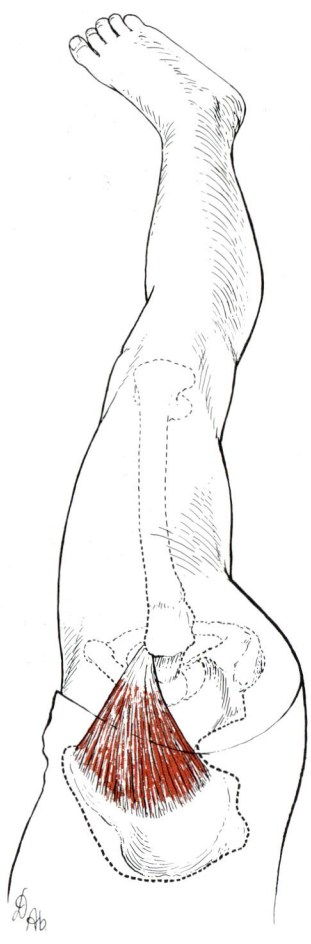

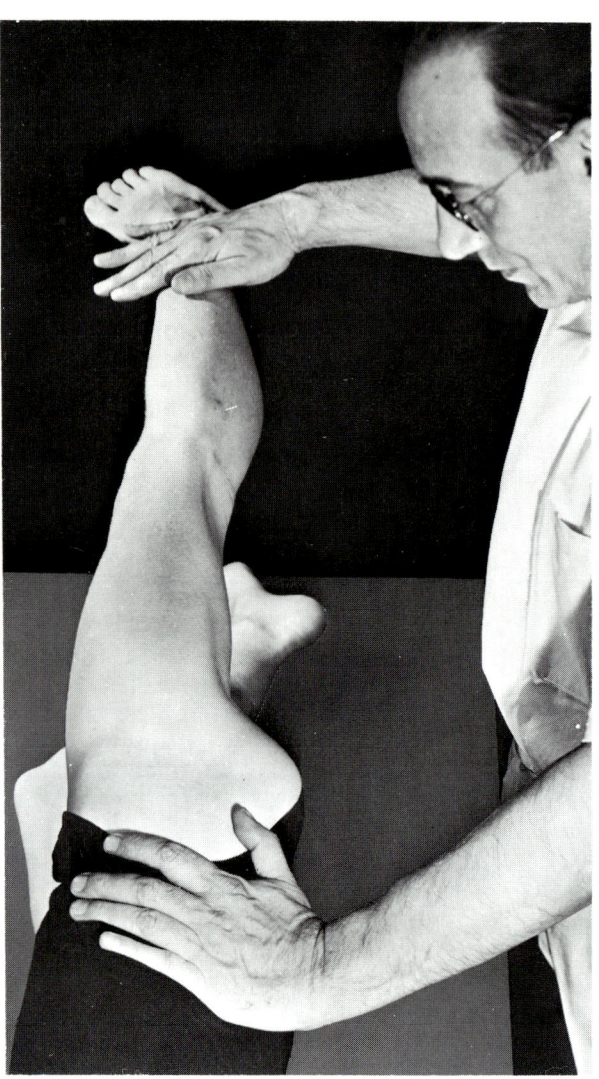

Ursprung: Außenfläche des Os ilium zwischen Linea glutaea anterior und inferior, Rand der Incisura ischiadica major.

Ansatz: Vordere Kante des Trochanter major und Hüftgelenkskapsel.

Funktion: Abduziert und innenrotiert; kann bei der Flexion des Hüftgelenkes mitwirken.

Innervation: N. glutaeus superior. L 4, 5, S 1.

Patient: Seitlage.

Fixation: Der Prüfer fixiert das Becken (s. Anmerkung).

Test: Abduktion im Hüftgelenk aus der Nullstellung in bezug auf Flexion/Extension und Rotation.

Druck: Gegen den Unterschenkel in Richtung Adduktion und ganz geringer Extension.

Schwäche: Die Kraft der Innenrotation und Abduktion im Hüftgelenk ist vermindert.

Kontraktur und Verkürzung: Abduktions- und Innenrotationsstellung. Im Stehen Abduktion des Beckens im Hüftgelenk und Innenrotation des Femur auf der Seite der Verkürzung.

Anmerkung: Für die Tests des Glutaeus minimus und medius oder der Abduktoren als Gruppe ist die Stabilität des Beckens Voraussetzung. Diese ist oft schwer zu erreichen und erfordert kräftige Stabilisation durch die Rumpfmuskeln bei gleichzeitiger Fixation durch den Prüfer. Die geringe Hüft- und Kniegelenksflexion des untenliegenden Beines bringt das Becken in Mittelstellung. Die Hand des Prüfers versucht das Becken ruhig zu halten und zu verhindern, daß es zu irgendwelchen Ausweichbewegungen kommt. Eine Ausweichbewegung des Beckens kann primär durch Schwäche der Rumpfmuskeln entstehen; ebenso können die ventralen und dorsalen Hüftmuskeln oder die seitlichen Bauchmuskeln die Abduktoren kompensieren. Kräftige Rumpfmuskeln können das Becken ohne Schwierigkeiten stabil halten, aber bei schwachen Rumpfmuskeln braucht der Prüfer eventuell eine zweite Person zur Fixation.

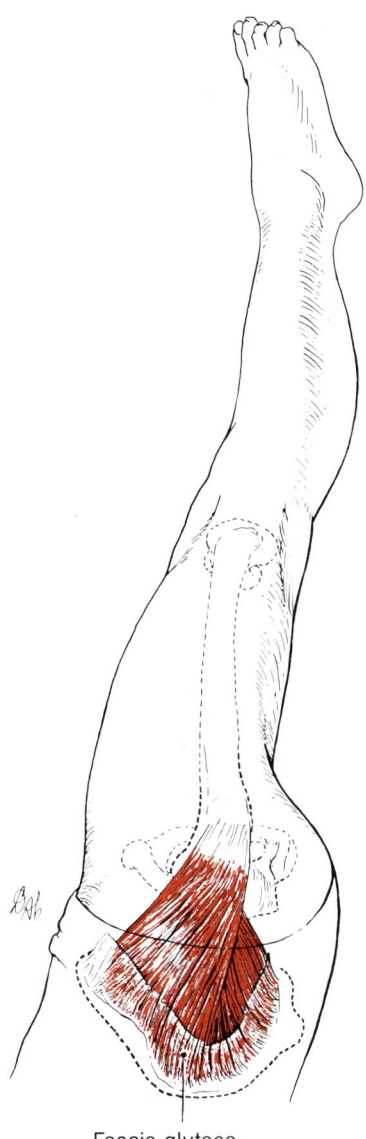

Fascia glutaea

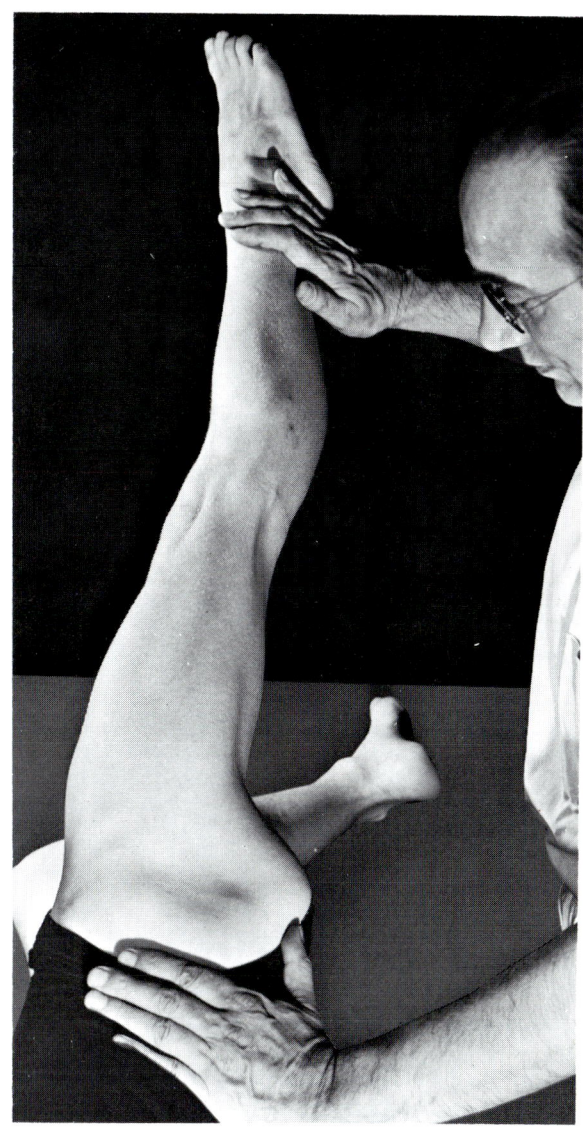

Ursprung: Außenfläche des Os ilium zwischen Beckenkamm und der Linea glutaea posterior dorsal und der Linea glutaea anterior ventral, Fascia glutaea.

Ansatz: Schräg an der Außenfläche des Trochanter major.

Funktion: Abduziert im Hüftgelenk. Die vorderen Fasern innenrotieren und können bei der Flexion im Hüftgelenk mitwirken; die hinteren Fasern außenrotieren und können bei der Extension mitwirken.

Innervation: N. glutaeus superior, L 4, 5, S 1.

Patient: Seitlage.

Fixation: Die Rumpfmuskeln stabilisieren das Becken, gleichzeitig ist Fixation durch den Prüfer erforderlich (s. Anmerkung beim Glutaeus minimus Test, S. 166).

Test des mittleren und hinteren Anteiles: Abduktion mit geringer Extension und geringer Außenrotation (Kniegelenk wird in Extension gehalten).

Druck: Gegen das distale Ende des Unterschenkels in Richtung Adduktion und etwas Flexion. (Nicht versuchen der Rotationskomponente Widerstand zu geben.) Um normale Kraft beurteilen zu können ist starker Druck erforderlich, der vom Prüfer nur erreicht werden kann, wenn er einen langen Hebelarm benutzt. Es besteht wenig Gefahr, das äußere Kollateralband beim Glutaeus medius Test zu verletzen, weil das Kniegelenk durch den starken Tractus iliotibialis verstärkt wird. (Der Tractus iliotibialis ist sehr deutlich auf dem Bild S. 165 zu erkennen.)

Glutaeus Medius

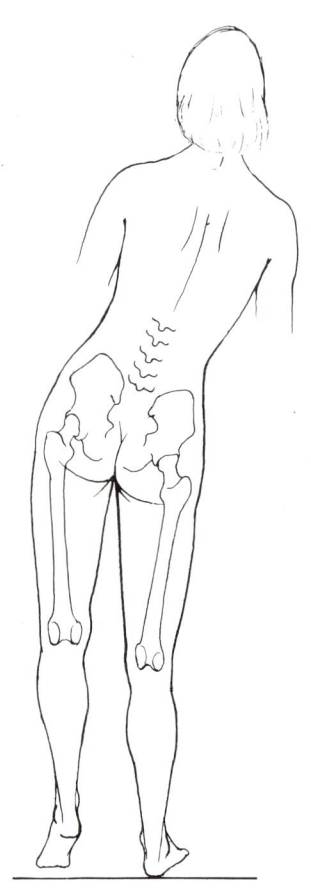

Ausgeprägte Schwäche des Glutaeus medius

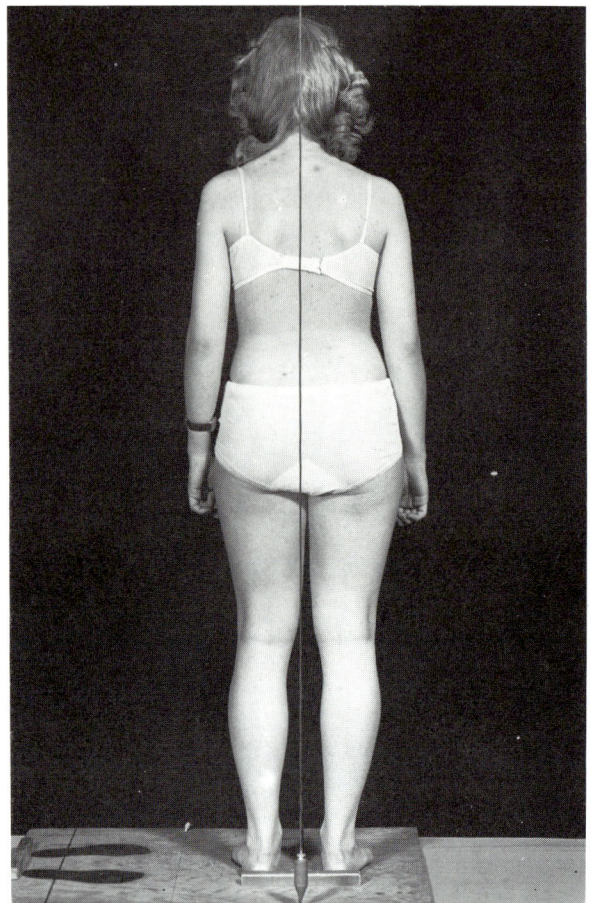

Geringe Schwäche des Glutaeus medius

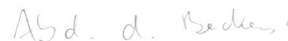

Glutaeus medius

Schwäche: Der Glutaeus medius ist der Muskel, der vorwiegend für die laterale Stabilität des Beckens auf dem Standbein verantwortlich ist, wenn das andere Bein vom Boden abgehoben wird, wie z.B. beim Einbeinstand oder beim Gehen. Für normale Funktion ist ein gutes Maß an Kraft erforderlich.

Bei ausgeprägter Schwäche kommt es zum Hinken. Dabei wird das Körpergewicht nach lateral zur schwachen Seite verlagert, und es kommt zur Abduktion des Beckens im Hüftgelenk (s. Abbildung links). Bei geringer Glutaeus medius Schwäche ist die Haltung im Stand etwas asymmetrisch. Das Becken ist etwas zur schwachen Seite nach lateral verschoben (s. Bild rechts).

Kontraktur: Abduktion des Beckens im Hüftgelenk, die im Stand als Beckenschiefstand auf der Seite der Kontraktur zu sehen ist, zusammen mit einer gewissen Abduktion des Beines.

Auswirkung auf die Haltung: Eine geringe einseitige Hüftabduktorenschwäche findet man häufig in Verbindung mit Adduktion des Beckens im Hüftgelenk. Das Becken steht höher auf der Seite der Schwäche. Als Folge kommt es zur Lateralflexion mit Konvexität zur tieferstehenden Beckenseite. Eine geringe Schwäche des rechten Glutaeus medius verursacht somit eine linkskonvexe Krümmung.

Die Schwäche in den Abduktoren, wie sie bei Fehlhaltungen vorkommt, ist im allgemeinen mit Rechts- bzw. Linkshändigkeit verbunden. Rechtshänder zeigen im allgemeinen Schwäche des rechten Glutaeus medius und Linkshänder im linken, obwohl es da nicht so deutlich ist. Wenn die Schwäche einmal besteht, trägt sie weiter zur Fehlhaltung bei.

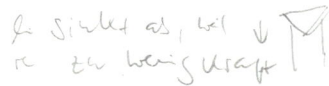

Innenrotatoren des Hüftgelenkes

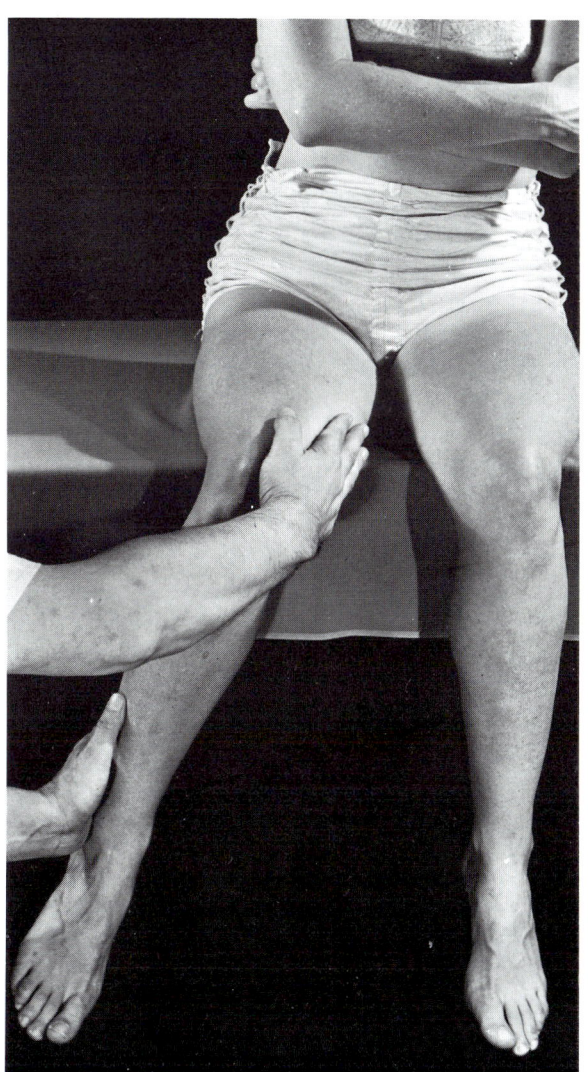

Die Innenrotatoren des Hüftgelenkes bestehen aus dem Tensor fasciae latae, Glutaeus minimus und Glutaeus medius (vordere Fasern).

Patient: Sitz, Beine hängen über die Tischkante.

Fixation: Das Gewicht des Rumpfes hilft dem Patienten die Testposition beizubehalten. Stabilisation entsteht zusätzlich durch den Gegendruck (s. Beschreibung unter «Druck»).

Test: Innenrotation des Oberschenkels aus vollständiger Außenrotation.

Druck: Der Prüfer gibt mit einer Hand Druck an der Außenseite des Unterschenkels, oberhalb des Knöchelgelenkes, in Richtung Außenrotation. Gleichzeitig gibt er mit der anderen Hand Gegendruck an der Innenseite des Oberschenkels, oberhalb des Knies.

Schwäche: Außenrotation beim Stehen und Gehen.

Kontraktur: Innenrotationsstellung des Femur. Bei Belastung Tendenz zum X-Bein.

Verkürzung: Das Hüftgelenk kann nicht im vollen Bewegungsausmaß außenrotiert werden. «Schneidersitz» ist nicht möglich.

Anmerkung: Beim Rotationstest in Rückenlage ist häufig Flexion des Beckens im Hüftgelenk zu sehen, wenn viel Druck gegeben wird. Diese Bewegung ist keine Kompensationsbewegung. Aufgrund seiner Insertion kommt es bei maximaler Anspannung des Tensor fasciae latae zu dieser Beckenstellung, während der Oberschenkel im Hüftgelenk innenrotiert.

IR: Tensor
glut. mini
glut med vord. Fasern

Außenrotatoren des Hüftgelenkes

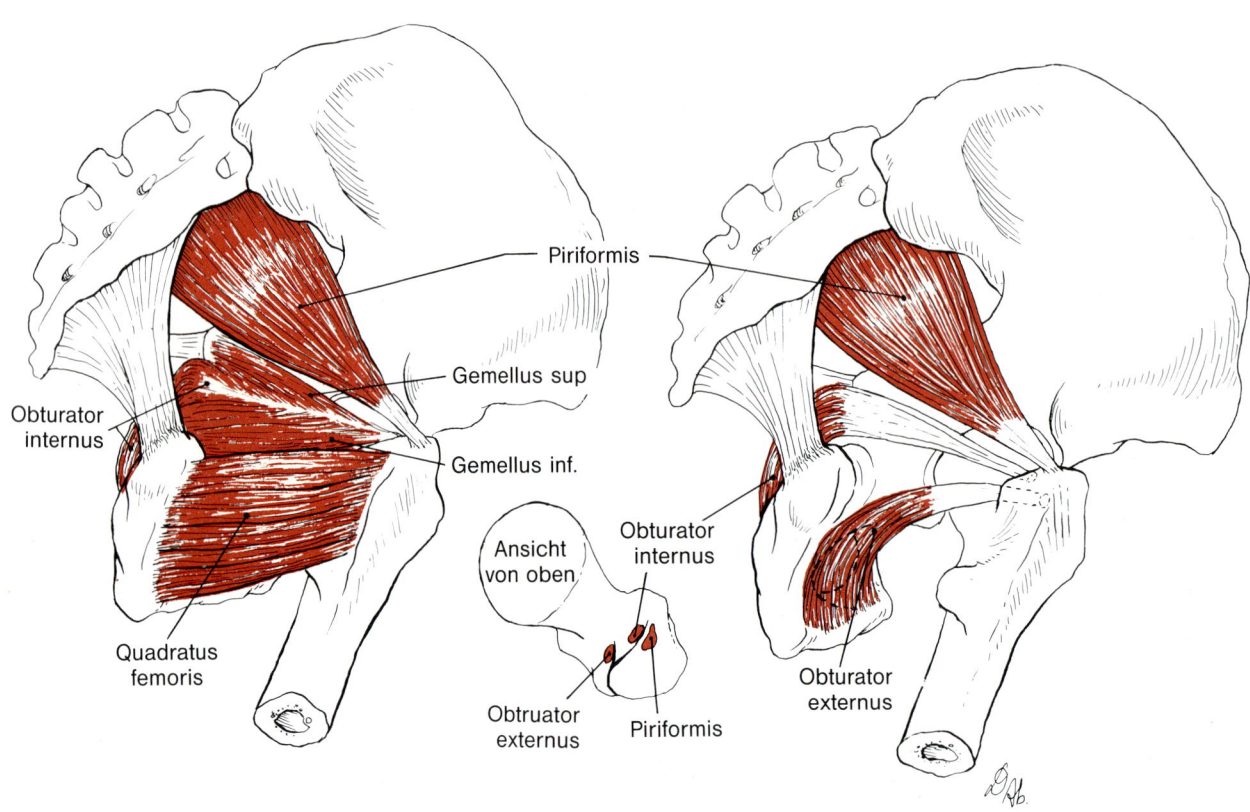

Piriformis

Ursprung: Facies pelvina des Sacrums, zwischen und lateral von den Foramina sacralia pelvina, Rand des Foramen ischiadicum majus und Vorderfläche des Lig. sacrotuberale.

Ansatz: Oberer Rand des Trochanter major.

Innervation: Plexus sacralis, L (5), S 1, 2.

Quadratus femoris

Ursprung: Proximaler Anteil der Außenkante des Tuber ischiadicum.

Ansatz: Crista intertrochanterica.

Innervation: Plexus sacralis, L 4, 5, S 1, (2).

Obturator internus

Ursprung: Innenfläche der Membrana obturatoria und Rand des Foramen obturatum. Innenfläche des Os ischii dorsal und proximal des Foramen obturatum.

Ansatz: Mediale Fläche des Trochanter major, proximal der Fossa trochanterica.

Innervation: Plexus sacralis, L 5, S 1, 2.

Obturator externus

Ursprung: Außenfläche der medialen Knochenumrandung des Foramen obturatum und Außenfläche der Membrana obturatoria.

Ansatz: Fossa trochanterica.

Innervation: N. obturatorius L 3, 4.

Gemellus superior

Ursprung: Außenfläche der Spina ischiadica.

Ansatz: Mit der Sehne des Obturator internus in die mediale Fläche des Trochanter major.

Innervation: Plexus sacralis, L 5, S 1, 2.

Gemellus inferior

Ursprung: Proximaler Teil des Tuber ischiadicum.

Ansatz: Mit der Sehne des Obturator internus in die mediale Fläche des Trochanter major.

Innervation: Plexus sacralis, L 4, 5, S 1, (2).

Funktion: Alle oben genannten Muskeln außenrotieren im Hüftgelenk. Der Obturator externus wirkt zusätzlich bei der Adduktion mit; der Piriformis, der Obturator internus und die Gemelli können bei der Abduktion mitwirken, wenn das Hüftgelenk gebeugt ist. Der Piriformis kann die Extension im Hüftgelenk unterstützen.

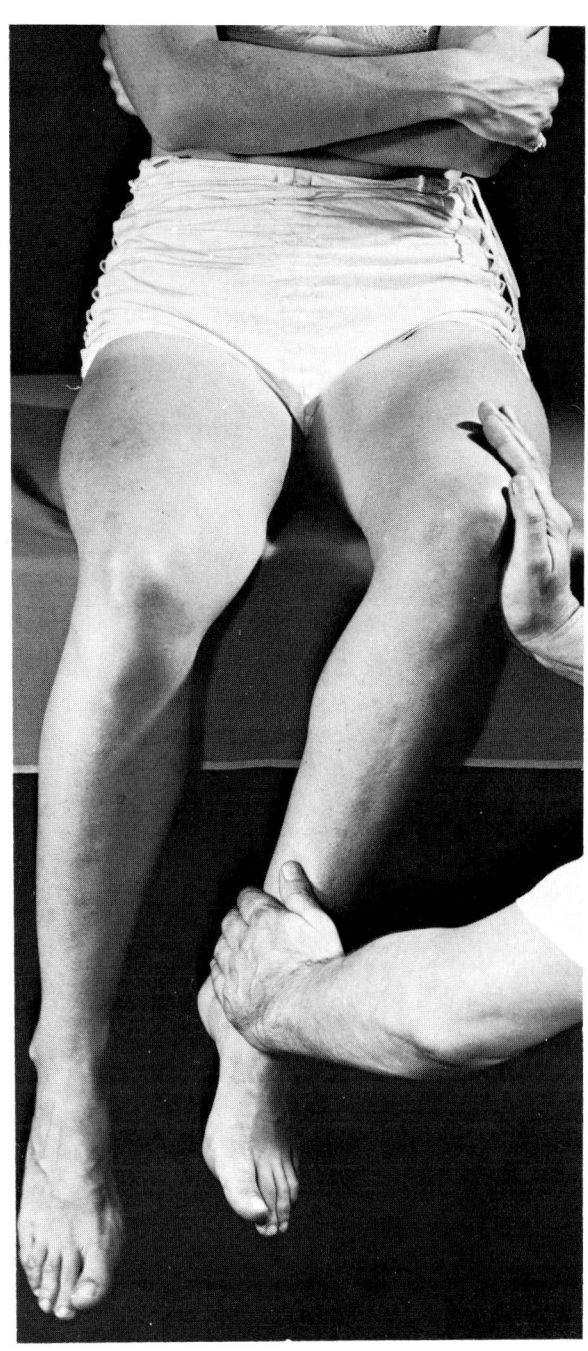

Außenrotatoren des Hüftgelenkes

Patient: Sitz, Beine hängen über die Tischkante.

Fixation: Das Gewicht des Rumpfes hilft dem Patienten, die Testposition beizubehalten. Stabilisation entsteht zusätzlich durch den Gegendruck (s. Beschreibung unter «Druck»).

Test: Außenrotation des Oberschenkels aus vollständiger Innenrotation.

Druck: Der Prüfer gibt mit einer Hand Druck an der Innenseite des Unterschenkels, oberhalb des Knöchelgelenkes, in Richtung Innenrotation. Gleichzeitig gibt er mit der anderen Hand Gegendruck an der Außenseite des Oberschenkels, oberhalb des Knies.

Schwäche: Innenrotation des Hüftgelenkes, begleitet von Pronation des Fußes mit Tendenz zum X-Bein.

Kontraktur: Außenrotationsstellung des Femur, im allgemeinen in abduzierter Stellung.

Verkürzung: Das Bewegungsausmaß der Innenrotation ist eingeschränkt (häufig ist das Ausmaß der Außenrotation sehr ausgeprägt). Beim Stehen und Gehen ist das Bein außenrotiert.

Glutaeus Maximus

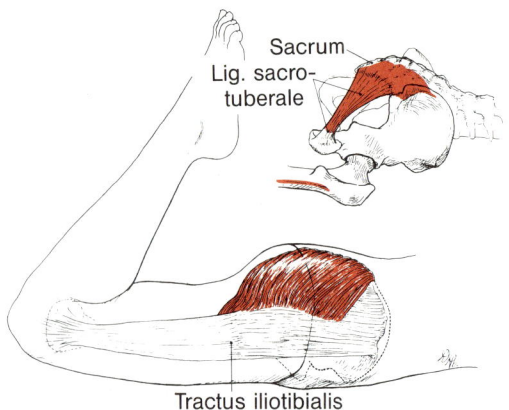

Sacrum
Lig. sacro-
tuberale

Tractus iliotibialis

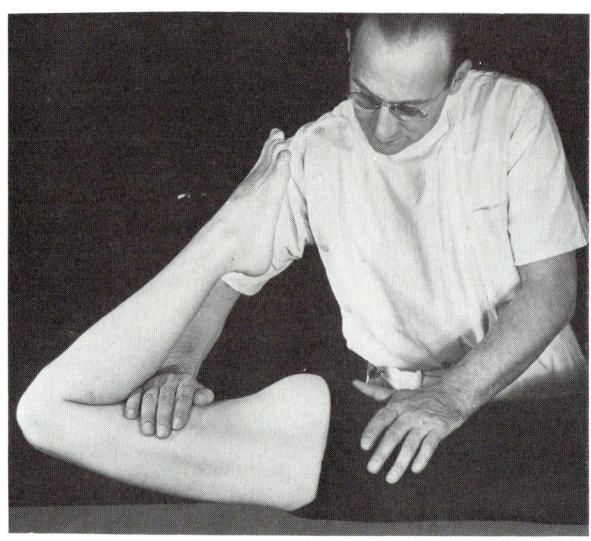

Ursprung: Linea glutaea posterior und das Gebiet ventral und dorsal davon, dorsale Fläche des unteren Kreuzbeinanteiles und seitlich am Steißbein, Fascia thoracolumbalis, Lig. sacrotuberale und Fascia glutaea.

Ansatz: Der proximale Anteil und die oberflächlichen Fasern des distalen Anteiles strahlen in den Tractus iliotibialis ein. Die tiefen Fasern des distalen Anteiles setzen an der Tuberositas glutaea an.

Funktion: Extendiert und außenrotiert im Hüftgelenk, die unteren Fasern wirken mit bei der Adduktion, die oberen Fasern bei der Abduktion. Durch den Ansatz am Tractus iliotibialis hilft der Muskel das Kniegelenk in Extension zu stabilisieren.

Innervation: N. glutaeus inferior, L 5, S 1, S 2.

Patient: Bauchlage.

Fixation: Das Becken wird dorsal durch die Rückenmuskeln, lateral durch die seitlichen Bauchmuskeln, ventral durch die vorderen Bauchmuskeln und die Hüftflexoren der anderen Seite stabilisiert.

Test: Hüftgelenksextension, Kniegelenk rechtwinklig oder mehr gebeugt. Je mehr das Kniegelenk gebeugt ist, desto mehr bremst der Rectus femoris die Extension im Hüftgelenk.

Druck: Dorsal gegen das distale Ende des Oberschenkels in Richtung Flexion des Hüftgelenkes.

Schwäche: Ausgeprägte bilaterale Schwäche des Glutaeus maximus erschwert das Gehen erheblich und erfordert den Gebrauch von Unterarmgehstützen. Beim Gehen übernimmt der Patient sein Gewicht, indem er den Rumpf nach dorso-lateral über das Bein verlagert. Aufrichten aus der Rumpfbeuge erfordert die Tätigkeit des Glutaeus maximus, und bei Schwäche muß sich der Patient mit Hilfe der Arme hochstemmen.

Glutaeus Maximus

Fascia Lata

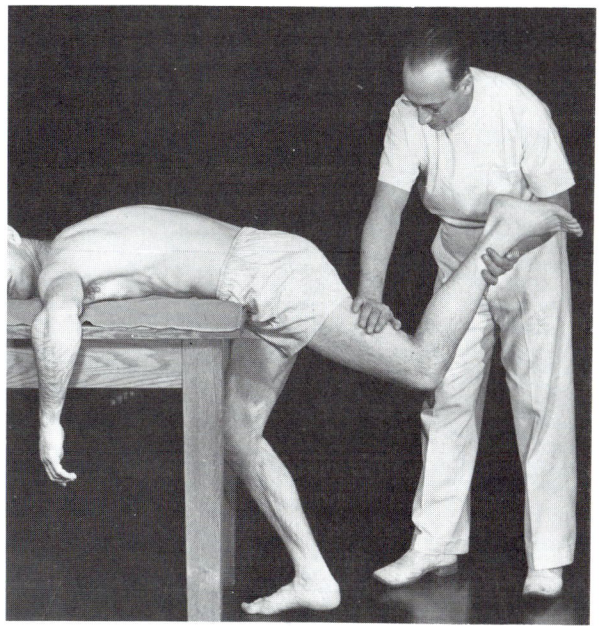

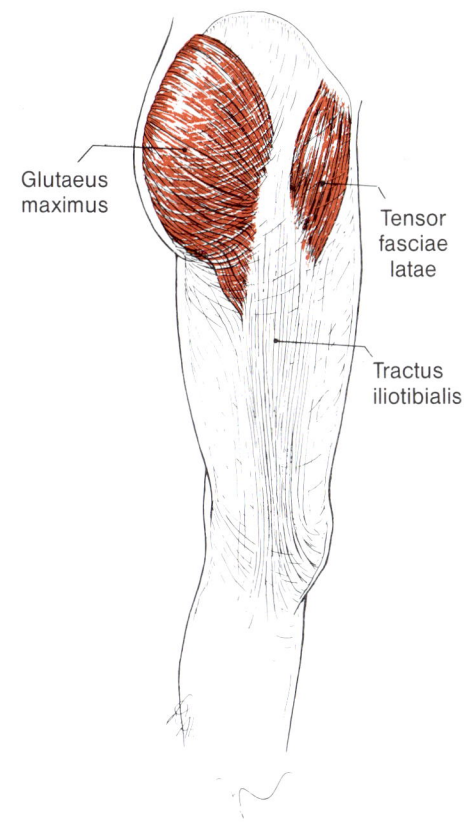

Glutaeus maximus

Tensor fasciae latae

Tractus iliotibialis

+ M. glutaeus max.

Bei Schwäche der Rückenextensoren und Verkürzung der Hüftflexoren ist oft die Modifikation des Glutaeus maximus Tests erforderlich:

Patient: Bauchlage, die Beine hängen ab dem Hüftgelenk über den Tischrand.

Fixation: Während Druck gegeben wird, muß sich der Patient im allgemeinen am Tisch festhalten.

Test: Extension im Hüftgelenk. 1. Der Prüfer beugt passiv das Kniegelenk, wie abgebildet, oder 2. das Kniegelenk ist gestreckt und die Mithilfe der Ischiocruralen wird erlaubt.

Druck: Dieser Test macht Schwierigkeiten in der Anwendung des Druckes. Wenn der Glutaeus maximus von den Ischiocruralen soweit wie möglich isoliert werden soll, muß das Kniegelenk vom Prüfer in Beugung gehalten werden. Es läßt sich sonst nicht vermeiden, daß sich die Ischiocruralen anspannen, um die Flexion im Kniegelenk gegen die Wirkung der Schwerkraft zu halten. Passiv die Beugung zu halten und gleichzeitig Druck auf den Oberschenkel auszuüben, macht eine genaue Beurteilung schwierig.
Wird dieser Test bei starker Verkürzung der Hüftflexoren benutzt, ist es wegen der Bremsung durch den Rectus femoris nicht günstig, das Kniegelenk zu beugen.

Die ausgedehnte Faszie, die das Glutealgebiet und den Oberschenkel wie einen Ärmel überzieht, wird als *Fascia lata* bezeichnet. Sie ist proximal am Labium externum des Beckenkammes, dem Kreuz- und Steißbein, dem Lig. sacrotuberale, dem Tuber ischiadicum, den Rami des Os pubis und Os ischii und dem Lig. inguinale befestigt. Distal ist sie an der Patella, den Kondylen der Tibia und dem Fibulaköpfchen befestigt. Die Faszie ist an der Innenseite des Oberschenkels dünn, während sie an der lateralen Seite sehr fest ist, besonders zwischen dem Tuberculum iliacum und dem Condylus lateralis der Tibia; hier wird sie als *Tractus iliotibialis* bezeichnet. Die Faszien des Glutaeus maximus und des Tensor fasciae latae strahlen von dorsal und ventral in den Tractus iliotibialis ein, wobei sie mit ihren oberflächlichen Anteilen die Fascia lata verstärken. Auf diese Weise wird der Tractus iliotibialis gemeinsame Endsehne für diese beiden Muskeln. Durch diese Anordnung beeinflussen beide Muskeln die Stabilität des gestreckten Kniegelenkes.

Adduktoren des Hüftgelenkes

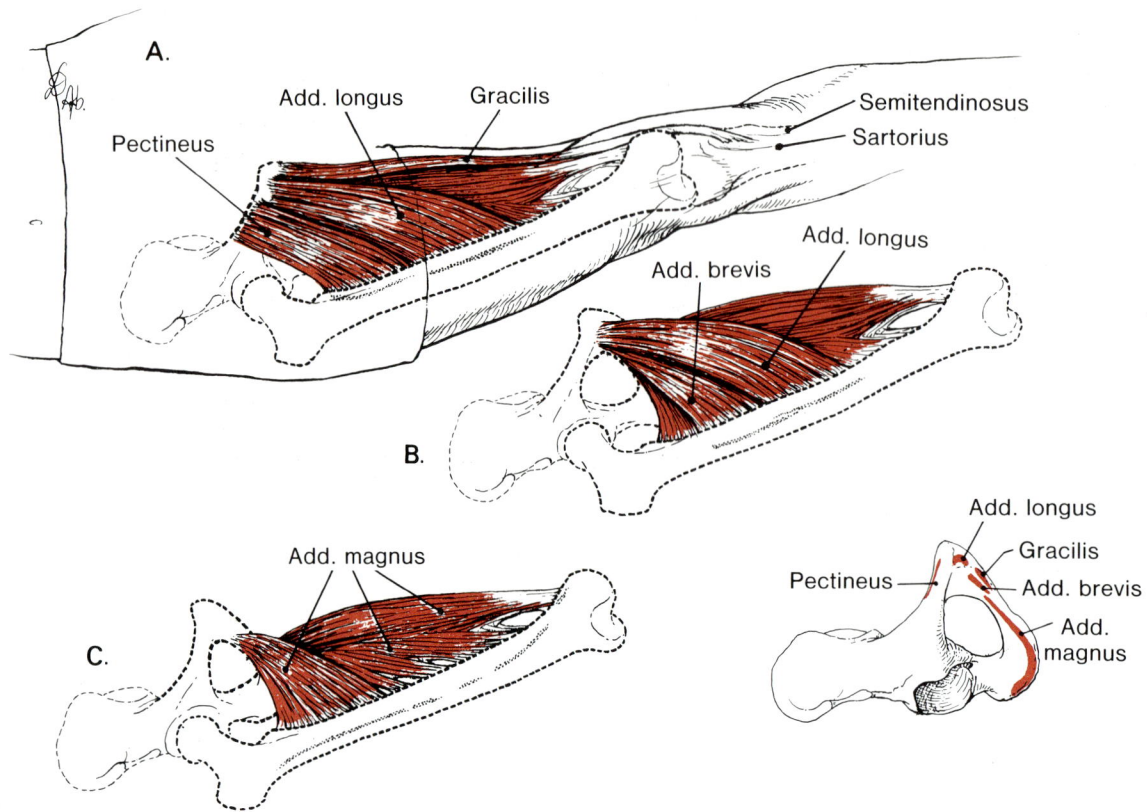

Die punktierten Linien zeigen die Ansatzstellen
an der dorsalen Fläche des Femur an.

Pectineus

Ursprung: Eminentia iliopubica entlang des Pecten ossis pubis bis zum Tuberculum pubicum.

Ansatz: Linea pectinea.

Innervation: N. femoralis und N. obturatorius, L **2, 3, 4**.

Adductor magnus

Ursprung: Ramus inferior ossis pubis, Ramus ossis ischii (vordere Fasern) und Tuber ischiadicum (hintere Fasern).

Ansatz: Medial der Tuberositas glutaea, Mitte der Linea aspera, mediale Lippe der Linea aspera und Tuberculum adductorium.

Innervation: N. obturatorius, L 2, 3, 4 und N. tibialis, L **4, 5**, S **1**.

Gracilis

Ursprung: Untere Hälfte der Symphyse und medialer Rand des Ramus inferior ossis pubis.

Ansatz: Mediale Fläche der Tibia distal des Condylus, proximal der Ansatzstelle des Semitendinosus und distal der Ansatzstelle des Sartorius (Pes anserinus superficialis).

Innervation: N. obturatorius, L **2, 3, 4**.

Adductor brevis

Ursprung: Außenfläche des Ramus inferior ossis pubis.

Ansatz: Distale zwei Drittel der Linea pectinea und proximale Hälfte der medialen Lippe der Linea aspera.

Innervation: N. obturatorius, L **2, 3, 4**.

Adductor longus

Ursprung: Vorderfläche des Os pubis am Übergang der Crista pubica zur Symphyse.

Ansatz: Mittleres Drittel der medialen Lippe der Linea aspera.

Innervation: N. obturatorius, L **2, 3, 4**.

Funktion: Alle genannten Muskeln adduzieren das Hüftgelenk. Der Pectineus, Adductor brevis und Adductor longus flektieren zusätzlich das Hüftgelenk. Die ventralen Fasern des Adductor magnus, die von den Rami des Os pubis und Os ischii entspringen, können an der Flexion des Hüftgelenkes beteiligt sein, während die dorsalen Fasern, die am Tuber ischiadicum entspringen, bei der Extension im Hüftgelenk mitwirken. Der Gracilis flektiert und innenrotiert zusätzlich das Kniegelenk (s. Diskussion über die Rotationsfunktion der Adduktoren S. 176).

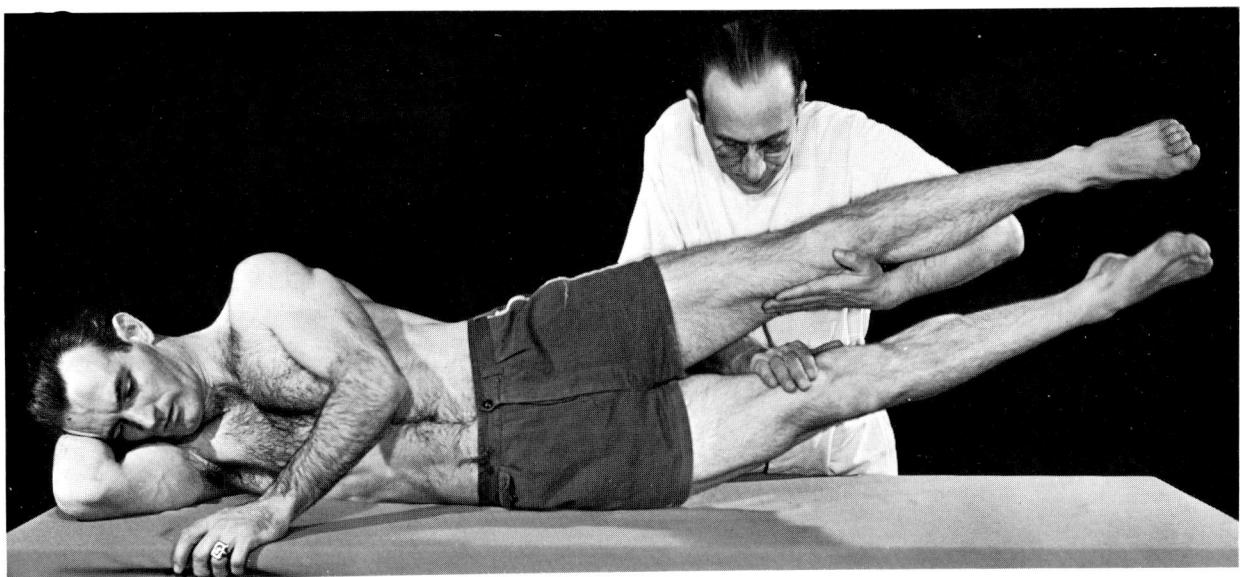

Patient: Seitlage (Testseite unten), beide Beine sind gestreckt, Körper und Beine in einer geraden Linie.

Fixation: Der Prüfer hält das obere Bein in Abduktion. Der Patient sollte sich am Tisch festhalten.

Test: Adduktion des untenliegenden Beines ohne Rotation, Flexion oder Extension des Beines oder Mitbewegung des Beckens.

Druck: Gegen die mediale Seite des distalen Endes des Oberschenkels in Richtung Abduktion (nach unten zum Tisch). Der Druck wird oberhalb des Kniegelenkes gegeben, um Überdehnung des medialen Kollateralbandes zu vermeiden.

Anmerkung: Extension im Hüftgelenk des Testbeines und Drehen der oberen Beckenseite nach vorne zeigen, daß die unteren Fasern des Glutaeus maximus kompensieren. Kommt es im Hüftgelenk des Testbeines zur Flexion (entweder durch Flexion des Beckens oder durch Flexion des Oberschenkels im Hüftgelenk), in Kombination mit Drehen der oberen Beckenseite nach hinten, zeigt das Kompensation durch die Hüftflexoren an.

Adductor longus, Adductor brevis und Pectineus wirken mit bei der Hüftgelenksflexion. Wird die Seitlage ohne Drehen des Beckens nach hinten beibehalten und zeigt sich während der Adduktionsbewegung eine Tendenz zur Flexion im Hüftgelenk, so ist das nicht unbedingt der Beweis für eine Kompensationsbewegung. Es zeigt lediglich, daß die Adduktoren, die an der Hüftflexion beteiligt sind, sich mehr kontrahieren als die anderen Adduktoren. Es kann auch sein, daß die Hüftextensoren, im Verhältnis zu den Hüftflexoren, nicht kräftig genug sind, das Bein in Nullstellung zu halten.

Kontraktur: Adduktionsstellung im Hüftgelenk. Im Stand deutlich zu erkennen am Beckenhochstand auf der Seite der Kontraktur. Der Fuß kann auf dieser Seite nur mit der Zehenspitze aufgesetzt werden, damit er den Boden berühren kann; oder, wenn der Fuß ganz aufgesetzt wird, muß das andere Bein in Hüft- und Kniegelenk gebeugt oder abduziert werden, um die funktionelle Beinverkürzung zu kompensieren.

Die mechanische Achse des Femur und die Rotationsfunktion der Adduktoren

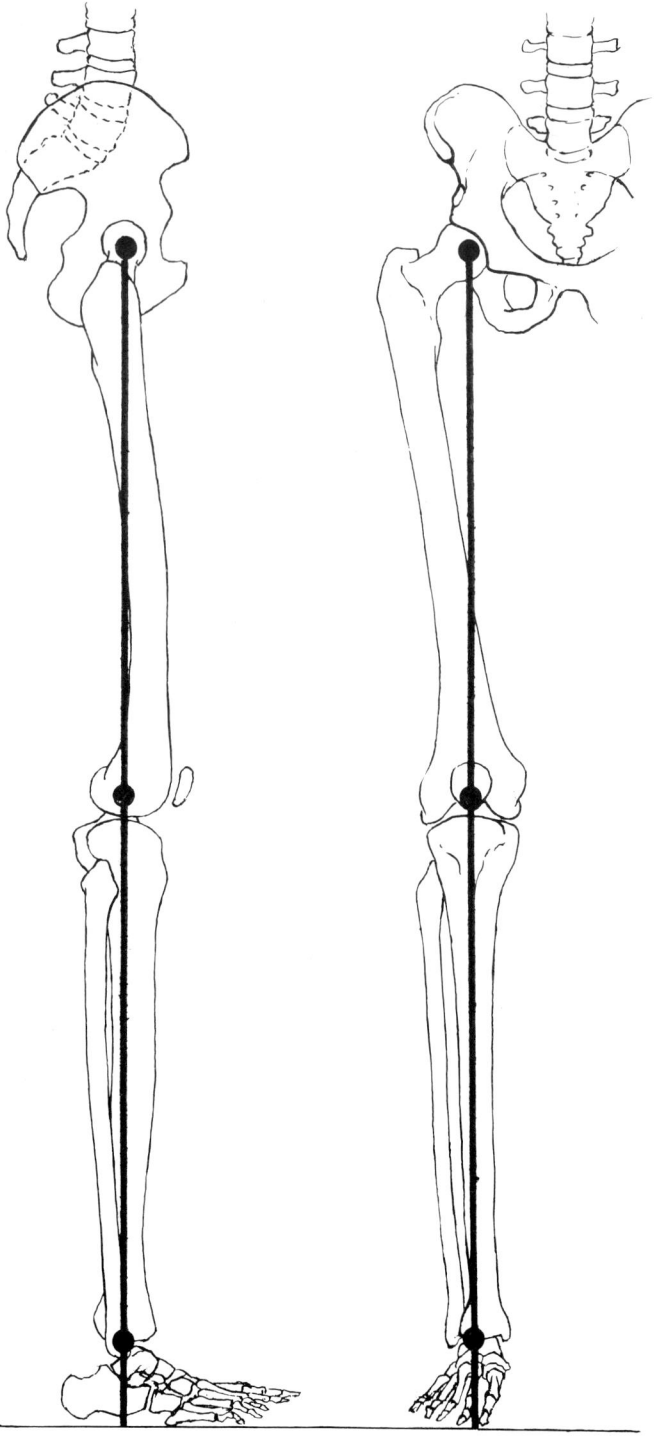

Mechanische Achse

Ansicht
von der Seite

Ansicht
von vorne

Die folgende kurze Diskussion über die Rotationsfunktion der Adduktoren ist kein Versuch die bestehende Kontroverse zu klären, sondern eher einige Gründe aufzuführen, warum es überhaupt eine Kontroverse gibt.

Auf den beiden Abbildungen ist zu sehen, daß der Femur in der anatomischen Stellung, von vorne gesehen, schräg verläuft, mit dem distalen Ende mehr medial als dem proximalen. Von der Seite gesehen ist der Femurschaft nach ventral gekrümmt. Die anatomische Achse des Femur verläuft in der Längsrichtung des Schaftes. Wenn die Rotation im Hüftgelenk um diese Achse stattfinden würde, würden die Adduktoren, die dorsal an der Linea aspera ansetzen, außenrotieren.

Die Rotation im Hüftgelenk findet hingegen nicht um die anatomische Achse, sondern um die mechanische Achse statt, die von der Mitte des Hüftgelenkes durch die Mitte des Kniegelenkes verläuft.

Die Muskeln, oder ein Großteil der Muskeln, die an dem Femurabschnitt ansetzen, der ventral der mechanischen Achse liegt, wirken als Innenrotatoren (s. Ansicht von der Seite). Die Muskeln, oder ein Großteil der Muskeln, die an dem Femurabschnitt ansetzen, der dorsal der mechanischen Achse liegt, wirken als Außenrotatoren.

Ändert sich die Stellung der Beine zum Becken, verändert sich auch die Funktion der Muskeln. Ist der Oberschenkel innenrotiert, kommt ein größerer Teil des Schaftes ventral der mechanischen Achse zu liegen; als Folge liegen auch mehr Ansatzstellen der Adduktoren ventral der Achse und sind deshalb als Innenrotatoren tätig. Mit zunehmender Außenrotation wirken mehr Adduktoren als Außenrotatoren.

Außer der Veränderung, die durch Bewegung eintritt, gibt es Unterschiede im Knochenbau des Oberschenkels, die die Rotationsfunktion der Adduktoren ändert.

176

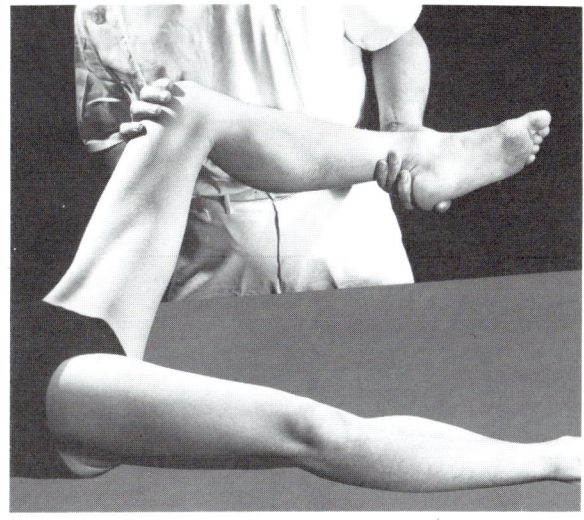

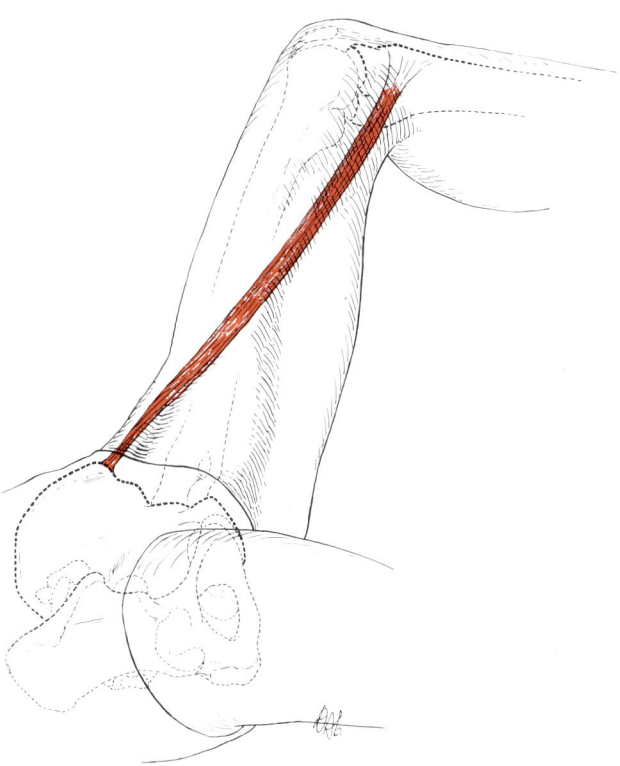

Ursprung: Spina iliaca anterior superior.

Ansatz: Als Pes anserinus superficialis medial von der Tuberositas tibiae und an der Fascia cruris.

Funktion: Flektiert, außenrotiert und abduziert das Hüftgelenk. Flektiert und innenrotiert das Kniegelenk.

Innervation: N. femoralis, L 2, 3, (4).

Patient: Rückenlage.

Fixation: Keine erforderlich durch den Prüfer. Der Patient kann sich am Tisch festhalten.

Test: Außenrotation, Abduktion und Flexion des Hüftgelenkes bei gebeugtem Kniegelenk.

Druck: Gegen die ventro-laterale Fläche des Oberschenkels, oberhalb des Kniegelenkes, in Richtung Extension, Adduktion und Innenrotation des Hüftgelenkes und gegen den Unterschenkel in Richtung Extension des Kniegelenkes. Die Hände des Prüfers liegen so, daß sie der Außenrotation durch Druck und Gegendruck Widerstand geben können (in derselben Weise, wie es beim Test der Außenrotatoren beschrieben wurde, s.S. 171). Der Prüfer muß gegen die aus mehreren Komponenten bestehende Testbewegung einen kombinierten Widerstand geben.

Schwäche: Die Kraft der Flexion im Hüftgelenk, Abduktion und Außenrotation ist vermindert. Die Schwäche trägt zur ventro-medialen Instabilität des Kniegelenkes bei.

Kontraktur: Flexions- Abduktions- und Außenrotationsstellung des Hüftgelenkes mit Flexion des Kniegelenkes.

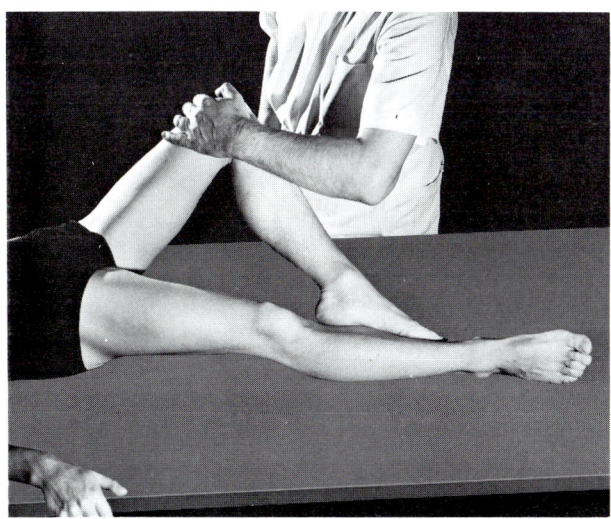

Fehler beim Testen des Sartorius

Die Ausgangsstellung des Beines in Flexion, Abduktion, Außenrotation sieht der Sartorius Testposition ähnlich. Die Fähigkeit diese Stellung zu halten, ist allerdings hauptsächlich eine Funktion der Hüftadduktoren (wie auf der Abb. zu sehen ist) und fordert wenig Kraft vom Sartorius.

Muskeln der unteren Extremität: Segmentale Innervation und Gelenkbewegungen

Spinales Segment

Lumbal					Sakral			Muskeln	HÜFTGELENK						KNIEGELENK		
1	2	3	4	5	1	2	3		Flexion	Adduktion	Innenrot.	Abduktion	Außenrot.	Extension	Extension	in Flexion Außenrot.	in Flexion Innenrot.
1	2	3	4					Psoas major	Psoas maj.	~~Dsos~~		~~Psoas maj.~~	Psoas maj.				
(1)	2	3	4					Iliacus	Iliacus	~~Dsoa~~		~~Iliacus~~	Iliacus				
	2	3	(4)					Sartorius	Sartorius			Sartorius	Sartorius				Sartorius
	2	3	4					Pectineus	Pectineus	Pectineus							
	2	3	4					Adductor long.	Add. long.	Add. long.	Add. long.						
	2	3	4					Adductor brev.	Add. brev.	Add. brev.	Add. brev.						
	2	3	4					Gracilis		Gracilis							Gracilis
	2	3	4					Quadriceps	Rect. fem.						Quadriceps		
	2	3	4					Add. mag. (ventr. T.)	Add. m. (v.)	Add. mag.							
		3	4					Obturator ext.		Obt. ext.			Obt. ext.				
			4	5	1			Add. mag. (dors. T.)		Add. mag.				Add. m. (d.)			
			4	5	1			Tibialis ant.									
			4	5	1			Tensor fasc. lat.	Tensor f. l.		Tensor f. l.	Tensor f. l.			Tensor f. l.		
			4	5	1			Glutaeus min.	Glut. min.		Glut. min.	Glut. min.					
			4	5	1			Glutaeus med.	G.med.(vent.)		G.med.(vent.)	Glut. med.	G.med.(dors.)	G.med.(dors.)			
			4	5	1			Popliteus									Popliteus
			4	5	1			Ext. dig. long.									
			4	5	1			Peronaeus tert.									
			4	5	1			Ext. hall. long.									
			4	5	1			Ext. dig. brev.									
			4	5	1			Flex. dig. brev.									
			4	5	1			Flex. hall. brev.									
			4	5	1			Lumbricalis I									
			4	5	1			Abductor hall.									
			4	5	1			Peronaeus lg.									
			4	5	1			Peronaeus br.									
			(4)	5	1			Tibialis post.									
			4	5	1	(2)		Gemellus inferior				Gem. inf.	Gem. inf.				
			4	5	1	(2)		Quadratus fem.					Quadratus f.				
			4	5	1	(2)		Plantaris									
			4	5	1	2		Semimembranosus			Semimemb.			Semimemb.			Semimemb.
			4	5	1	2		Semitendinosus			Semitend.			Semitend.			Semitend.
			4	5	1	(2)		Flex. dig. long.									
				5	1	2		Glutaeus max.	Gl. m. (kaud.)			Gl. m. (kran.)	Glut. max.	Glut. max.			
				5	1	2		Biceps, C. br.								Biceps, C. br.	
				5	1	2		Flex. hall. long.									
				5	1	2		Soleus									
				(5)	1	2		Piriformis				Piriformis	Piriformis	Piriformis			
				5	1	2		Gemellus superior				Gem. sup.	Gem. sup.				
				5	1	2		Obturator int.				Obt. int.	Obt. int.				
				5	1	2	3	Biceps, C. lg.					Biceps, C. l.	Biceps, C. l.		Biceps, C. l.	
			(4)	(5)	1	2		Lumbr. II, III, IV									
					1	2		Gastrocnemius									
					1	2		Inteross. dors.									
					1	2		Inteross. plant.									
					1	2		Abd. dig. min.									
					1	2		Adductor hall.									

Muskeln der untere Extremität: Segmentale Innervation und Gelenkbewegungen (Forts.)

KNIEGEL.	OB. SPRUNGGEL.		UNT. SPRUNGGEL.		METATARSOPHALANGEALGELENKE				PROXIMALE INTERPHALANGEALGELENKE		DISTALE INTERPHALANGEALGELENKE	
Flexion	Dorsalfl.	Plant flex.	Pronat.	Supin.	Extension	Flexion	Abduktion	Adduktion	Extension	Flexion	Extension	Flexion
Sartorius												
Gracilis												
	Tib. ant.			Tib. ant.								
Popliteus												
	Ext. d. long.		Ext. d. long.		(2.–5. Zehe) Ext. d. long.				(2.–5. Zehe) Ext. d. long.		(2.–5. Zehe) Ext. d. long.	
	Peron. tert.		Peron. tert.									
	Ext. hall. lg.			Ext. hall. lg.	Ext. hall. lg.				Ext. hall. lg.		Ext. hall. lg.	
					(1.–4. Zehe) Ext. dig. br.				(1.–4. Zehe) Ext. dig. br.		(1.–4. Zehe) Ext. dig. br.	
						(2.–5. Zehe) Flex. dig. br.				(2.–5. Zehe) Flex. dig. br.		
						Flex. hall. br.						
						(2. Zehe) Lumbr. I			(2. Zehe) Lumbr. I		(2. Zehe) Lumbr. I.	
						Abd. hall.		Abd. hall.				
		Peron. lg.	Peron. lg.									
		Peron. br.	Peron. br.									
		Tib. post.		Tib. post.								
Plantaris		Plantaris										
Semimemb.												
Semitend.												
		Flex. dig. lg.		Flex. dig. lg.		(2.–5. Zehe) Flex. dig. lg.				(2.–5. Zehe) Flex. dig. lg.		(2.–5. Zehe) Flex. dig. lg.
Biceps, C. b.												
		Flex. hall. lg.		Flex. hall. lg.		Flex. hall. lg.				Flex. hall. lg.		Flex. hall. lg.
		Soleus										
Biceps, C. l.												
						(3.–5. Zehe) Lumbr. II–IV			(3.–5. Zehe) Lumbr. II–IV		(3.–5. Zehe) Lumbr. II–IV	
Gastrocn.		Gastroc.										
					(2.–4. Zehe) Inteross. dors.	(2.–4. Zehe) Inteross. dors.			(2.–4. Zehe) Inteross. dors.		(2.–4. Zehe) Inteross. dors.	
					(3.–5. Zehe) Inteross. pl.			(3.–5. Zehe) Inteross. pl.	(3.–5. Zehe) Inteross. pl.		(3.–5. Zehe) Inteross. pl.	
							Abd. d. min.					
						Add. hall.		Add. hall.				

179

Befundbogen: Rumpf und Untere Extremität

Name des Patienten:

Links								Rechts

						Prüfer: Datum:						
						Halsflexoren						
						Halsextensoren						
						Rückenextensoren						
						Quadratus lumborum						
						Rectus abdominis						
						Obliquus externus						
						Obliquus internus						
						Muskeln d. Lateralflexion						
						Glutaeus maximus						
						Glutaeus medius						
						Hüftabduktoren						
						Hüftadduktoren						
						Innenrotatoren						
						Außenrotatoren						
						Hüftflexoren						
						Tensor fasciae latae						
						Sartorius						
						Ischiocrurale (med.)						
						Ischiocrurale (lat.)						
						Quadriceps						
						Gastrocnemius						
						Soleus						
						Peronaeus longus						
						Peronaeus brevis						
						Peronaeus tertius						
						Tibalis posterior						
						Tibalis anterior						
						Extensor hallucis longus						
						Flexor hallucis longus						
						Flexor hallucis brevis						
					1	Extensor digitorum longus	1					
					2	Extensor digitorum longus	2					
					3	Extensor digitorum longus	3					
					4	Extensor digitorum longus	4					
					1	Extensor digitorum brevis	1					
					2	Extensor digitorum brevis	2					
					3	Extensor digitorum brevis	3					
					4	Extensor digitorum brevis	4					
					1	Flexor digitorum longus	1					
					2	Flexor digitorum longus	2					
					3	Flexor digitorum longus	3					
					4	Flexor digitorum longus	4					
					1	Flexor digitorum brevis	1					
					2	Flexor digitorum brevis	2					
					3	Flexor digitorum brevis	3					
					4	Flexor digitorum brevis	4					
					1	Lumbricalis	1					
					2	Lumbricalis	2					
					3	Lumbricalis	3					
					4	Lumbricalis	4					
						Länge d. Beines						
						Umfang d. Oberschenkels						
						Umfang d. Unterschenkels						

Anmerkungen:

Gegenüberstellung der Testwerte antagonistisch wirkender Muskeln – Untere Extremität

Name: _____ Datum: 1. Test: _____ 2. Test: _____

Diagnose: _____ Beginn d. Erkrankung: _____ Test. d. _____ Extremität

		2. Test	1. Test	1. Test	2. Test		
	ILIOPSOAS / SARTORIUS / TENSOR FASC. LAT. / RECTUS FEMORIS } HÜFT-FLEXOREN					GLUTAEUS MAXIMUS	
	HÜFTADDUKTOREN					GLUTAEUS MEDIUS	
						GLUTAEUS MINIMUS	
						TENSOR FASCIAE LATAE	
	HÜFTAUSSENROTATOREN					HÜFTINNENROTATOREN	
	QUADRICEPS					MEDIALE ISCHIOCRURALE LATERALE	
	TIBIALIS ANTERIOR					SOLEUS	
						GASTROCNEMIUS + SOLEUS	
						PERONAEUS LONGUS + BREVIS	
	TIBIALIS POSTERIOR					PERONAEUS TERTIUS	
	FLEXOR DIGITORUM LONGUS — 1 2 3 4					1 EXTENSOREN / 2 DER / 3 DISTALEN INTER- / 4 PHALANGEALGELENKE	
	FELXOR DIGITORUM BREVIS — 1 2 3 4					1 EXTENSOREN / 2 DER / 3 PROXIMALEN INTER- / 4 PHALANGEALGELENKE	
	LUMBRICALES + INTEROSSEI — 1 2 3 4					1 / 2 EXT. DIGITORUM LONGUS / 3 + BREVIS / 4	
	FLEXOR HALLUCIS LONGUS					EXTENSOR HALLUCIS LONGUS + BREVIS	
	FLEXOR HALLUCIS BREVIS						
	ABDUCTOR HALLUCIS					ADDUCTOR HALLUCIS	

Kapitel 6

Muskeln des Rumpfes

Rectus Abdominis

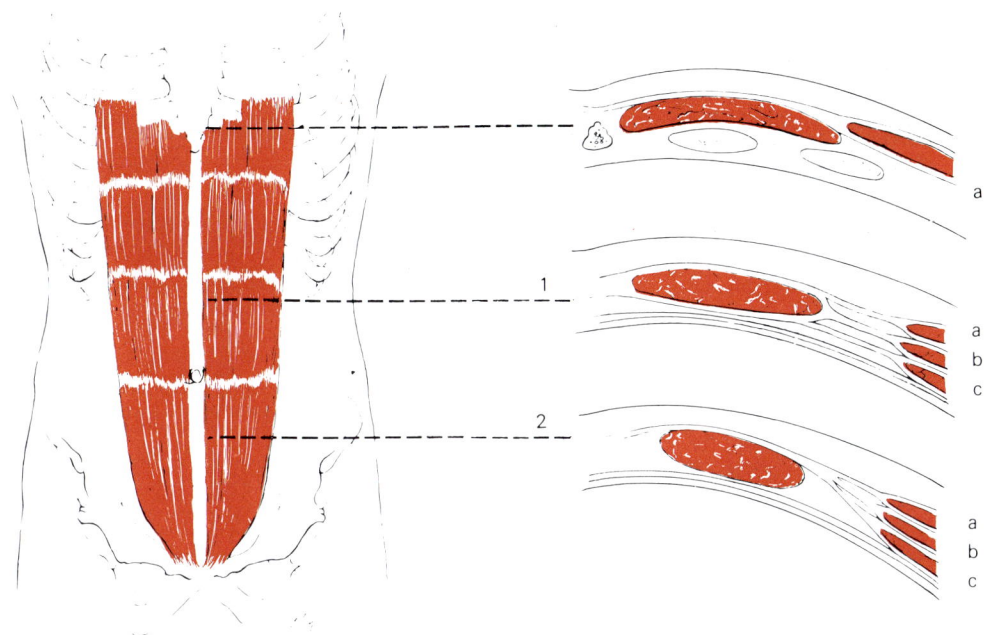

Ursprung: Crista pubica und Symphyse.

Ansatz: Außenflächen des 5.–7. Rippenknorpels und Processus xiphoideus.

Richtung der Fasern: Vertikal.

Funktion: Beugt die Wirbelsäule, dabei nähern sich Brustkorb und Becken einander. Bei fixiertem Becken bewegt sich der Thorax in Richtung Becken, und bei fixiertem Thorax bewegt sich das Becken in Richtung Thorax.

Innervation: Nn. intercostales, Th 5 – 12.

Schwäche: Die Flexion der Wirbelsäule kann nicht in vollem Bewegungsausmaß ausgeführt werden. In Rükkenlage fällt es schwer, das Becken in den Hüftgelenken zu extendieren und/oder Thorax und Symphyse einander zu nähern, wenn Kopf und Schultern von der Unterlage abgehoben werden. Die vorderen Bauchmuskeln, besonders der Rectus abdominis, müssen den Thorax fixieren, damit die Halsflexoren den Kopf aus Rückenlage anheben können. Bei ausgeprägter Bauch-

muskelschwäche kann es vorkommen, daß der Kopf trotz kräftiger Halsflexoren nicht abgehoben werden kann. Im Stand kommt es bei Schwäche zur Flexion des Beckens in den Hüftgelenken und zur Extension der Lendenwirbelsäule.

Querschnitte des Rectus abdominis und seiner Scheide

1. Oberhalb der Linea arcuata teilt sich die Aponeurose des Obliquus internus (b). Der vordere Anteil (Lamina anterior) vereinigt sich mit der Aponeurose des Obliquus externus (a) zum vorderen Blatt der Rectusscheide. Der hintere Anteil (Lamina posterior) bildet zusammen mit der Aponeurose des Transversus abdominis (c) das hintere Blatt der Rectusscheide.
2. Unterhalb der Linea arcuata verlaufen die Aponeurosen aller Bauchmuskeln vor den beiden Mm. recti. Die hintere Schicht wird nur von der Fascia transversalis gebildet (s. auch S. 189).

185

Obliquus Externus Abdominis

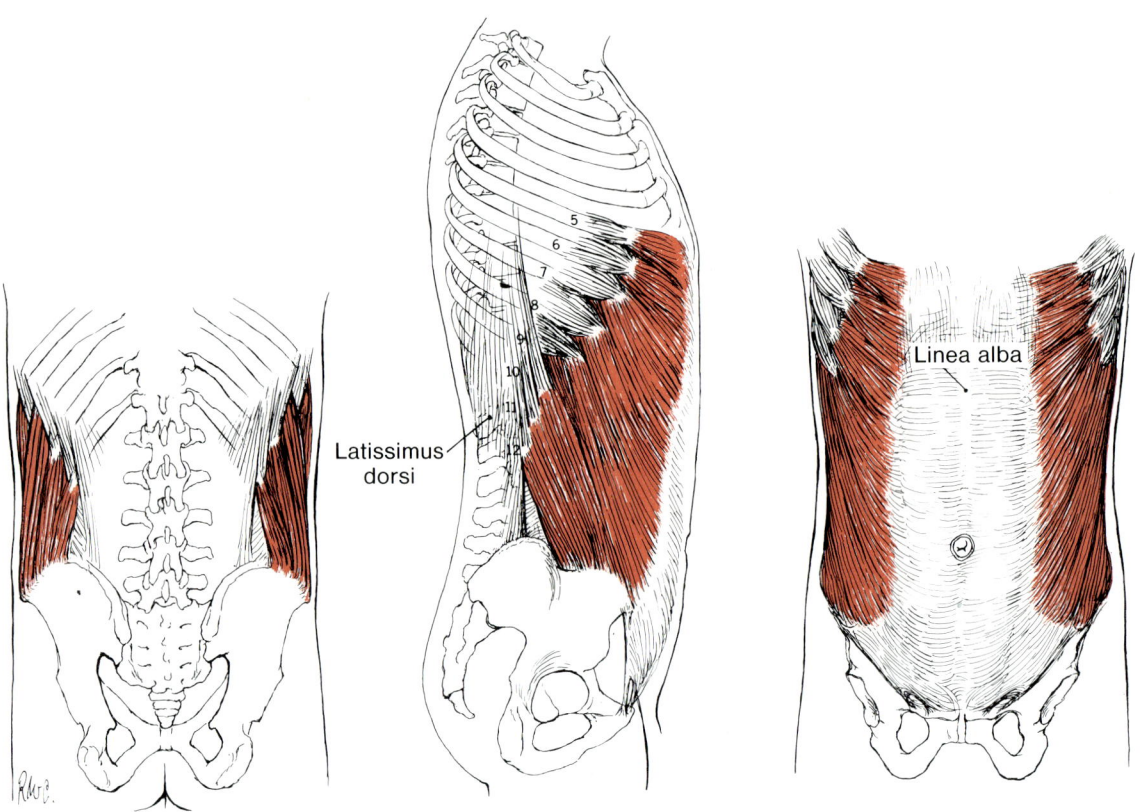

Latissimus dorsi

Linea alba

Obliquus externus, vordere Fasern

Ursprung: Außenflächen der 5.–8. Rippe. Entspringt alternierend mit den Zacken des Serratus anterior.

Ansatz: In einer breitflächigen Aponeurose, die in die Linea alba mündet, einem sehnigen Streifen, der vom Processus xiphoideus bis zur Symphyse verläuft.

Richtung der Fasern: Die Fasern verlaufen schräg nach kaudal und medial; die obersten Fasern haben eine mehr horizontale Verlaufsrichtung.

Funktion: Bei *bilateraler Tätigkeit* flektieren die vorderen Fasern die Wirbelsäule, dabei kommt es zur Annäherung von Thorax und Becken. Außerdem stützen und halten sie die Bauchorgane, senken die Rippen und wirken als Ausatemhilfsmuskel. Bei *unilateraler Tätigkeit* rotieren diese Fasern, zusammen mit den vorderen Fasern des Obliquus internus der Gegenseite, die Wirbelsäule, sichtbar an der Rotation des Thorax gegen das Becken oder umgekehrt, bzw. an der gegenläufigen Rotation von Thorax und Becken. Der rechte Obliquus externus ist bei der Rotation des Thorax im Gegenuhrzeigersinn und der linke im Uhrzeigersinn tätig.

Innervation der vorderen und seitlichen Fasern:
Nn. intercostales, Th 5 – 12.

Obliquus externus, seitliche Fasern

Ursprung: Außenfläche der 9.–12. Rippe, ineinandergreifend mit den Zacken des Serratus anterior und des Latissimus dorsi.

Ansatz: Als Lig. inguinale an der Spina iliaca anterior superior und dem Tuberculum pubicum, vordere Hälfte des Labium externum der Crista iliaca.

Richtung der Fasern: Die Fasern verlaufen schräg nach kaudal und medial, mehr nach kaudal als die vorderen Fasern.

Funktion: Bei *bilateraler Tätigkeit* flektieren die seitlichen Fasern die Wirbelsäule, besonders im lumbalen Bereich, wobei das Becken in den Hüftgelenken extendiert wird. Bei *unilateraler Tätigkeit* bewirken diese Fasern, zusammen mit den lateralen Fasern des Obliquus internus derselben Seite, Lateralflexion der Wirbelsäule; dabei kommt es seitlich zur Annäherung von Thorax und Beckenkamm. Auch diese Fasern rotieren die Wirbelsäule, wie oben beschrieben. Die lateralen Fasern des Obliquus externus sind in ihrer Wirkung auf den Thorax zu vergleichen mit dem Sternocleidomastoideus in seiner Wirkung auf den Kopf.

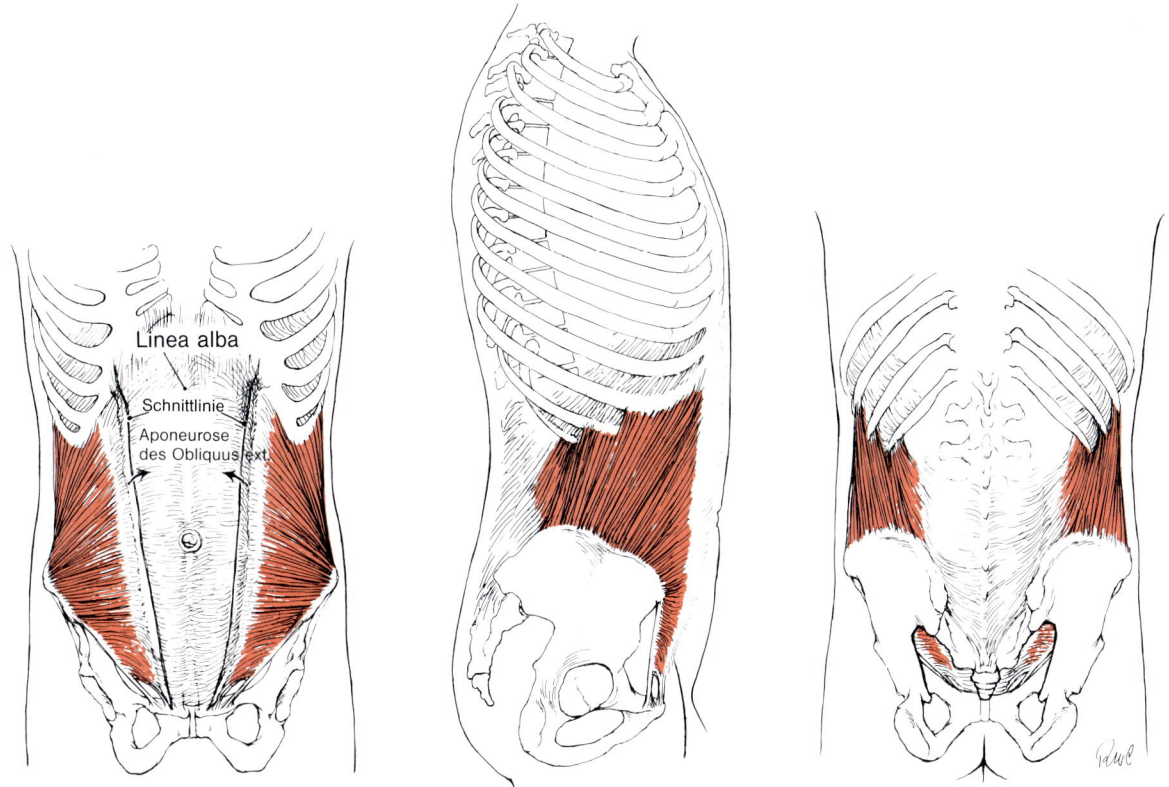

Linea alba
Schnittlinie
Aponeurose
des Obliquus ext.

Oliquus internus, untere vordere Fasern

Ursprung: Laterale zwei Drittel des Lig. inguinale und Spina iliaca anterior superior.

Ansatz: Mit dem Transversus abdominis an der Crista pubica, medialer Teil des Pecten ossis pubis und über die Aponeurose an der Linea alba.

Richtung der Fasern: Die Fasern verlaufen quer über das untere Abdomen.

Funktion: Zusammen mit dem Transversus, stützen und halten diese Fasern die Bauchorgane.

Obliquus internus, obere vordere Fasern

Ursprung:
Vorderes ein Drittel der Linea intermedia der Crista iliaca.

Ansatz: Über die Aponeurose an der Linea alba.

Richtung der Fasern: Schräg nach kranial und medial.

Funktion: Bei *bilateraler Tätigkeit* flektieren die oberen vorderen Fasern die Wirbelsäule, dabei kommt es zur Annäherung von Thorax und Becken. Außerdem stützen und halten sie die Bauchorgane, senken die Rippen und wirken als Ausatemhilfsmuskel. Bei *unilateraler Tätigkeit* rotieren diese Fasern, zusammen mit den vorderen Fasern des Obliquus externus, die Wirbelsäule (wie beim Obliquus externus beschrieben).

Obliquus internus, seitliche Fasern

Ursprung: Mittleres Drittel der Linea intermedia der Crista iliaca und Fascia thoracolumbalis.

Ansatz: Unterseiten der 10.–12. Rippe und über die Aponeurose an der Linea alba.

Richtung der Fasern: Schräg nach kranial und medial. Die seitlichen Fasern haben eine mehr senkrechte Verlaufsrichtung als die vorderen oberen Fasern.

Funktion: Bei *bilateraler Tätigkeit* flektieren die lateralen Fasern die Wirbelsäule, dabei kommt es zur Annäherung von Thorax und Becken; außerdem ziehen sie die Rippen nach unten. Bei *unilateraler Tätigkeit* lateralflektieren diese Fasern, zusammen mit den lateralen Fasern des Obliquus externus derselben Seite, die Wirbelsäule. Diese Fasern können ebenfalls die Wirbelsäule, wie schon beschrieben, rotieren.

Innervation der vorderen und seitlichen Fasern: Nn. intercostales Th 7 – **12,** Rami ventrales des N. iliohypogastricus und des N. ilioinguinalis.

Obliquus Externus und Internus Abdominis

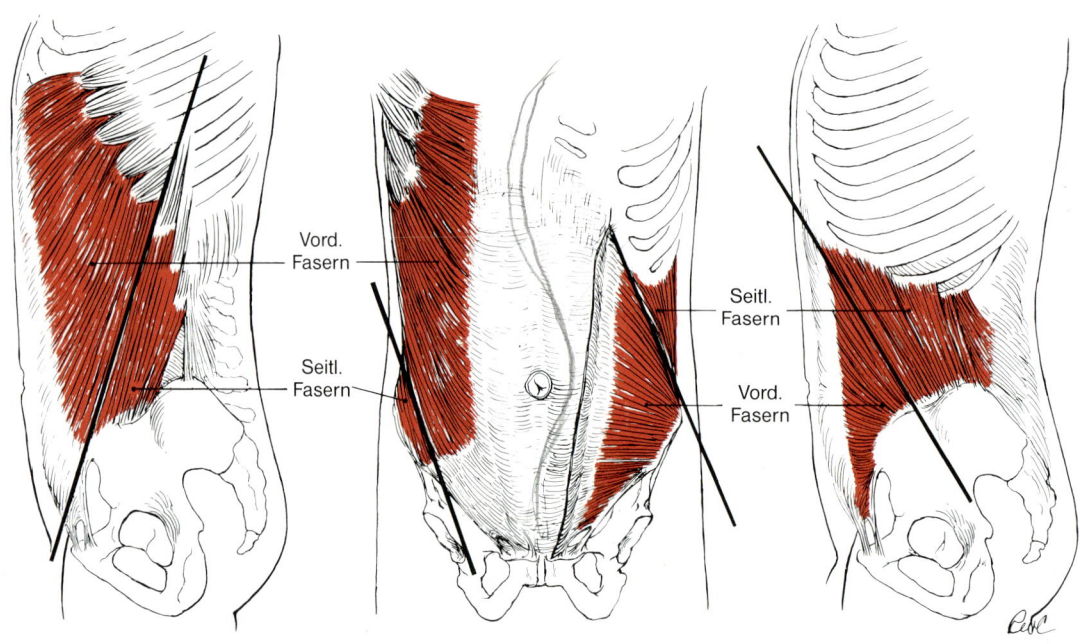

Obliquus externus abdominis   Obliquus internus abdominis

Schwäche: Mäßige oder ausgeprägte Schwäche der schrägen Bauchmuskeln vermindert die Kraft für forcierte Ausatmung und die stützende Wirkung auf die Bauchorgane.

Bilaterale Schwäche des Obliquus externus erschwert die Flexion der Wirbelsäule und die Extension des Beckens in den Hüftgelenken. Im Stand kommt es entweder zur Flexion des Beckens in den Hüftgelenken oder zur Extension des Beckens in den Hüftgelenken mit Neigung des Brustkorbes nach hinten (s. S. 207, Abb. B und C).

Bilaterale Schwäche des Obliquus internus erschwert die Flexion der Wirbelsäule.

Bei *Schwäche des Obliquus externus einer Seite und des Obliquus internus der Gegenseite* vergrößert sich der Abstand zwischen Rippenbogen und gegenüberliegendem Beckenkamm, was Rotation und Lateralflexion der Wirbelsäule zur Folge hat. Sind z.B. der rechte Obliquus externus und der linke Obliquus internus schwach (wie bei einer rechtskonvexen Thorakal- und linkskonvexen Lumbalskoliose), entsteht die genannte Abstandvergrößerung zwischen rechtem Rippenbogen und linkem Beckenkamm. Es kommt zur Lateralflexion mit Konvexität nach rechts und zur Rotation des Thorax im Gegenuhrzeigersinn.

Unilaterale Schwäche der lateralen Fasern des Obliquus externus und des Obliquus internus derselben Seite führt zu einer Vergrößerung des seitlichen Abstandes von Thorax und Beckenkamm; als Folge entsteht eine C-förmige Krümmung der Wirbelsäule mit Konvexität zur Seite der Schwäche.

Verkürzung. *Bilaterale Verkürzung der vorderen Fasern des Obliquus externus und internus* führt ventral zur Senkung der Rippen und begünstigt eine kyphotische Haltung. Bei einer Kypho-Lordose verkürzen sich die lateralen Fasern des Obliquus internus, während die lateralen Fasern des Obliquus externus gedehnt werden. Dasselbe tritt ein bei in den Hüftgelenken extendiertem Becken und Neigung des Brustkorbes nach hinten.

Verkürzung des Obliquus externus einer Seite und des Obliquus internus der anderen Seite verursacht Rotation und Lateralflexion der Wirbelsäule. Verkürzung des linken Obliquus externus und des rechten Obliquus internus (wie bei einer ausgeprägten rechten Thorakal- und linken Lumbalskoliose) führt zur Rotation des Thorax im Uhrzeigersinn und zur Lateralflexion mit Konvexität nach rechts.

Unilaterale Verkürzung der seitlichen Fasern des Obliquus externus und des Obliquus internus derselben Seite verursacht die seitliche Annäherung von Beckenkamm und Thorax; als Folge entsteht eine C-förmige Krümmung der Wirbelsäule mit Konvexität zur entgegengesetzten Seite der Verkürzung.

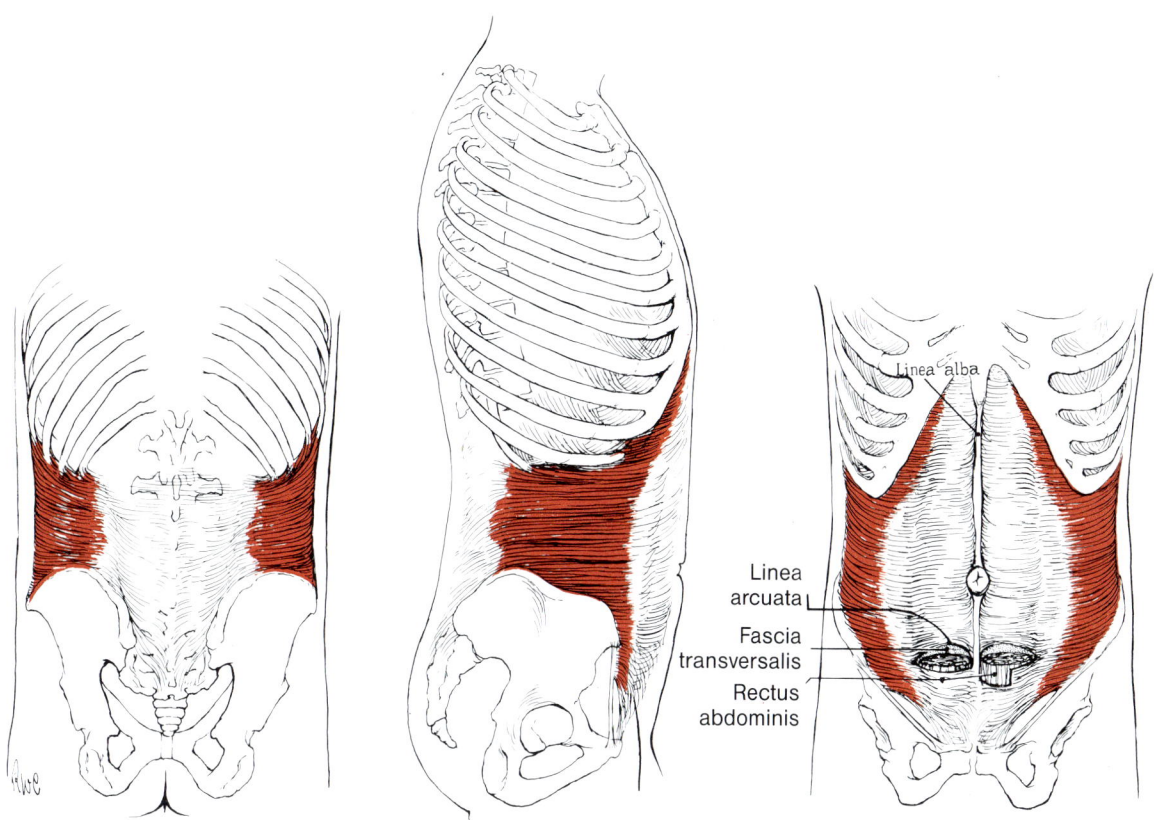

Linea alba

Linea arcuata

Fascia transversalis

Rectus abdominis

Ursprung: Innenflächen der 7.–12. Rippenknorpel, Zacken greifen mit denen des Zwerchfells ineinander; Fascia thoracolumbalis, vordere drei Viertel des Labium internum der Crista iliaca und laterales Drittel des Lig. inguinale.

Ansatz: Mit einer breiten Aponeurose an der Linea alba, Crista pubica und Pecten ossis pubis.

Richtung der Fasern: Horizontal.

Funktion: Wirkt wie eine Bauchbinde und stützt die Bauchorgane. Der obere Anteil hilft bei der Ausatmung, indem er den epigastrischen Winkel verkleinert. Er hält die Linea alba bei der Kontraktion der anderen Bauchmuskeln in ihrer Lage und begünstigt damit deren Wirkung.

Innervation: Nn. intercostales Th 7 – **12**, N. iliohypogastricus, N. ilioinguinalis.

Schwäche: Schwäche bewirkt ein Vorwölben der vorderen Bauchdecke und damit eine indirekte Zunahme der Lordose (s. Fotografie). Während der Flexion der Wirbelsäule aus Rückenlage und der Extension aus Bauchlage ist auch ein Vorwölben der lateralen Bauchwand zu beobachten.

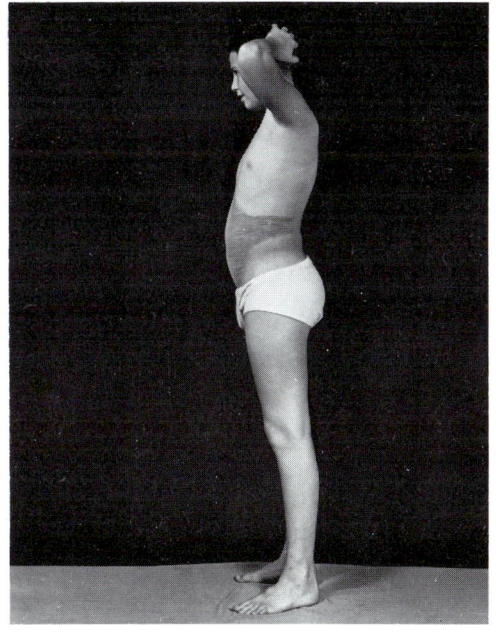

Aufsitzen aus Rückenlage (ohne Rotation)

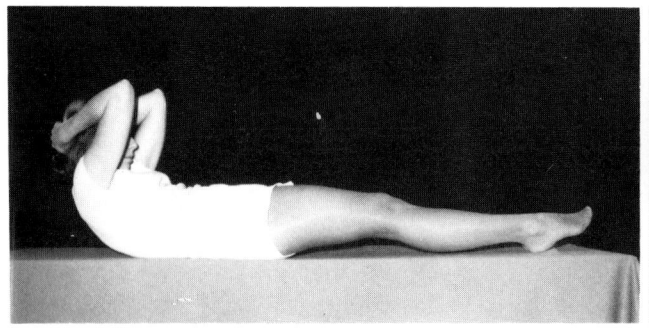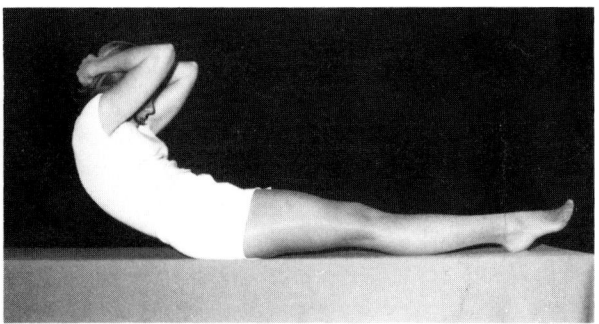

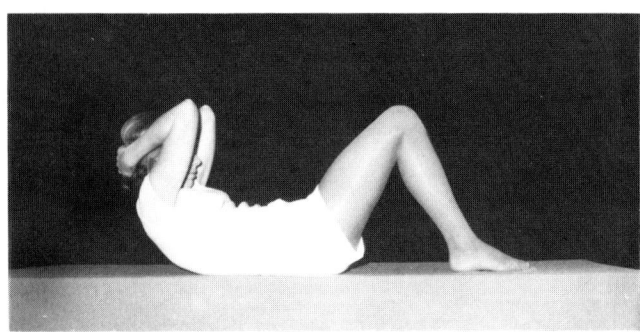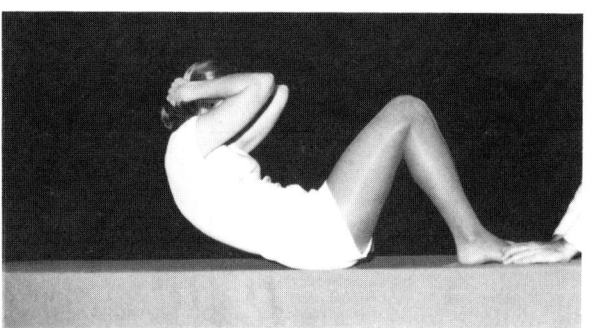

Aufsitzen mit gestreckten oder gebeugten Beinen
bei normaler Kraft der Bauchmuskeln und Hüftflexoren.

Die Bewegung beginnt mit Extension des Beckens in den Hüftgelenken und Flexion der Wirbelsäule (im Text als «Wirbelsäulenflexionsphase» bezeichnet), ausgeführt von den Bauchmuskeln. Dieser Phase folgt Flexion in den Hüftgelenken von proximal (im Text als «Hüftflexionsphase» bezeichnet), ausgeführt von den Hüftflexoren.

Da die schrägen Bauchmuskeln einen vorwiegend fächerförmigen Verlauf haben, können die verschiedenen Anteile eine unterschiedliche Funktion haben.

Wenn in Rückenlage bei normaler Kraft der Bauchmuskeln langsam Kopf und Schultern von der Unterlage abgehoben werden, senkt sich vorne der Brustkorb, während sich die unteren Rippen nach außen bewegen; dabei vergrößert sich der epigastrische Winkel. Gleichzeitig mit dem Anheben von Kopf und Schultern kommt es zur Extension des Beckens in den Hüftgelenken und zur Flexion der Wirbelsäule. Beginnt die Hüftflexionsphase, werden die Rippen seitlich heruntergezogen und der epigastrische Winkel verkleinert sich.

Der Rectus abdominis zieht die Rippen nach vorne unten und extendiert das Becken in den Hüftgelenken. Die Seitwärtsbewegung der Rippen und die Vergrößerung des epigastrischen Winkels kommt durch die Wirkung des Rectus und der Obliquii interni zustande (Abb. A).

Wenn die Tätigkeit der Hüftflexoren einsetzt, helfen die Obliquii externi die Lendenwirbelsäule in Flexion zu halten (s. Abb. B). Durch die Kontraktion der Obliquii externi werden die unteren Rippen nach unten gezogen, was zur Verkleinerung des epigastrischen Winkels führt.*

Die unteren queren Fasern des Obliquus internus können nur palpiert, aber nicht durch eine Bewegung getestet werden. Wenn der Muskel kräftig ist, läßt sich die Anspannung dieser Fasern bei der Extension des Beckens in den Hüftgelenken und beim Aufsitzen tasten.

Folgerungen über die Wirkungsweise der Bauchmuskeln aus klinischer Beobachtung können durch elektromyographische Untersuchungen entweder bestätigt oder modifiziert werden; es gibt allerdings nur spärliche Aufzeichnungen über deren Tätigkeit. Crowe u.a.[23] schreiben in einer Studie über das Aufsitzen «... die erste Aktivität zeigt sich im oberen Rectus abdominis, nach 0,2 bis 0,3 Sek. folgt der untere Rectus und der Obliquus internus». Außerdem «... die Testpersonen wurden gebeten, den Rumpf «einzurollen» bis die Schulterblätter keinen Kontakt mehr mit der Unterlage hatten und diese Stellung für zwei bis drei Sekunden zu halten. Die Elektromyographie zeigte lebhafte Aktivität in allen Bauchmuskeln ...».

Die Abbildungen auf S. 192 und 193 zeigen die Bewegungen der Wirbelsäule und der Hüftgelenke während der einzelnen Phasen des Aufsitzens (ohne Rotation) aus Rückenlage. Auf S. 194–196 werden die Abbildungen wiederholt, und der begleitende Text beschreibt die jeweilige Beteiligung der Bauchmuskeln und Hüftflexoren.

Obliquus internus
Rectus abdominis

A

Obliquus externus, seitl. Fasern
Iliopsoas

B

---

*Anmerkung des Übersetzers: s. unten Studie von Crowe[23] über das Aufsitzen.

Bewegungen der Wirbelsäule und der Hüftgelenke beim Aufsitzen mit gestreckten Beinen

	WIRBELSÄULE				
	HWS	BWS	LWS	Bewegung in den Hüftgelenken von proximal	Bewegung in den Hüftgelenken von distal
A	Null	Null	Null	Null	Null
B	*Bewegung:* Extension des Beckens in den Hüftgelenken, Flexion der Lendenwirbelsäule.				
	Null	Null	Flexion	10° Extension	Null
C	*Bewegung:* Flexion der Hals- und Brustwirbelsäule. Abb. C zeigt das Ende der Wirbelsäulenflexionsphase. Die Hüftflexionsphase hat noch nicht begonnen.				
	Flexion	Flexion	Flexion	10° Extension	Null
D	*Bewegung:* Flexion in den Hüftgelenken von proximal.				
	Flexion	Flexion	Flexion	30° Flexion	Null
E	*Bewegung:* Flexion in den Hüftgelenken von proximal. Hals- und Brustwirbelsäule erreichen wieder die Nullstellung.				
	Richtung Null	Richtung Null	Flexion	80° Flexion	Null

Bewegungen der Wirbelsäule und der Hüftgelenke beim Aufsitzen mit gebeugten Beinen

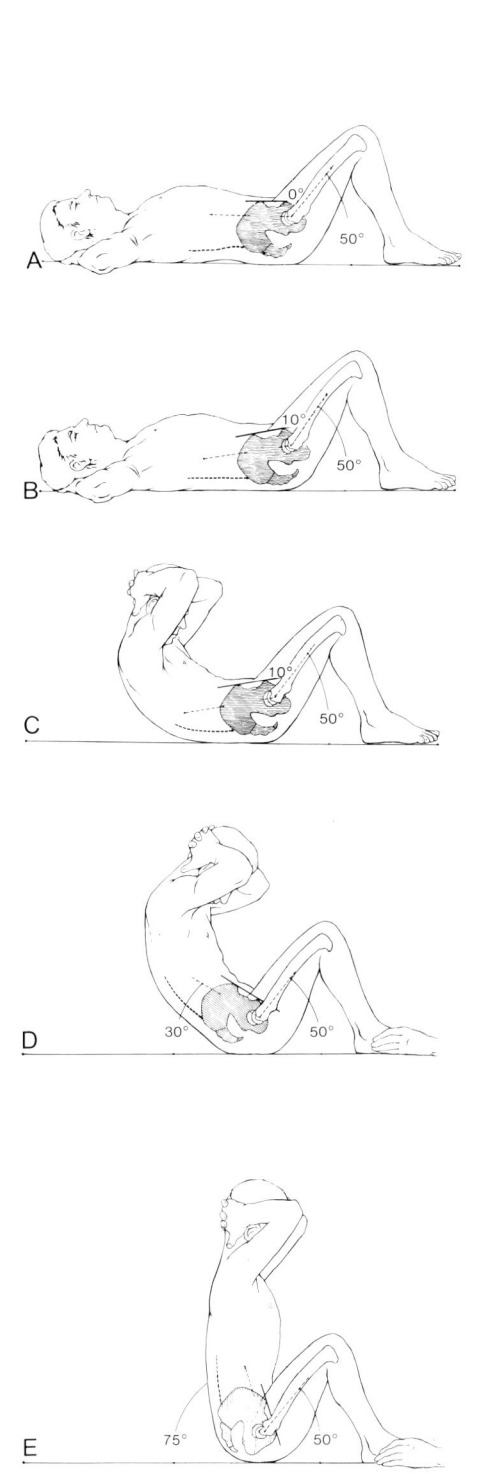

WIRBELSÄULE				
HWS	BWS	LWS	Bewegung in den Hüftgelenken von proximal	Bewegung in den Hüftgelenken von distal

A

HWS	BWS	LWS	proximal	distal
Null	Null	Null	Null	50° Flexion

B

Bewegung: Extension des Beckens in den Hüftgelenken, Flexion der Lendenwirbelsäule.

HWS	BWS	LWS	proximal	distal
Null	Null	Flexion	10° Extension	50° Flexion

C

Bewegung: Flexion der Hals- und Brustwirbelsäule.
Abb. C zeigt das Ende der Wirbelsäulenflexionsphase. Die Hüftflexionsphase hat noch nicht begonnen.

HWS	BWS	LWS	proximal	distal
Flexion	Flexion	Flexion	10° Extension	50° Flexion

D

Bewegung: Flexion in den Hüftgelenken von proximal.

HWS	BWS	LWS	proximal	distal
Flexion	Flexion	Flexion	30° Flexion	50° Flexion

E

Bewegung: Flexion in den Hüftgelenken von proximal.
Hals- und Brustwirbelsäule erreichen wieder die Nullstellung.

HWS	BWS	LWS	proximal	distal
Richtung Null	Richtung Null	Flexion	75° Flexion	50° Flexion

Die Beteiligung der Bauchmuskeln und der Hüftflexoren am Aufsitzen (ohne Rotation)

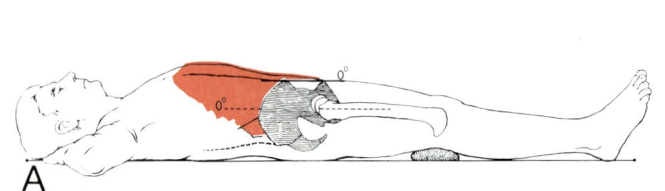

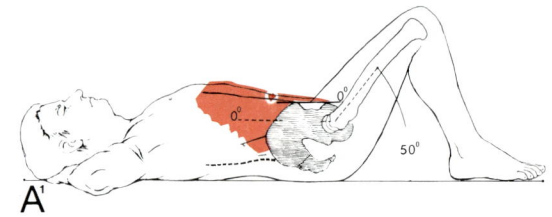

Nullstellung der Wirbelsäule, des Beckens und der Hüftgelenke

Abb. A und A_1 sollen als Ausgangsstellung betrachtet werden. Die Lendenwirbelsäule ist auf beiden Abbildungen in Extension. Besonders wenn die Beine gebeugt sind, hat die Lendenwirbelsäule (bei normaler Beweglichkeit) die Tendenz in Kontakt mit der Unterlage zu kommen.

Abb. A setzt normale Dehnfähigkeit der Hüftflexoren für die Nullstellung der Hüftgelenke voraus.

Nullstellung der Wirbelsäule und des Beckens und Flexion der Oberschenkel in den Hüftgelenken

Auf Abb. A_1 sind die eingelenkigen Hüftflexoren mehr in Ansatz und Ursprung genähert als in Abb. A. Der Iliacus hat z.B. noch ca. 40% seiner Gesamtlänge.

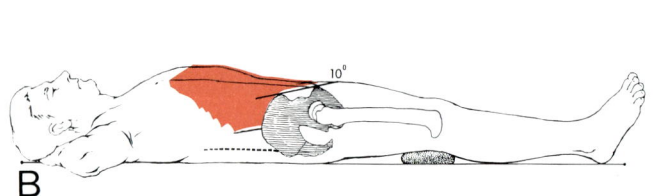

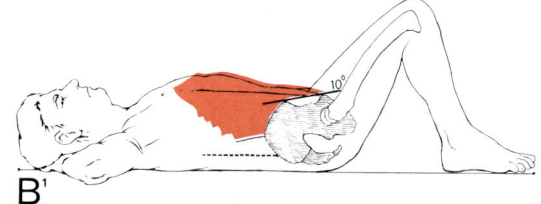

Extension des Beckens in den Hüftgelenken, Flexion der Lendenwirbelsäule und Nullstellung der Oberschenkel in den Hüftgelenken

Abb. B und B_1 zeigen die 10° Extension des Beckens in den Hüftgelenken, bevor die Wirbelsäulenflexionsphase beginnt. Beim Test wird oft diese Bewegung zuerst isoliert ausgeführt, um die Flexion der Lendenwirbelsäule sicherzustellen.

Auf Abb. B sind die Hüftflexoren gedehnt; die eingelenkigen Hüftflexoren (hauptsächlich der Iliacus) haben durch die Extensionsstellung der Hüftgelenke die Grenze ihrer Dehnfähigkeit erreicht. In dieser gedehnten Stellung begrenzen sie eine weitere Extension des Beckens in den Hüftgelenken.

Auf Abb. B_1 sind die Hüftflexoren durch die Extension des Beckens in den Hüftgelenken etwas mehr gedehnt als auf Abb. A_1.

Extension des Beckens in den Hüftgelenken, Flexion der Oberschenkel in den Hüftgelenken

Um sicherzustellen, daß die Extension des Beckens in den Hüftgelenken von den Bauchmuskeln ausgeführt wird, muß die ventrale Muskulatur die Symphyse nach kranial-ventral ziehen. Die Bauchmuskeln müssen sich vorne und an den Seiten kräftig anspannen, was bei der Palpation zu fühlen ist.

194

Die Beteiligung der Bauchmuskeln und der Hüftflexoren am Aufsitzen (ohne Rotation)

Flexionsphase der Wirbelsäule – beendet.

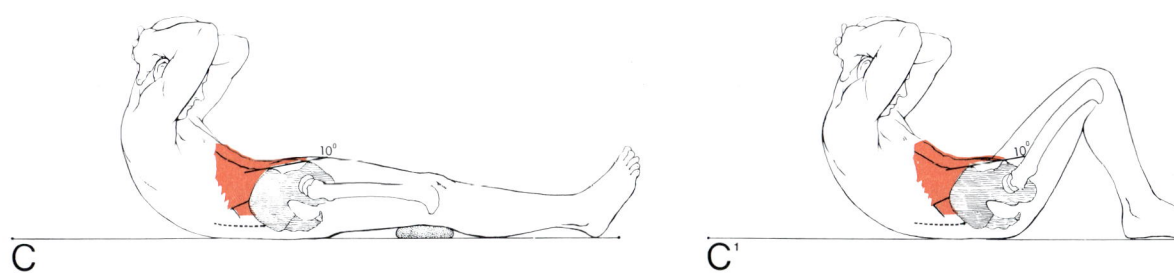

Auf Abb. C und C_1 sind Hals-, Brust- und Lendenwirbelsäule flektiert. Die Lendenwirbelsäule zeigt denselben Grad der Flexion wie in Abb. B und B_1.

Wird die Extension des Beckens in den Hüftgelenken nicht zuerst als isolierte Bewegung ausgeführt (wie in Abb. B und B_1), erfolgt sie gleichzeitig mit dem Beginn der Wirbelsäulenflexionsphase – außer bei Schwäche der Bauchmuskeln oder verminderter Dehnfähigkeit der Hüftflexoren, die bei ausgestreckten Beinen weitere Extension des Beckens in den Hüftgelenken nicht zuläßt.

Auf Abb. C_1 haben sich die Bauchmuskeln mit dem Erreichen der vollständigen Wirbelsäulenflexion maximal verkürzt. Auf Abb. C zeigen die Hüftflexoren denselben Grad der Dehnung wie auf Abb. B.

Auf Abb. C_1 haben die eingelenkigen Hüftflexoren ihre maximale Dehnfähigkeit nicht erreicht und begrenzen deshalb auch nicht die Extension des Beckens in den Hüftgelenken.

Hüftflexionsphase – Beginn

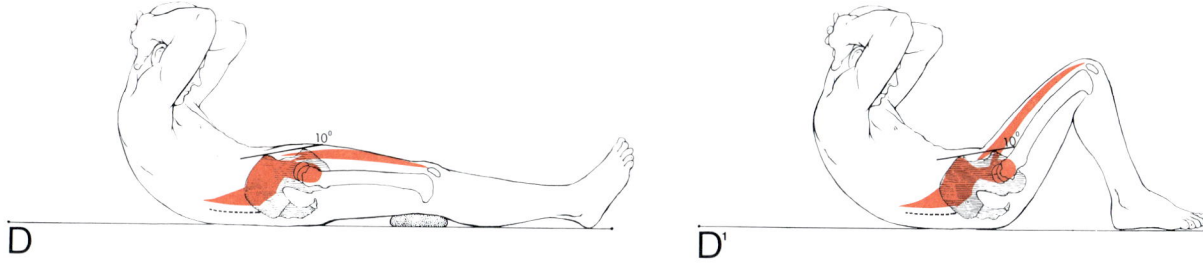

Ist die Flexionsphase der Wirbelsäule abgeschlossen (wie in Abb. C, C_1, D und D_1) kann weiteres Aufsitzen nur durch Flexion in den Hüftgelenken von proximal, ausgeführt von den Hüftflexoren, erfolgen.

Abb. D und D_1 zeigen die abgeschlossene Flexionsphase der Wirbelsäule, bzw. den Beginn der Hüftflexionsphase.

Die Beteiligung der Bauchmuskeln und der Hüftflexoren am Aufsitzen (ohne Rotation)

Hüftflexionsphase – Fortsetzung

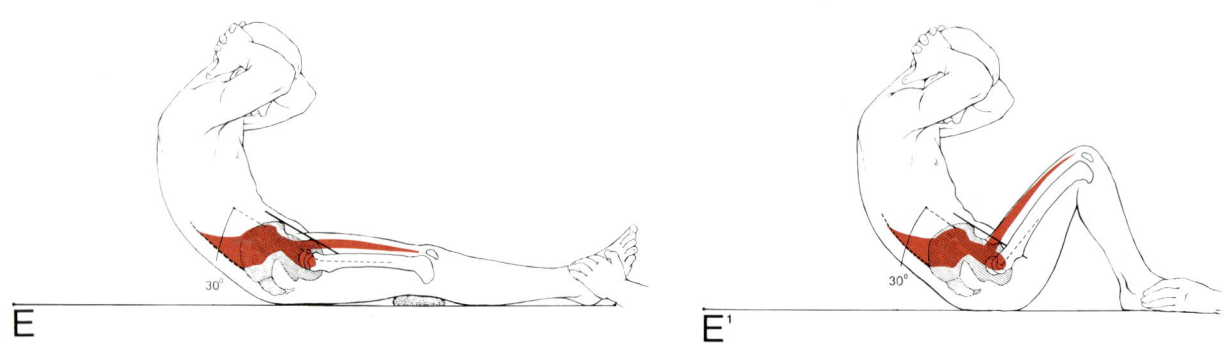

Auf Abb. E und E₁ befindet sich die Bewegung kurz vor Beendigung des Aufsitzens. Die Bauchmuskeln halten die Wirbelsäule in Flexion und die Hüftflexoren haben den flektierten Oberkörper in eine sitzende Stellung gebracht.

Wenn nötig können die Beine zu Beginn der Hüftflexionsphase fixiert werden (s. S. 197).

Hüftflexionsphase – beendet

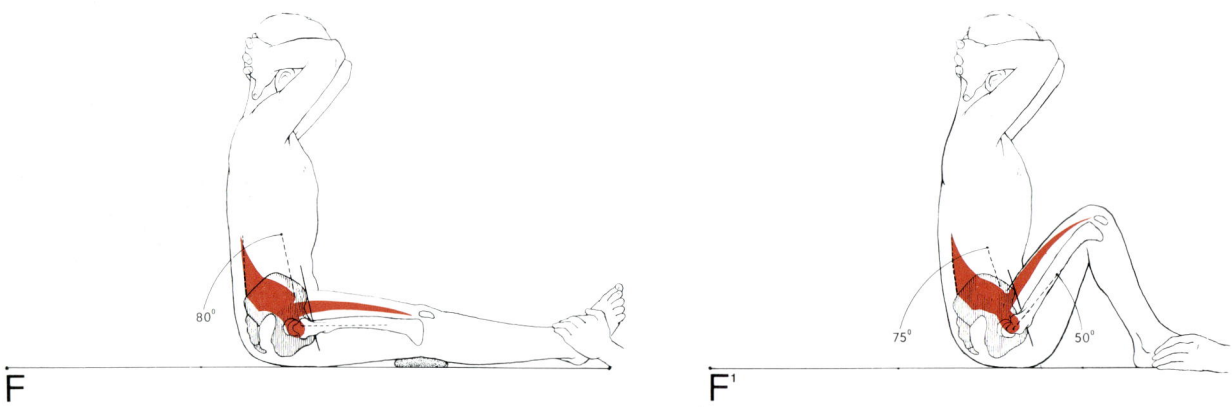

Auf Abb. F und F₁ sind Hals- und Brustwirbelsäule (nach Beendigung des Aufsitzens) nicht mehr voll flektiert, und die Bauchmuskeln entspannen sich bis zu einem gewissen Grad.

In Abb. F haben die Hüftflexoren den Oberkörper ca. 80° in den Hüftgelenken flektiert. In dieser Stellung, mit ausgestreckten Beinen und flektierter Lendenwirbelsäule, kann in den Hüftgelenken nur soviel Flexion von proximal stattfinden, wie es die Dehnfähigkeit der Ischiocruralen zuläßt. Die Lendenwirbelsäule bleibt in Flexion, denn bis zur Nullstellung (normale lordotische Krümmung) müßte das Becken noch weitere 10° in den Hüftgelenken flektiert werden; die Dehnfähigkeit der Ischiocruralen würde dafür aber nicht ausreichen.

Auf Abb. F₁ ist mit Hilfe der Hüftflexoren ca. 75° Flexion in den Hüftgelenken von proximal aus erfolgt. Die Lendenwirbelsäule bleibt flektiert, weil das Hüftgelenk schon die volle Flexion von 125° erreicht hat. Weitere Flexion des Beckens in den Hüftgelenken, um die Lendenwirbelsäule in die Nullstellung zu bringen, könnte nur durch Verringerung der Flexion der Oberschenkel in den Hüftgelenken erreicht werden, in dem sich die Fersen weiter vom Gesäß entfernen.

Der Schwerpunkt wird ungefähr in Höhe des ersten Sakralsegmentes angegeben und liegt somit kranial des Hüftgelenkes. Wenn die Hälfte des Körpergewichtes kranial des Schwerpunktes liegt, dann liegt mehr als die Hälfte kranial des Hüftgelenkes (Basmajian[22] gibt an, daß die untere Extremität etwa ein Drittel des Körpergewichtes ausmacht). Das bedeutet für die meisten Personen, daß das Gewicht kranial des Schwerpunktes in Rückenlage eine größere Kraft darstellt als das der Beine und daß Aufsitzen mit gestreckter Wirbelsäule selten möglich ist. Um die Gewichte auszugleichen, wäre eine Kraft von außen (wie Fixation der Beine) nötig, zusätzlich zu dem Gewicht der ausgestreckten Beine.

Wird die Wirbelsäule beim Aufsitzen hingegen genügend «eingerollt», bewegt sich der Schwerpunkt nach kaudal. Der flektierte Oberkörper kann jetzt durch Flexion in den Hüftgelenken in Richtung Oberschenkel bewegt werden, ohne daß die Beine festgehalten werden müssen. Die meisten Jugendlichen, besonders die, deren Beine im Verhältnis zum Oberkörper lang sind, und die meisten Frauen, können aus Rückenlage ohne Fixation der Beine zum Sitzen kommen. Im Gegensatz dazu benötigen die meisten Männer am Übergang von der Wirbelsäulenflexions- zur Hüftflexionsphase eine gewisse Hilfe.

Wenn die Beine nicht fixiert werden, kommt es normalerweise beim Abheben von Kopf und Schultern zur Extension des Beckens in den Hüftgelenken. Durch Fixation der Beine wird den Hüftflexoren jedoch ein Punctum fixum gegeben, und das Aufsitzen kann schon zu Beginn mit ihrer Hilfe erfolgen. Um sicherzustellen, daß der Test die Fähigkeit der Wirbelsäulenflexion ermittelt, dürfen die Beine in der ersten Phase nicht festgehalten werden.

Beim Test wird die Kraft bei ein- oder zweimaliger richtiger Ausführung mit «Normal» bewertet. Über die Ausdauer wird damit nichts ausgesagt. Bei wiederholtem Aufsitzen, unabhängig davon, ob die Beine gebeugt oder gestreckt sind, können die Bauchmuskeln ermüden, und die Bewegung wird dann mit Extension der Lendenwirbelsäule ausgeführt. Dieses Bewegungsverhalten ist häufig zu beobachten, da die Bauchmuskeln offensichtlich eine geringere Ausdauer als die Hüftflexoren haben. Nur wenn die Beine in der ersten Phase nicht fixiert werden, läßt sich die Ermüdung, an der Schwierigkeit die Lendenwirbelsäule in Flexion zu halten, erkennen. Es ist möglich, daß jemand fünfzig Mal mit Festhalten der Beine zum Sitzen kommen kann, aber nur fünf Mal ohne Festhalten. Dies würde anzeigen, daß die Hüftflexoren nach den ersten fünf Malen die Anfangsphase der Bewegung übernehmen.

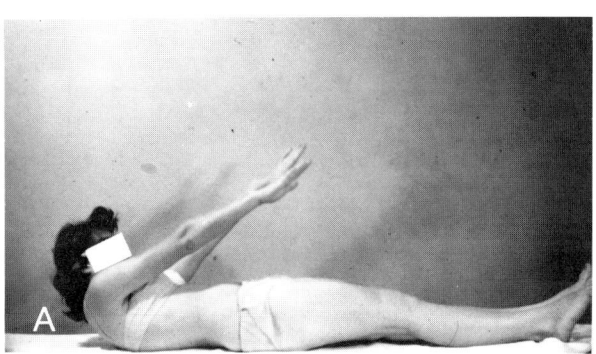 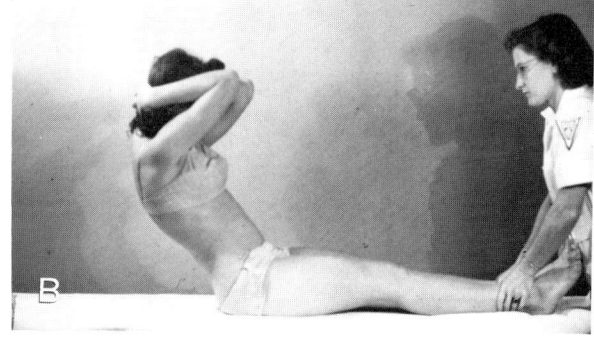

Die obige Fotografie zeigt eine Frau mit ausgeprägter Bauchmuskelschwäche. Trotz der relativ leichten (60% oder 3 plus) Testposition der Arme kann sie die Lendenwirbelsäule nicht flektieren. Ohne Fixation der Beine ist es ihr nicht möglich zum Sitzen zu kommen.

Die obige Fotografie zeigt die gleiche Frau wie auf Abb. A. Mit den Armen in einer 100% (5) Testposition, kann sie mit Hilfe der Hüftflexoren zum Sitzen kommen, aber nur, weil die Beine fixiert werden. Mit dieser Durchführung als Test wird nur die Kraft der Hüftflexoren ermittelt.

Bauchmuskeltest I: Aufsitzen aus Rückenlage (ohne Rotation)

Vor dem Test muß die Kraft der Halsflexoren und der Hüftflexoren beurteilt werden; ebenso sollte die Dehnfähigkeit der Rückenextensoren, der Hüftflexoren und der Ischiocruralen geprüft werden, um Bewegungseinschränkung nicht mit Muskelschwäche zu verwechseln.

Für die Gültigkeit des Tests ist es erforderlich, daß das Aufsitzen langsam, mit gestreckten Beinen und den Fersen in Kontakt mit der Unterlage, durchgeführt wird.

Bei vielen besteht die Vorstellung, daß durch Flexion der Oberschenkel in den Hüftgelenken die Hüftflexoren ausgeschaltet würden, weil sie durch Annäherung von Ursprung und Ansatz aktiv insuffizient würden, und somit die Bauchmuskeln die Bewegung ausführen müßten. Der Iliacus ist ein eingelenkiger Muskel, der durch die Flexionsstellung in den Hüftgelenken nicht aktiv insuffizient werden kann. Der Rectus femoris als zweigelenkiger Muskel ist über das Kniegelenk gedehnt, während er sich über das Hüftgelenk verkürzt. Alle Hüftflexoren, außer bis zu einem gewissen Grad der Sartorius, können durch die Flexionsstellung der Beine nicht in eine aktiv insuffiziente Stellung gebracht werden.*

Patient: Rückenlage, Beine ausgestreckt, evtl. kleine Rolle unter den Knien. Wird die Extension des Beckens in den Hüftgelenken und die Flexion der Lendenwirbelsäule durch verkürzte Hüftflexoren erschwert, werden die Knie soviel unterlagert, bis die Lendenwirbelsäule Kontakt mit der Unterlage hat.

Fixation: Die Beine dürfen in der Anfangsphase nicht fixiert werden, weil die Hüftflexoren sofort aktiv würden, sobald sich Kopf und Schultern von der Unterlage abheben. Mit dem Test soll die Fähigkeit der Wirbelsäulenflexion ermittelt werden, bevor die Flexion in den Hüftgelenken von proximal beginnt. (s. Fotografien auf S. 190 und 197).

In der zweiten Phase (Hüftflexionsphase) können die Beine festgehalten werden, falls das Gewicht von Rumpf und unterer Extremität nicht ausgewogen ist. Jugendliche oder erwachsene Frauen benötigen die Fixation selten, erwachsene Männer dagegen oft.

Testbewegung: Langsames Aufsitzen, Beginn mit Extension des Beckens in den Hüftgelenken, gefolgt von Flexion der Wirbelsäule, wobei nacheinander Kopf, Schultern und Thorax von der Unterlage abgehoben werden. In der zweiten Phase bewegt sich der flektierte Oberkörper durch Flexion in den Hüftgelenken Richtung Oberschenkel.

In der Anfangsphase ist das Gewicht des Oberkörpers die Kraft, die die Bauchmuskeln überwinden müssen, um den Thorax dem Becken zu nähern. In der zweiten Phase entsteht durch die Kontraktion der Hüftflexoren** ein Zug, der die Tendenz hat, die Lendenwirbelsäule zu extendieren und den Abstand zwischen Becken und Thorax zu vergrößern, genau entgegengesetzt dem Zug der Bauchmuskeln.

Der kritische Punkt beim Test ist der Moment, wenn sich die Hüftflexoren kräftig anspannen. An diesem Punkt müssen die Bauchmuskeln in der Lage sein, den Hüftflexoren entgegenzuwirken und die Flexion der Wirbelsäule beizuhalten.

Da die Bauchmuskeln nur die Wirbelsäule flektieren, wäre es eigentlich nicht nötig, das Aufsitzen über den Beginn der Hüftflexionsphase hinaus fortzusetzen. Durch die unterschiedliche Beweglichkeit der Wirbelsäule läßt sich weder ein bestimmter Abstand zwischen Schultern und Tisch angeben, noch eine bestimmte Winkelstellung des Oberkörpers, die anzeigen, daß die Hüftflexionsphase begonnen hat. Die beiden Phasen sollen fließend, eine in die andere übergehend, erfolgen; aus diesem Grunde ist es angebracht, wenn auch nicht erforderlich, die Bewegung nicht abzubremsen, sondern sie bis zum Ende ausführen zu lassen.

Bei Schwäche der Bauchmuskeln, sichtbar an der Extension der Lendenwirbelsäule, wird eine Testposition, anstelle einer Testbewegung, benutzt, um das Ausmaß der Schwäche genau beurteilen zu können.

Testposition: Der Prüfer bringt den Patienten bis an den Punkt seiner maximalen Wirbelsäulenflexion. Eine zweite Person fixiert die Beine und der Patient wird gebeten, diese Stellung zu halten. Bei schwachen Bauchmuskeln wird der Oberkörper sofort zurücksinken, und fast gleichzeitig extendiert die Lendenwirbelsäule durch Flexion des Beckens in den Hüftgelenken. Einige Patienten werden den Oberkörper nicht fallen lassen, weil die Hüftflexoren sehr schnell «anspringen», aber die plötzliche Lageveränderung ist ganz offensichtlich.

Druck: Wird nicht ausgeübt. Der Schwierigkeitsgrad des Tests ändert sich mit der Armstellung (s. S. 199).

Aufsitzen mit gebeugten Beinen

Bei Verkürzung der eingelenkigen Hüftflexoren ist das Becken im Stand und in Rückenlage bei gestreckten Beinen in den Hüftgelenken flektiert, gleichzeitig ist die Lendenwirbelsäule extendiert. Aus dieser Stellung ist es nicht möglich, das Becken in den Hüftgelenken zu extendieren, da die verkürzten Hüftflexoren sehr bald die Grenze ihre Dehnfähigkeit erreichen.

Zur Verminderung des Muskelzuges und Erleichterung der Beckenbewegung werden die Beine gebeugt. Die Knie sollten aber nur so weit unterlagert werden, bis das Becken in den Hüftgelenken extendiert werden kann. Die Beugestellung der Beine darf nicht auf Dauer beibehalten werden; gleichzeitig mit dem Üben der Bauchmuskeln müssen die Hüftflexoren gedehnt werden. Das gewünschte Endziel ist im Stand die Nullstellung in Becken, Hüft- und Kniegelenken halten zu können.

---

* Anmerkung des Übersetzers: Der Psoas major wird bei dieser Betrachtung nicht berücksichtigt.

** Anmerkung des Übersetzers: Im besonderen durch den Psoas major, da er an der Lendenwirbelsäule entspringt.

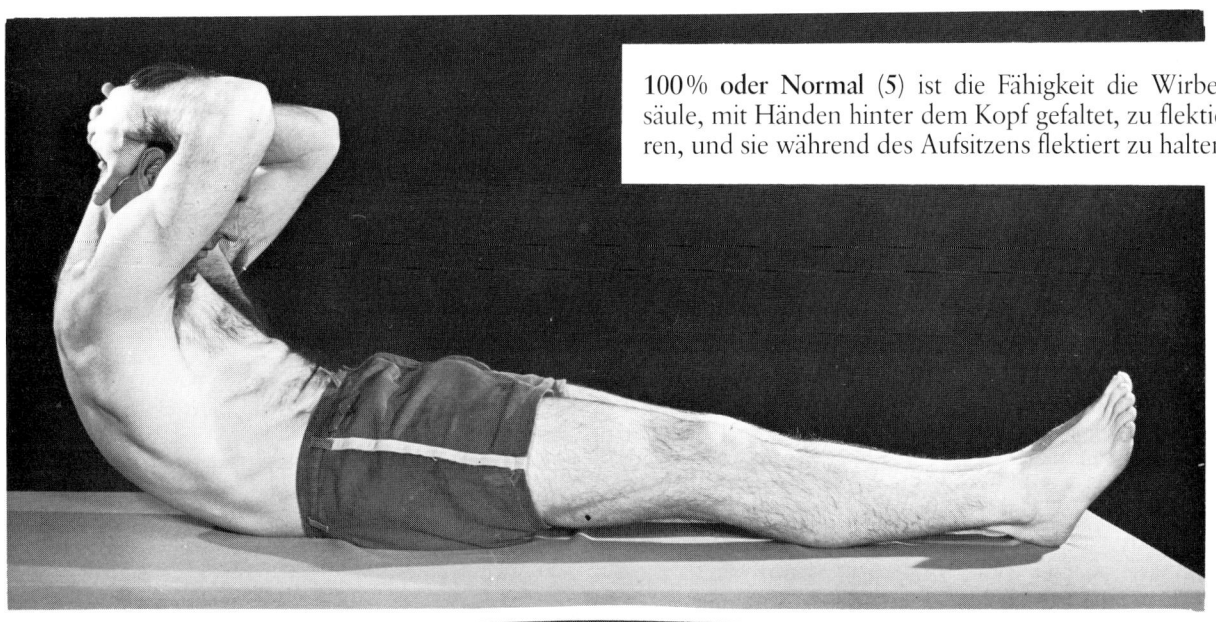

100 % oder **Normal** (5) ist die Fähigkeit die Wirbelsäule, mit Händen hinter dem Kopf gefaltet, zu flektieren, und sie während des Aufsitzens flektiert zu halten.

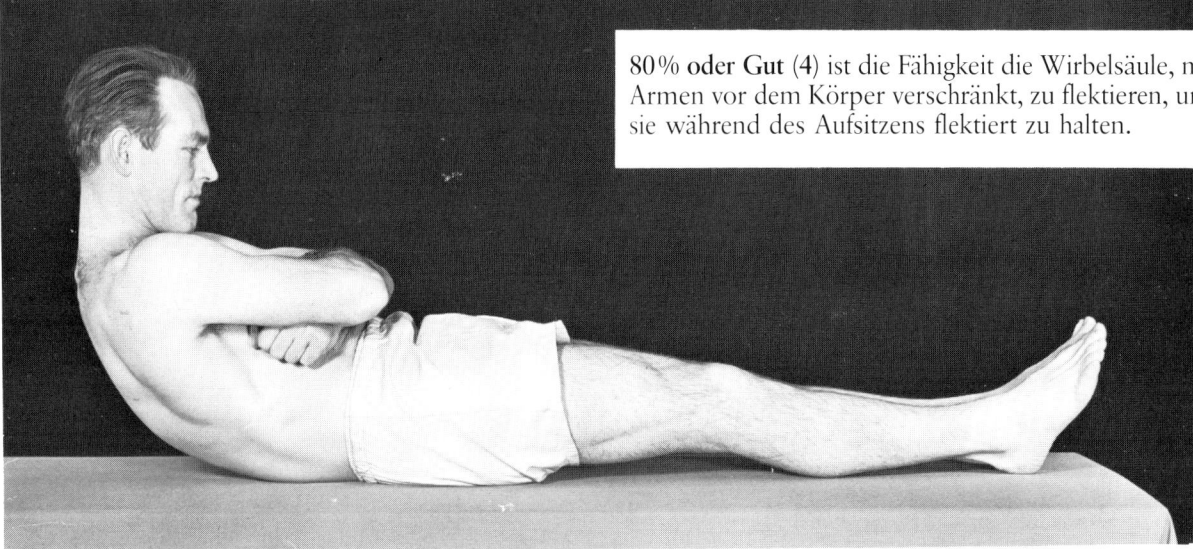

80 % oder **Gut** (4) ist die Fähigkeit die Wirbelsäule, mit Armen vor dem Körper verschränkt, zu flektieren, und sie während des Aufsitzens flektiert zu halten.

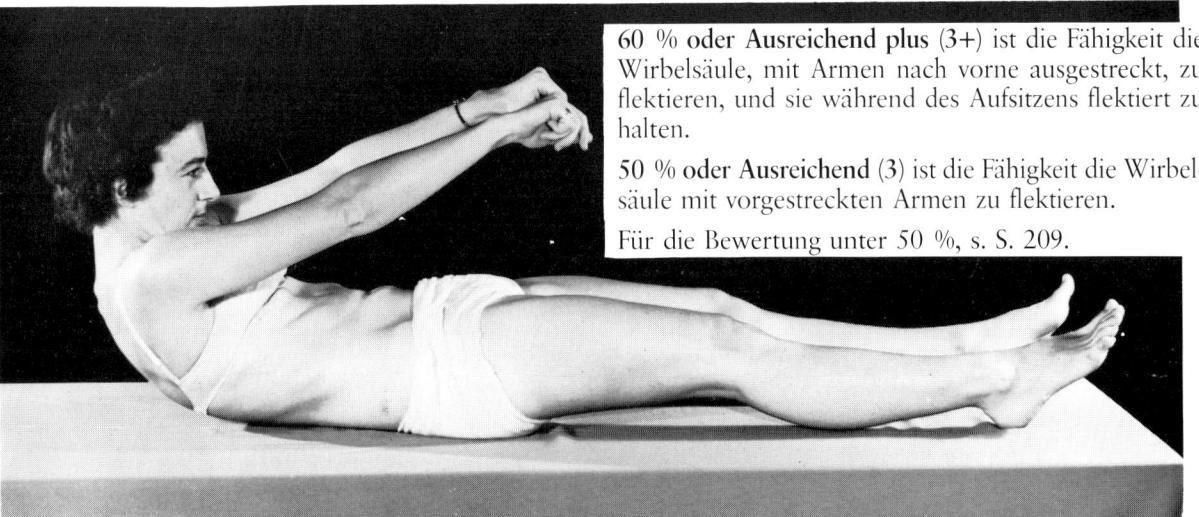

60 % oder **Ausreichend plus** (3+) ist die Fähigkeit die Wirbelsäule, mit Armen nach vorne ausgestreckt, zu flektieren, und sie während des Aufsitzens flektiert zu halten.

50 % oder **Ausreichend** (3) ist die Fähigkeit die Wirbelsäule mit vorgestreckten Armen zu flektieren.

Für die Bewertung unter 50 %, s. S. 209.

Aufsitzen bei Schwäche der Bauchmuskeln

Bei Schwäche der Bauchmuskeln kann das Becken in den Hüftgelenken nicht extendiert werden, sondern die Lendenwirbelsäule wird von den Hüftflexoren in die Extension gezogen.
Aufsitzen ist in diesem Fall nur möglich, wenn von Anfang an die Beine fixiert werden.

Solche Patienten sollten nur die Anfangsphase mit Extension des Beckens in den Hüftgelenken und Flexion der Lendenwirbelsäule üben (und nicht, wie es auf den Abb. dargestellt ist).

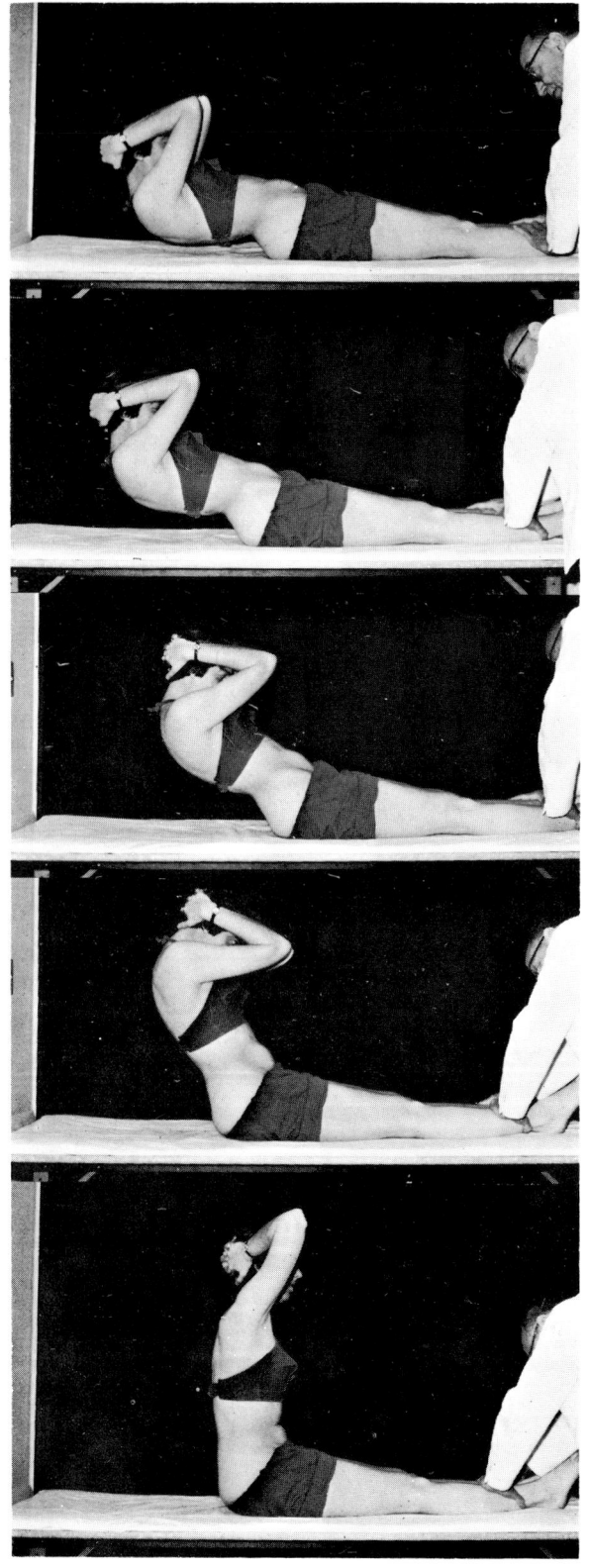 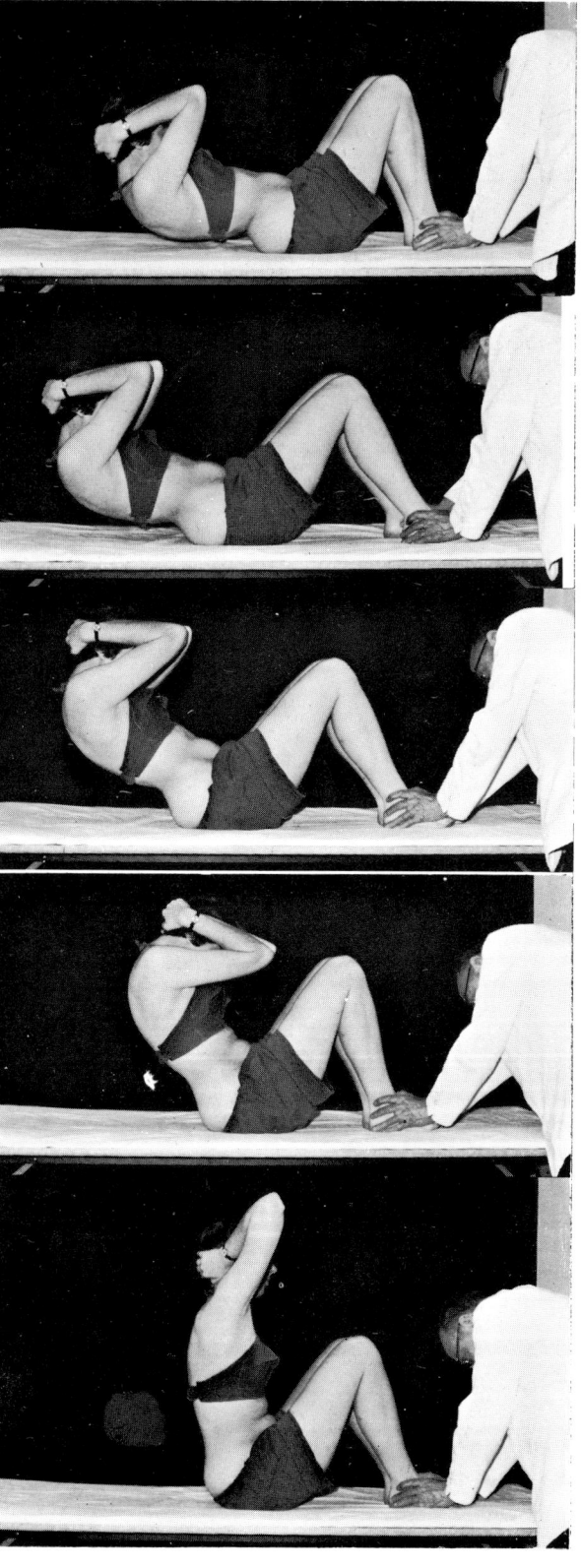

Aufsitzen bei Schwäche der Bauchmuskeln

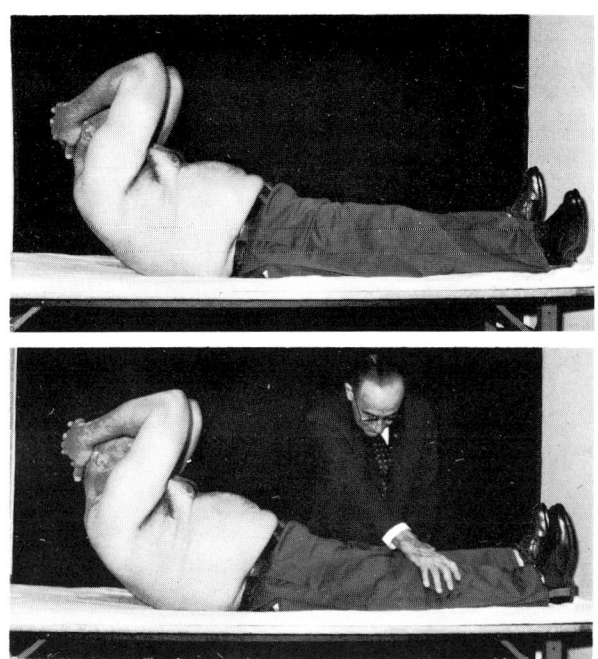 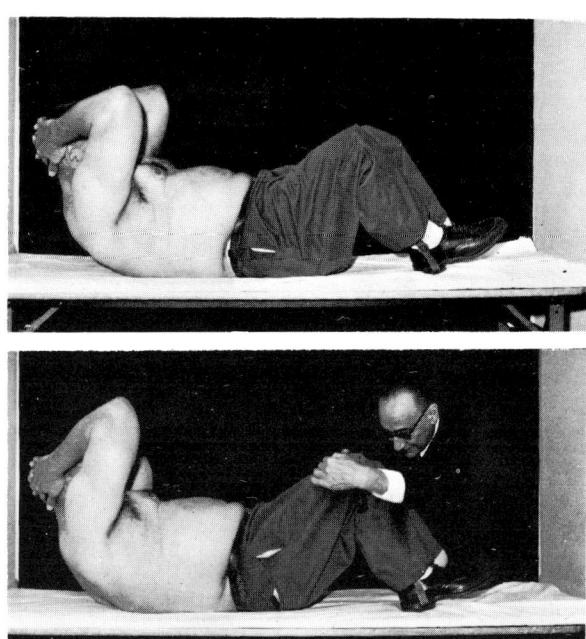

Ein Patient mit kräftigen Bauchmuskeln und gelähmten Hüftflexoren kann beim Aufsitzen nur Kopf und Schultern von der Unterlage abheben. Der Oberkörper kann nicht in den Hüftgelenken flektiert werden, unabhängig davon, ob die Beine gestreckt oder gebeugt sind, ob sie festgehalten werden oder nicht. Bei Ausfall der Hüftflexoren kann die zweite Phase des Aufsitzens nicht ausgeführt werden, da mit dem Ende der Wirbelsäulenflexionsphase keine weitere Bewegung mit Hilfe der Bauchmuskeln erfolgen kann.

Der Patient kann den Oberkörper mit gebeugten Beinen weniger weit abheben, die Extension des Beckens in den Hüftgelenken fällt ihm hingegen leichter. Bewegen sich durch die Verkürzung der Bauchmuskeln Becken und Thorax gleichzeitig aufeinander zu, wird das Bewegungsausmaß des Oberkörpers geringer.

Bauchmuskeltest II: Senken der gestreckten Beine

Beim Senken der Beine soll das Becken in Extension und die Lendenwirbelsäule in Flexion gehalten werden können. Die Wirkung der Schwerkraft auf die Beine nimmt während der Bewegung zu, und die exzentrische Kontraktion der Hüftflexoren stellt einen sich steigernden Widerstand für die Bauchmuskeln dar. Vor dem Test sollte die Kraft der Hüftflexoren und des Quadriceps geprüft werden.

Patient: Rückenlage auf einer festen Unterlage. Die Arme sind vor dem Körper verschränkt, Ellbogen dürfen nicht den Tisch berühren. Zur Erschwerung des Tests können die Arme neben dem Kopf abgelegt werden (bei Rückenschmerzen sollten sie in jedem Fall verschränkt sein).

Fixation: Keine am Rumpf, da dies eine Erleichterung bedeuten würde. Der Patient darf sich auch nicht am Tisch festhalten.

Test: Der Prüfer hilft dem Patienten, beide Beine bis zum rechten Winkel zu heben, oder der Patient hebt sie nacheinander alleine hoch. Er wird aufgefordert, das Becken in den Hüftgelenken zu extendieren und dabei die Lendenwirbelsäule zu flektieren, indem er die Bauchmuskeln anspannt. Während der Patient langsam die Beine senkt, soll die Lendenwirbelsäule in Kontakt mit der Unterlage bleiben. Die Stellung des Beckens und der Lendenwirbelsäule muß während der Beinbewegung genau beobachtet werden und Kopf und Schultern dürfen sich nicht abheben. Für die Bewertung der Kraft ist der Winkel zwischen den gestreckten Beinen (bei flektiert gehaltener Lendenwirbelsäule) und dem Tisch ausschlaggebend. Der Prüfer legt eine Hand unter die Lendenwirbelsäule und die andere an die Spina iliaca anterior superior, um fühlen zu können, wann sich Becken und Lendenwirbelsäule bewegen. Wird der Test bei einem Patienten mit Wirbelsäulenbeschwerden durchgeführt, muß eine Hand des Prüfers frei sein, um die Beine in dem Moment zu unterstützen, wenn die Bauchmuskeln nicht mehr halten können. Die andere Hand liegt dann besser vorne an der Spina, um eine mögliche Beckenbewegung fühlen zu können.

Druck: Keinen. Das Senken der Beine stellt einen zunehmenden Widerstand für die Bauchmuskeln dar.

Flex. LWS → Becken aufrichte
Hohlkreuz Extension Lordose

BWS flach Extension
rund Flexion Kyphose

HWS Lordose Extension

202

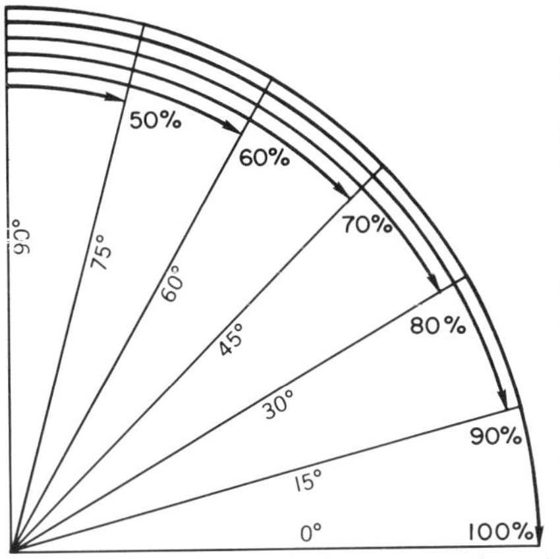

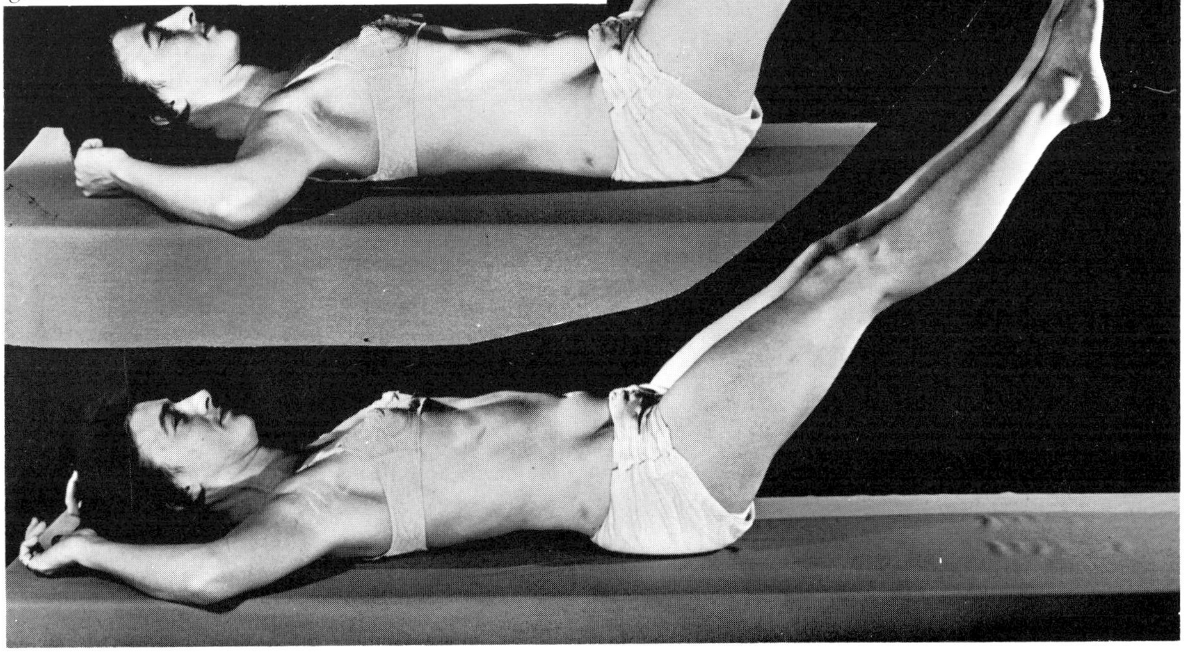

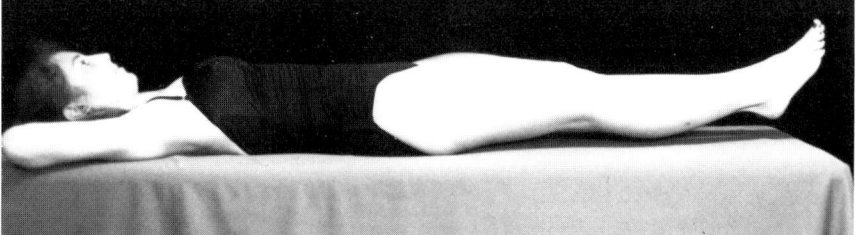

60% oder **Ausreichend plus** (3+) ist die Fähigkeit die Lendenwirbelsäule, mit den gestreckten Beinen in 60° Hüftgelenksflexion, in Kontakt mit der Unterlage zu halten (obere
Abb.).
In dem mittleren Bild flektiert das Becken in den Hüftgelenken und die Lendenwirbelsäule extendiert, während die Beine
gesenkt werden.

80% oder **Gut** (4) ist die Fähigkeit die Lendenwirbelsäule, mit
den gestreckten Beinen in 30° Hüftgelenksflexion, in Kontakt
mit der Unterlage zu halten.
Auf der untersten Abbildung auf S. 204 sind die Beine in
einem Winkel von 40° Hüftgelenksflexion; die Kraft würde
hier mit 70% oder gut minus (4—) bewertet werden.

100% oder **Normal** (5) ist die Fähigkeit, die Lendenwirbelsäule in Kontakt mit der Unterlage zu halten, wenn die Beine
aus der Nullstellung gehoben oder in die Nullstellung gesenkt
werden.

Die Tätigkeit der Bauchmuskeln beim Heben und Senken der gestreckten Beine

Bei der Diskussion über die Funktion der Bauchmuskeln muß berücksichtigt werden, daß die verschiedenen Abschnitte in enger Beziehung zueinander stehen und funktionell voneinander abhängig sind. Die schrägen Bauchmuskeln haben im wesentlichen einen fächerförmigen Verlauf, und verschiedene Anteile können unterschiedliche Funktionen haben. Biomechanisch gesehen kann das Becken auf folgende Weise in den Hüftgelenken extendiert werden: durch einen geraden Zug an der Symphyse nach kranial-ventral, durch einen schrägen Zug beiderseits am vorderen Beckenkamm nach kranial-dorsal oder durch einen dorsalen Zug am

Becken nach kaudal. Die Muskeln oder Anteile von ihnen, die in diesen Zugrichtungen verlaufen, sind der Rectus abdominis, die lateralen Fasern der Obliquii externi und die Hüftextensoren. Alle können das Becken in den Hüftgelenken extendieren, unabhängig von der Ausgangsstellung. Beim Senken der Beine aus Rückenlage sind die Hüftextensoren allerdings in einer Ausgangsstellung, in der sie diese Bewegung nicht unterstützen können. Infolgedessen übernehmen der Rectus abdominis und die äußeren schrägen Bauchmuskeln die Hauptrolle in dieser Aufgabe.

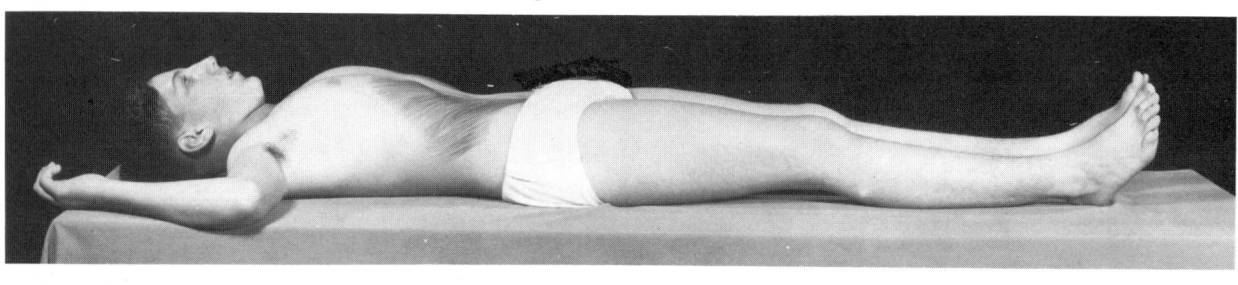

Die lateralen Fasern der Obliquii externi extendieren das Becken in den Hüftgelenken, was ihnen auch mit wenig oder keiner Hilfe des Rectus abdominis möglich ist.

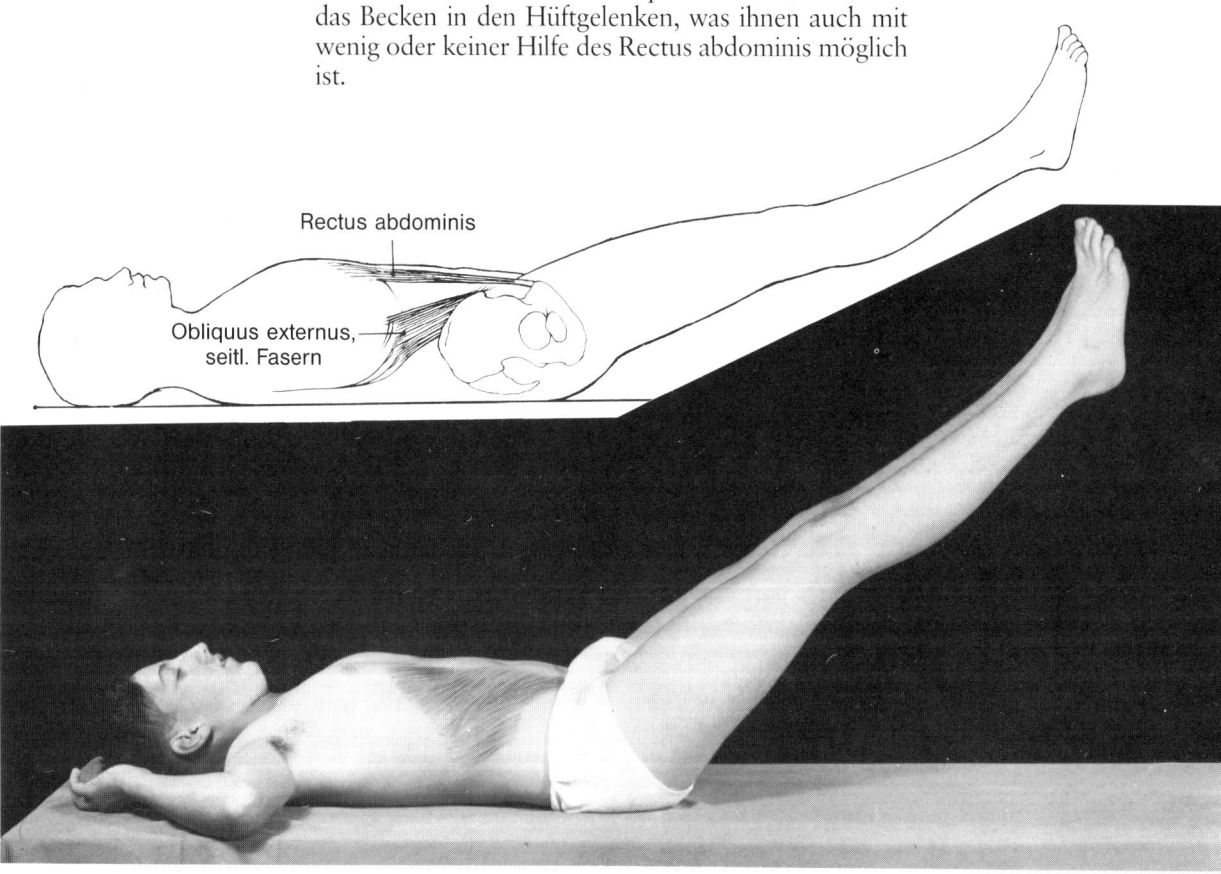

Beim Heben oder Senken der Beine ist die Tätigkeit des Rectus abdominis und der Obliquii externi erforderlich, um das Becken in den Hüftgelenken extendiert und die Lendenwirbelsäule flektiert zu halten.

Senken der Beine bei Schwäche der Bauchmuskeln

Bei ausgeprägter Schwäche der Bauchmuskeln und kräftigen Hüftflexoren können die gestreckten Beine im Hüftgelenk in Flexion gehalten und auch gesenkt werden, aber die Extension der Lendenwirbelsäule nimmt zu, je mehr sich die Beine der Horizontalen nähern. Die Kraft der Bauchmuskeln reicht nicht aus, dem Zug der Hüftflexoren entgegenzuwirken und die Lendenwirbelsäule in Flexion zu halten.

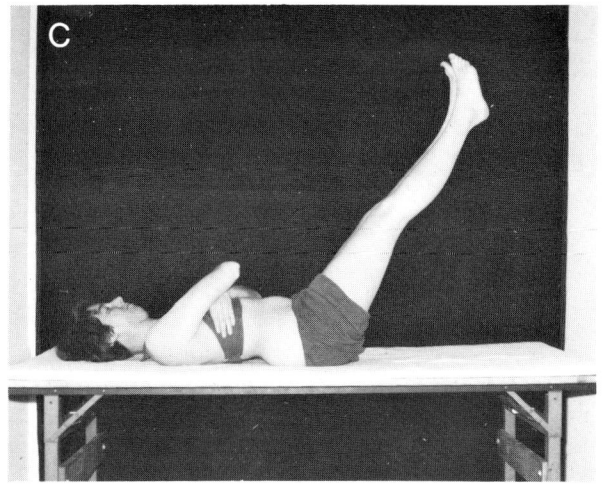

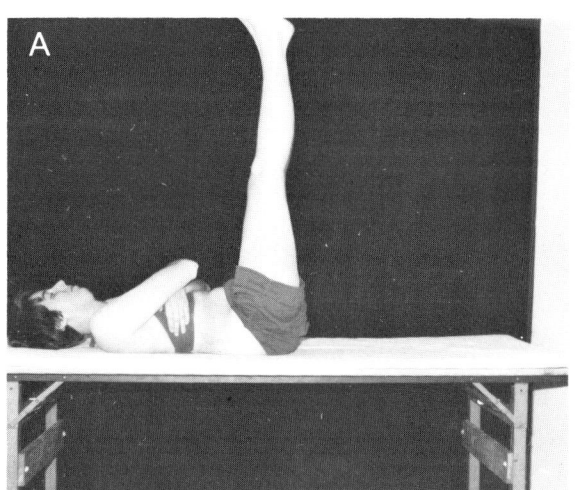

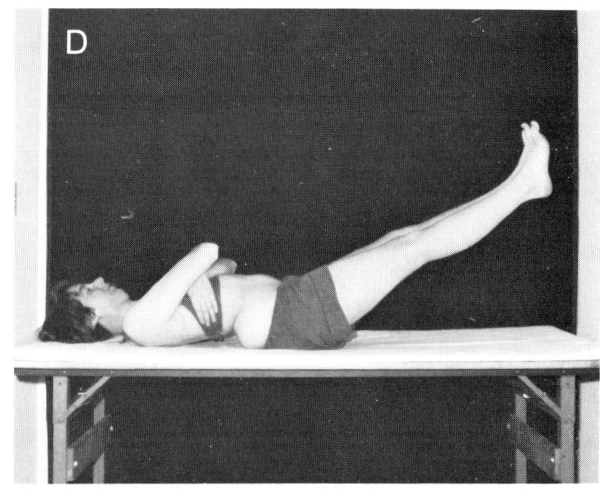

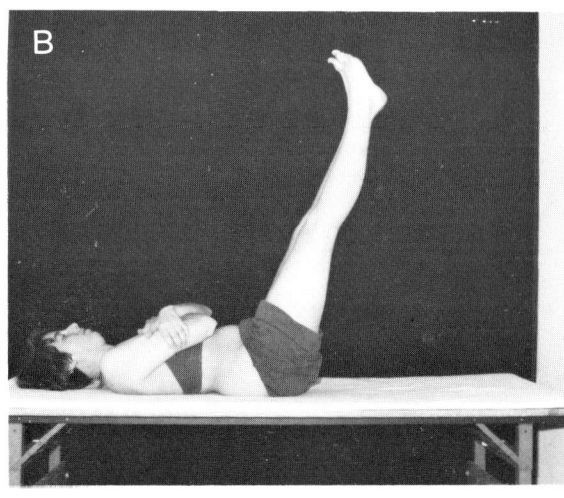

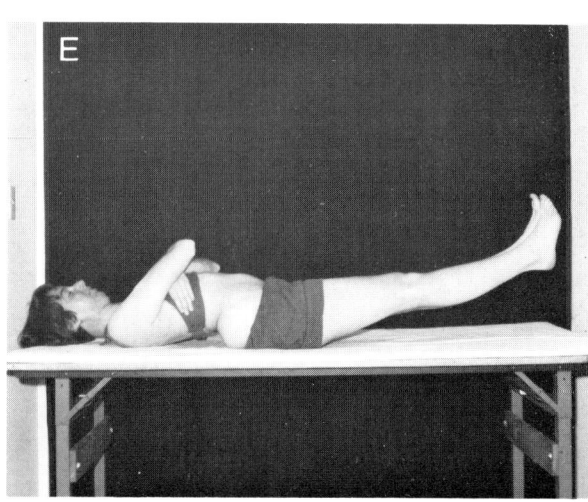

Aufsitzen aus Rückenlage (mit Rotation)

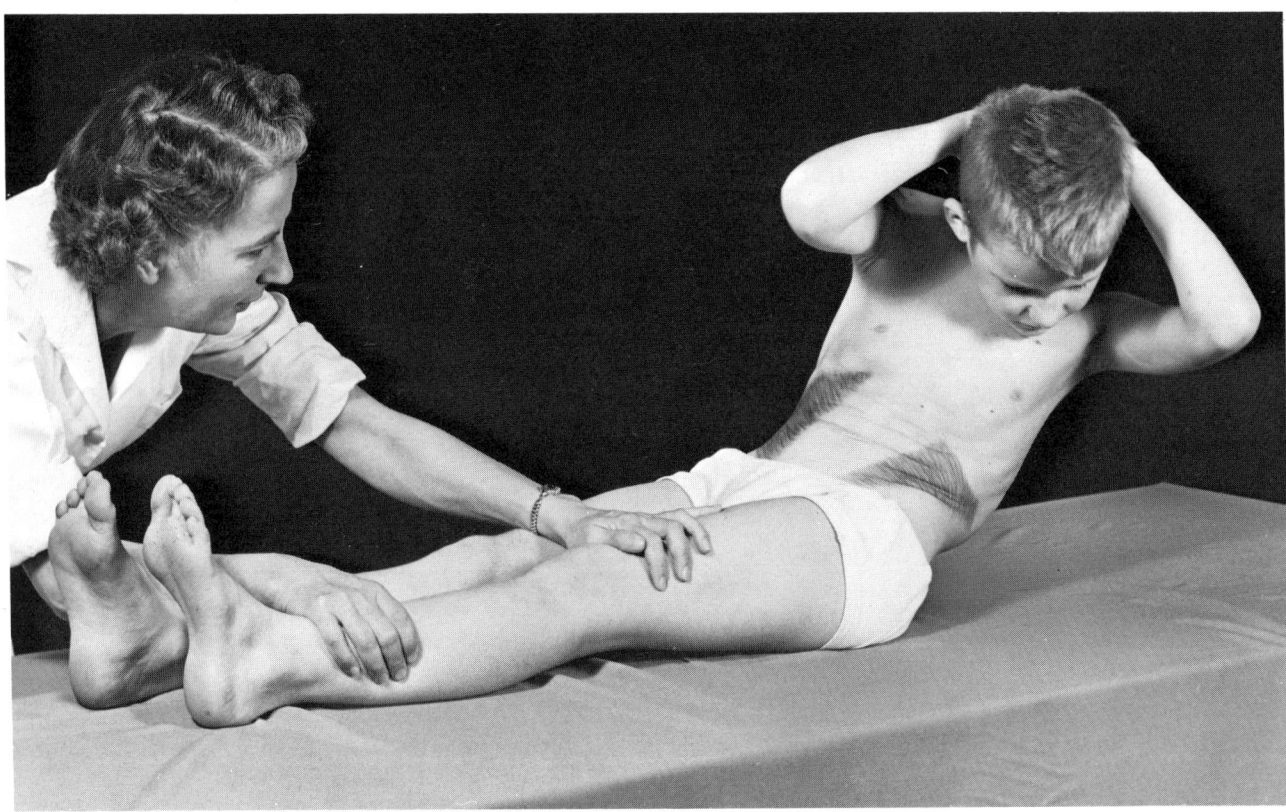

Die Bewegung ist eine Kombination von Flexion und Rotation der Wirbelsäule. Ausgeführt wird sie vom Obliquus externus einer Seite, zusammen mit dem Obliquus internus der anderen Seite und dem Rectus abdominis.

Das Aufsitzen mit Rotation wird im allgemeinen nach dem geraden Aufsitzen und nach dem Senken der Beine getestet.

Patient: Rückenlage (Haltung der Arme in der Testposition, s. unter Bewertung).

Fixation: Nachdem der Prüfer den Patienten in die Testposition gebracht hat, werden die Beine von einer zweiten Person fixiert.

Test: Der Patient faltet die Hände hinter dem Kopf. Der Prüfer bringt den Oberkörper des Patienten in Flexion und Rotation und fordert den Patienten auf, diese Stellung zu halten. Bei Schwäche der Muskeln wird der Thorax in die Gegenrichtung rotieren, oder es kommt zur Flexion des Beckens in den Hüftgelenken und zur Extension der Wirbelsäule.

Widerstand: Keinen. Der Schwierigkeitsgrad des Tests wird durch die Stellung der Arme variiert.

Bewertung: 100% oder Normal (5): Die Testposition kann, mit Händen im Nacken gefaltet, gehalten werden (s. Abb. der Armhaltung, S. 199).

80% oder Gut (4): Die Testposition kann, mit Armen vor dem Körper verschränkt, gehalten werden.

60% oder Ausreichend plus (3+): Die Testposition kann mit vorgestreckten Armen gehalten werden.

50% oder Ausreichend (3): Die Testposition kann bei vorgestreckten Armen, mit der Scapula der untenliegenden Schulter gerade vom Tisch abgehoben, gehalten werden. (Bewertungskriterien bei ausgeprägter Bauchmuskelschwäche, s. S. 209).

Die Beteiligung des Obliquus Externus an der Haltung

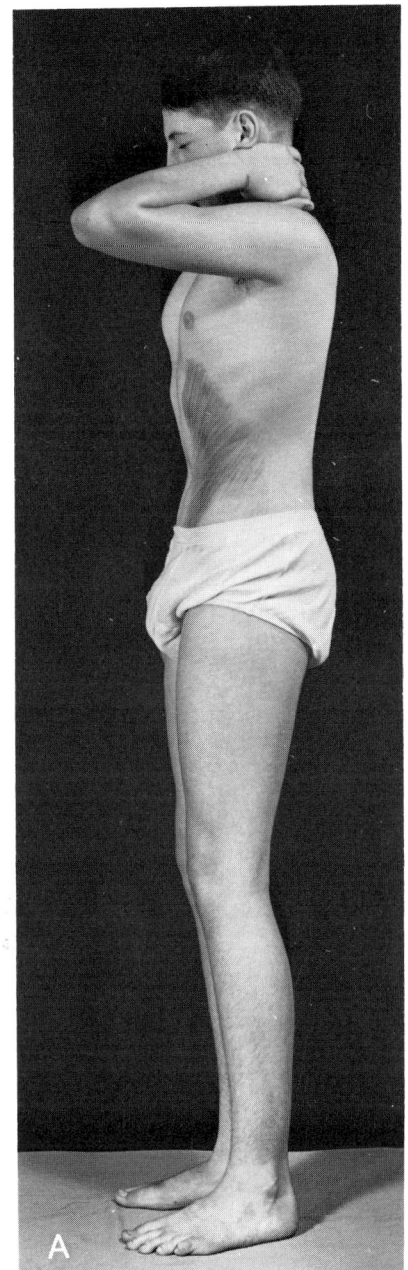 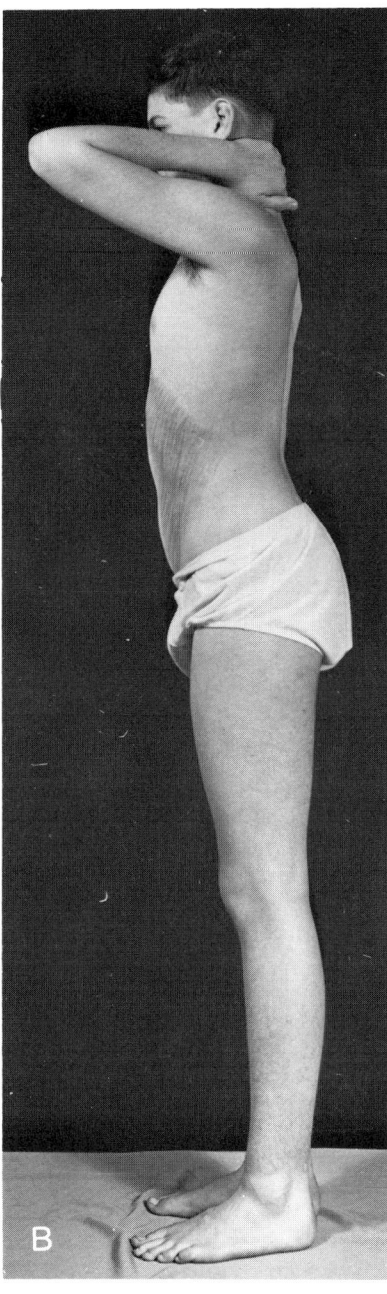 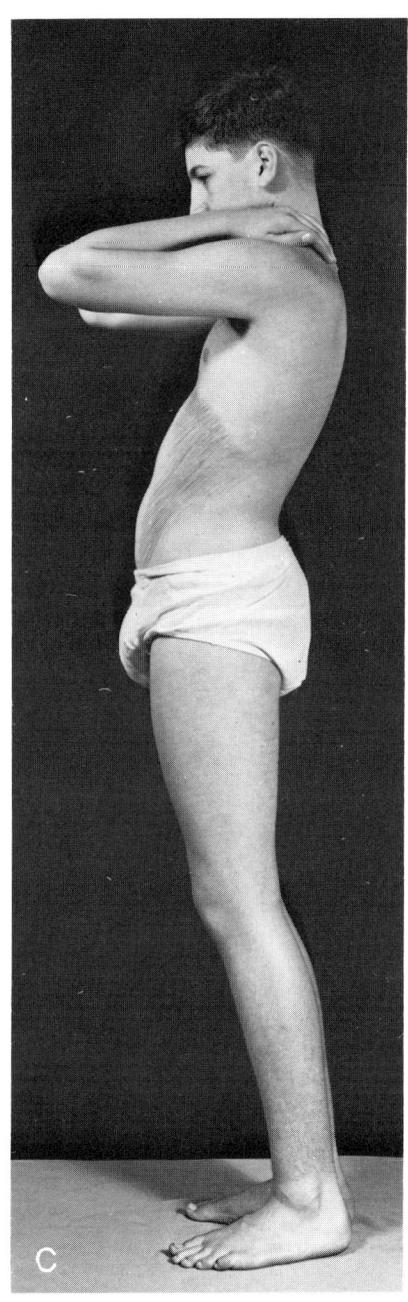

Im Stand sind bei beidseitiger Kontraktion die lateralen Fasern des Obliquus externus an der Extension des Beckens in den Hüftgelenken beteiligt. Durch die diagonale Zugrichtung wird die normale Stellung von Becken und Brustkorb aufrechterhalten (s. Abb. A).

Bei Schwäche kommt es entweder zur Flexionsstellung des Beckens in den Hüftgelenken (s. Abb. B) oder zur Extensionsstellung des Beckens in den Hüftgelenken mit Neigung des Brustkorbes nach hinten (s. Abb. C). Bei der letztgenannten Fehlhaltung findet sich auch häufig eine Schwäche des Iliopsoas. Die lateralen Fasern des Obliquus internus müssen, wenn auch auf der Fotografie nicht erkennbar, verkürzt sein (s. Zeichnung des Olbiquus internus in der seitlichen Ansicht, S. 187).

Abweichen des Nabels bei Ungleichgewicht der Bauchmuskeln

Bei ausgeprägter Schwäche und unausgeglichener Kraft der Bauchmuskeln ist es durch Beobachten des Nabels bis zu einem gewissen Grad möglich festzustellen, wo die Schwäche liegt. Der Nabel wird in Richtung des kräftigeren Muskels abweichen, d.h. sich von einem schwachen Muskeln wegbewegen. Sind z.B. drei Abschnitte der Muskelschlinge, wie der linke Obliquus externus und der linke und rechte Obliquus internus gleich kräftig, und der rechte Obliquus ist sehr schwach, wird der Nabel in Richtung des linken Internus abweichen. Dies nicht, weil er der kräftigste ist, sondern weil er im rechten Obliquus externus keinen Antagonisten hat. Dies ist ein Beispiel für das Abweichen weg von einem schwachen Muskel.

Auf der anderen Seite kann ein Abweichen auch bedeuten, daß es einen kräftigen Muskel gibt und die drei anderen sind schwach. Der Nabel bewegt sich dann in Richtung des kräftigen Muskels.

Die relative Kraft des einzelnen Muskels muß im gezielten Test durch Palpation und Beobachtung des Nabels beurteilt werden. Um ein Abweichen wirklich feststellen zu können, müssen die Bauchmuskeln vor dem Test ganz entspannt sein. Der Prüfer muß sicher sein, daß die Muskeln, die er testet, sich aktiv kontrahieren, bevor er die Bewegung des Nabels als ein Zeichen von Kraft oder Schwäche auslegt.

Es kann auch sein, daß ein Abweichen nicht durch aktive Muskelkontraktion, sondern durch Dehnung hervorgerufen wird, wenn z.B. im Test Arm- oder Beinbewegungen gegen Widerstand eingesetzt werden. Die Bewegungen müssen wirklich zur Verkürzung des zu testenden Muskels führen und dürfen nicht so anstrengend sein, daß Dehnung entsteht. Bei ganz auffälliger Schwäche sollte der Testbeginn eine leichte aktive Bewegung sein, der ein allmählicher Widerstand entgegengesetzt wird. Dabei sollte zuerst festgestellt werden, inwieweit sich Ursprung und Ansatz des Muskels nähern können, und dann erst wieviel Druck möglich ist, bis die Spannung nicht mehr gehalten werden kann und der Muskel anfängt sich zu dehnen.

Ein Prüfer, der mit dem Testen der Bauchmuskeln nicht vertraut ist, mag es sehr schwierig finden, das Abweichen des Nabels sicher zu beurteilen. Wenn während des Tests ein Band zuerst quer, dann diagonal über den Nabel gehalten wird, läßt sich die Richtung der Bewegung leicht bestimmen. Der Nabel kann sich von dem quergehaltenen Band nach oben oder unten bewegen und zeigt damit eine ungleichmäßige Muskelanspannung des oberen oder unteren Rectus an. Zeigt sich eine Abweichung bei dem diagonal gehaltenen Band, so deutet das auf ein Ungleichgewicht der schrägen Bauchmuskeln hin.

Der Prüfer kann sich auch helfen, in dem er vorne am Beckenkamm die beiden oberen Spinae und die Rippenbögen markiert, und eine Linie oberhalb der Symphyse und eine unterhalb des Sternums zieht. Bei der Testbewegung wird dann das Band vom Nabel zu den verschiedenen Markierungen gehalten, und eine echte Verkürzung oder Dehnung eines Muskels bzw. Muskelabschnittes kann auf diese Weise festgestellt werden.

Einsatz der Arme beim Test der Bauchmuskeln

Werden die Arme beim Testen der Bauchmuskeln eingesetzt, läßt man sie gegen Widerstand entweder bewegen oder halten, weil sich ohne Widerstand nicht genügend Spannung für die Stabilisation des Thorax gegen das Becken entwickeln kann.

Normalerweise wird durch eine Bewegung der Arme nach oben in einer Sagittalebene Stabilisation durch die Rückenmuskeln gefordert und nach unten durch die Bauchmuskeln. Bei ausgeprägter Schwäche der Bauchmuskeln kann die Stabilisation auch von den Rückenmuskeln übernommen werden. Bei der Arbeit der Arme gegen Widerstand wird sich zuerst die Lendenwirbelsäule extendieren, dann die Brustwirbelsäule, bis der Thorax durch Extension in der Brustwirbelsäule stabilisiert ist. Hierbei werden die Bauchmuskeln gedehnt und können gespannt erscheinen. Der Prüfer darf diese Straffheit nicht mit echter Festigkeit, wie sie durch Muskelkontraktion entsteht, verwechseln.

Bei normal kräftigen Bauchmuskeln kontrahieren sich während einer diagonalen Armbewegung der Obliquus externus auf dieser Seite und der Obliquus internus auf der Gegenseite, um den Thorax am Becken zu fixieren. Sind die schrägen Bauchmuskeln in dieser Kontraktionsrichtung schwach, können die der Gegenrichtung die Fixation übernehmen. Der Prüfer muß diese kompensierende Muskelanspannung erkennen, um den Befund genau interpretieren zu können.

Test und Bewertung bei ausgeprägter Schwäche der Bauchmuskeln

Eine objektive Bewertung der Bauchmuskeln ist relativ leicht, wenn die Kraft 50% oder Ausreichend (3) und darüber beträgt. Bei Werten unter Ausreichend wird eine genaue Beurteilung schwieriger. Die hier angegebenen Kriterien stellen Richtlinien für die Bewertung bei Schwäche dar.

Wenn ein deutliches Ungleichgewicht der Bauchmuskeln besteht, muß der Prüfer das Abweichen des Bauchnabels beobachten (s. S. 208) und sich bei der Bewertung auf die Palpation verlassen.

Die Kraft der Halsflexoren muß vor dem Test der Bauchmuskeln geprüft werden.

Vordere Bauchmuskeln, vorwiegend Rectus abdominis

40% oder Ausreichend minus (3−): In Rückenlage kann das Becken bei leicht unterlagerten Knien in den Hüftgelenken extendiert werden, wobei gleichzeitig die Lendenwirbelsäule flektiert. Wenn sich der Kopf von der Unterlage abhebt, muß sich der Thorax dem Becken nähern.

20% oder Schwach (2): Selbe Ausgangsstellung wie oben. Das Becken kann in den Hüftgelenken extendiert und die Lendenwirbelsäule flektiert werden. Wenn der Kopf abgehoben wird, können die Bauchmuskeln das Gewicht des Oberkörpers nicht halten, und der Abstand zwischen Thorax und Becken vergrößert sich.

5% oder Muskelzuckung (1): In Rückenlage kann bei dem Versuch, den Brustkorb zum Becken zu ziehen oder das Becken in den Hüftgelenken zu extendieren, die Anspannung der vorderen Bauchmuskeln getastet werden; eine Annäherung von Becken und Thorax kann aber nicht beobachtet werden.

Schräge Bauchmuskeln

40% oder Ausreichend minus (3−): Der Prüfer gibt dem diagonal nach unten ziehenden Arm mäßigen Widerstand. Der Rippenbogen dieser Seite nähert sich dem gegenüberliegenden Beckenkamm, und die schrägen Bauchmuskeln sind bei der Palpation fest angespannt. Wenn der Arm zu schwach ist, läßt der Prüfer die Schulter in diagonaler Richtung bewegen und gegen Druck halten.

Eine andere Möglichkeit besteht, das gestreckte Bein in ca. 60° Flexion im Hüftgelenk zu halten; der Prüfer gibt mäßigen Druck gegen den Oberschenkel nach unten-außen. Die Kraft der schrägen Bauchmuskeln sollte ausreichen, den Beckenkamm zum gegenüberliegenden Rippenbogen zu ziehen.

20% oder Schwach (2): Beckenkamm und gegenüberliegender Rippenbogen können einander genähert werden.

5% oder Muskelzuckung (1): Bei dem Versuch, den Rippenbogen in Richtung zum gegenüberliegenden Beckenkamm zu ziehen, findet keine Annäherung statt; es kann nur eine Anspannung der schrägen Bauchmuskeln getastet werden.

Muskeln der Lateralflexion

40% oder Ausreichend minus (3−): In Seitlage kommt es bei aktiver Abduktion des Beines und Adduktion des obenliegenden Armes gegen Widerstand zu einer deutlichen Anspannung der lateralen Rumpfmuskeln, und die seitliche Annäherung von Beckenkamm und Rippenbogen kann beobachtet werden.

20% oder Schwach (2): In Rückenlage nähern sich, bei dem Versuch das Becken seitlich hochzuziehen oder den Arm gegen Widerstand zu adduzieren, Beckenkamm und Rippenbogen.

5% oder Muskelzuckung (1): In Rückenlage kann, bei dem Versuch das Becken seitlich hochzuziehen oder den Arm gegen Widerstand zu adduzieren, keine Annäherung von Rippenbogen und Beckenkamm beobachtet werden; es kann nur eine Anspannung der lateralen Rumpfmuskeln getastet werden.

Notieren der Werte beim Bauchmuskeltest

Die Werte können auf zwei Arten, abhängig von dem Grad der Kraft, festgehalten werden.

Ist die Kraft beim Aufsitzen oder beim Senken der Beine 50% (3) oder besser, wird die Bewertung dieser beiden Tests eingetragen (Abb. A). In diesem Kraftbereich gibt es selten Unterschiede in den einzelnen Abschnitten des Rectus oder der schrägen Bauchmuskeln, die eine getrennte Bewertung der Abschnitte erfordert.

Bei ausgeprägter Schwäche oder Ungleichgewicht muß der Befund für die einzelnen Muskeln getrennt eingetragen werden (Abb. B).

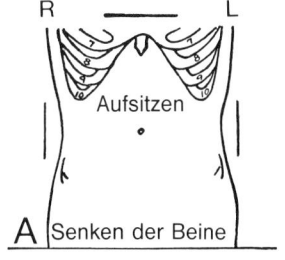

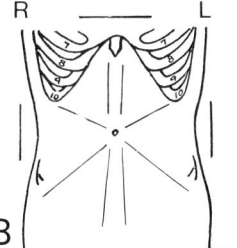

Lateralflexion der Wirbelsäule

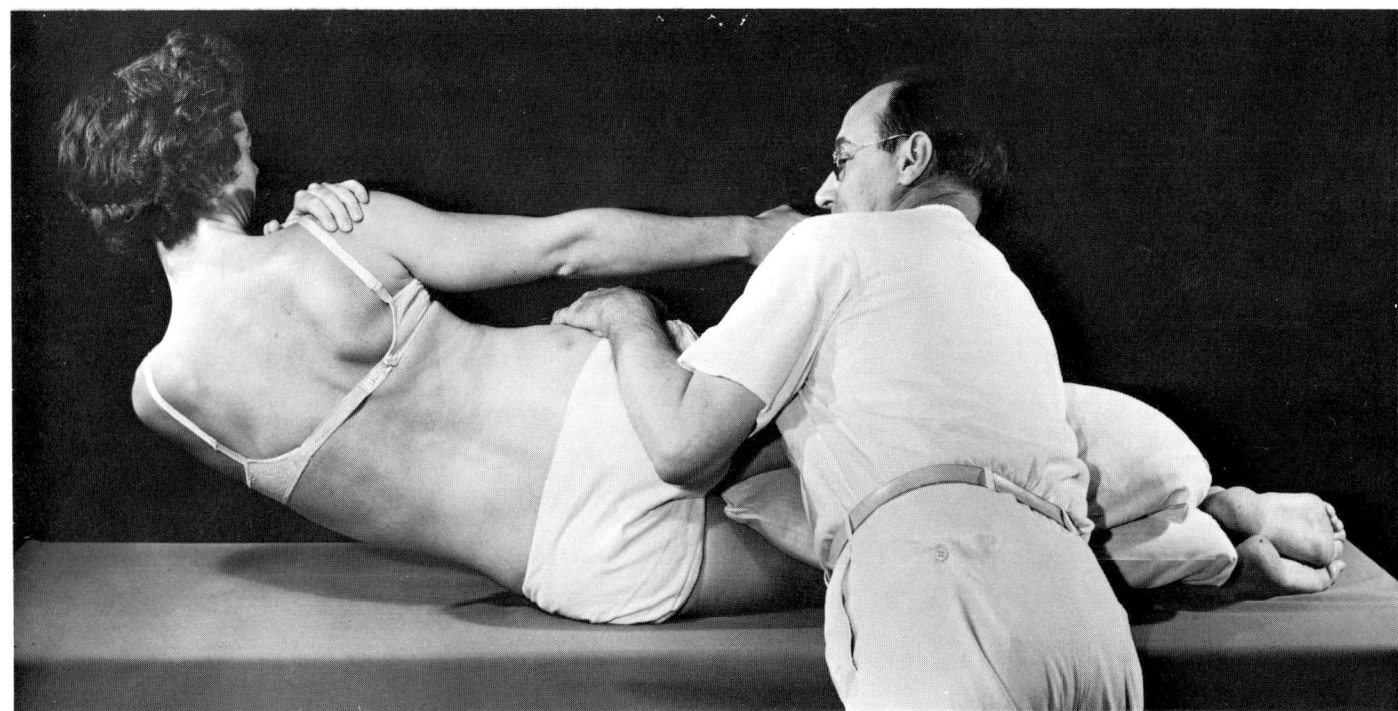

Anheben des Oberkörpers seitwärts ist eine Kombination von Lateralflexion und Abduktion des Beckens im Hüftgelenk der Testseite. Die Muskeln, die diese Bewegung ausführen, sind die lateralen Fasern des Obliquus externus und internus, der Quadratus lumborum, der Latissimus dorsi und der Rectus abdominis auf der Testseite.

Bevor die Lateralflexion getestet wird, sollte ihr Bewegungsausmaß und die Kraft der Ab- und Adduktoren des Hüftgelenkes und der lateralen Halsmuskeln beurteilt werden.

Patient: Seitlage mit einem Kissen zwischen den Beinen; Kopf, Rumpf und Beine sind in einer geraden Linie ausgerichtet. Der obenliegende Arm liegt ausgestreckt auf dem Körper; die Hand ist geschlossen, damit sich der Patient nicht am Oberschenkel hochzieht. Der untenliegende Arm ist im Ellbogen gebeugt, und die Hand liegt auf der obenliegenden Schulter, so daß sich der Patient nicht mit dem Ellbogen abstützen kann.

Fixation: Die Hüftabduktoren der Testseite müssen, zusammen mit den Adduktoren der Gegenseite, das Becken stabilisieren. Beine und Becken müssen vom Prüfer festgehalten werden, aber nur soviel, daß auf der Testseite die Bewegung des Beckens nach kaudal nicht behindert wird. Wird diese nicht zugelassen oder die

Beckenseite wird nach kranial geschoben, kann der Oberkörper nicht so weit seitwärts abgehoben werden, auch wenn die lateralen Rumpfmuskeln kräftig sind.

Test: Lateralflexion.

Druck: Nicht erforderlich. Das Körpergewicht stellt einen ausreichenden Widerstand dar.

Bewertung: 100% oder Normal (5): Der Rumpf kann aus Seitlage die volle Lateralflexion ausführen.

80% oder Gut (4): Die untenliegende Schulter kann ca. 10 cm von der Unterlage abgehoben werden.

50% oder Ausreichend (3): Die untenliegende Schulter kann etwas von der Unterlage abgehoben werden.

Für die Bewertung unter 50%, s. S. 209.

Anmerkung: Beim Test der Lateralflexion kann sich ein Ungleichgewicht der schrägen Bauchmuskeln zeigen. Ist eine Drehung des Thorax nach vorne zu beobachten, bedeutet das einen stärkeren Zug des Obliquus externus, während eine Drehung nach hinten auf einen stärkeren Zug des Obliquus internus hinweist. Hyperextension der Lendenwirbelsäule zeigt, daß der Quadratus lumborum und der Latissimus dorsi im Vergleich zu den vorderen Bauchmuskeln kräftiger sind.

Muskeln der Lateralflexion und Hüftabduktoren

Kräftige laterale Rumpfmuskeln und kräftige Hüftabduktoren

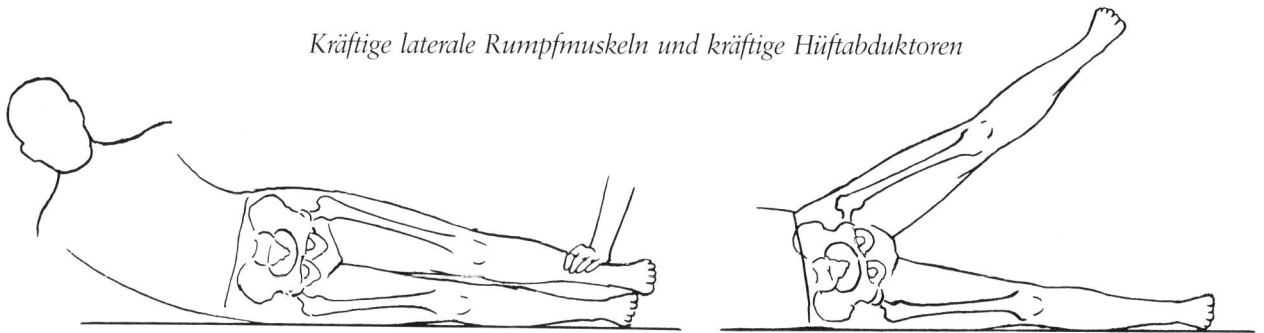

Lateralreflexion kann im vollen Bewegungsausmaß ausgeführt werden.

Abduktion des gestreckten Beines kann im vollen Bewegungsausmaß ausgeführt werden.

Kräftige laterale Rumpfmuskeln und gelähmte Hüftabduktoren

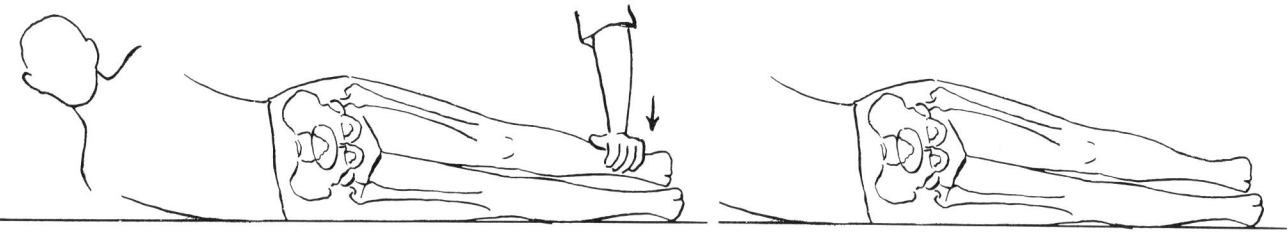

Lateralreflexion ist möglich, aber die untenliegende Schulter kann kaum von der Unterlage abgehoben werden. Beim Seitwärtsabheben des Kopfes wird die obenliegende Beckenseite nach kranial gezogen.

Beim Versuch, das gestreckte Bein zu abduzieren, wird nur die obenliegende Beckenseite durch die lateralen Rumpfmuskeln nach kranial gezogen.

Schwache laterale Rumpfmuskeln und kräftige Hüftabduktoren

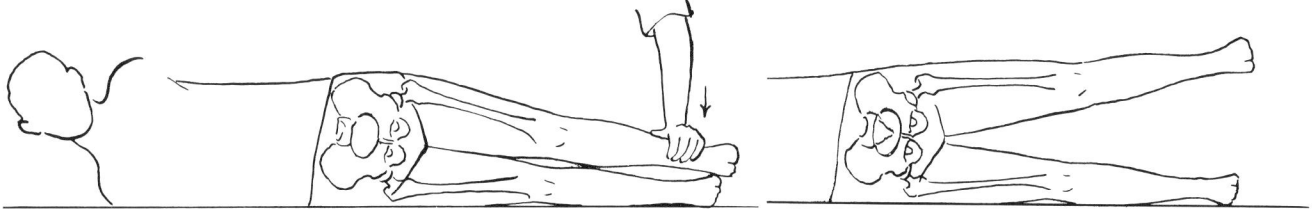

Die Wirbelsäule kann nicht wirklich lateralflektiert werden. Unter bestimmten Voraussetzungen ist eine gewisse Lateralflexion, trotz schwacher seitlicher Rumpfmuskeln, möglich; z.B. wenn der Rumpf steif gehalten werden kann, können die Hüftabduktoren den Oberkörper etwas mitabheben, indem sie die obenliegende Beckenseite nach kaudal ziehen. Eine seitliche Annäherung von Rippenbogen und Beckenkamm findet dabei allerdings nicht statt. Hält der Prüfer die Beine etwas weniger fest, wird die Fixation für die Hüftabduktoren geringer, und eine Anspannung der lateralen Rumpfmuskeln kann unter Umständen erreicht werden.

Das Bein kann ohne Fixation durch die lateralen Rumpfmuskeln nicht weit abduziert werden. Die Schwäche dieser Muskeln bewirkt, daß die obenliegende Beckenseite durch das Gewicht des Beines nach kaudal gezogen wird.

Ursprung und Ansatz der Hals- und Rückenextensoren

	Ursprung	Ansatz
Erector spinae (oberfl. Trakt) *Iliocostalis:* – lumborum	Crista sacralis media, Dornfortsätze der Lendenwirbel und der 11. und 12. Brustwirbel, dorsaler Anteil des Labium internum des Beckenkammes, Lig. supraspinale und Crista sacralis lateralis	Untere Kanten der Rippenwinkel der unteren 6 oder 7 Rippen
– thoracis	Obere Kanten der Rippenwinkel der unteren 6 Rippen	Obere Kanten der Rippenwinkel der oberen 6 Rippen, Querfortsatz des 7. Halswirbels
– cervicis	3.–6. Rippenwinkel	Tubercula posteriora der Querfortsätze der 4.–6. Halswirbel
Longissimus: – thoracis	Os sacrum, Dornfortsätze der Lendenwirbel, Querfortsätze der unteren Brustwirbel	Enden der Querfortsätze aller Brustwirbel und 12.–2. Rippe zwischen Tuberculum und Angulus
– cervicis	Querfortsätze der oberen 4 oder 5 Brustwirbel	Tubercula posteriora der Querfortsätze der 2.–6. Halswirbel
– capitis	Querfortsätze der oberen 3–5 Brustwirbel, Gelenkfortsätze der unteren 3–4 Halswirbel	Dorsaler Rand des Processus mastoideus
Splenius: – cervicis	Dornfortsätze der 3.–6. Brustwirbel	Tubercula posteriora der Querfortsätze der ersten 2 oder 3 Halswirbel
– capitis	Dornfortsätze der 3 oberen Brust- und der 4 unteren Halswirbel	Laterales Drittel der Linea nuchae superior, Processus mastoideus
Erector spinae (tiefer Trakt) *Semispinalis:* – thoracis	Querfortsätze der unteren Brustwirbel	Dornfortsätze der oberen 4–8 Brustwirbel (variabel) und des 6. und 7. Halswirbels
– cervicis	Querfortsätze der oberen 5–6 Brustwirbel	Dornfortsätze der 2.–5. Halswirbel
– capitis	Querfortsätze der oberen 6–7 Brustwirbel und des 7. Halswirbels und Gelenkfortsätze der 5 unteren Halswirbel	Zwischen Linea nuchae superior und Linea nuchae inferior
Multifidus	*Sakralgebiet:* Dorsale Fläche des Os sacrum, mediale Fläche der Spina iliaca posterior superior, Ligg. sacroiliaca dorsalia *Lumbalgebiet:* Processus mamillares der Lendenwirbel *Thorakalgebiet:* Querfortsätze der Brustwirbel *Zervikalgebiet:* Gelenkfortsätze der 7.–4. Halswirbel	Die Muskelbündel überspringen 2–4 Wirbel und setzen dann an den Dornfortsätzen der entsprechend höheren Wirbel an.
Rotatores	Querfortsätze	Basis des nächsthöheren oder übernächsten Dornfortsatzes
Interspinales:	Sind paarweise angelegt und verbinden die Dornfortsätze benachbarter Wirbel. *Zervikalbereich:* 6 Paare *Thorakalbereich:* 2 oder 3 Paare; zwischen 1. und 2. Brustwirbel, (2. und 3. Brustwirbel), 11. und 12. Brustwirbel *Lumbalbereich:* 4 Paare	
Intertransversarii	Verbinden die Querfortsätze benachbarter Wirbel. *Zervikalbereich:* Tubercula posteriora der Querfortsätze *Thorakalbereich:* Querfortsätze *Lumbalbereich:* Processus mamillares, bzw. accessorii	
Spinalis – thoracis	Dornfortsätze der ersten 2 Lendenwirbel und der letzten 2 Brustwirbel	Dornfortsätze der oberen 4.–8. Brustwirbel
– cervicis	Dornfortsätze des 2. Brust- bis 6. Halswirbels	Dornfortsätze der 4.–2. Halswirbel

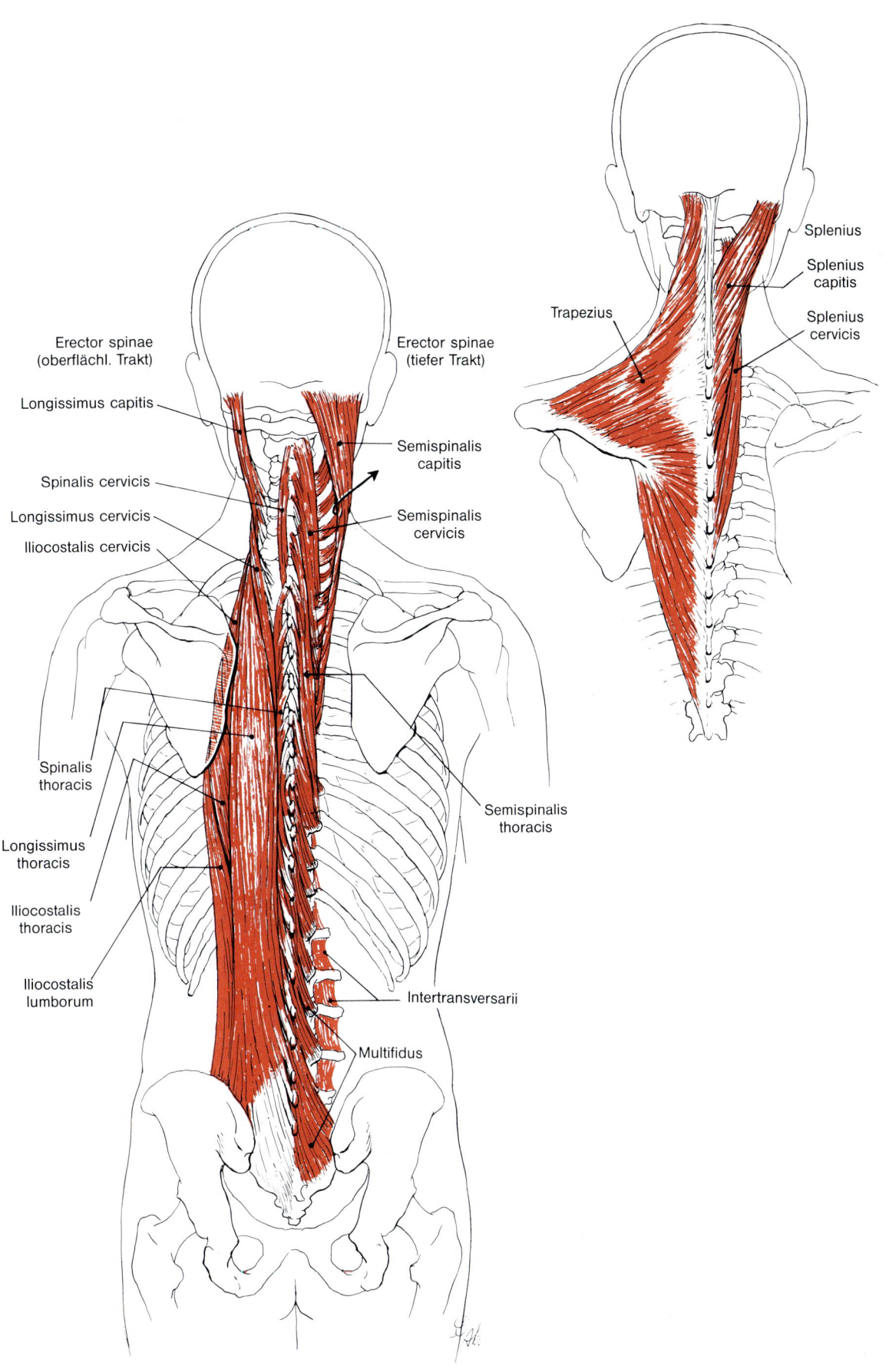

Erector spinae
(oberflächl. Trakt)

Longissimus capitis

Spinalis cervicis

Longissimus cervicis

Iliocostalis cervicis

Spinalis
thoracis

Longissimus
thoracis

Iliocostalis
thoracis

Iliocostalis
lumborum

Erector spinae
(tiefer Trakt)

Semispinalis
capitis

Semispinalis
cervicis

Semispinalis
thoracis

Intertransversarii

Multifidus

Splenius

Splenius
capitis

Splenius
cervicis

Trapezius

Rückenextensoren

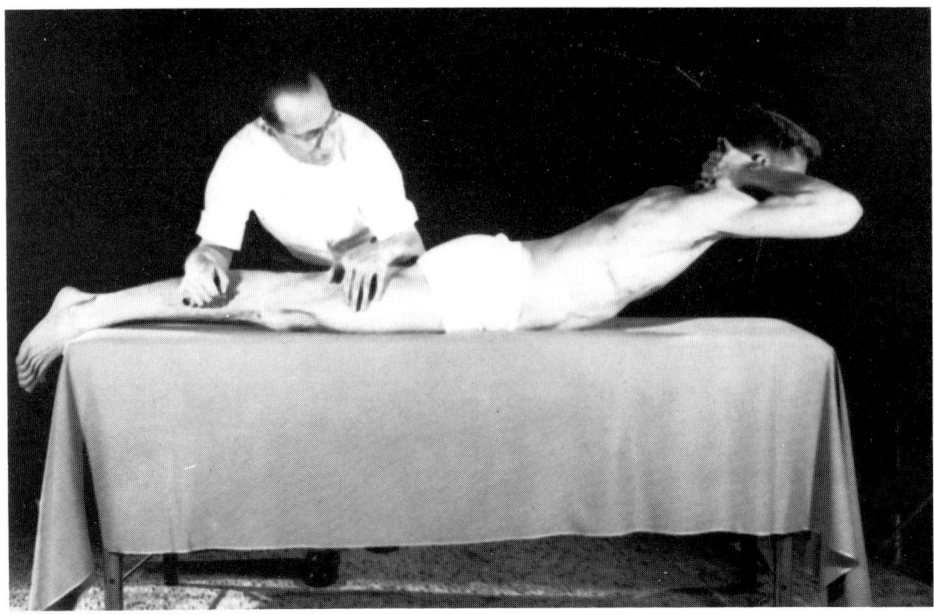

Die Rückenextensoren werden in diesem Test vom Latissimus dorsi, dem Quadratus lumborum und dem Trapezius unterstützt.
Vor dem Test sollte die Kraft der Hals- und Hüftextensoren beurteilt werden.

Patient: Bauchlage. Haltung der Arme, s. unter Bewertung.

Fixation: Der Prüfer fixiert die Beine, während die Hüftextensoren das Becken stabilisieren.

Test: Extension der Wirbelsäule.

Druck.: s. unter Bewertung.

Bewertung: 100% oder Normal (5): Die Extension kann, mit Händen hinter dem Kopf gefaltet, in vollem Bewegungsausmaß ausgeführt werden.

80% oder Gut (4): Die Extension kann, mit Händen hinter dem Rücken gefaltet, in vollem Bewegungsausmaß ausgeführt werden.

50% oder Ausreichend (3) bis 60% oder Ausreichend plus (3+): Der Oberkörper kann, mit Händen hinter dem Rücken gefaltet, soweit abgehoben werden, daß sich der Proc. xiphoideus etwas vom Tisch entfernt.
Eine ausgeprägte Schwäche der Rückenextensoren betrifft im allgemeinen den ganzen Rücken. Mit Hilfe der Halsextensoren kann unter Umständen der Kopf abgehoben werden, und die Bewegung kann verstärkend auf die anderen Rückenextensoren wirken. Bei großer Schwäche bilden die Palpation und die Beobachtung der Muskelaktivität die Grundlage für die Bewertung.

Schwäche: Bei kräftigen Extensoren im Lumbalbereich und schwachen im Thorakalbereich kommt es bei dem Versuch den Oberkörper abzuheben nur zur Extension der Lendenwirbelsäule und Flexion des Beckens in den Hüftgelenken.
Beidseitige Schwäche der Rückenextensoren hat Flexion der Lendenwirbelsäule und Verstärkung der thorakalen Kyphose zur Folge. *Einseitige Schwäche* führt zur Lateralflexion mit Konvexität zur schwachen Seite.

Kontraktur: *Beidseitige Kontraktur* der lumbalen Muskulatur führt zur Lordose, einseitige Kontraktur zur Lateralflexion mit Konvexität zur Gegenseite.

Damit die Rückenextensoren den Oberkörper aus Bauchlage heben können, müssen die Hüftextensoren das Becken fixieren (Abb. A). Ebenso ist Fixation des Beckens durch die Rückenextensoren für die Extension des Oberschenkels im Hüftgelenk erforderlich (Abb. B). Wird der Oberschenkel über das übliche Bewegungsausmaß (ca. 10°) im Hüftgelenk gestreckt, kann dies nur über starke Extension der Lendenwirbelsäule und Flexion des Beckens in den Hüftgelenken erfolgen (Abb. C). Die Rückenextensoren werden bei dieser Bewegung von den Hüftflexoren der Gegenseite unterstützt.

Schon bei geringer Verkürzung der Hüftflexoren ist keine Extension des Oberschenkels im Hüftgelenk

möglich, und die Bewegung des Beines nach dorsal kann nur über Extension der Lendenwirbelsäule und Flexion des Beckens in den Hüftgelenken erfolgen.

Extension des Oberschenkels im Hüftgelenk und Extension der Lendenwirbelsäule laufen unter normalen Umständen gleichzeitig ab und sind nicht zwei getrennte Bewegungen.

Die Abbildungen auf dieser Seite zeigen die Variationen der Bewegung: sie sind abhängig von der Kraft der beiden Hauptmuskelgruppen.

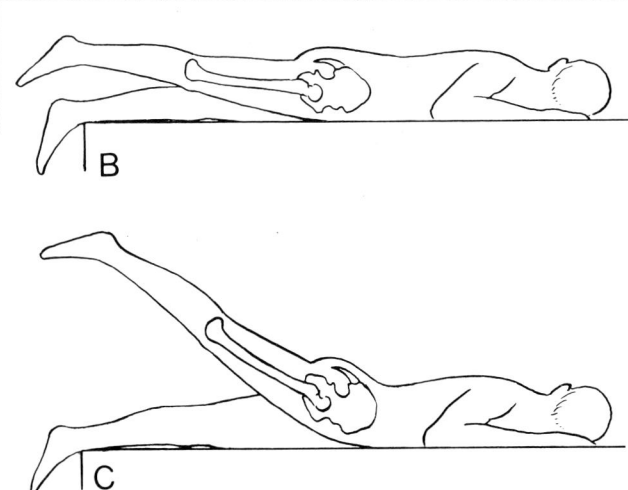

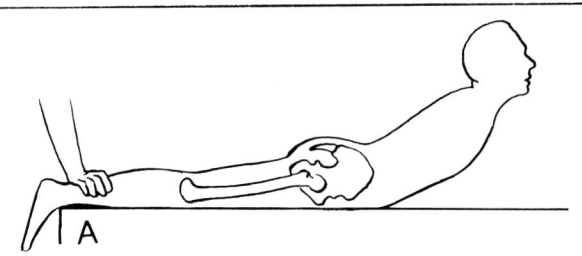

Mit kräftigen Rücken- und Hüftextensoren kann der Oberkörper gestreckt angehoben werden (Abb. A), der Oberschenkel kann im Hüftgelenk gestreckt werden (Abb. B), und Rücken und Bein können gleichzeitig gestreckt werden (Abb. C).

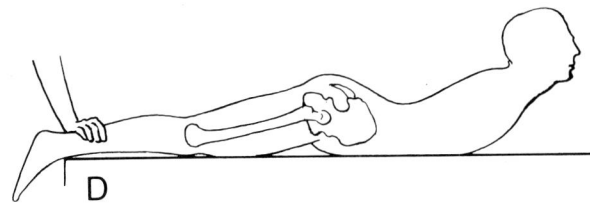

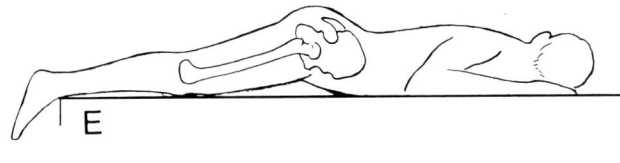

Mit kräftigen Rückenextensoren und sehr schwachen oder gelähmten Hüftextensoren kann die Lendenwirbelsäule extendiert, aber nicht der Oberkörper abgehoben werden (Abb. D).

Bei dem Versuch, das Bein abzuheben, kontrahieren sich die Rückenmuskeln, um das Becken zu fixieren, aber mit gerin-

ger Kraft der Hüftextensoren kann der Oberschenkel im Hüftgelenk nicht gestreckt werden. Der Muskelzug der Rückenextensoren bewirkt Extension der Lendenwirbelsäule und passive Flexion des Beckens in den Hüftgelenken (Abb. E).

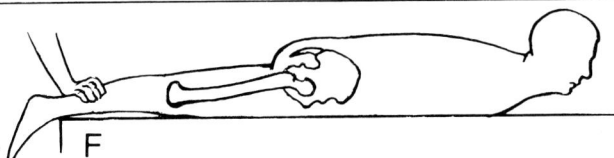

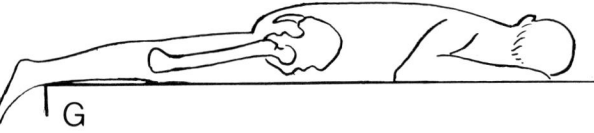

Mit schwachen oder gelähmten Rückenextensoren und kräftigen Hüftextensoren kann der Rücken nicht gestreckt werden. Die Hüftextensoren extendieren das Becken in den Hüftgelenken, und es kommt zur Flexion in der Lendenwirbelsäule (Abb. F). Bei dem Versuch, das Bein abzuheben, kontrahieren sich die Hüftextensoren, aber das Bein kann nicht abgehoben

werden, weil die Rückenextensoren das Becken nicht fixieren können. Durch den Zug der Hüftextensoren und durch das Eigengewicht der Beine wird das Becken in den Hüftgelenken extendiert (Abb. G), anstatt flektiert, wie es bei normalen Rückenextensoren der Fall wäre.

Quadratus Lumborum

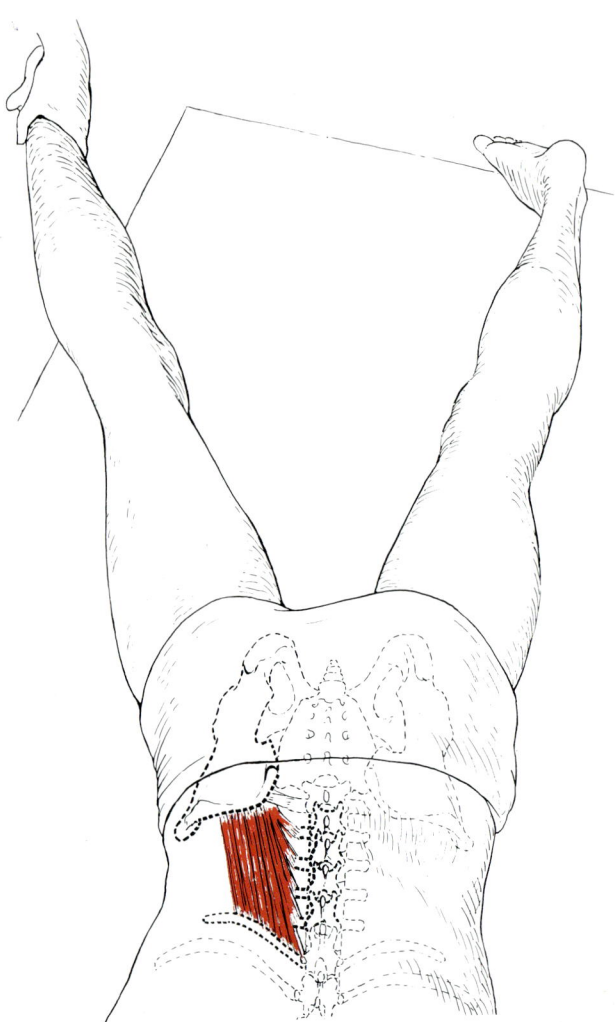
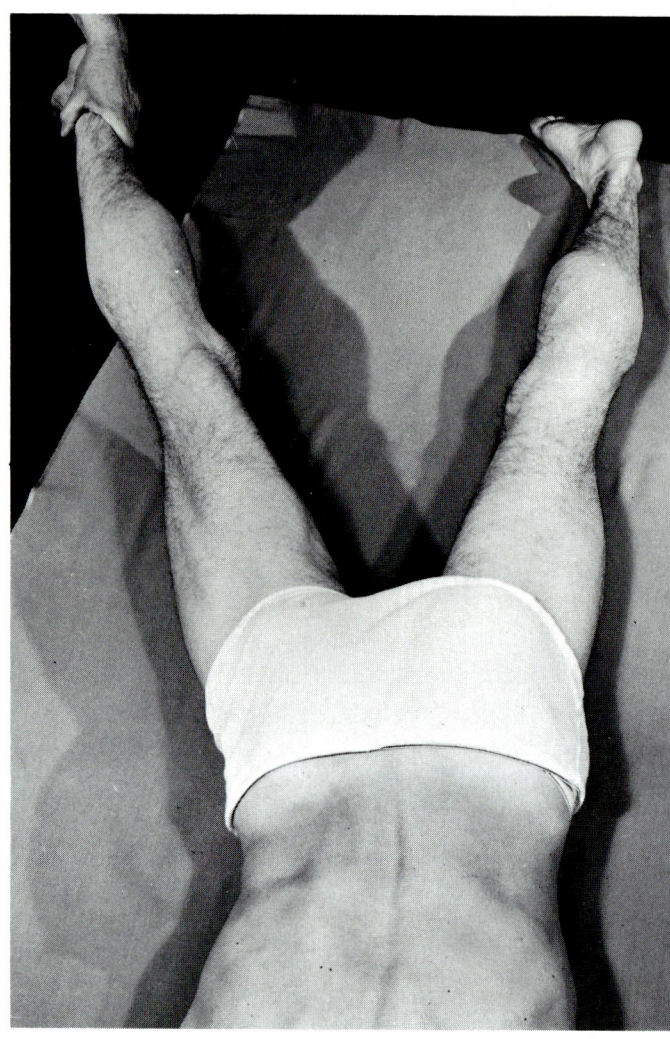

Ursprung: Lig. iliolumbale, Labium internum der Crista iliaca.

Ansatz: Unterer Rand der letzten Rippe und Processus costales der oberen vier Lendenwirbel.

Funktion: Lateralflexion der Lendenwirbelsäule und Senken der 12. Rippe. Bilateral kann er als Ausatemhilfsmuskel tätig sein.

Innervation: Plexus lumbalis, Th 12, L **1, 2, 3.**

Patient: Bauchlage.

Fixation: Durch Muskeln, die den Femurkopf im Acetabulum fixieren.

Test: Becken seitlich hochziehen. Das gestreckte Bein wird im Hüftgelenk in geringe Extension gebracht und in den Grad der Abduktion, der dem Faserverlauf des Muskels entspricht.

Widerstand: Wird in Form von Zug am Bein gegeben oder bei Schwäche der Hüftmuskeln dorso-lateral am Beckenkamm, entgegengesetzt der Zugrichtung des Quadratus lumborum.

Der Quadratus lumborum ist zusammen mit anderen Muskeln bei der Lateralflexion tätig. Die Palpation des Muskels ist schwierig, da er unter dem Erector spinae liegt. Der Stand ist keine befriedigende Ausgangsstellung für den Test, obwohl der Quadratus lumborum im Stand oder beim Gehen das Becken seitlich hochzieht. Hochziehen der rechten Beckenseite im Stand hängt genauso von der Kontraktion der linken Hüftabduktoren ab, wie von der Kontraktion der rechten seitlichen Rumpfmuskeln.

Der dargestellte Test sollte nicht als isolierte Prüfung des Quadratus lumborum betrachtet werden, sondern als Möglichkeit, die am meisten befriedigende Differenzierung zu erreichen. Es wird nicht empfohlen, die Kraft mit einer Zahl zu bewerten, sondern lediglich anzugeben, ob der Muskel schwach oder kräftig erscheint.

Normale Beweglichkeit der Wirbelsäulenflexion in verschiedenen Altersgruppen

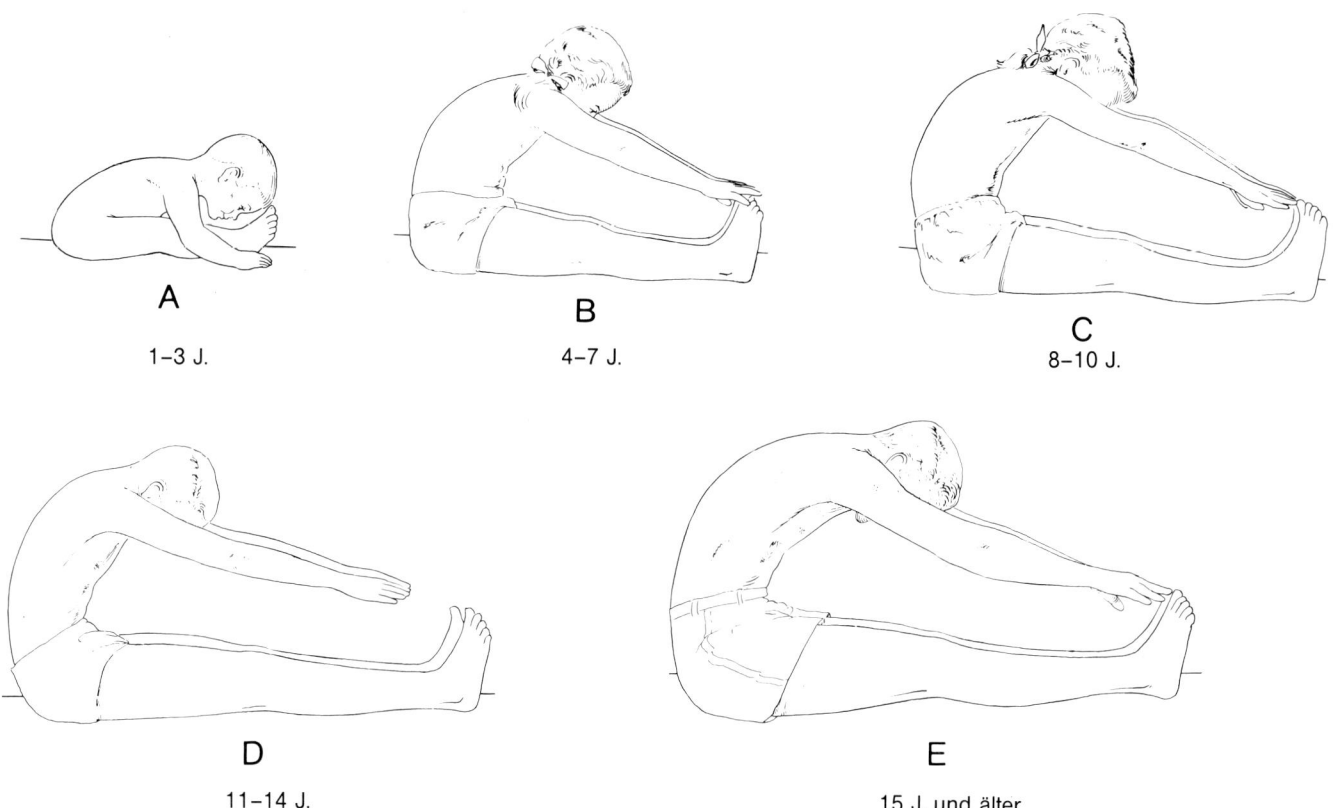

A
1–3 J.

B
4–7 J.

C
8–10 J.

D
11–14 J.

E
15 J. und älter

Für kleine Kinder und viele Erwachsene ist es normal, die Zehen mit den Fingern berühren zu können. Zwischen elf und vierzehn können manche Jugendliche diese Bewegung nicht mehr ausführen, obwohl keine Gelenkeinschränkungen oder Muskelverkürzungen bestehen. Der Grund dafür ist, daß in dieser Altersgruppe die Beine im Verhältnis zum Rumpf länger sein können.

Die fünf Abbildungen sind repräsentativ für die Mehrzahl der folgenden Altersgruppen: Abb. A ein bis drei Jahre, Abb. B vier bis sieben Jahre, Abb. C acht bis zehn Jahre, Abb. D elf bis vierzehn Jahre, Abb. E fünfzehn Jahre und älter.

Der Wechsel von offensichtlich extremer Beweglichkeit des jüngsten Kindes zu deutlich eingeschränkter in Abb. D erfolgt allmählich über mehrere Jahre, wenn die Beine im Verhältnis zum Rumpf länger werden. Bei der Beurteilung von Kindern sollten die normalen Unterschiede in der Beweglichkeit der Wirbelsäulenflexion berücksichtigt werden.

Prüfung der Dehnfähigkeit der dorsalen Muskeln aus dem Langsitz

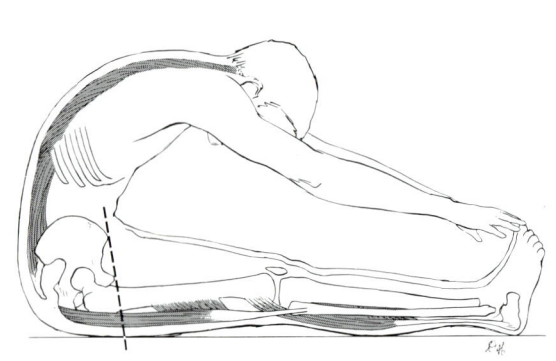

Normale Dehnfähigkeit der Rückenextensoren, der Ischiocruralen und des Triceps surae.

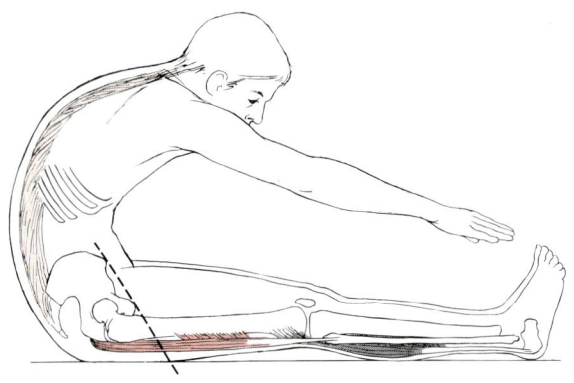

Übermäßige Dehnbarkeit der Rückenextensoren; verminderte Dehnfähigkeit der Ischiocruralen und normale Dehnfähigkeit des Triceps surae.

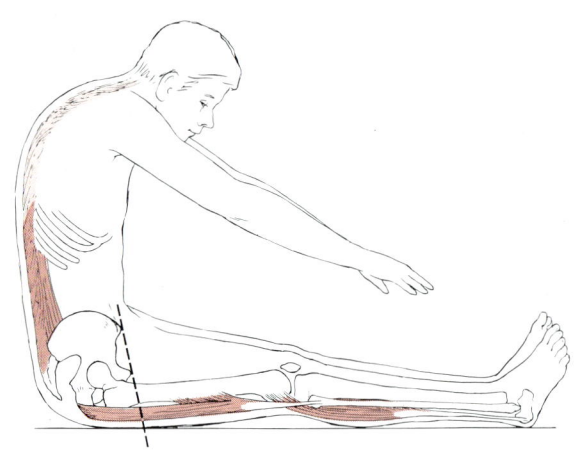

Übermäßige Dehnbarkeit der Rückenextensoren im oberen und mittleren Thorakalbereich; verminderte Dehnfähigkeit der Rückenextensoren im unteren Thorakal- und Lumbalbereich, in den Ischiocruralen und im Triceps surae.

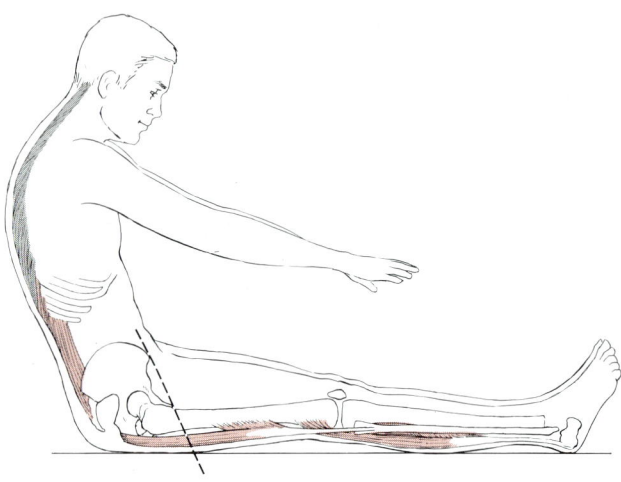

Normale Dehnfähigkeit der Rückenextensoren im Thorakalbereich; verminderte Dehnfähigkeit im Lumbalbereich, in den Ischiocruralen und im Triceps surae.

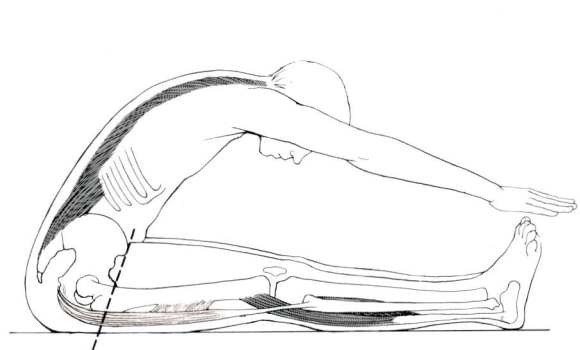

Gering verminderte Dehnfähigkeit der Rückenextensoren im unteren Thorakalbereich, übermäßige Dehnbarkeit in den Ischiocruralen und normale Dehnfähigkeit im Triceps surae.

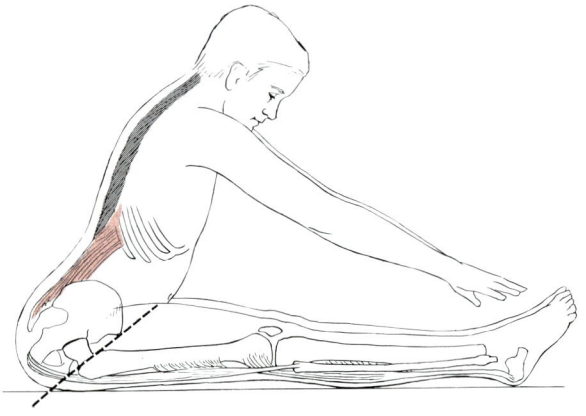

Normale Dehnfähigkeit der Rückenextensoren im Thorakalbereich; Kontraktur der Rückenextensoren im Lumbalbereich mit Lähmung beider Beine.

Unterschiede in der Beweglichkeit der Wirbelsäulenflexion

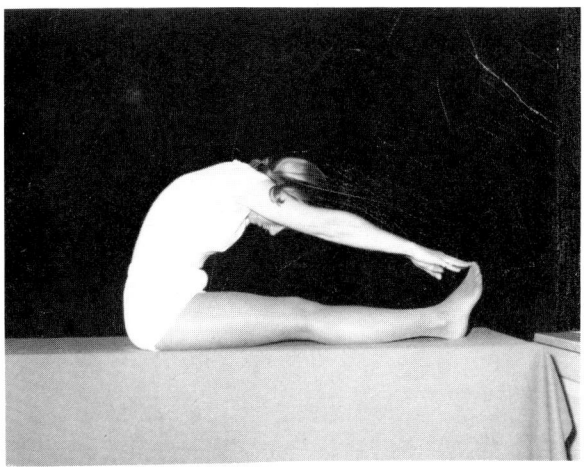

Die Dehnfähigkeit der Ischiocruralen und die Beweglichkeit der Wirbelsäulenflexion ist normal.

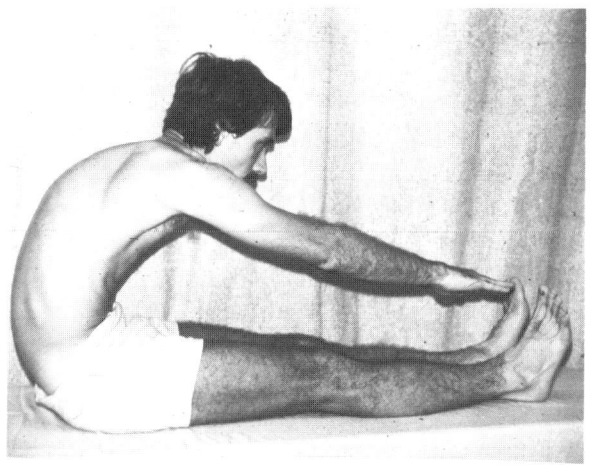

Die Verkürzung der Ischiocruralen wird durch die außergewöhnliche Beweglichkeit der Wirbelsäulenflexion kompensiert (s. S. 151 Prüfung der Dehnfähigkeit der Ischiocruralen bei der gleichen Person).

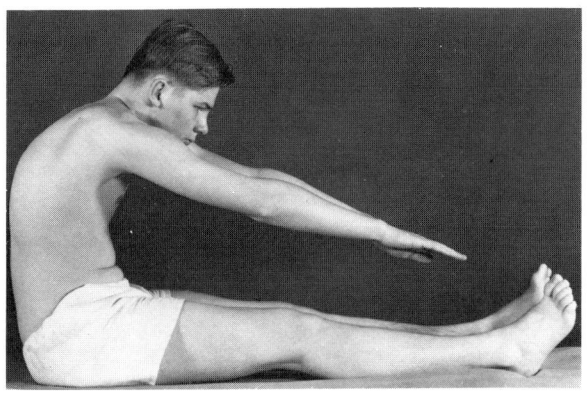

Die Zehen können wegen Verkürzung der Ischiocruralen und des Triceps surae und wegen geringer Einschränkung der Beweglichkeit im mittleren Thorakalbereich nicht erreicht werden. Die obere Brustwirbelsäule wird stark flektiert.

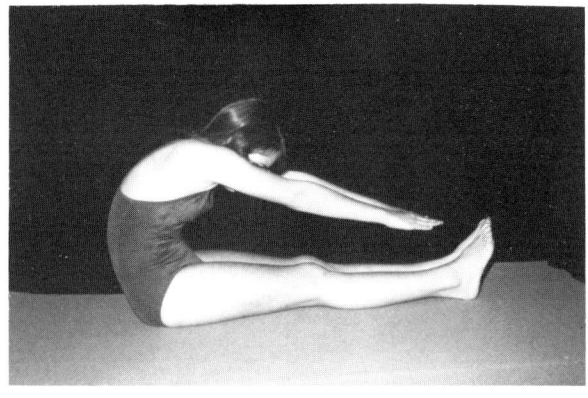

Das Mädchen auf der Abb. ist zwölf Jahre alt. Es ist typisch für das Alter, daß die Zehen nicht erreicht werden können[25] (s. auch S. 217). Manchmal ist die Länge der Beine der Grund oder, wie in diesem Fall, eine leichte Verkürzung der Ischiocruralen, die häufig in diesem Alter besteht.

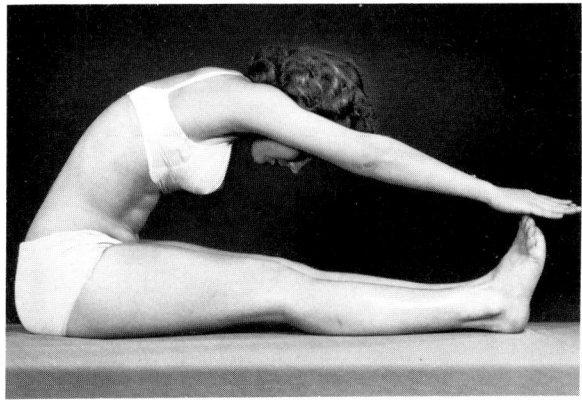

Obwohl der untere Thorakalbereich etwas unbeweglich ist, können die Fingerspitzen durch die übermäßige Dehnbarkeit der Ischiocruralen über die Zehen hinaus reichen.

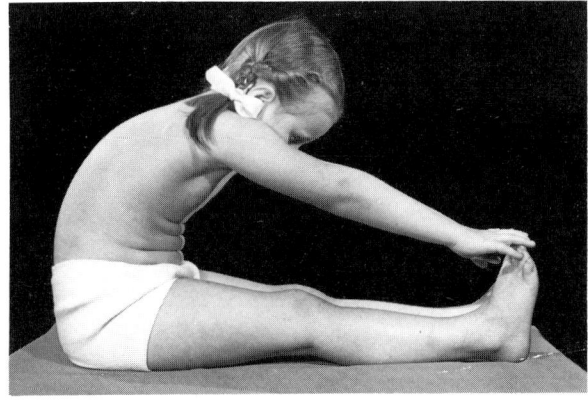

Dieses sechsjährige Mädchen kann ohne Schwierigkeiten ihre Zehen erreichen. Die Flexion der gesamten Wirbelsäule ist normal, ebenso die Dehnfähigkeit der Ischiocruralen.

Kapitel 7

Kopfmuskeln, Atemmuskeln
Muskeln des Schluckaktes

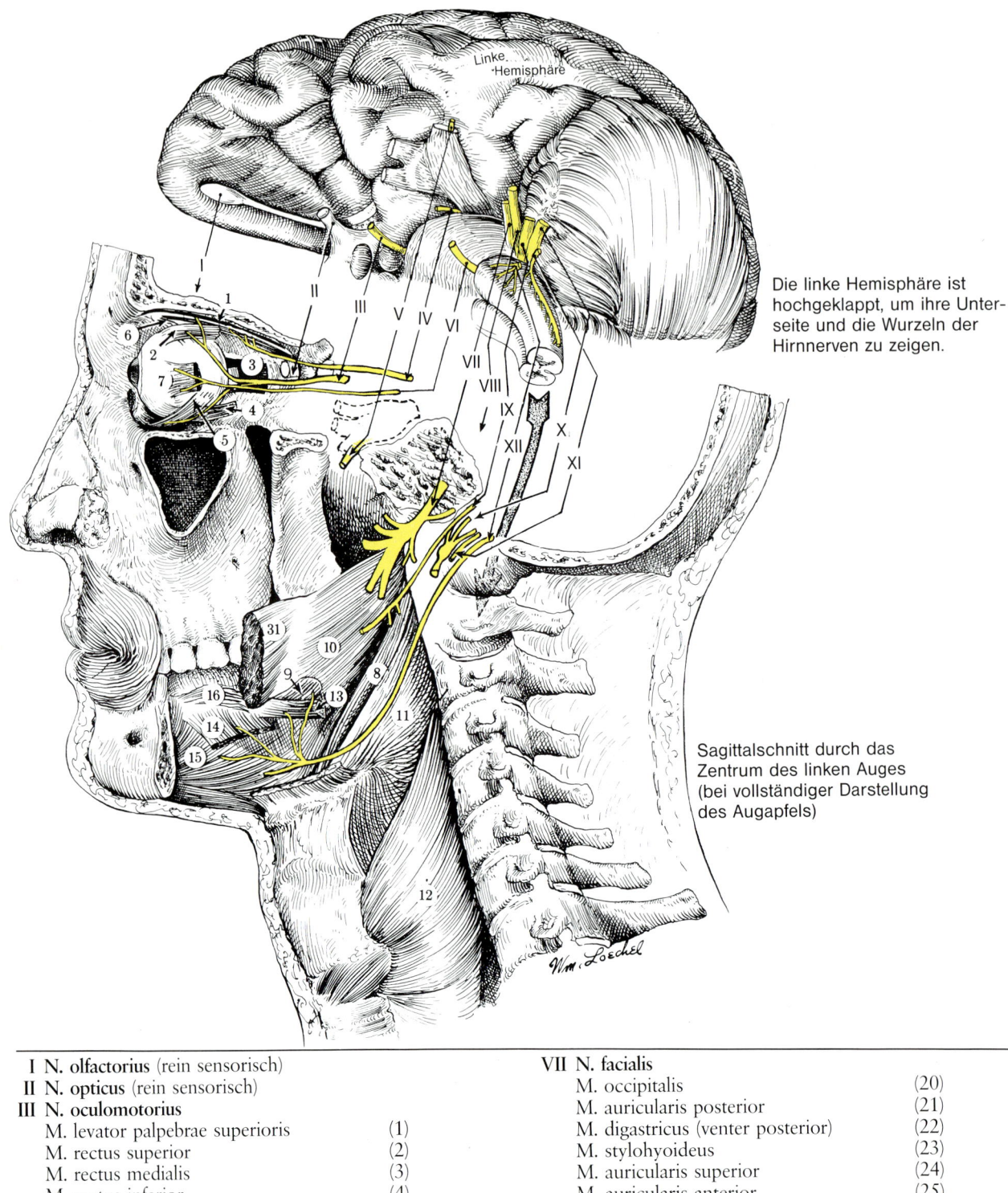

Linke Hemisphäre

Die linke Hemisphäre ist hochgeklappt, um ihre Unterseite und die Wurzeln der Hirnnerven zu zeigen.

Sagittalschnitt durch das Zentrum des linken Auges (bei vollständiger Darstellung des Augapfels)

I N. olfactorius (rein sensorisch)

II N. opticus (rein sensorisch)

III N. oculomotorius

M. levator palpebrae superioris	(1)
M. rectus superior	(2)
M. rectus medialis	(3)
M. rectus inferior	(4)
M. obliquus inferior	(5)

IV N. trochlearis

M. obliquus superior	(6)

V N. trigeminus (N. mandibularis)

M. masseter	(17)
M. temporalis	(18)
M. digastricus (venter anterior)	(19)

VI N. abducens

M. rectus lateralis	(7)

VII N. facialis

M. occipitalis	(20)
M. auricularis posterior	(21)
M. digastricus (venter posterior)	(22)
M. stylohyoideus	(23)
M. auricularis superior	(24)
M. auricularis anterior	(25)
M. occipitofrontalis (venter front.)	(26)
M. corrugator supercilii	(27)
M. orbicularis oculi	(28)
M. levator labii superioris	(29)
M. zygomaticus major und minor	(30)
M. buccinator	(31)
M. risorius	(32)
M. orbicularis oris	(33)

Oberflächliche Gesichts- und Halsmuskeln

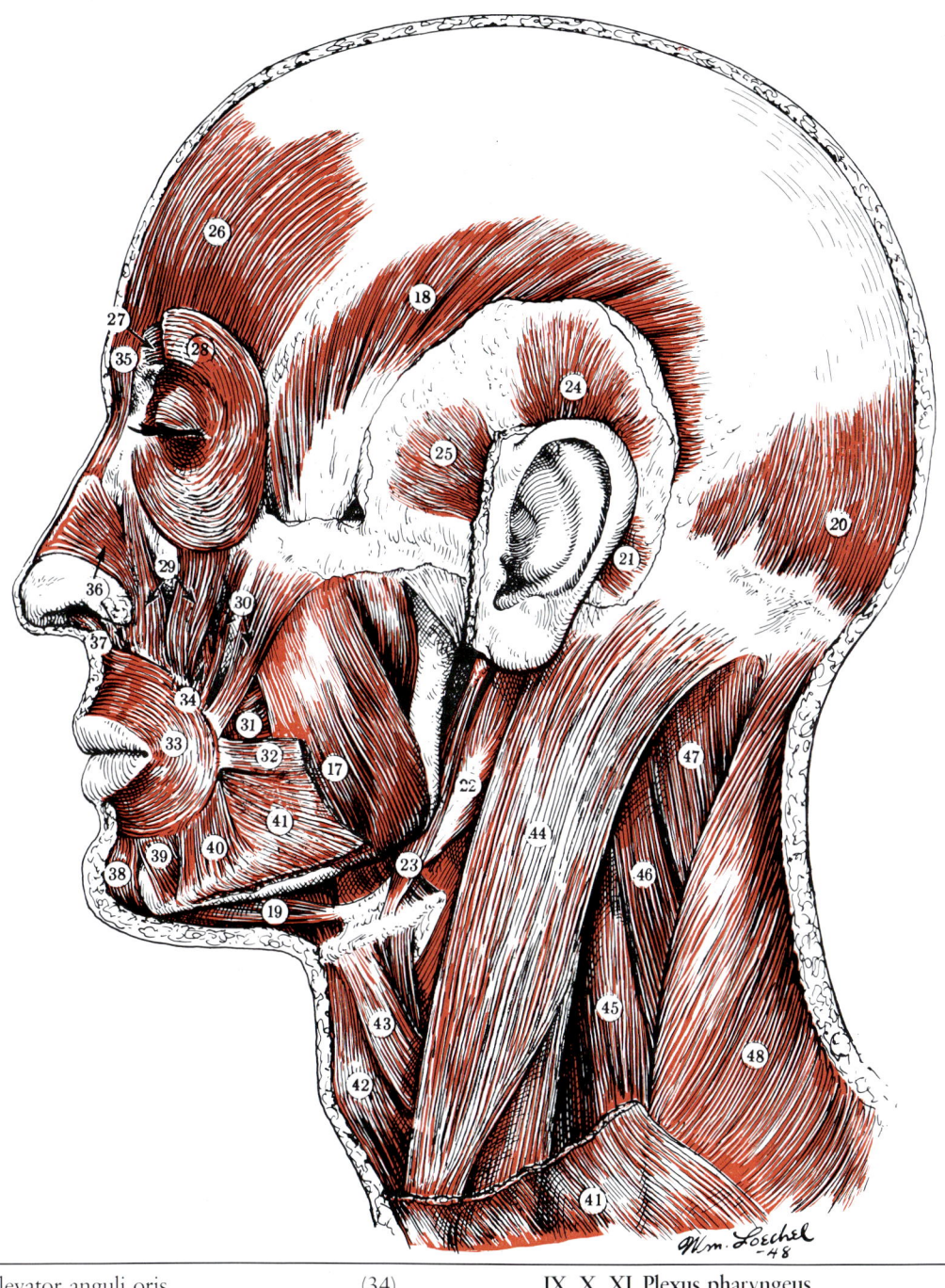

M. levator anguli oris	(34)		**IX, X, XI** Plexus pharyngeus		
M. procerus	(35)		M. glossopalatinus	(9)	
M. nasalis	(36)		M. constrictor pharyngis superior	(10)	
M. depressor septi	(37)		M. constrictor pharyngis medius	(11)	
M. mentalis	(38)		M. constrictor pharyngis inferior	(12)	
M. depressor labii inferioris	(39)		**XII** Hypoglossus		
M. depressor anguli oris	(40)		M. styloglossus	(13)	
Platysma	(41)		M. hyoglossus	(14)	
VIII N. vestibulo-cochlearis (rein sensorisch)			M. genioglossus	(15)	
IX N. glossopharyngeus			Zungenbinnenmuskulatur	(16)	
M. stylopharyngeus	(8)		Zervikal innervierte Muskeln:		
X N. vagus			M. sternohyoideus	(42)	
XI N. accessorius (Ramus externus)			M. omohyoideus	(43)	
M. sternocleidomastoideus	(44)		M. scalenus medius	(45)	
M. trapezius	(48)		M. levator scapulae	(46)	
			M. splenius capitis	(47)	

Epicranius (Occipitofrontalis), Venter Frontalis

Corrugator Supercilii

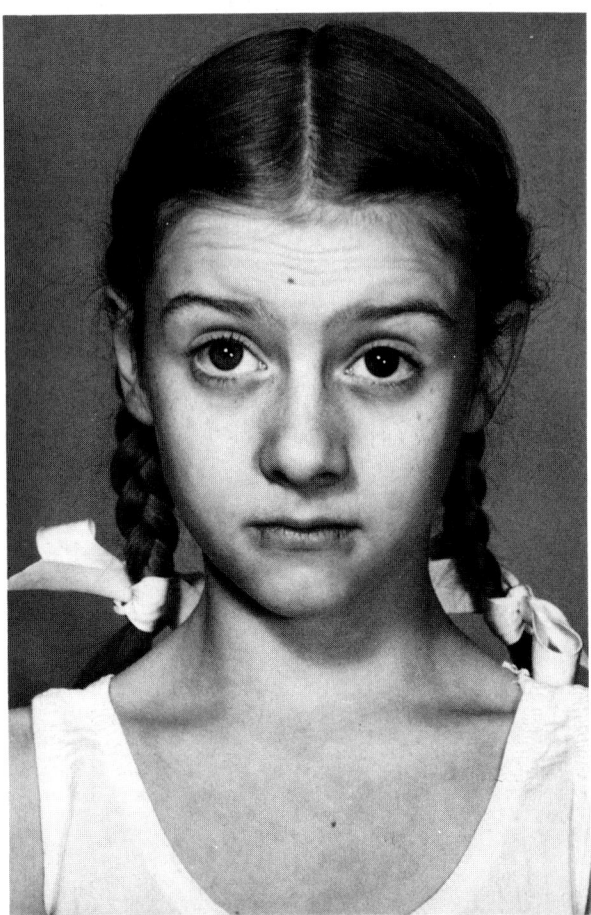

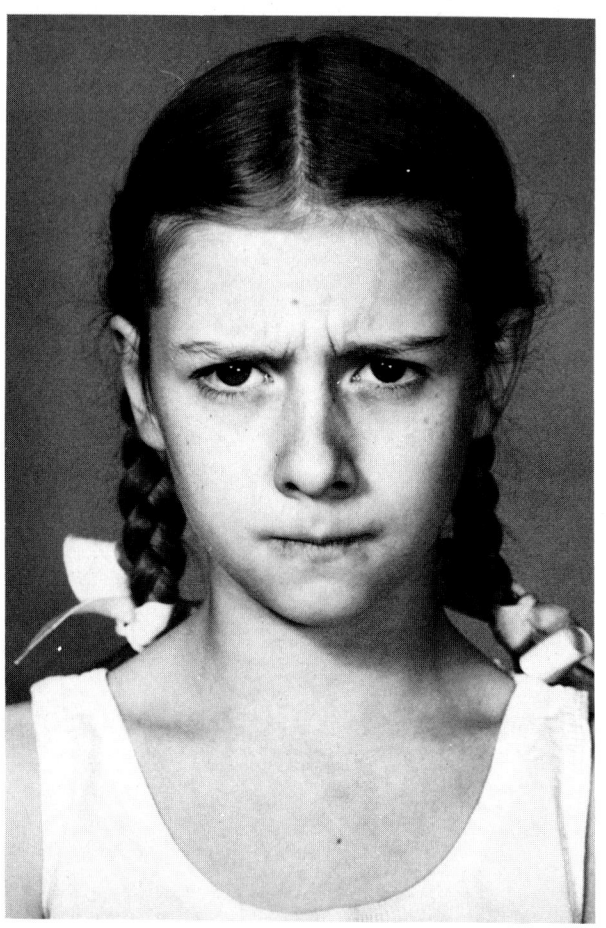

Ursprung: Haut und Unterhaut der Stirn in der Umgebung der Augenbrauen und der Glabellae.

Ansatz: Vorderer Rand der Galea aponeurotica.

Test: Augenbrauen hochziehen und die Stirn in Falten legen (Ausdruck der Überraschung oder des Erschreckens).

Ursprung: Glabella und Margo supraorbitalis.

Ansatz: Strahlt in den mittleren Abschnitt der Augenbrauenhaut ein.

Test: Augenbrauen zusammenziehen (finsterer Blick).

Nasalis, Pars Alaris

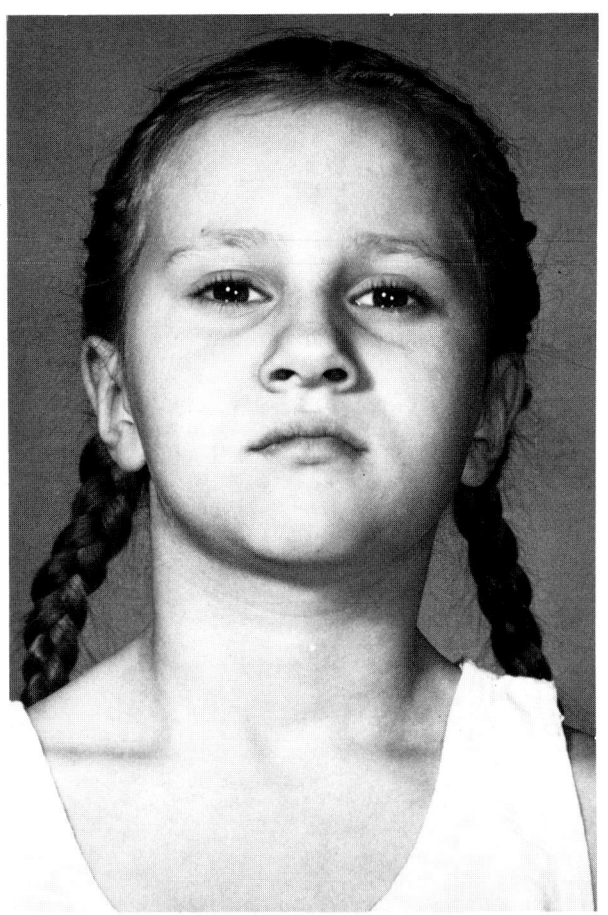

Nasalis, Pars Transversa und Depressor Septi

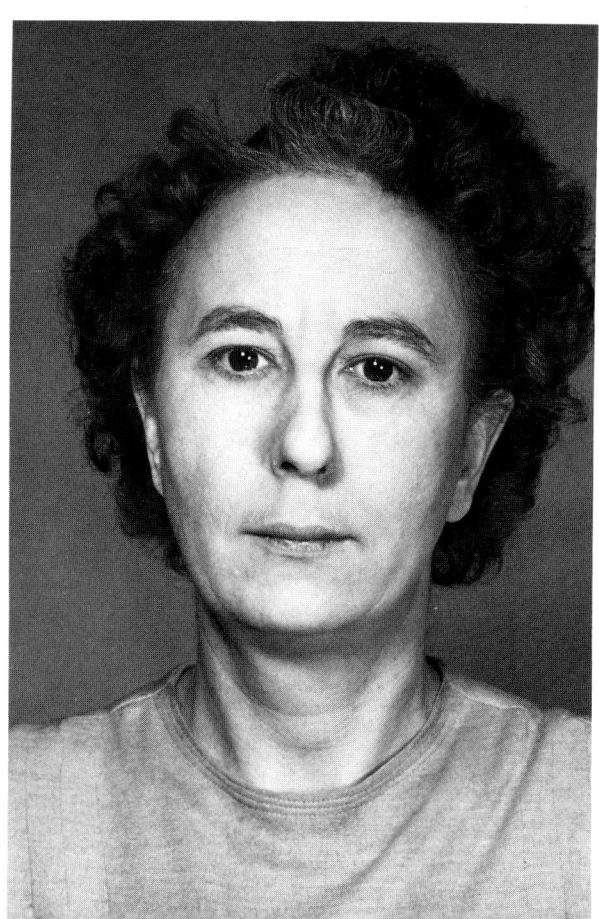

Ursprung: Jugum alveolare des lateralen Schneide-zahnes.

Ansatz: Strahlt in die Haut des Nasenflügels ein.

Test: Nasenlöcher weit machen (wie bei vertiefter Einatmung).

Nasalis, pars transversa

Ursprung: Jugum alveolare des Eckzahnes.

Ansatz: Sehnenplatte auf dem Nasenrücken.

Test: Nasenlöcher eng machen.

Depressor septi

Ursprung: Jugum alveolare des mittleren Schneide-zahnes.

Ansatz: Knorpeliges Nasenseptum.

Test: Nase lang machen.

Procerus

Levator Anguli Oris

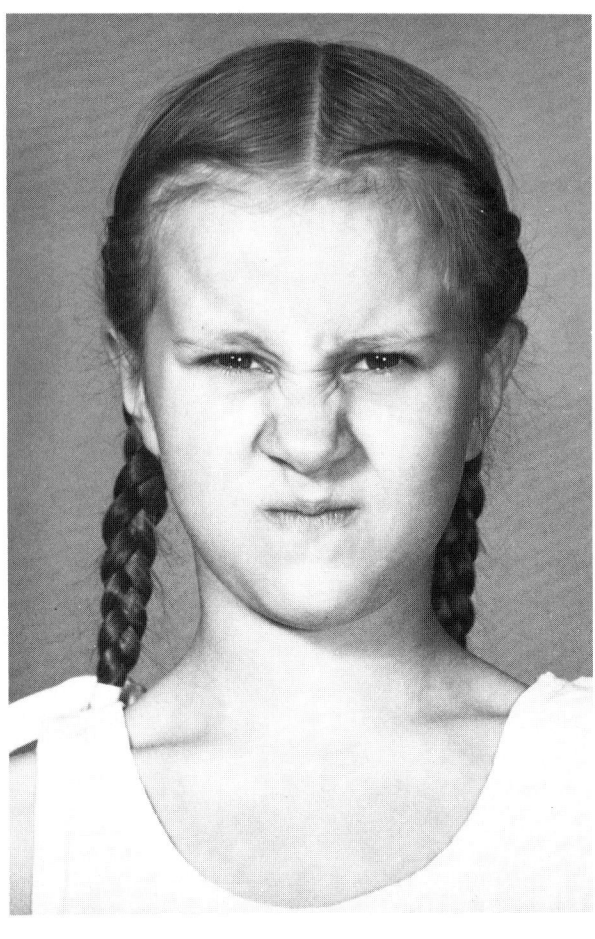

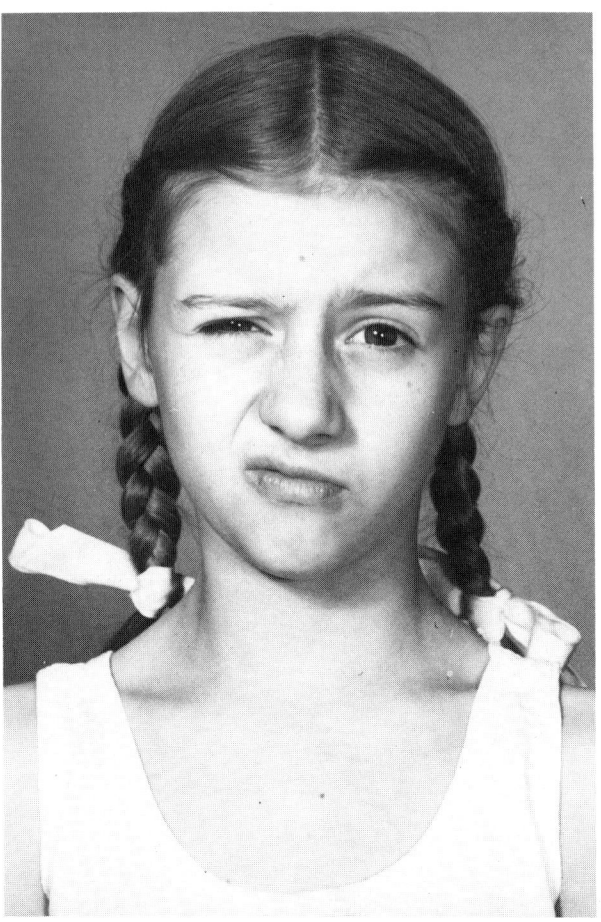

Ursprung: Am Nasenrücken.

Ansatz: Strahlt in die Haut der Glabella ein.

Test: Nase rümpfen (dabei entstehen quere Falten über der Nasenwurzel).

Ursprung: Unterhalb des Foramen infraorbitale.

Ansatz: In der Haut des Mundwinkels.

Test: Mundwinkel nach oben ziehen (dabei vertieft sich die Nasolabialfalte).

Risorius

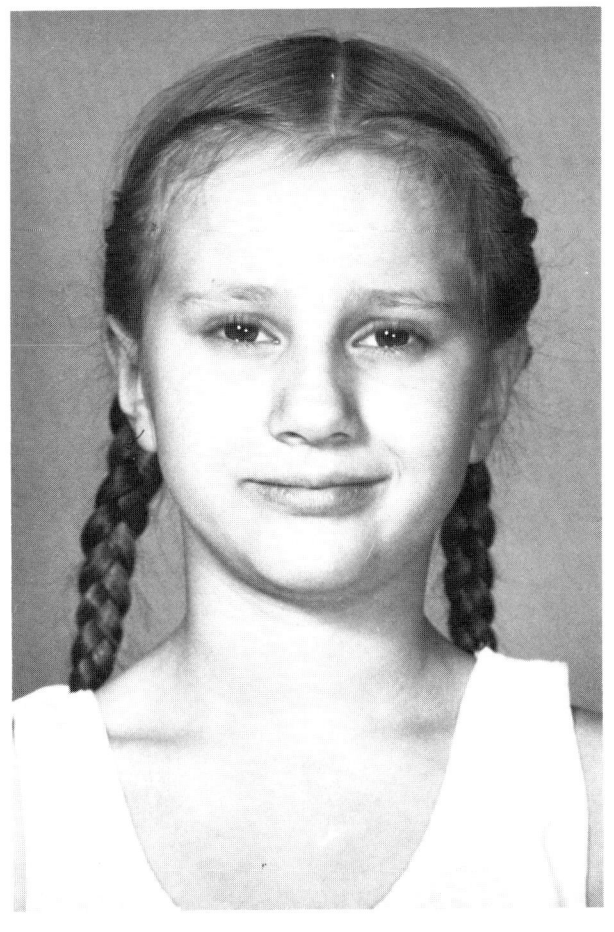

Ursprung: Fascia masseterica.

Ansatz: In der Haut des Mundwinkels.

Test: Mundwinkel bei geschlossenen Lippen auseinanderziehen.

Zygomaticus Major

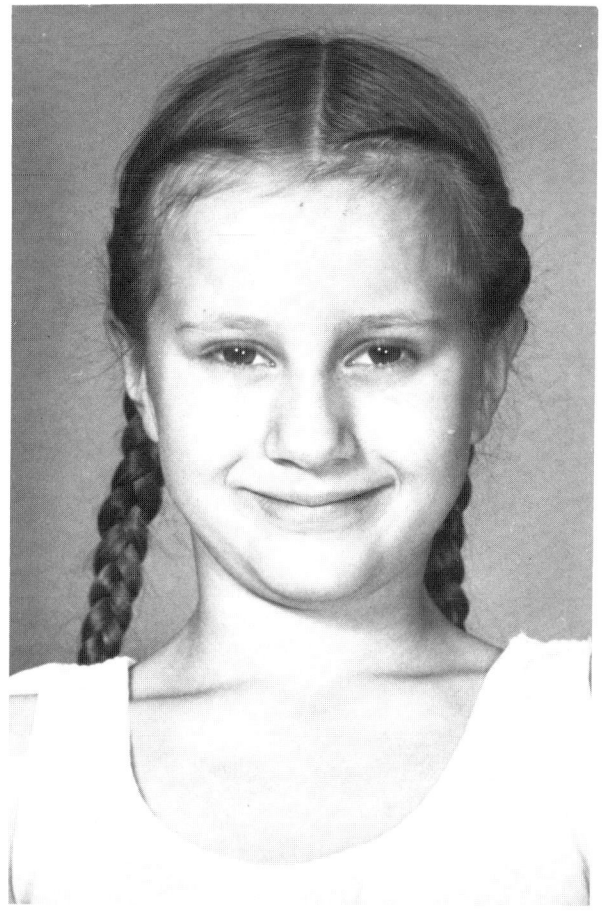

Ursprung: Os zygomaticum.

Ansatz: In der Haut des Mundwinkels.

Test: Mundwinkel nach oben und außen ziehen (wie beim Lächeln).

Levator Labii Superioris, Levator Labii Superioris Alaeque Nasi, Zygomaticus Minor

Depressor Labii Inferioris und Platysma

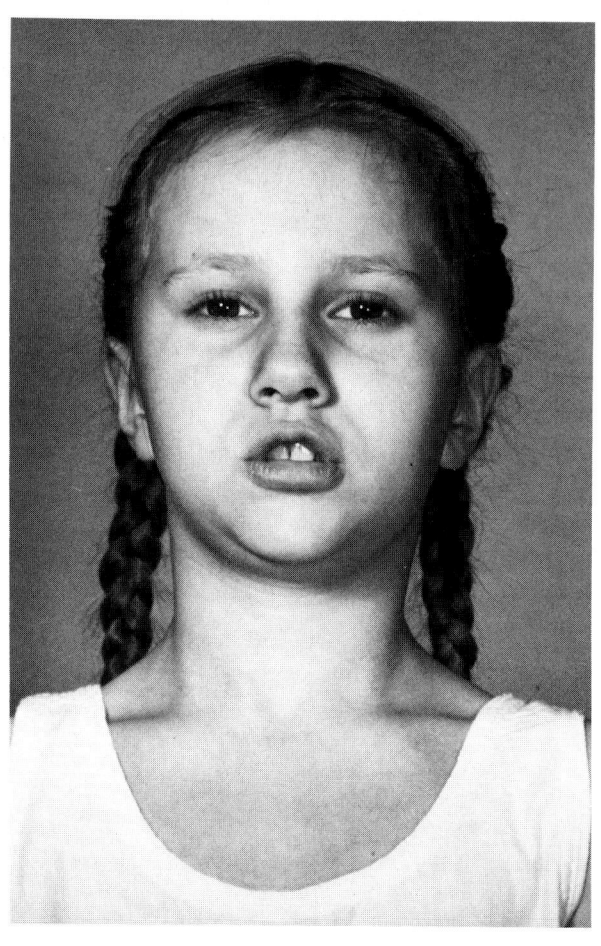

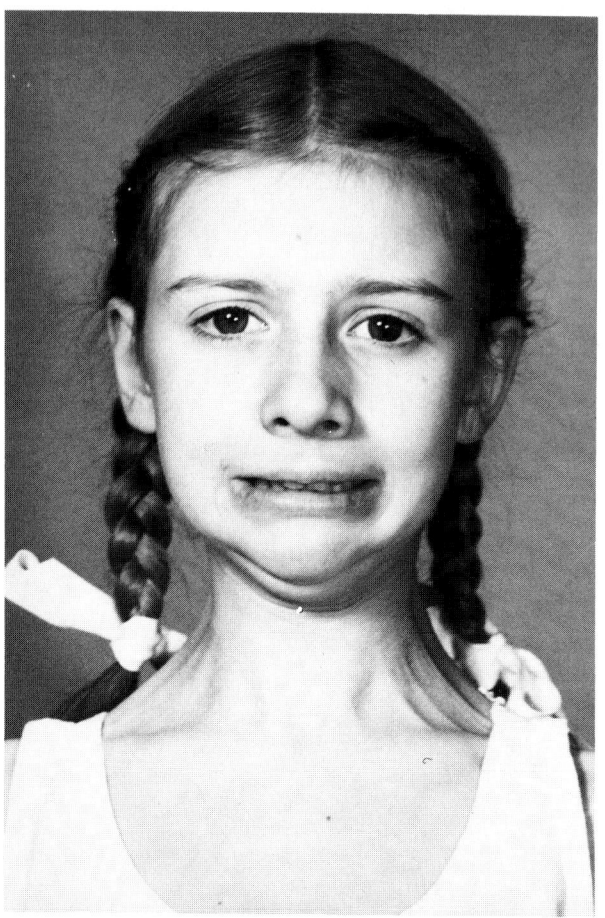

Levator labii superioris

Ursprung: Margo infraorbitalis.

Ansatz: Strahlt in die Haut der Oberlippe ein.

Levator labii superioris alaeque nasi

Ursprung: Processus frontalis maxillae.

Ansatz: Nasenflügel, strahlt in die Haut der Oberlippe ein.

Zygomaticus minor

Ursprung: Facies malaris ossis zygomatici.

Ansatz: Sulcus nasolabialis.

Test: Oberlippe hochziehen und obere Zahnreihe zeigen.

Depressor labii inferioris

Ursprung: Unterhalb des Foramen mentale von der Mandibula.

Ansatz: Strahlt in die Haut der Unterlippe ein.

Platysma

Ursprung: Faszie, die den oberen Teil des Pectoralis major und Delta bedeckt.

Ansatz: In der Wangengegend und am Unterkiefer bis zum Kinn.

Test: Unterlippe und Mundwinkel nach unten ziehen (dabei spannt sich die Haut über dem seitlichen Hals).

Orbicularis Oris

Buccinator

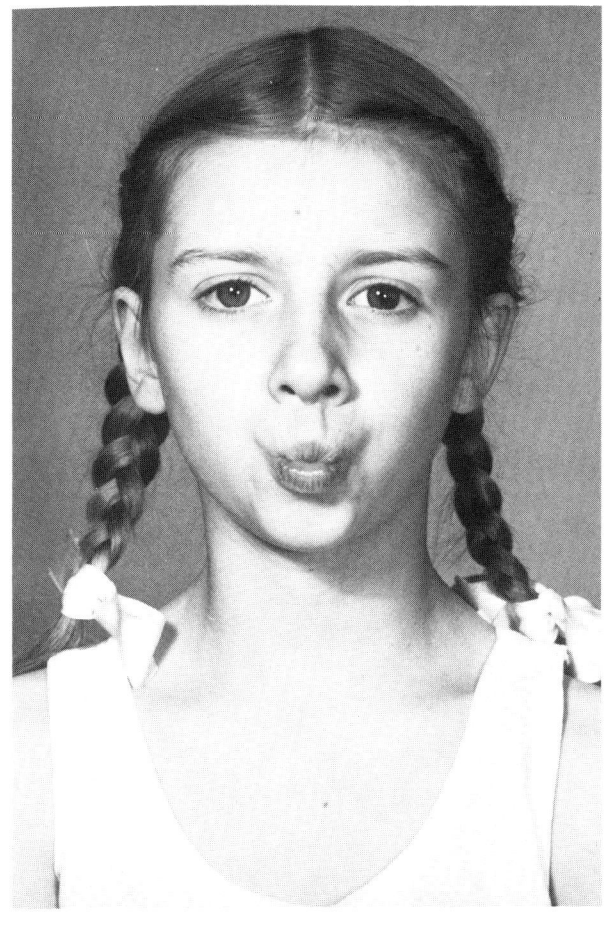

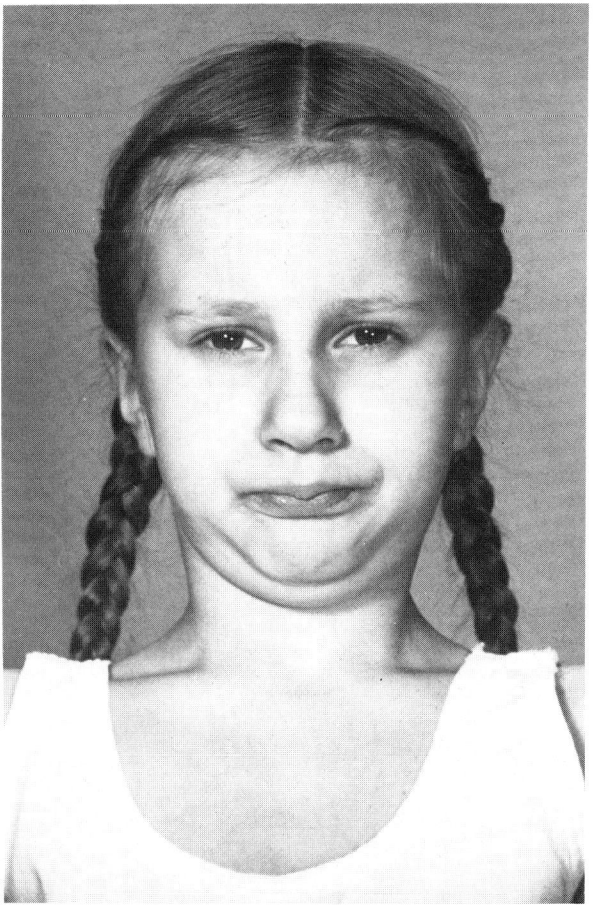

Bildet das Lippenfleisch und verläuft ringförmig um den Mund.

Test: Mund zuspitzen wie beim Pfeifen.

Ursprung: Processus alveolaris maxillae, von der Raphe pterygomandibularis und Pars alveolaris mandibulae.

Ansatz: Im Mundwinkel, setzt sich zum Teil in den Orbicularis oris fort.

Test: Die Wangen seitlich fest gegen die Zähne pressen und die Mundwinkel auseinanderziehen wie beim Trompetenblasen. (Das Kinn zurückziehen, wie es auf der Abbildung zu sehen ist, gehört nicht zur Funktion des Buccinator).

Mentalis

Depressor Anguli Oris

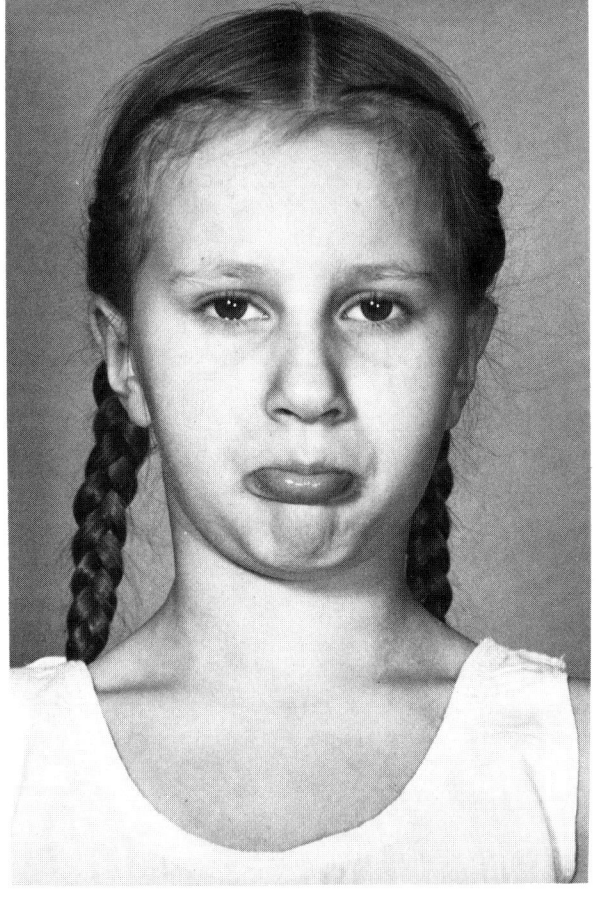

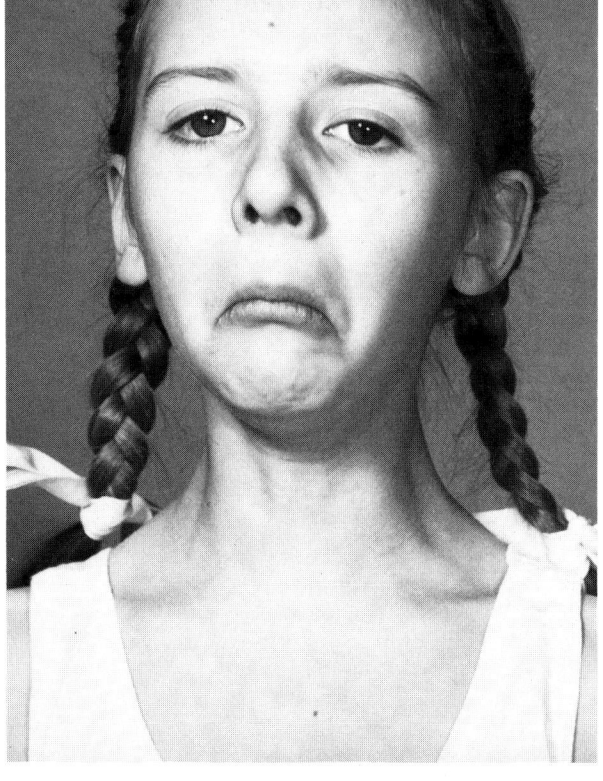

Ursprung: Jugum alveolare des lateralen Schneide-zahnes.

Ansatz: Strahlt in die Kinnhaut ein.

Test: Haut des Kinns nach oben ziehen und dabei die Unterlippe nach oben schieben (Ausdruck des Schmollens).

Ursprung: Unterer Rand der Mandibula.

Ansatz: Mundwinkel.

Test: Mundwinkel nach unten ziehen.

Pterygoideus Medialis und Lateralis

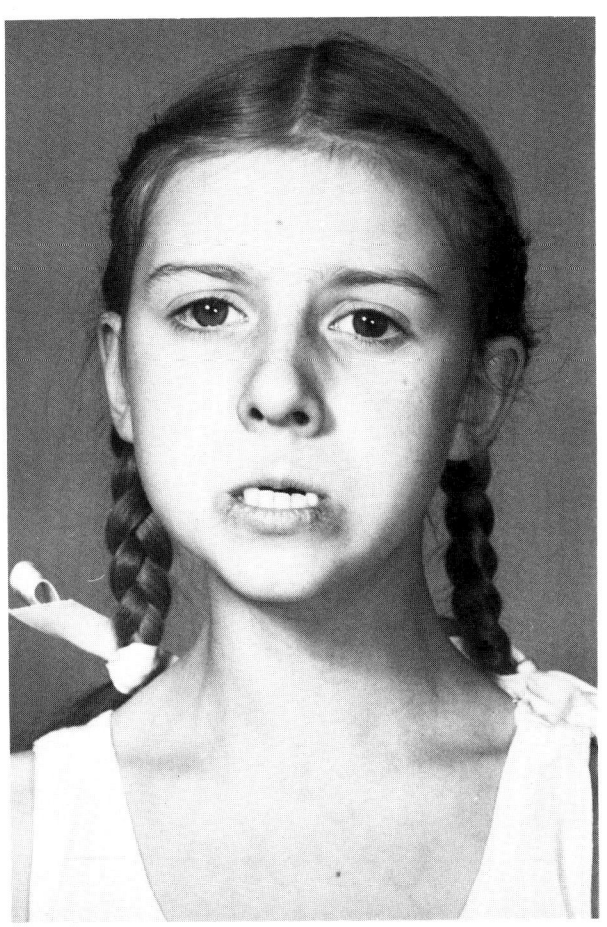

Masseter, Temporalis und Pterygoideus Medialis

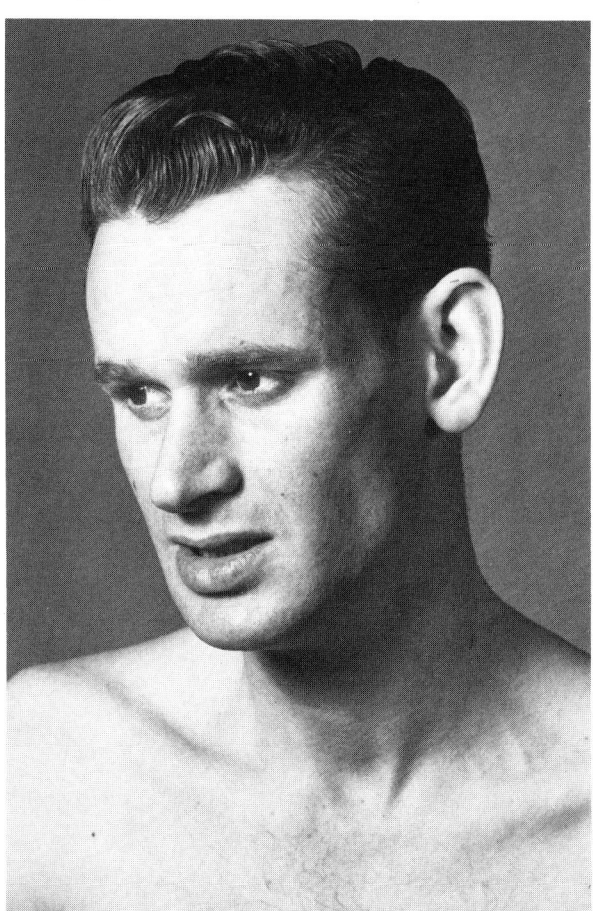

Pterygoideus medialis

Ursprung: Fossa pterygoidea, Processus pyramidalis ossis palatini und Tuber maxillae.

Ansatz: Tuberositas pterygoidea (mediale Fläche des Angulus mandibulae).

Pterygoideus lateralis

Ursprung:
Oberer Anteil: Facies infratemporalis und Crista infratemporalis der Ala major ossis sphenoidalis.
Unterer Anteil: Außenfläche der Lamina lateralis des Processus pterygoideus.

Ansatz:
Oberer Anteil: Discus articularis.
Unterer Anteil: Fovea pterygoidea.

Test: Unterkiefer vorschieben.

Masseter

Ursprung:
Pars superficialis: Arcus zygomaticus (vordere zwei Drittel).
Pars profunda: Arcus zygomaticus (unterer Rand) und Innenfläche des Processus zygomaticus.

Ansatz: Tuberositas masseterica am Angulus mandibulae.

Temporalis

Ursprung: Planum temporale und Fascia temporalis.

Ansatz: Processus coronoideus mandibulae.

Temporalis, Masseter und Pterygoideus medialis

Test: Zähne fest zusammenbeißen. (Auf dem Bild ist der Mund etwas geöffnet, um zu zeigen, daß die Zähne zusammengebissen werden).

Levator Palpebrae Superioris, Rectus Superior und Inferior, Obliquus Inferior und Superior

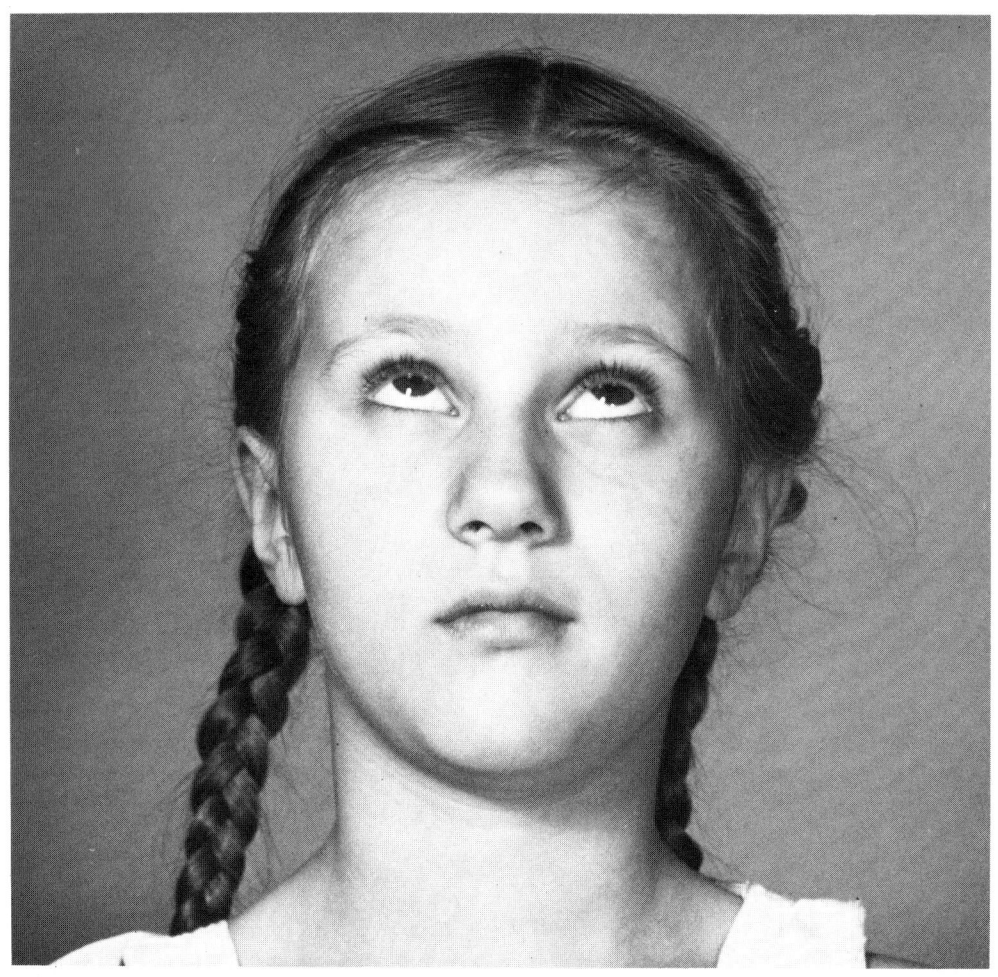

Levator palpebrae superioris

Ursprung: Anulus tendineus communis (in der Tiefe der Orbita).

Ansatz:
Oberflächliche Sehnenplatte: Oberlid.
Tiefe Sehnenplatte: Oberrand des Tarsus.

Test: Oberlid hochziehen.

Rectus superior und inferior

Ansatz und Ursprung, s. nächste Seite.

Obliquus inferior

Ursprung: Medial am Margo infraorbitalis.

Ansatz: Bulbus temporal unten und hinten.

Obliquus superior

Ursprung: Medial vom Anulus tendineus communis.

Ansatz: Bulbus temporal oben und hinten.

Test des Rectus superior und Obliquus inferior:
Senkrecht nach oben schauen in Richtung Augenbraue.

Test des Rectus inferior und Obliquus superior:
Senkrecht nach unten schauen in Richtung Mund (nicht dargestellt).

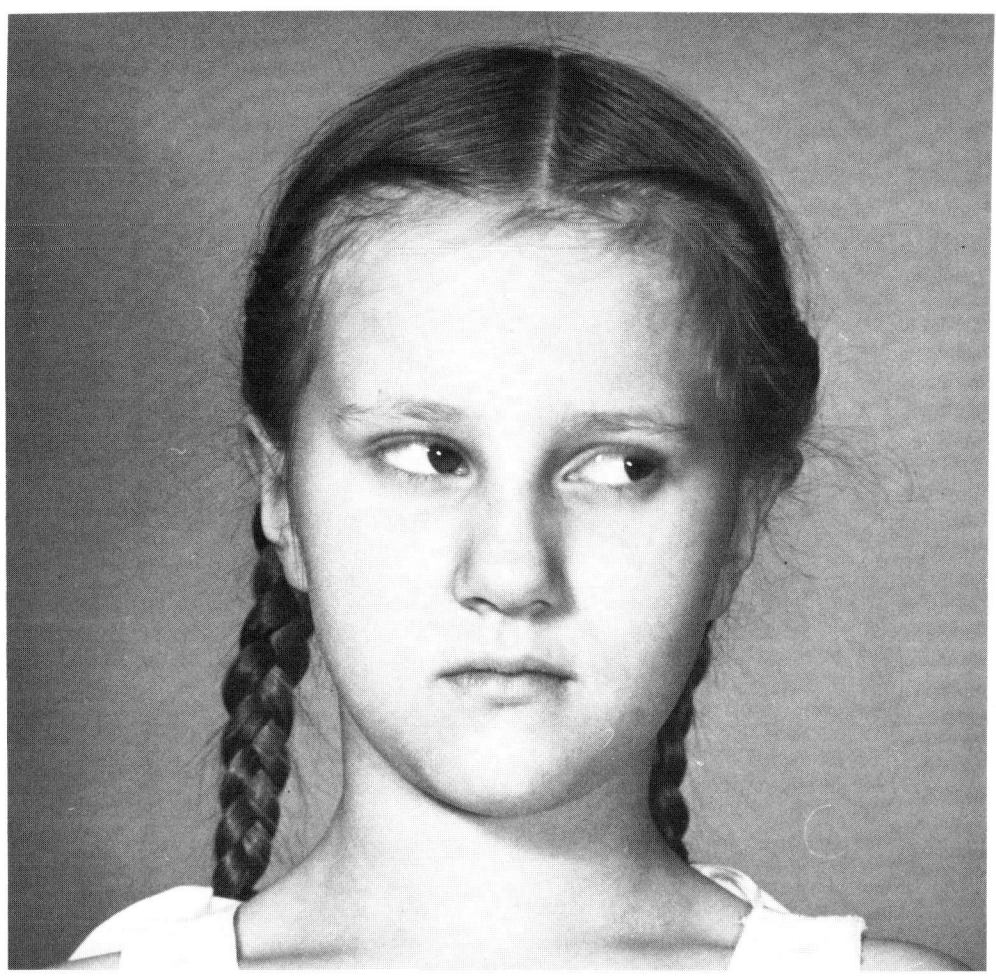

Rectus superior, inferior, medialis und lateralis

Ursprünge: Anulus tendineus communis.

Ansätze: An der Sclera vor dem Äquator des Bulbus. Ansatzstelle ergibt sich aus der Bezeichnung des Muskels.

Test des Rectus medialis:
Waagrecht nach medial schauen, zur Nase hin (rechtes Auge).

Test des Rectus lateralis:
Waagrecht nach lateral schauen, von der Nase weg (linkes Auge).

Orbicularis Oculi

Suprahyale Muskeln

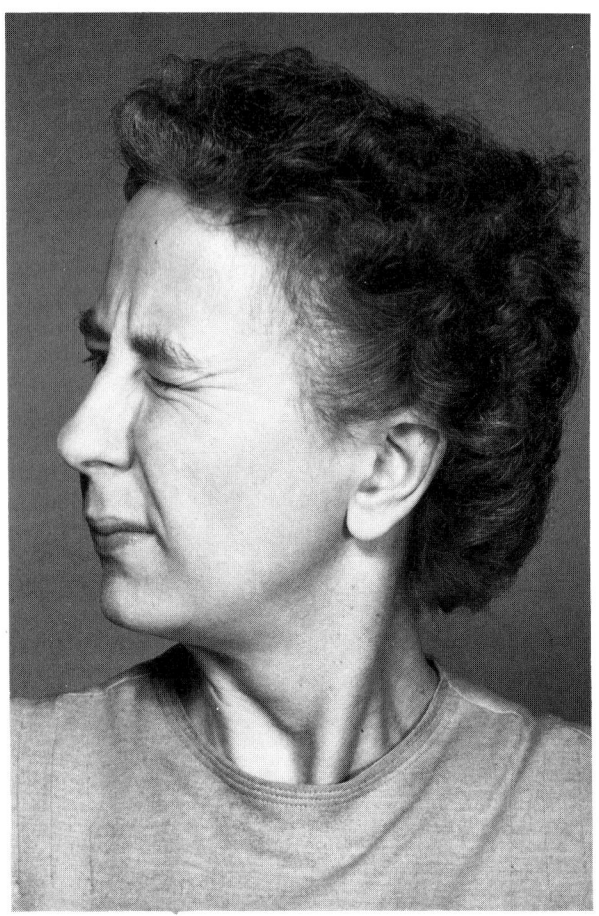

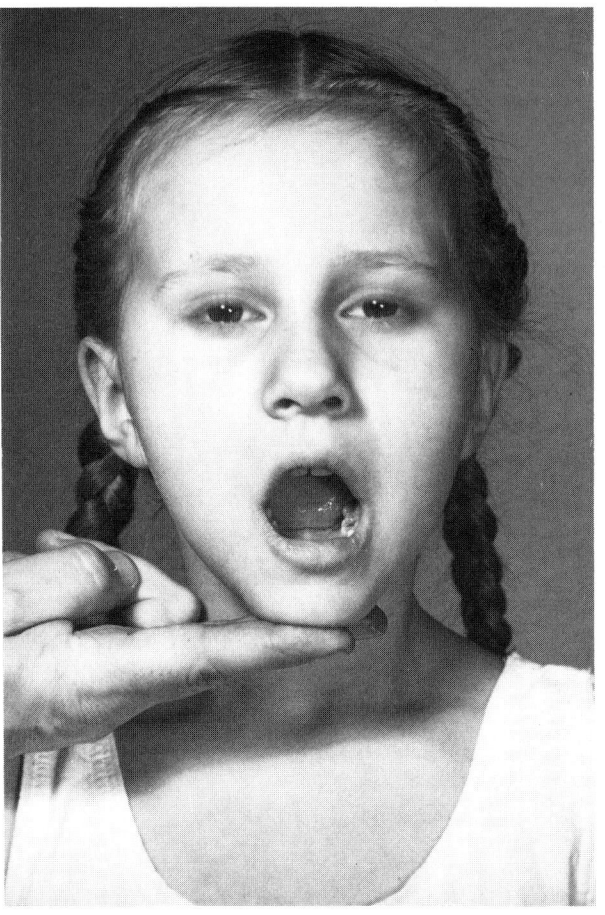

Ursprung:
Pars orbitalis: Lig. palpebrale mediale, Processus frontalis maxillae und Crista lacrimalis anterior.
Pars palpebralis: Lig. palpebrale mediale.
Pars lacrimalis: Crista lacrimalis superior.

Ansatz: Die Muskelfasern umschließen ringförmig das Auge. Am lateralen Orbitarand strahlen Fasern nach unten in die Wangenhaut ein.

Test des Pars orbitalis:
Augenlider fest schließen (dabei bilden sich radiäre Fältchen im äußeren Augenwinkel).

Test des Pars palpebralis:
Augenlider leicht schließen (nicht dargestellt).

Test: Unterkiefer gegen Widerstand nach unten drükken. Während der Tätigkeit der oberen Zungenbeinmuskeln fixieren die unteren Zungenbeinmuskeln das Os hyoideum.
(Ansatz, Ursprung und Funktion der suprahyalen Muskeln, s. S. 250. Abb. der Zungenbeinmuskulatur s. S. 239).

234

Infrahyale Muskeln

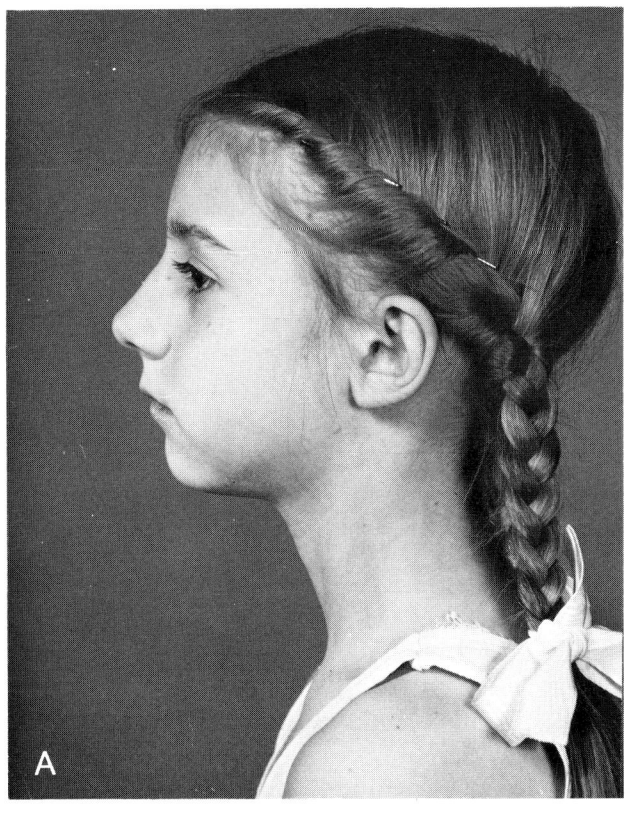

Test: Zungenbein nach unten drücken (s. Bild). Abb. A zeigt die entspannte Stellung, Abb. B den Test.

Innervation der Hirnnerven

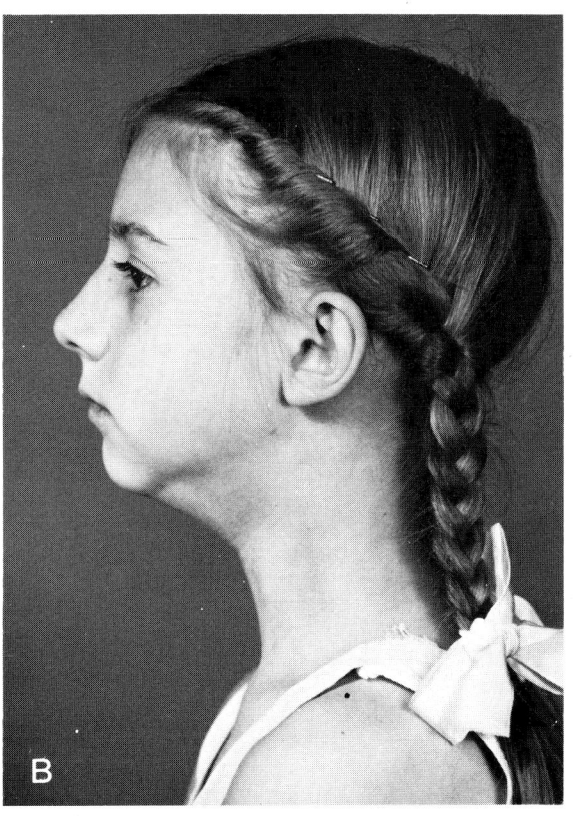

(Ursprung, Ansatz und Funktion der infrahyalen Muskeln, s. S. 251. Abb. der Zungenbeinmuskeln, s. S. 239.)

Innervation der Hirnnerven

Die Tabelle auf S. 236 ist in erster Linie als Zusammenfassung der Innervation der Hirnnerven gedacht und erst in zweiter Linie als Befundbogen für die mimische Gesichtsmuskulatur. Auf Grund ihrer doppelten Funktion enthält die Tabelle Angaben, die im allgemeinen auf einem Muskeltestbogen nicht zu finden sind. Es sind z.B. alle Hirnnerven aufgeführt, unabhängig, ob ihre Innervation sensibel, sensorisch oder motorisch ist.

Wie die Tabelle als Befundbogen benutzt werden kann, wird auf S. 237 am Beispiel einer Fazialisparese gezeigt.

INNERVATION DER HIRNNERVEN

Name: Datum:

Nr	Region	MUSKELWERT	MOTORISCHE, SENSIBLE und SENSORISCHE INNERVATION	I OLFACTORIUS (S)	II OPTICUS (S)	III OCULOMOTORIUS (M)	IV TROCHLEARIS (M)	V TRIGEMINUS (S+M)	VI ABDUCENS (M)	VII FACIALIS (S+M)	VIII VESTIB.-COCHL. (S)	IX GLOSSOPHAR. (S+M)	X VAGUS (S+M)	XI ACCESSORIUS (M)	XII HYPOGLOSSUS (M)
I	NASE	S	SENSORISCH – RIECHEN	•											
II	AUGE	S	SENSORISCH – SEHEN		•										
III	AUGENLID		LEVATOR PALPEBRAE SUPERIORIS			•									
III	AUGE		RECTUS SUPERIOR			•									
III			OBLIQUUS INFERIOR			•									
III			RECTUS MEDIALIS			•									
III			RECTUS INFERIOR			•									
IV	AUGE		OBLIQUUS SUPERIOR				•								
V		S	SENSIBEL – GESICHT U. KOPF, VORD. 2/3 ZUNGE					•							
V	OHR		TENSOR TYMPANI					•							
V	GAUMEN		TENSOR VELI PALATINI					•							
V	KAU-MUSK.		MASSETER					•							
V			TEMPORALIS					•							
V			PTERYGOIDEUS MEDIALIS					•							
V			PTERYGOIDEUS LATERALIS					•							
V	SUPRA-HYALE M.		MYLOHOIDEUS					•							
V			DIGASTRICUS (VENTER ANTERIOR)					•							
VI	AUGE		RECTUS LATERALIS						•						
VII	ZUNGE	S	SENSORISCH – GESCHMACK (VORD. 2/3 ZUNGE)							•					
VII	OHR	S	SENSIBEL – ÄUSSERES OHR							•					
VII			STAPEDIUS							•					
VII	SUPRA-HYALE M.		DIGASTRICUS (VENTER POSTERIOR)							•					
VII			STYLOHYOIDEUS							•					
VII	H-HAUPT		OCCIPITALIS — N.							•					
VII	OHR		INNERE OHRMUSKULATUR — AURICULARIS							•					
VII			AURICULARIS POSTERIOR — POSTERIOR							•					
VII			AURICULARIS ANTERIOR — RR.							•					
VII			AURICULARIS SUPERIOR — TEMPORALES							•					
VII	STIRN		FRONTALIS							•					
VII	AUG.-BR.		CORRUGATOR SUPERCILII — RR. TEMPOR. U.							•					
VII	AUG.-LID.		ORBICULARIS OCULI — ZYGOMATICI							•					
VII	NASE		PROCERUS							•					
VII			NASALIS, PARS ALARIS							•					
VII			NASALIS, P. TRANSV., DEPRESSOR SEPTI — RR.							•					
VII	MUND		ZYGOMATICUS MAJOR — BUCCA-							•					
VII			LEVATOR LABII SUPERIORIS — LES							•					
VII			BUCCINATOR							•					
VII			ORBICULARIS ORIS							•					
VII			LEVATOR ANGULI ORIS							•					
VII			RISORIUS — R. MAR-							•					
VII			DEPRESSOR ANGULI ORIS — GINALIS							•					
VII			DEPRESSOR LABII INFERIORIS — MANDI-							•					
VII	KINN		MENTALIS — BULAE							•					
VII	HALS		PLATYSMA — R. COLLI							•					
VIII	OHR	S	SENSORISCH – GEHÖR U. GLEICHGEWICHT								•				
IX	ZUNGE	S	SENSORISCH – GESCHMACK (HINT. 1/3 ZUNGE)									•			
IX	PHARYNX	S	SENSIBEL – PHARYNX, WEICHER GAUMEN, HINT. 1/3 ZUNGE									•			
IX			STYLOPHARYNGEUS									•			
IX			MUSKELN D. PHARYNX									•			
X			MUSKELN D. WEICHEN GAUMENS, PHARYNX U. LARYNX										•		
X			UNWILLKÜRL. MUSK. – VERDAUUNGSTRAKT										•		
X			UNWILLKÜRL. MUSK. – LUFTWEGE										•		
X			UNWILLKÜRL. – HERZMUSKEL										•		
X		S	SENSIBEL – OHR										•		
X		S	SENSIBEL – VERDAUUNGSTRAKT										•		
X		S	SENSIBEL – LUFTWEGE										•		
X		S	SENSIBEL – BAUCHORGANE U. HERZ										•		
XI	KOPF		TRAPEZIUS U. STERNOCLEIDOMASTOIDEUS											•	
XI	GAUMEN		LEVATOR VELI PALATINI											•	
XI			MUSKELN D. WEICHEN GAUMENS, PHARYNX U. LARYNX											•	
XII	ZUNGE		STYLOGLOSSUS												•
XII			HYOGLOSSUS												•
XII			GENIOGLOSSUS												•
XII			INNERE ZUNGENMUSKULATUR												•

SENSIBLE INNERVATION

C 2

C 4

C 3

DERMATOME

OPHTHALMICUS
MAXILLARIS
MANDIBULARIS
ZERVIKALNERVEN

1 2 3 4 5 6 7 8 9 10 11 12 13 14 15

ventrale u. dorsale Rami

SENSIBLE VERSORGUNG DER HIRNNERVEN

N. ophthalmicus
1. N. supratrochl.
2. N. supraorbitalis
3. N. lacrimalis
4. N. infratrochlearis
5. Rr. nasales

N. maxillaris
6. N. zygomaticus
7. N. infraorbitalis
8. N. zygomaticus facialis

N. mandibularis
9. N. auriculotemp.
10. Nn. buccales
11. N. mentalis

Zervikalnerven
12. N. occipitalis major
13. N. occipitalis minor
14. N. auricularis magnus

Abb. nach Gray's Anatomy of the Human Body, 28. Aufl.

INNERVATION DER HIRNNERVEN

Name: Datum:

SENSIBLE INNERVATION

Haupttabelle

Kopfzeile der Nervenspalten (Typ / Nr. / Nerv):

S	S	M	M	S+M	M	S+M	S	S+M	S+M	M	M
I OLFACTORIUS	II OPTICUS	III OCULOMOTORIUS	IV TROCHLEARIS	V TRIGEMINUS	VI ABDUCENS	VII FACIALIS	VIII VESTIB.-COCHL.	IX GLOSSOPHAR.	X VAGUS	XI ACCESSORIUS	XII HYPOGLOSSUS

Nr.	Region	Muskelwert	MOTORISCHE, SENSIBLE und SENSORISCHE INNERVATION		Nerv (●)	20. März	13. April
I	NASE	S	SENSORISCH – RIECHEN		I		
II	AUGE	S	SENSORISCH – SEHEN		II		
III	AUGENLID		LEVATOR PALPEBRAE SUPERIORIS		III		
III	AUGE		RECTUS SUPERIOR		III		
III			OBLIQUUS INFERIOR		III		
III			RECTUS MEDIALIS		III		
III			RECTUS INFERIOR		III		
IV	AUGE		OBLIQUUS SUPERIOR		IV		
V		S	SENSIBEL – GESICHT U. KOPF, VORD. 2/3 ZUNGE		V		
V	OHR		TENSOR TYMPANI		V		
V	GAUMEN		TENSOR VELI PALATINI		V		
V	KAU-MUSK.		MASSETER		V		
V			TEMPORALIS		V		
V			PTERYGOIDEUS MEDIALIS		V		
V			PTERYGOIDEUS LATERALIS		V		
V	SUPRA-HYALE M.		MYLOHOIDEUS		V		
V			DIGASTRICUS (VENTER ANTERIOR)		V		
VI	AUGE		RECTUS LATERALIS		VI		
VII	ZUNGE	S	SENSORISCH – GESCHMACK (VORD. 2/3 ZUNGE)		VII		
VII	OHR	S	SENSIBEL – ÄUSSERES OHR		VII		
VII			STAPEDIUS		VII		
VII	SUPRA-HYALE M.		DIGASTRICUS (VENTER POSTERIOR)		VII		
VII			STYLOHYOIDEUS		VII		
VII	H-HAUPT		OCCIPITALIS	N.	VII		
VII	OHR		INNERE OHRMUSKULATUR	AURICULARIS	VII		
VII			AURICULARIS POSTERIOR	POSTERIOR	VII		
VII			AURICULARIS ANTERIOR	RR.	VII		
VII			AURICULARIS SUPERIOR	TEMPORALES	VII		
VII	STIRN	1	FRONTALIS		VII	4	5
VII	AUG.-BR.	1	CORRUGATOR SUPERCILII	RR. TEMPOR. U.	VII	4	5
VII	AUG.-LID.	2	ORBICULARIS OCULI	ZYGOMATICI	VII	4	5
VII	NASE	2	PROCERUS		VII	4	5
VII		1	NASALIS, PARS ALARIS		VII	–	–
VII		–	NASALIS, P. TRANSV., DEPRESSOR SEPTI	RR.	VII	4	5
VII	MUND	1	ZYGOMATICUS MAJOR	BUCCA-	VII	4	5
VII			LEVATOR LABII SUPERIORIS	LES	VII	4	5
VII		1	BUCCINATOR		VII	4	5
VII		1	ORBICULARIS ORIS		VII	4	4
VII		1	LEVATOR ANGULI ORIS		VII	4	4
VII		1	RISORIUS	R. MAR-GINALIS	VII	4	5
VII		1	DEPRESSOR ANGULI ORIS	MANDI-	VII	4	5
VII		0	DEPRESSOR LABII INFERIORIS	BULAE	VII	4	5
VII	KINN	1	MENTALIS		VII	4	4
VII	HALS	0	PLATYSMA	R. COLLI	VII	4	5
VIII	OHR	S	SENSORISCH – GEHÖR U. GLEICHGEWICHT		VIII		
IX	ZUNGE	S	SENSORISCH – GESCHMACK (HINT. 1/3 ZUNGE)		IX		
IX	PHARYNX	S	SENSIBEL – PHARYNX, WEICHER GAUMEN, HINT. 1/3 ZUNGE		IX		
IX			STYLOPHARYNGEUS		IX		
IX			MUSKELN D. PHARYNX		IX		
X			MUSKELN D. WEICHEN GAUMENS, PHARYNX U. LARYNX		X		
X			UNWILLKÜRL. MUSK. – VERDAUUNGSTRAKT		X		
X			UNWILLKÜRL. MUSK. – LUFTWEGE		X		
X			UNWILLKÜRL. – HERZMUSKEL		X		
X		S	SENSIBEL – OHR		X		
X		S	SENSIBEL – VERDAUUNGSTRAKT		X		
X		S	SENSIBEL – LUFTWEGE		X		
X		S	SENSIBEL – BAUCHORGANE U. HERZ		X		
XI	KOPF		TRAPEZIUS U. STERNOCLEIDOMASTOIDEUS		XI		
XI	GAUMEN		LEVATOR VELI PALATINI		XI		
XI			MUSKELN D. WEICHEN GAUMENS, PHARYNX U. LARYNX		XI		
XII	ZUNGE		STYLOGLOSSUS		XII		
XII			HYOGLOSSUS		XII		
XII			GENIOGLOSSUS		XII		
XII			INNERE ZUNGENMUSKULATUR		XII		

(Die Datumsangabe „27. Febr." steht links vor den Spalten „20. März" und „13. April".)

Rechte Seite

DERMATOME

C 2   C 4   C 3

OPHTHALMICUS — MAXILLARIS — MANDIBULARIS — ZERVIKAL NERVEN

ventrale u. dorsale Rami

SENSIBLE VERSORGUNG DER HIRNNERVEN

N. ophthalmicus
1. N. supratrochl.
2. N. supraorbitalis
3. N. lacrimalis
4. N. infratrochlearis
5. Rr. nasales

N. maxillaris
6. N. zygomaticus
7. N. infraorbitalis
8. N. zygomaticus facialis

N. mandibularis
9. N. auriculotemp.
10. Nn. buccales
11. N. mentalis

Zervikalnerven
12. N. occipitalis major
13. N. occipitalis minor
14. N. auricularis magnus

Abb. nach *Gray's Anatomy of the Human Body*, 28. Aufl.

Vordere und Seitliche Halsmuskeln

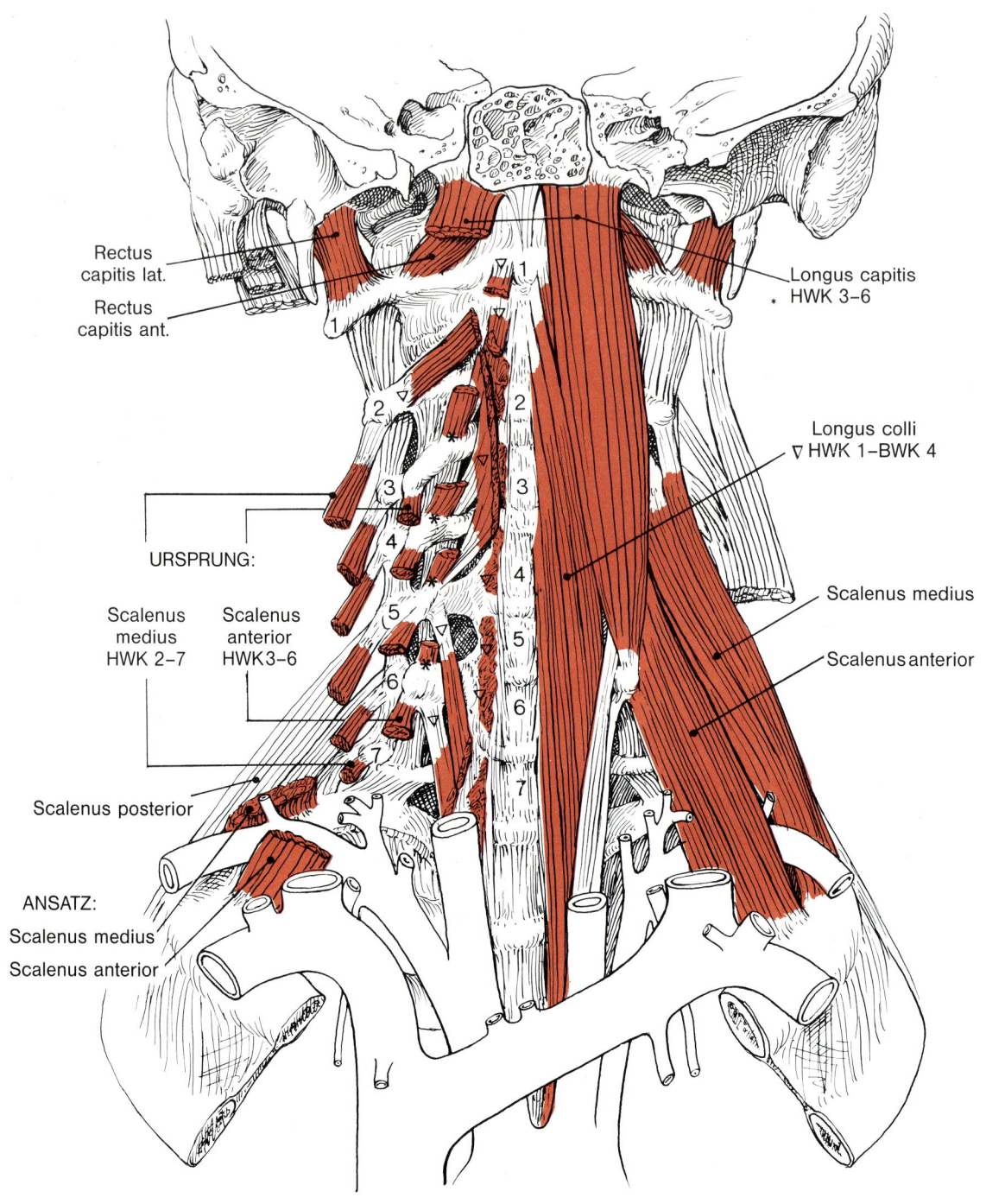

Rectus
capitis lat.

Rectus
capitis ant.

Longus capitis
* HWK 3–6

Longus colli
▽ HWK 1–BWK 4

URSPRUNG:

Scalenus medius

Scalenus medius   Scalenus anterior
HWK 2-7   HWK 3-6

Scalenus anterior

Scalenus posterior

ANSATZ:

Scalenus medius

Scalenus anterior

Zeichnung nach Sobotta-Figge[30]

238

Suprahyale und Infrahyale Muskeln

Mylohyoideus

Digastricus, venter anterior

Digastricus, venter posterior

Stylohyoideus

Thyrohyoideus

Omohyoideus, venter superior

Sternothyroideus

Sternohyoideus

Omohyoideus, venter inferior

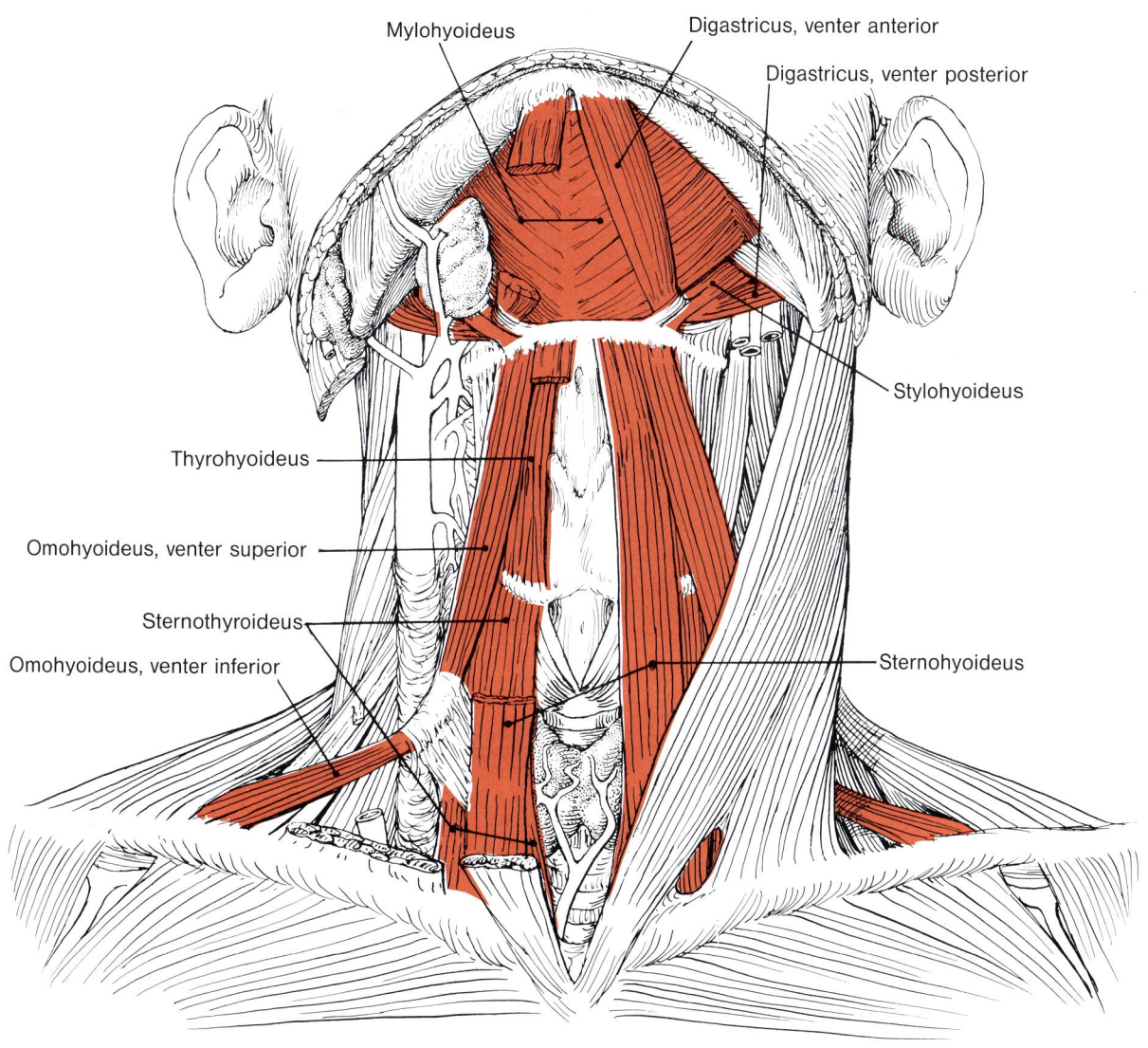

Zeichnung nach Sobotta-Figge[30]

Halsmuskeln

	Ursprung	Ansatz
Longus colli *	Laterale obere Fasern: Tubercula anteriora der Querfortsätze der 5.–2. Halswirbel Laterale untere Fasern: Körper der 1.–3. Brustwirbel Mediale Fasern: Körper der oberen Brust- und unteren Halswirbel	Tuberculum anterius atlantis Tuberculum anterius der Querfortsätze der 5. und 6. Halswirbel Körper der oberen Halswirbel.
Longus capitis *	Tubercula anteriora der Querfortsätze der 3.–6. Halswirbel	Pars basilaris des Hinterhauptbeines
Rectus capitis lateralis *	Massa lateralis atlantis	Pars basilaris des Hinterhauptbeines
Scalenus anterior *	Tubercula anteriora der Querfortsätze der 3.–6. Halswirbel	Tuberculum m. scaleni anterioris der 1. Rippe
Scalenus medius *	Tubercula posteriora der Querfortsätze der 2.–7. Halswirbel	1. Rippe hinter dem Sulcus a. subclaviae und Membrana intercostalis externa des 1. Zwischenrippenraumes
Scalenus posterior *	Tubercula posteriora der Querfortsätze der 5.–7. Halswirbel	Außenfläche der 2. Rippe
Platysma **	Faszie, die den oberen Teil des Pectoralis major und Deltoideus bedeckt	Unterkieferrand und Haut über dem unteren Teil des Gesichtes bis zum Mundwinkel
Sternocleidomastoideus **	Pars sternalis: Manubrium sterni Pars clavicularis: Mediales Drittel der Clavicula	Processus mastoideus, laterale Hälfte der Linea nuchae superior
Rectus capitis posterior major	Dornfortsatz des Axis	Lateral vom Rectus capitis posterior an der Linea nuchae inferior
Rectus capitis posterior minor	Tuberculum posterium atlantis	Medialer Bereich der Linea nuchae inferior
Obliquus capitis inferior	Dornfortsatz des Axis	Querfortsatz des Atlas
Obliquus capitis superior	Querfortsatz des Atlas	Zwischen Linea nuchae superior und inferior
Trapezius, pars desc.	s. S. 110	
Splenius capitis Splenius cervicis Iliocostalis cervicis Longissimus cervicis Longissimus capitis Spinalis cervicis Spinalis capitis Multifidus (zervik. Anteil) Rotatores cervicis Interspinales cervicis Intertransversarii cervicis	s. S. 212	

* s. Abb. S. 238
** s. Abb. S. 223

240

Funktion der Halsmuskeln

Muskeln	Bei unilateraler Tätigkeit		Bei bilateraler Tätigkeit		
	Extension	Flexion	Lateral-flexion	Rotation Zur selben Seite	Rotation Zur Gegen-seite
Longus colli		×	×	×	
Longus capitis		×		×	
Rectus capitis anterior		×		×	
Rectus capitis lateralis			×		
Scalenus anterior		×	×		×
Scalenus medius			×		×
Scalenus posterior			×		×
Platysma		×			
Sternocleidomastoideus	×	×	×		×
Rectus capitis posterior major	×			×	
Rectus capitis posterior minor	×				
Obliquus capitis inferior				×	
Obliquus capitis superior	×		×		
Splenius cervicis	×		×	×	
Splenius capitis	×		×	×	
Trapezius (pars descend.)	×		×		×
Iliocostalis cervicis	×		×		
Longissimus cervicis	×				
Longissimus capitis	×		×	×	
Spinalis cervicis	×				
Spinalis capitis	×				
Semispinalis cervicis	×				×
Semispinalis capitis	×				
Multifidus (zervik. Anteil)	×				×
Rotatores cervicis	×				×
Interspinales cervicis	×				
Intertransversarii cervicis			×		

Flexion des Halses

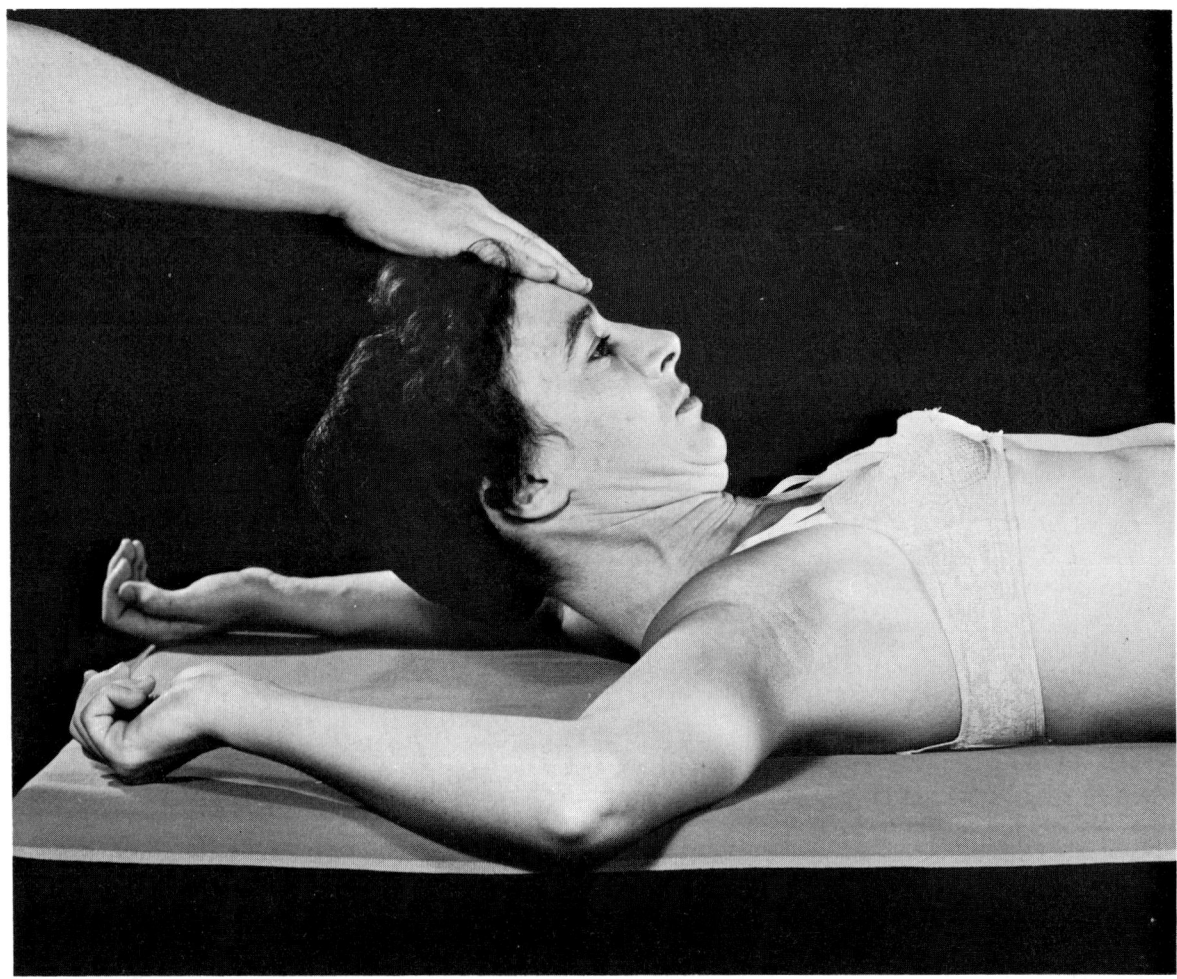

Patient: Rückenlage, Arme im Schultergelenk 90° abduziert und außenrotiert, Ellbogen gebeugt, Hände liegen auf dem Tisch.

Fixation: Die vorderen Bauchmuskeln müssen den Thorax am Becken fixieren können, bevor der Kopf von den Halsflexoren angehoben werden kann. Bei Schwäche der Bauchmuskeln muß der Prüfer den Thorax durch festen Druck fixieren (bei Kindern bis zu fünf Jahren in jedem Fall erforderlich).

Test: Flexion des Halses. Der Kopf wird angehoben, und das Kinn nähert sich der Fossa jugularis.

Druck: Gegen die Stirn in Richtung Extension des Halses.

Modifizierter Test: Bei ausgeprägter Schwäche soll der Patient versuchen, seinen Nacken dem Tisch zu nähern und dabei das Kinn nach dorsal zu schieben.

Druck: Gegen das Kinn in Richtung Extension des Halses.

Anmerkung: Zu den Halsflexoren gehören der Longus capitis, der Longus colli und der Rectus anterior. Sie werden unterstützt vom Sternocleidomastoideus, dem Scaleni anterior, der oberen und unteren Zungenbeinmuskulatur. Bei Schwäche der Halsflexoren spannt sich das Platysma mit an.

Schwäche: Hyperextension der Halswirbelsäule mit Translation des Kopfes nach ventral.

Kontraktur: Eine Flexionskontraktur des Halses ist selten; sie ist jedoch eine Komponente beim Torticollis.

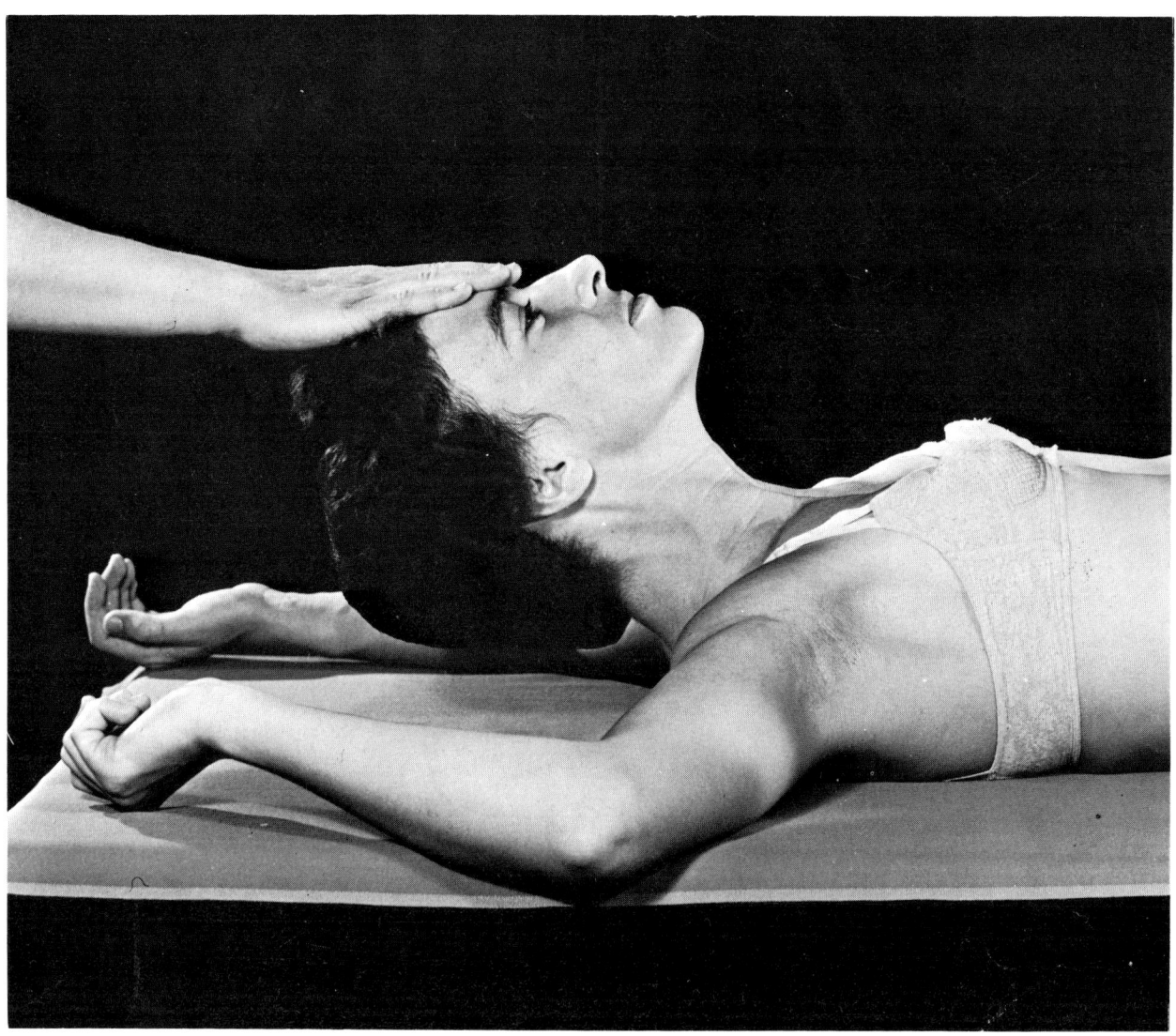

Bei Schwäche der Halsflexoren kann der Kopf, wie auf der Abbildung, von der Unterlage abgehoben und auch gegen Druck gehalten werden, ohne daß dies der richtige Test für die Halsflexoren ist. Die dargestellte Bewegung wird vorwiegend von den Sternocleidomastoidei, unterstützt von den vorderen Scaleni und den clavicularen Anteilen des oberen Trapezius, ausgeführt.

wenn: Kopf Anteroposition → Halsflexoren longus capitis
= Hyperextension bei Vertikalisation longus colli   zu schwach
ventrale Translation Rectus ant

= Bild oben
Kopf Anteropos.   → Sternocleido
                         vord Trapez.   Hyperton =
                         vord. Scalen   machen diese Funktion

Flexion und Lateralflexion des Halses

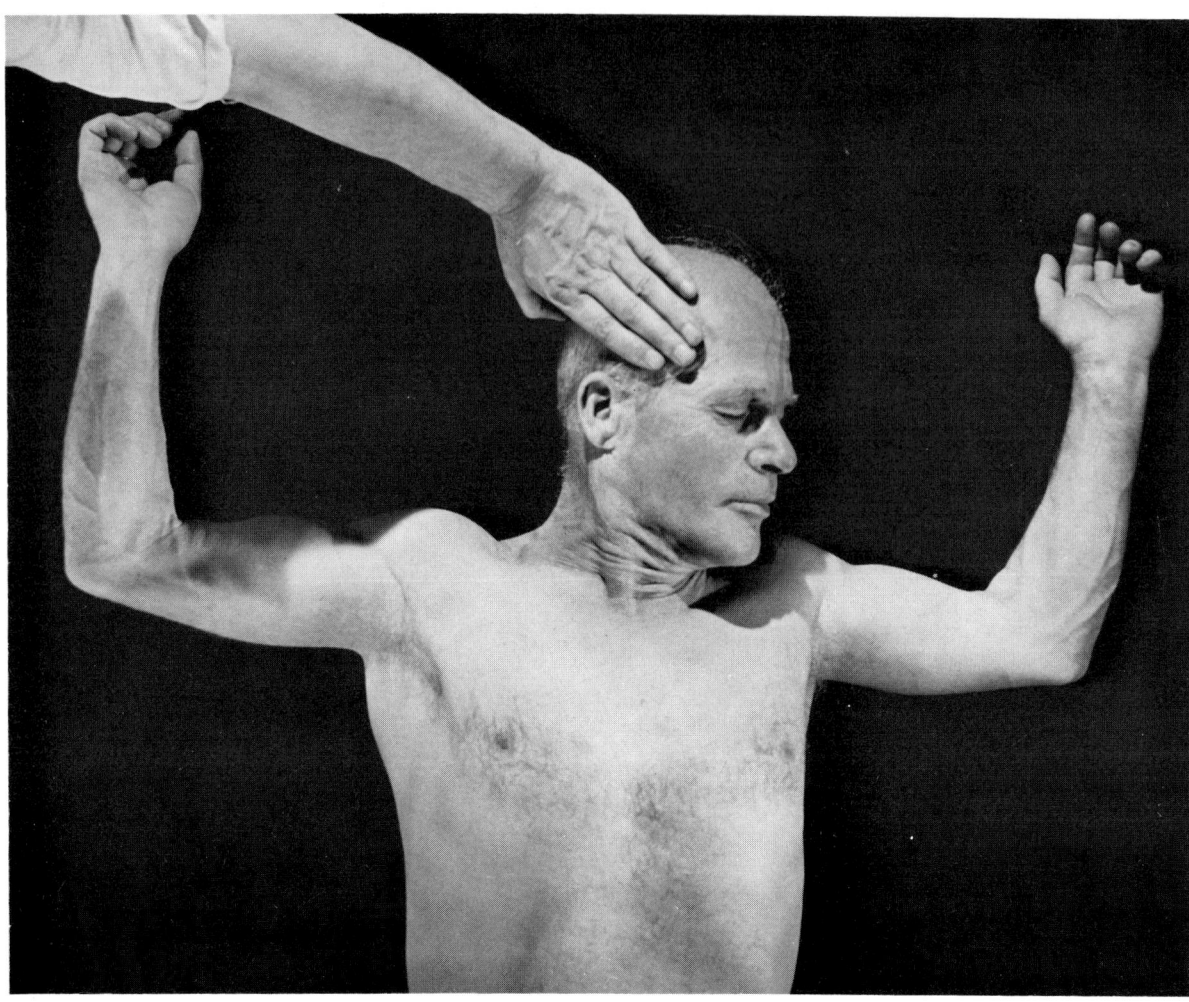

Die Muskeln, die vorwiegend an dieser Bewegung beteiligt sind, sind der Sternocleidomastoideus und die Scaleni.

Patient: Rückenlage, Arme im Schultergelenk 90° abduziert und außenrotiert, Ellbogen gebeugt, Hände liegen auf dem Tisch.

Fixation: Bei Schwäche der Halsmuskeln müssen die Schultern fixiert werden (s. Anmerkung), bei Schwäche der vorderen Bauchmuskeln der Thorax.

Test: Flexion und Lateralflexion.

Druck: Lateral gegen die Stirn in Richtung Extension und Lateralflexion zur Gegenseite.

Anmerkung: Mit Halsmuskeln, die gerade den Kopf halten, aber nicht die volle Halsflexion ausführen können, kann ein Abheben des Kopfes von der Unterlage vorgetäuscht werden, besonders in Kombination mit Lateralflexion. Der Patient stützt sich auf Ellbogen oder Hand, um die Schulter vom Tisch wegzudrücken, dabei wird der Kopf mit hochgehoben. Ein Abstützen auf Hand oder Ellbogen ist deshalb nicht erlaubt (s. Fixation).

Schwäche und Kontraktur: Eine Kontraktur des rechten Sternocleidomastoideus verursacht einen rechten Torticollis. Das Gesicht ist nach links gedreht und der Kopf nach rechts geneigt. Ein rechter Torticollis hat somit eine linkskonvexe Zervikalskoliose zur Folge. Der linke Sternocleidomastoideus ist gedehnt und schwach.

Bei Fehlhaltung mit Hyperextension der Halswirbelsäule und Translation des Kopfes nach ventral haben die Sternocleidomastoidei die Tendenz zur Verkürzung.

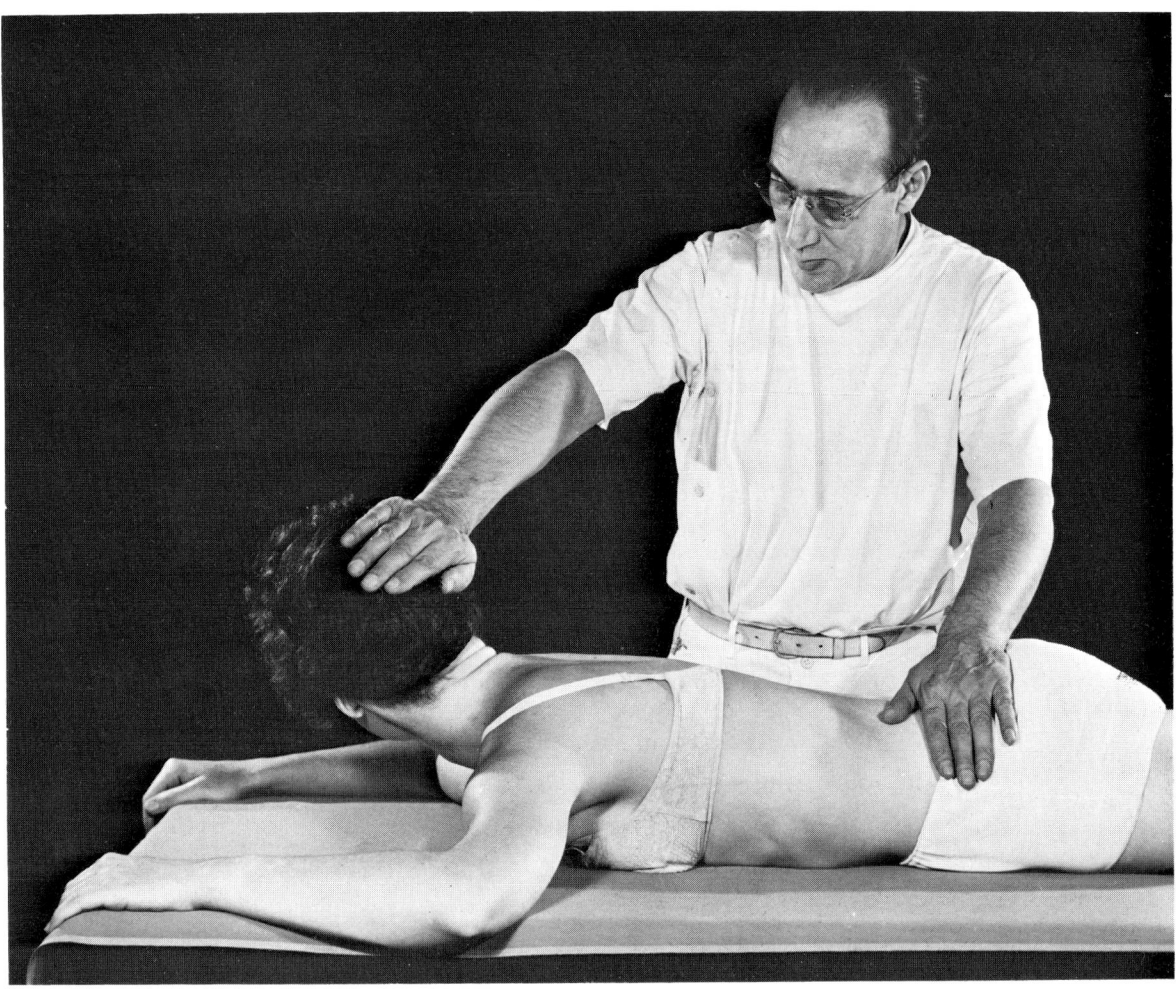

Die Muskeln, die vorwiegend an dieser Bewegung beteiligt sind, sind der Splenius capitis und cervicis, Semispinalis capitis und cervicis und der zervikale Teil des Erector spinae (s. S. 212 und 213).

Patient: Bauchlage, Arme im Schultergelenk 90° abduziert und außenrotiert, Ellbogen gebeugt, Hände liegen auf dem Tisch.

Fixation: Keine erforderlich.

Test: Extension mit Lateralflexion, Gesicht ist zur Testseite gedreht (s. Anmerkung).

Druck: Gegen die laterale Seite des Hinterkopfes in Richtung Flexion und Lateralflexion zur Gegenseite.

Verkürzung: Bei einem linken Torticollis sind der rechte Splenius capitis, der linke obere Trapezius und der linke Sternocleidomastoideus verkürzt.

Anmerkung: Für den isolierten Test des oberen Trapezius ist das Gesicht zur Gegenseite gedreht (s. S. 115).

Befundbogen: Atemmuskulatur

Name d. Pat.: _____

Links					Rechts			
				Prüfer:				
				Datum:				
				Inspirationsmuskeln Hauptmuskeln				
				Diaphragma				
. . . . . .	. . . . . .	. . . . . .	. . . . . .	Levatores costarum	. . . . . .	. . . . . .	. . . . . .	. . . . . .
				Intercostales externi				
				Intercostales int. (ventr.)				
				Hilfsmuskeln				
				Scaleni				
				Sternocleidomastoideus				
				Trapezius				
				Serratus ant. u. post. sup.				
				Pectoralis major u. minor				
				Latissimus dorsi				
				Extensoren d. BWS				
. . . . . .	. . . . . .	. . . . . .	. . . . . .	Subclavius	. . . . . .	. . . . . .	. . . . . .	. . . . . .
				Exspirationsmuskeln Hauptmuskeln				
				Bauchmuskeln:				
				Obliquus internus				
				Obliquus externus				
				Rectus abdominis				
				Transversus abdominis				
				Intercostales int. (dors.)				
. . . . . .	. . . . . .	. . . . . .	. . . . . .	Transversus thoracis	. . . . . .	. . . . . .	. . . . . .	. . . . . .
				Hilfsmuskeln				
				Latissimus dorsi				
. . . . . .	. . . . . .	. . . . . .	. . . . . .	Serratus posterior inferior	. . . . . .	. . . . . .	. . . . . .	. . . . . .
				Quadratus lumborum				
				Iliocostalis lumborum				

Anmerkungen: _____
_____
_____
_____
_____
_____
_____
_____

Diaphragma

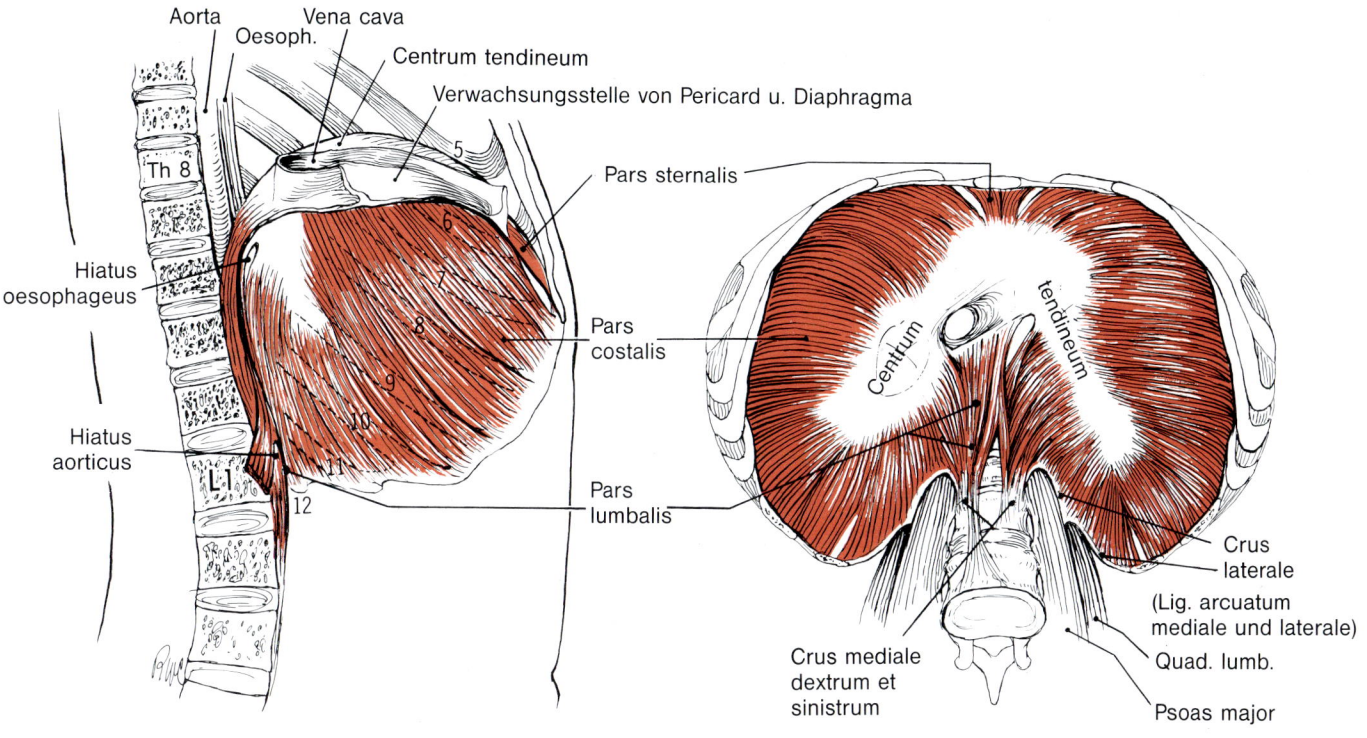

Aorta
Oesoph.
Vena cava
Centrum tendineum
Verwachsungsstelle von Pericard u. Diaphragma

Th 8

Hiatus
oesophageus

Hiatus
aorticus

L 1

Pars sternalis

Pars
costalis

Pars
lumbalis

Centrum tendineum

Crus mediale
dextrum et
sinistrum

Crus
laterale
(Lig. arcuatum
mediale und laterale)
Quad. lumb.

Psoas major

Abdominale Fläche, links   Ansicht von unten

Ursprung:
Pars sternalis: Innenfläche des Processus xiphoideus.
Pars costalis: Mit einzelnen Zacken von der Innenfläche der sechs untersten Rippenknorpel, die mit den Ursprungszacken des Transversus abdominis abwechseln.
Pars lumbalis: Besteht aus zwei muskulären Schenkeln (Crus mediale dextrum et sinistrum) und zwei Sehnenbögen, dem Lig. arcuatum mediale und laterale (Crus laterale). Das Crus mediale entspringt von dem 1.–3. (4.) Lendenwirbelkörper. Das Lig. arcuatum mediale (Psoasarkade) zieht vom 1. (2.) Lendenwirbelkörper zum Processus costalis des 1. Lendenwirbels. Das Lig. arcuatum laterale (Quadratusarkade) zieht von diesem Fortsatz zur Spitze der 12. Rippe.

Ansatz: Im Centrum tendineum. Die Sehne ist eine kräftige Aponeurose ohne Ansatz an einem Knochen.

Die ventralen Muskelfasern des Zwerchfells sind kürzer als die dorsalen.

Funktion: Das Zwerchfell ist der Hauptatemmuskel und trennt die Brusthöhle von der Bauchhöhle.
Bei der Inspiration kontrahiert sich der Muskel und die Zwerchfellkuppeln senken sich. Dabei nimmt im Brustraum das Lungenvolumen zu und der Druck nimmt ab. Der Bauchinhalt wird nach ventral verdrängt und der abdominale Druck nimmt zu. Der Brustraum vergrößert sich in kranio-kaudaler, in ventro-dorsaler und in transversaler Richtung.
Bei der Exspiration entspannt sich das Zwerchfell, es steigt nach oben, im Brustraum nimmt das Lungenvolumen ab und der Druck zu. Im Bauchraum kehren die Bauchorgane in ihre ursprüngliche Lage zurück und der abdominale Druck nimmt ab.

Innervation: N. phrenicus, C 3, 4, 5.

Atemmuskeln

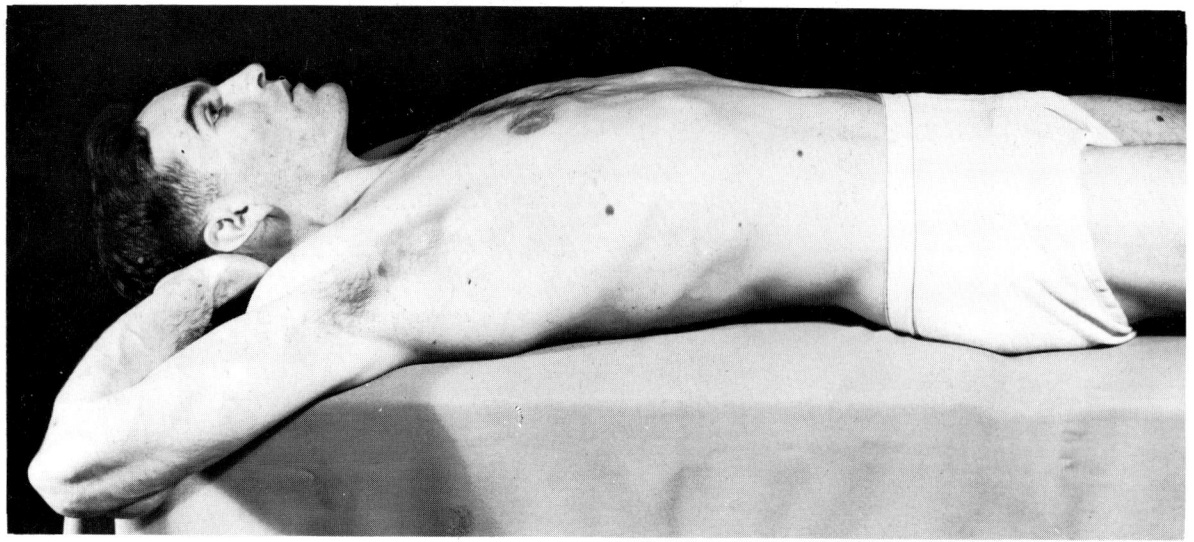

Normale Inspiration: Costo-diaphragmale Atmung.

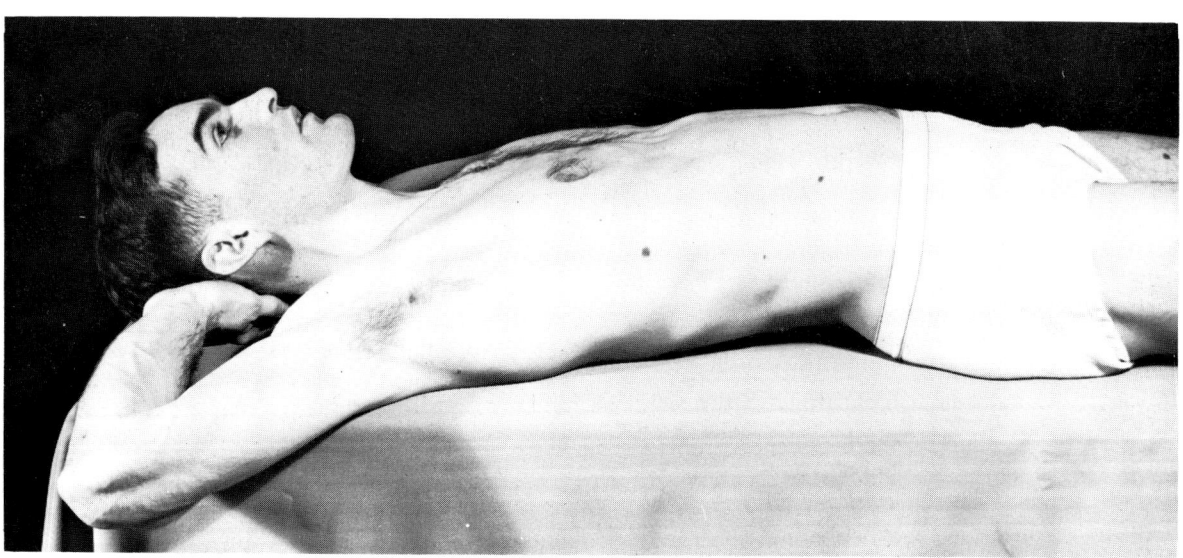

Inspiration: Nur diaphragmale Atmung.

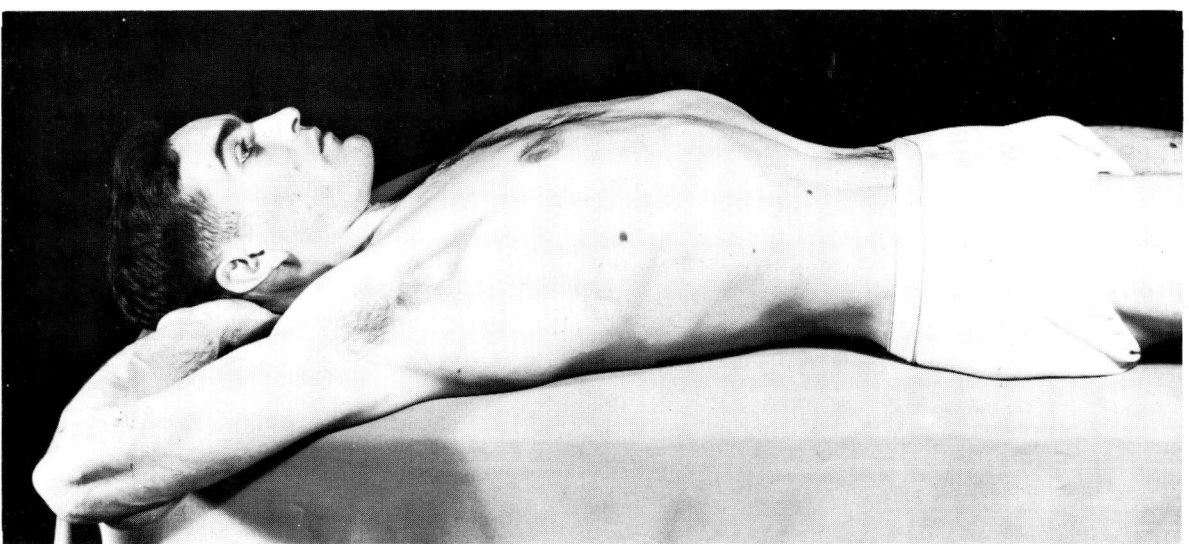

Inspiration: Costo-sternale Atmung.

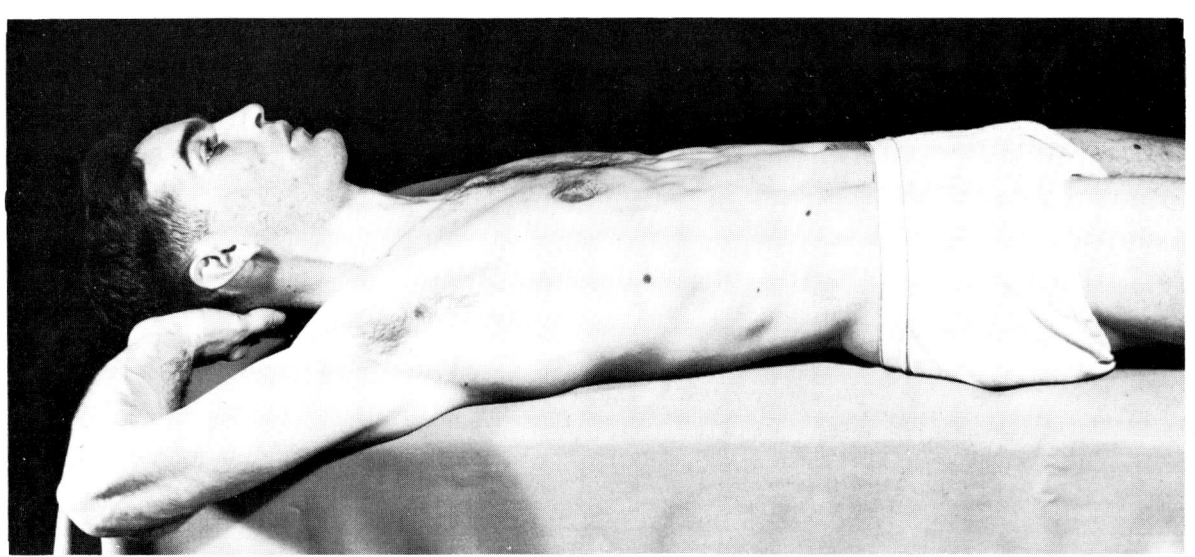

Forcierte Exspiration durch Intercostal-, Bauch- und Ausatemhilfsmuskulatur.

Muskeln des Schluckaktes

MUSKEL	URSPRUNG	ANSATZ	FUNKTION	INNERVATION Motorisch	INNERVATION Sensib./Sensor.	AUFGABE BEIM SCHLUCKAKT
ZUNGE						
Longitudinalis sup.	Innere Zungenmuskeln	Innere Zungenmuskeln	Verkürzt die Zunge, hebt die Seiten und die Spitze hoch	N. hypoglossus XII	*Sensibel:* Vorderes 2/3: N. trigemin. V; Hinteres 1/3: N. glossophar. IX	Vorbereitung des Bolus
Transversus linguae	Innere Zungenmuskeln	Innere Zungenmuskeln	Verlängert und verschmälert die Zunge			
Verticalis linguae	Innere Zungenmuskeln	Innere Zungenmuskeln	Flacht die Zunge ab und verbreitert sie		Zungengrund: N. vagus X	
Longitudinalis inf.	Innere Zungenmuskeln	Innere Zungenmuskeln	Verkürzt die Zunge und bewegt die Zungenspitze nach unten			In dieser Phase halten die Zungenmuskeln und der Buccinator die Nahrung zwischen den Backenzähnen, wo sie von den Kaumuskeln zerkleinert wird. Der Transport des Speisebreies von einer zur anderen Seite und die Bewegungen der Zunge, die hauptsächlich von den inneren Zungenmuskeln und den Styloglossi ausgeführt werden, helfen bei der Einspeichelung. Größere Speiseteile werden von gut zerkleinerten Portionen getrennt, die zu einem Bissen gerollt und dann geschluckt werden.
Genioglossus	Spina mentalis mandib.	Zungenkörper und aponeurosis linguae	Zieht die Zunge nach vorne und und unten			
Hyoglossus	Corpus ossis hyoidei und cornu majus	Seitliche Zungenpartien u. aponeurosis linguae	Zieht die Zunge nach unten und hinten	N. hypoglossus XII	*Geschmack:* Vorderes 2/3: N. facialis VII; Hinteres 1/3: N. glossopharyngeus IX	
Styloglossus	Proc. styloideus ossis temporalis	In seitliche obere Zungenpartien	Zieht die Zunge nach hinten und oben			
Palatoglossus	Aponeurosis palatina	Hintere obere Zungenregion	Verengung des Isthmus faucium	Plexus pharyngeus IX, X, XI		
WEICHER GAUMEN						Willkürliche Phase
Tensor veli palatini	Spina und fossa scaphoidea ossis sphenoidalis, cartilago tubae auditivae	Aponeurosis palatina	Spannt das Gaumensegel	N. trigeminus V	N. trigeminus V	Die Muskeln, die die Zunge nach hinten unten ziehen, kontrahieren sich und im hinteren Teil der Zunge bildet sich eine Furche, in der der Bolus liegt. Eine Bewegung, die von der inneren Zungenmuskulatur ausgelöst wird, hebt zuerst den vorderen, dann den hinteren Teil der Zunge gegen den harten Gaumen. Diese aufeinanderfolgende Bewegung führt zu einer Verlagerung des Bolus und drückt ihn in Richtung Schlund. Danach wird der Zungengrund nach oben und hinten gezogen, hauptsächlich durch die Tätigkeit der Styloglossi, die den Bolus in den Pharynx schieben. Gleichzeitig mit der Hebung des Zungengrundes kommt es zur leichten Elevation des Zungenbeines und des Kehlkopfes.
Levator veli palatini	Facies inferior partis petrosae ossis temporalis, cartilago tubae auditivae	Muskeln beider Seiten verflechten sich im Gaumensegel	Hebt das Gaumensegel	Plexus pharyngeus IX, X, XI	N. glossopharyngeus IX	
Uvulae	Spina nasalis posterior, aponeurosis palatina	Stroma der Uvula palatina	Verkürzt das Zäpfchen			
ISTHMUS FAUCIUM						
Palatoglossus	s. oben	s. oben	s. oben	Plexus pharyngeus IX, X, XI	N. glossopharyngeus IX	
Palatopharyngeus	Aponeurosis palati	Schildknorpel, seitliche und hintere Rachenwand	Verengt den Rachen und hebt den Schlund			
SUPRAHYALE REGION						Unwillkürliche (reflektorische) Phase
Digastricus (venter anterior u. posterior)	Ist am Zungenrand durch eine Zwischensehne in zwei Bäuche geteilt; diese sind durch kurze Sehnenzüge am Seitenrand des Zungenkörpers befestigt.	Incisura mastoidea d. Schläfenbeines (venter posterior); Fossa digastrica mandibulae (venter anterior)	Öffnet den Mund (senkt den Unterkiefer) Hebt das Zungenbein	Venter anterior: N. trigeminus V; Venter posterior: N. facialis VII		Wenn der Bolus den Isthmus faucium passiert, werden Äste des V., IX. und X. Hirnnerven stimuliert und erzeugen Impulse im afferenten Schenkel des Schluckreflexes. Wenn diese den Hirnstamm erreichen, werden sie über Synapsen auf efferente Fasern des IX., X. und XI. Hirnnerven umgeschaltet. Hiermit ist der Reflexbogen geschlossen und folgende anatomische Vorgänge finden statt:
Mylohyoideus	Linea mylohyoidea des Unterkiefers	Raphe mylohyoidea u. Zungenbeinkörper	Hebt Zunge und Zungenbein, senkt den Unterkiefer	N. trigeminus V		
Geniohyoideus	Spina mentalis mandibulae	Zungenbeinkörper	Hebt Zunge und Zungenbein, senkt den Unterkiefer	Ansa cervicalis (C 1, 2) N. hypoglossus		
Stylohyoideus	Processus styloideus des Schläfenbeines	Zungenbeinkörper	Hebt das Zungenbein und zieht es dorsalwärts	N. facialis VII		

Muskeln des Schluckaktes

MUSKEL	URSPRUNG	ANSATZ	FUNKTION	INNERVATION Motorisch	INNERVATION Sensib./Sensor.	AUFGABE BEIM SCHLUCKAKT
INFRAHYALE REGION						
Thyrohyoideus	Linea obliqua des Schildknorpels	Cornu majus des Zungenbeines	Hebt den Schildknorpel, fixiert das Zungenbein bzw. zieht es abwärts	Ansa cervicalis C 1, 2		Der weiche Gaumen wird durch die Kontraktion des Tensor und Levator veli palatini gehoben und kommt in Kontakt mit der hinteren Wand des Pharynx. Auf diese Weise wird der Nasenrachenraum geschlossen, und der Bolus kann in den Oesophagus gelangen. Die Passage des Speisebreies wird erleichtert, indem sich der Pharynx hebt und Zungenbein und Larynx sich nach vorne oben bewegen. Wenn der Bolus die Mundhöhle verläßt, schließt sich der Kehlkopfeingang durch die Kontraktion des Palatopharyngeus und durch das Senken des weichen Gaumens.
Sternohyoideus	Manubrium sterni, mediales Ende der Clavicula	Linea obliqua des Schildknorpels	Zieht den Schildknorpel abwärts	Ansa cervicalis C 1, 2, 3		
Omohyoideus	Besitzt zwei Bäuche, die durch eine Zwischensehne miteinander in Verbindung stehen					
– venter sup.	Zwischensehne	Corpus ossis hyoidei	Fixiert das Zungenbein, bzw. zieht es abwärts			
– venter inf.	Margo superior scapulae	Zwischensehne				
LARYNX						
Aryepiglotticus	Setzt den Verlauf des Arytenoideus obliquus zur Epiglottis fort		Hilft bei der Verengung des Kehlkopfeinganges			Die Bewegung des Schildknorpels nach oben in Richtung Zungenbein und die abwechselnde Bewegung dieser beiden Strukturen in Richtung Zungengrund hat Kippen der Epiglottis nach hinten zur Folge. Das Gewicht des Bolus, wenn er die Vorderfläche der Epiglottis berührt, verstärkt das Kippen nach hinten. Die Veränderung der Stellung der Epiglottis hilft, daß der Bissen durch die Recessus piriformes über die Spitze der Epiglottis in den Hypopharynx gleitet. Außerdem wird verhindert, daß Nahrung in den Larynx gerät. Der Hauptmechanismus zum Schutz des Larynx ist der gleichzeitige sphincterähnliche Verschluß des Kehlkopfeinganges zum Vestibulum laryngis und der Schluß der Stimmritze.
Thyroepiglotticus	Setzt den Verlauf des Thyroarytenoideus in die Plica aryepiglottica fort		Hilft bei der Verengung des Kehlkopfeinganges			
Thyroarytenoideus	Mediale Fläche des Schildknorpels	Proc. muscularis des Aryknorpels	Verengt die Stimmritze	N. vagus X, hpts. N. accessorius XI (Radix cranialis)	N. vagus X	
Arythenoideus transversus	Dorsale Fläche u. laterale Kante eines Aryknorpels	Dorsale Fläche u. laterale Kante des anderen Aryknorpels	Nähern die Stellknorpel einander und führen dadurch zum Schluß der Stimmritze			
Arytenoideus obliquus	Proc. muscularis des einen Aryknorpels	Spitze des anderen Aryknorpels				
Cricoarytenoideus lateralis	Oberer Rand des Ringknorpelbogens	Proc. muscularis des Aryknorpels	Verengt die Stimmritze			
Vocalis	Rückfläche des Schildknorpels	Proc. vocalis des Aryknorpels	Reguliert die Spannung des Stimmbandes			
Cricoarytenoideus posterior	Dorsale Fläche der Ringknorpelplatte	Proc. muscularis des Aryknorpels	Erweitert die Stimmritze			
Cricothyroideus (pars recta und pars obliqua)	Vordere Rand und laterale Fläche des Ringknorpelbogens	Unterer Rand und Unterhorn des Schildknorpels	Spannt das Stimmband			
PHARYNX						
Salpingopharyngeus	Tubenknorpel	Laterale Pharynxwand	Hebt den Schlund	Plexus pharyngeus IX, X, XI		Gleichzeitig mit den oben beschriebenen Vorgängen kommt es zu aufeinanderfolgenden Kontraktionen des Constrictor superior, medius und inferior, die den Bolus in den Oesophagus befördern.
Palatopharyngeus	s. oben	s. oben	s. oben			
Stylopharyngeus	Processus styloideus des Schläfenbeines	Laterale Pharynxwand, Schildknorpel	Hebt den Schlund und Kehlkopf	N. glossopharyngeus IX		
Constrictor pharyngis superior	Processus pterygoideus, Raphe pterygomandibularis	Vereinigen und durchflechten sich in der Raphe pharyngis	Engen den Rachenraum ein und heben Kehlkopf und Zungenbein	Plexus pharyngeus IX, X, XI		
Constrictor pharyngis medius	Großes und kleines Zungenbeinhorn					
Constrictor pharyngis inferior	Außenflächen von Schild- und Ringknorpel					

Literatur

Für die deutsche Auflage wurden folgende Werke ergänzend hinzugezogen

Daniels, L., Worthingham, C.: Muskelfunktionsprüfung, 4. Auflage, Gustav Fischer Verlag, Stuttgart New York, 1982.

Forssmann, W.G., Heym, Chr.: Grundriß der Neuroanatomie, 2. Auflage, Springer Verlag Berlin Heidelberg New York, 1975.

Janda, V.: Muskelfunktionsdiagnostik, 1. Auflage, Verlag für Medizin, Dr. Ewald Fischer, Heidelberg, 1979.

Kahle/Leonhardt/Platzer: Taschenatlas der Anatomie, 1.–3. Band, 3. Auflage, Georg Thieme Verlag, Stuttgart New York, 1979.

Kaltenborn, F.M.: Manuelle Therapie der Extremitätengelenke, Olaf Norlis Bokhandel, Oslo, 1979.

Klein – Vogelbach, S. Dr. med. h.c., Funktionelle Bewegungslehre, 3. vollständig überarbeitete Auflage, Springer Verlag, Berlin Heidelberg Tokyo, 1984.

Russe, O.A., Gerhardt, J.J., Russe, O.J.: Neutral-Null-Methode und SFTR-Notierung, Verlag Hans Huber, Bern Stuttgart Wien, 1975.

Sobotta/Becher: Atlas der Anatomie des Menschen, 1.–3. Band, 17. Auflage, Urbach & Schwarzenberg, München Berlin Wien 1972/73.

Voss-Herrlinger: Taschenbuch der Anatomie, Bd.I (1975), Bd.II (1974), Bd.III (1976), Gustav Fischer Verlag, Stuttgart.

Literaturverzeichnis

Werke, auf die im Text Bezug genommen wird

1. O'Connell AL, Gardner EB: *Understanding the Scientific Basis of Human Motion*. Baltimore, The Williams & Wilkins Co., 1972.
2. Haines PW: On muscles of full and of short action. *J. Anat.*, 69-B:20, 1934.
3. Mountcastle VB (editor): *Medical Physiology*, ed. 14. St. Louis, The C.V. Mosby Co., 1980.
4. Legg AT: Physical therapy in infantile paralysis. In Mock: *Principles and Practice of Physical Therapy*, Vol. II Hagerstown, MD, W.F. Prior Co., Inc., 1932, p 45.
5. Lilienfeld AM, Jacobs M, Willis M: A study of the reproducibility of muscle testing and certain other aspects of muscle scoring. *Phys Ther Rev* 34:282, 1954.
6. Medical Research Council: *Aids to the Investigation of Peripheral Nerve Injuries*. War Memorandum No.7, 2nd ed. revised. London, His Majesty's Stationery office, 1943.
7. Inman VT, Saunders JB de CM, Abbott LC: Observations on the function of the shoulder joint. *J Bone Joint Surg* 26:1, 1944.
8. Brodal A: *Neurological Anatomy: In Relation to Clinical Medicine*, ed. 3. New York, Oxford University Press, 1981.
9. Peele TL: *The Neuroanatomic Basis for Clinical Neurology*, ed. 3. New York, McGraw-Hill Book Co., 1977.
10. Keegan JJ, Garrett FD: The segmental distribution of the cutaneous nerves in the limbs of man. *Anat Rec* 102, 1948.
11. Goss CM (editor): *Gray's Anatomy of the Human Body*, ed. 28. Philadelphia, Lea & Febiger, 1966.
12. Eycleshymer AC, Shoemaker DM: *A Cross-Section Anatomy*. New York, D. Appleton and Co., 1923.
13. Brash JC: *Neuro-vascular Hila Muscles*. London, E. and S. Livingstone, Ltd., 1955.
14. Coyne JM, Kendall FP, Latimer RM, et al: Evaluation of brachial plexus injury. *J Am Phys Ther Assoc* 48:733, 1968.
15. Romanes GJ (editor); *Cunningham's Textbook of Anatomy*, ed. 10. London, Oxford University Press, 1964.
16. Anson BJ (editor): *Morris' Human Anatomy*, ed. 12. New York, McGraw Hill Book Co., 1966.
17. Spalteholz W: *Hand Atlas of Human Anatomy*. Vols. II and III, ed. 6. London, The J.B. Lippincott Co.
18. deJong RN: *The Neurologic Examination*, ed. 2 and 3. New York, Harper & Row Publishers, 1967.
19. Haymaker W, Woodhall B: *Peripheral Nerve Injuries*, ed. 2. Philadelphia, W.B. Saunders Co., 1953.
20. Foerster O, Bumke O: *Handbuch der Neurologie*, Vol. V. Breslau, 1936.
21. Schade JP: *The Peripheral Nervous System*. New York, Am. Elsevier Publishing Co., Inc., 1966.
22. Boileau JC, Basmajian JV: *Grant's Method of Anatomy*, 7th ed. Baltimore, Williams & Wilkins Co., 1965.
23. Crowe P, O'Connell A, Gardner E: An electromyographic study of the abdominal muscles and certain hip flexors during selected sit-ups. Part I. Abstract of paper presented to Research Section of the 78th Annual Convention of the Am. Assoc. for Health Physical Education and Recreation. (Mimeographed), 1961.
24. Nachemson A, Elfstron G: *Intravital Dynamic Pressure Measurements in Lumbar Discs*. Stockholm, Almqvista Wiksell, 1970.
25. Kendall HO, Kendall FP: Normal flexibility according to age groups. *J Bone Joint Surg* 33-A:690, 1948.
26. Steindler A: *Kinesiology of the Human Body under Normal and Pathological Conditions*. Springfield, Charles C Thomas, 1955.
27. Appleton AB, Hamilton WJ, Simon G: *Surface and Radiological Anatomy*, ed. 2. Baltimore, The Williams & Wilkins Co., 1946.
28. Morton DJ: *The Human Foot*. Columbia University Press, 1935.
29. Whitman R: *A Treatise on Orthopaedic Surgery*. Philadelphia, Lea & Febiger, 1919, p 660.
30. Sobotta-Figge: *Atlas of Human Anatomy*, Vol. 1. Munich, Urban and Schwarzenberg, 1974.
31. Ralston HJ: Mechanics of voluntary muscle. *Am J Phys Med* 32:166, 1953.
32. International Anatomical Nomenclature Committee: *Nomina Anatomica*, ed. 3. Amsterdam, Excerpta Medica Foundation, 1966.

Ergänzende Literaturhinweise

Abd-el-Malek S: The part played by the tongue in mastication. *J Anat* 89:250, 1955.

Ahlback S-D, Lindahl O: Sagittal mobility of the hip-joint. *Acta Orthop Scand* 34:310, 1964.

Allbrook D: Movements of the lumbar spinal column. *J Bone Joint Surg* 39-B:339, 1957.

Allsop KG: Potential hazards of abdominal exercises. *J Health, Phys Ed Recreation* 42:89, 1971.

Alston W, Carlston KE, Feldman DJ, et al: A quantitative study of muscle factors in chronic low back syndrome. *J Am Geriatrics Soc* 14:1041, 1966.

American Academy of Orthopoedic Surgeons: *Joint Motion, Method of Measuring and Recording*. Chicago, 29 East Madison St., 1965.

Andersson BJG, Jonsson B, Ortegren R: Myoelectric activity in individual lumbar erector spinae muscles in sitting: a study with surface and wire electrodes. *Scand J Rehab Med* 3 Suppl:91, 1974.

Andersson GBJ, Ortengren R, Herberts P: Quantitative electromyographic studies of back muscle activity related to posture and loading. *Ortho Clin North Am* 8:85, 1977.

Andersson GBJ, Ortengren R, Nachemson A, et al: Lumbar disc pressure and myoelectric back muscle activity during setting. *Scand J Rehab Med* 6:104, 1974.

Andersson GBJ, Ortengren R, Nachemson AL, et al: The sitting posture: an electromyographic and discometric study. *Orthop Clin North Am* 6:105, 1975.

Ardran GM, Kemp FH: A radiographic study of movements of the tongue in swallowing. *Dent Pract* 5:252, 1955.

Ardran GM, Kemp FH: The mechanism of the larynx. II, The epiglottes and closure of the larynx. *Br J Radiol* 40:372, 1967.

Arnold GE. Physiology and pathology of the cricothyroid muscle. *Laryngoscope* 71:687, 1961.

Asmussen E, Klausen K: Form and function of the erect human spine. *Clin Orthop* 25:55, 1962.

Atkinson M, Dramer P, Wyman SM, et al: The dynamics of swallowing. I. Normal phyryngeal mechanisms. *J Clin Invest* 36:581, 1957.

Backdahl M, Carlsöö S: Distribution of activity in muscles acting on the wrist. *Acta Morph Neer-Scand* 4:136, 1961.

Baker AB (editor): *Clinical Neurology*, Vol. IV, ed. 2. New York, Harper and Brothers, Hoeber Medical Division. 1962.

Basmajian JV: Electromyography of iliopsoas. *Anat Rec* 132:127, 1958.

Basmajian JV: Electromyography of two-joint muscles. *Anat Rec* 129:371, 1957.

Basmajian JV: *Grant's Method of Anatomy*, ed. 9. Baltimore, The Williams & Wilkins Co, 1975.

Basmajian JV: *Primary Anatomy*, ed. 5. Baltimore, The Williams & Wilkins Co., 1978.

Basmajian JV: *Primary Anatomy*, ed. 5. Baltimore, The Williams & Wilkins Co., 1964.

Basmajian JV, Dutta CR: Electromyography of the pharyngeal constrictors and levator palati in man. *Anat Rec* 139:561, 1961.

Basmajian JV, Latif A: Integrated actions and functions of the chief flexors of the elbow. *J Bone Joint Surg* 39-A:1106, 1957.

Basmajian JV, Travill A: Electromyography of the pronator muscles in the forearm. *Anat Rec* 139:45, 1961.

Bender JA, Kaplan HM: The multiple angle testing method for the evaluation of muscle strength. *J Bone Joint Surg* 45 A:135, 1963.

Blackburn SE, Portney LG: Electromyographic activity of back musculature during Williams' flexion exercises. *Phys Ther* 61:878, 1981.

Blakely WR, Garety EJ, Smith DE: Section of the cricopharyngeus muscle for dysphagia. *Arch Surg* 96:745, 1968.

Blanton PL, Biggs NL, Perkins RC: Electromyographic analysis of the buccinator muscle. *J Dent Res* 49:389, 1970.

Bole CT, Lessler MA: Electromyography of the genioglossus muscles in man. *J Appl Physiol* 21:1695, 1968.

Bosma JF: Deglutition: pharyngeal stage. *Physiol Rev* 37:275, 1957.

Brand PW, Beach RB, Thompson DE: Relative tension and potential excursion of muscles in the forearm and hand. *J Hand Surg* 6:209, 1981.

Brantigan OC, Voshell AF: The mechanics of the ligaments and menisci of the knee joint. *J Bone Joint Surg* 23:44,1941.

Brash, JC (editor): *Cunningham's Manual of Practical Anatomy*, Vol. I, ed. 11. New York, Oxford University Press, 1948.

Brunnstrom S: *Clinical Kinesiology*, ed. 3. Philadelphia, F.A. Davis Co., 1972.

Bunnell, S: *Surgery of the Hand*, ed. 4, revised by Joseph H. Boyes. Philadelphia, J.B. Lippincott Co., 1964.

Carmen DJ, Blanton PL, Biggs NL: Electromyographic Study of the anterolateral abdominal musculature utilizing indwelling electrodes. *Am J Phys Med* 51:113, 1972.

Campbell EJM: *The Respiratory Muscles and the Mechanics of Breathing*. Chicago, Year Book Publishers, Inc., 1958.

Campbell EJM, Agostini E, Davis JN: *The Respiratory Muscles: Mechanisms and Neural Control*, ed. 2. Philadelphia, W.B. Saunders Co., 1970.

Chusid JG: *Correlative Neuroanatomy and Functional Neurology*, ed. 15. Los Altos, CA, Lange Medical Publications, 1973.

Clayson SJ, Newman IM, Debevec DF, et al: Evaluation of mobility of hip and lumbar vertebrae of normal young women. *Arch Phys Med Rehabil* 43:1, 1962.

Cleall JF: Deglutition: A study of form and function. *Am J Orthodont* 51:566, 1965.

Close JR: *Motor Function in the Lower Extremity*. Springfield, IL, Charles C Thomas, 1964.

Close JR, Kidd CC: The functions of the muscles of the thumb, the index and long fingers. *J Bone Joint Surg* 51-A:1601, 1969.

Close RI: Dynamic properties of mammalian skeletal muscles. *Physiol Rev* 52:129, 1972.

Cole TM: Goniometry: the measurement of joint motion. In Krusen, Kottke, Elwood: *Handbook of Physical Medicine and Rehabilitation*, ed. 2, Philadelphia, W.B. Saunders Co., 1971.

Corbin KB, Harrison F: Proprioceptive components of cranial nerves. The spinal accessory nerve. *J Comp Neuro* 69:315, 1938.

Cunningham DP, Basmajian JB: Electromyography of genioglossus and geniohyoid muscles during deglutition. *Anat Rec* 165:401, 1969.

Currier DP: Maximal isometric tension of the elbow extensors at varied positions. *Phys Ther* 52:1265, 1972.

Currier DP: Positioning for knee strengthening exercises. *Phys Ther* 57:148, 1977.

Cyriax J: *Textbook of Orthopaedic Medicine*, ed. 7, Vol. 1, Diagnosis of soft tissue lesions. London, Bailliere Tindall, 1978.

Davis GG: *Applied Anatomy*, ed. 5. Philadelphia, J.B. Lippincott Co., 1918.

deJong RN: *The Neurological Examination*, ed. 4. New York, Harper & Row Publishers, 1979.

DeLuca CJ, Forrest WJ: Force analysis of individual muscles acting simultaneously on the shoulder joint during isometric abduction. *J Biomech* 6:385, 1973.

DeSousa OM, Berzin F, Berardi AC: Electromyographic study of the pectoralis major and latissimus dorsi during medial rotation of the arm. *Electromyography* 9:407, 1969.

DeSousa OM, Demoraes JL, Demoraes Vieira FL: Electromyographic study of the brachioradialis muscle. *Anat Rec* 139:125, 1961.

DeSousa, OM, Furlani J: Electromyographic study of the m. rectus abdominis. *Acta Anat* 88:281, 1974.

Duchenne GB: In Kaplan EB: *Physiology of Motion*. Philadelphia, J.B. Lippincott Co., 1949.

Duvall EN: *Kinesiology: The Anatomy of Motion*. Englewood Cliffs, NJ, Prentice-Hall, Inc., 1959.

Eaton RG, Littler JW: A study of the basal joint of the thumb. *J Bone Joint Surg* 51-A:661, 1969.

Ekholm J, Arborelius U, Fahlcrantz A, et al: Activation of abdominal muscles during some physiotherpeutic exercises. *Scand J Rehab Med* 11:75, 1979.

Elftman H: Biomechanics of muscle. *J Bone Joint Surg* 48-A:363, 1966.

Elliott HC: *Textbook of Neuroanatomy*, ed. 2. Philadelphia, J.B. Lippincott Co., 1969.

Faaborg-Andersen K: Electromyographic investigation of intrinsic laryngeal muscles in humans. *Acta Physiol Scand* 41:Suppl 140-11, 1957.

Farfan HF: *Mechanical Disorders of the Low Back*. Philadelphia, Lea & Febiger, 1973.

Farfan HF: Muscular mechanism of the lumbar spine and the position of power and efficiency. *Orthop Clin North Am* 6:135, 1975.

Fenn WO, Rahn H: *Handbook of Physiology*, Section 3, Respiration, Vol. 1. Washington, DC, Am. Physiol. Society, 1964.

Fischer FJ, Houtz SJ: Evaluation of the function of the gluteus maximus muscle. *Am J Phys Med* 47:182, 1968.

Flint MM: Lumbar posture: A study of Roentgenographic measurement and the influence of flexibility and strength. *Res Quart* 34:15, 1963.

Flint MM: An electromyographic comparison of the function of the iliacus and the rectus abdominis muscles. *J Am Phys Therap Assoc* 45:248, 1965.

Flint MM: Abdominal muscle involvement during performance of various forms of sit-up exercise. *Am J Phys Med* 44:224, 1965.

Flint MM, Gudgell J: Electromyographic study of abdominal muscular activity during exercise. *Res Quart* 36:29, 1965.

Floyd WF, Silver PHS: Electromyographic study of patterns of activity of the anterior abdominal wall muscles in man. *J Anat* 84:132, 1950.

Floyd WF, Silver PHS: The function of the erectores spinae muscles in certain movements and postures in man. *J Physiol* 129:184, 1955.

Frankel VH, Nordin M: *Basic Biomechanics of the Skeletal System*. Philadelphia, Lea & Febiger, 1980.

Fujiwara M, Basmajian JV: Electromyographic study of twojoint muscles. *Am J Phys Med* 54:234, 1975.

Furlani J: Electromyographic study of the m. biceps brachii in movements of the glenohumeral joint. *Acta Anat* 96:270, 1976.

Gardiner MD: *The Principles of Exercise Therapy*. London, G. Bell & Sons, Ltd., 1956.

Gardner E, Gray DJ, O'Rahilly R: *Anatomy*, ed. 4. Philadelphia, W.B. Saunders Co., 1975.

Girardin Y: EMG action potentials of rectus abdominis muscle during two types of abdominal exercises. In Cerquigleni S, Venerando A, Wartenweiler J: *Biomechanics III*, Baltimore, University Park Press, 1973.

Godfrey KE, Kinding LE, Windell EJ: Electromyographic study of duration of muscle activity in sit-up variations. *Arch Phys Med Rehabil* 58:132, 1977.

Goss CM (editor): *Gray's Anatomy of the Human Body*, ed. 29. Philadelphia, Lea & Febiger, 1973.

Gowitzke BA, Milner MM: *Understanding the Scientific Basis of Human Motion*, ed. 2. Baltimore, The Williams & Wilkins Co., 1980.

Gracovetsky S, Farfan HF, Lamy C: The mechanism of the lumbar spine. *Spine* 6:249, 1981.

Gray ER: The role of leg muscles in variations of the arches in normal and flat feet. *J Am Phys Therap Assoc* 49:1084, 1969.

Grieve GP: The sacro-iliac joint. *Physiotherapy* 62:384, 1976.

Grieve DW, Arnott AW: The production of torque during axial rotation of the trunk. *J Anat* 107:147, 1970.

Grinker RR, Sahs AL: *Neurology*, ed. 6. Springfield, Charles C Thomas, 1966.

Gutin B, Lipetz S: Electromyographic investigation of rectus abdominis in abdominal exercises. *Res Quart* 42:256, 1971.

Guyton AC: *Textbook of Medical Physiology*, ed. 3. Philadelphia, W.B. Saunders Co., 1966.

Haffajee D, Moritz U, Svantesson G: Isometric knee extension as a function of joint angle, muscle length and motor unit activity. *Acta Orthop Scand* 43:138, 1972.

Halpern A, Bleck E: Sit-up exercise: an electromyographic study. *Clin Orthop Related Res* 145:172, 1979.

Harvey VP, Scott GD: Reliability of a measure of forward flexibility and its relation to physical dimensions of college women. *Res Quart* 38:28, 1965.

Harvey VP, Scott GD: An investigation of the curl-down test as a measure of abdominal strength. *Res Quart* 38:22, 1965.

Hasue M, Fujiwara M, Kikuchi S: A new method of quantitative measurement of abdominal and back muscle strength. *Spine* 5:143, 1980.

Haymaker W: *Bing's Local Diagnosis in Neurological Diseases*, ed. 15. St. Louis, The C.V. Mosby Co., 1969.

Hicks JH: The three weight-bearing mechanisms of the foot. In Evans FG: *Biomechanical Studies of the*

Musculo-Skeletal System. Springfield, IL, Charles C Thomas, 1961.

Hirano M, Koike Y, von Leden H: The sterno-hyoid muscle during phonation. *Acta Otolaryngol* 64:500, 1967.

Hirano M, Koike Y, Joyner J:Style of Phonation. *Arch Otolaryngol* 89:902, 1969.

Hollinshead WH, Jenkins DB: *Functional Anatomy of the Limbs and Back*, ed. 5. Philadelphia, W.B. Saunders Co., 1981.

Houtz SJ, Lebow MJ, Beyer FR: Effect of posture on strength of the knee flexor and extensor muscles. *J Appl Physiol* 11:475, 1957.

Houtz SJ: Influence of gravitational forces on function of lower extremity muscles. *J Appl Physiol* 19:999, 1964.

Ingelmark BE, Lindstrom J: Asymmetries of the lower extremities and pelvis and their relations to lumbar scoliosis. *Acta Morph Neerl Scand* 5:221, 1963.

Johnson JTH, Kendall HO: Isolated paralysis of the serratus anterior muscle. *J. Bone Joint Surg* 37-A:567, 1955. Also reprinted in *Orthop Appl J* 18:201, 1964.

Johnson JTH, Kendall HO: Localized shoulder girdle paralysis of unknown etiology. *Clin Orthop* 20:151, 1961.

Jones FW: *The Principles of Anatomy*, ed. 2. Baltimore, The Williams & Wilkins Co., 1942.

Jonsson B, Olofsson BM, Steffner LCh: Function of the teres major, latissimus dorsi and pectoralis major muscles. *Acta Morph Neerl Scand* 9:275, 1972.

Kaplan EB: *Functional and Surgical Anatomy of the Hand*, ed. 2. Philadelphia J.B. Lippincott Co., 1965.

Keagy RD, Brumlik J, Bergan JJ: Direct electromyography of the psoas major muscle in man. *J Bone Joint Surg* 48-A: 1377, 1966.

Kendall HO, Kendall FP: Developing and maintaining good posture. *J Am Phys Ther Assoc* 48:319, 1968.

Kendall FP: A criticism of current tests and exercises for physical fitness. *J Am Phys Ther Assoc* 45:187, 1965.

Kendall HO, Kendall FP: Posture, Flexibility, and Abdominal Muscle Tests. Leaflet, Baltimore, Waverly Press, 1963. Revised, 1964.

Kendall HO: Watch those T.V. exercises. *T. V. Guide* II-31:5, 1963.

Kendall FP: Range of motion. *The Correlation of Physiology with Therapeutic Exercise*, New York, Am Phys Ther Assoc, 1956.

Kendall HO, Kendall FP, Boynton DA: *Posture and Pain.* Baltimore, The Williams & Wilkins Co., 1952. Reprinted by Robert E. Krieger Publishing Co., Melbourne, FL, 1971.

Kendall HO, Kendall FP: Functional muscle testing. *Physical Medicine and General Practice* Chapt. XII. New York, Paul B. Hoeber, Inc., 1952.

Kendall HO, Kendall FP: Orthopedic and physical therapy objectives in poliomyelitis treatment. *Physiother Rev* 27:159, 1947.

Kendall HO, Kendall FP: Assisted in writing *Physical Therapy for Lower Extremity Amputees.* War Department Technical Manual TM-8-293:14-42 and 58-65, Washington, D.C., U.S. Government Printing Office, 1946.

Kendall HO, Kendall FP: Unpublished report on the Posture Survey at U.S. Military Academy, West Point, 1945.

Kendall HO, Kendall FP: The role of abdominal exercise in a program of physical fitness. *J Health Phys Ed* 480, 1943.

Kendall HO, Kendall FP: Gluteus medius and its relation to body mechanics. *Physiother Rev* 21:131, 1941.

Kendall HO, Kendall FP: *Care During the Recovery Period of Paralytic Poliomyelitis.* U.S. Public Health Bulletin No.242, Washington, D.C., U.S. Government Printing Office, 1939.

Kendall HO: Some interesting observations about the after care of infantile paralysis patients. *J Excep Child* 3:107, 1937.

Kendall HO, Kendall FP: Study and Treatment of Muscle Imbalance in Cases of Low Back and Sciatic Pain. Pamphlet. Privately printed, Baltimore, 1936.

Kendall PH, Jenkins JM: Exercises for backache. *Physiotherapy* 54:158, 1968.

Klopsteg PE, Wilson PD, et al: *Human Limbs and Their Substitutes.* New York, McGraw-Hill Book Co., 1954.

Klousen K, Rasmussen B: On the location of the line of gravity in relation to L5 in standing. *Acta Physiol Scand* 72:45, 1968.

Kotby MN: Electromyography of the laryngeal muscles. *Electroenceph Clin Neurophysiol* 26:341, 1969.

Kramer P, Atkinson M, Wyman SM, et al: The dynamics of swallowing. *J Clin Invest* 36:589, 1957.

Kraus H: Effects of lordosis on the stress in the lumbar spine. *Clin Orthop* 117:56, 1976.

Landsmeer JMF: The anatomy of the dorsal aponeurosis of the human finger and its functional significance. *Anat Rec* 104:31, 1949.

Last RJ: Innervation of the limbs. *J Bone Joint Surg* 31-B:452, 1949.

Lindstrom A, Zachrisson M: Physical therapy for low back pain and sciatica. *Scand J Rehabil Med* 2:37, 1970.

Lieb FJ, Perry J: Quadriceps function. *J Bone Joint Surg* 53-A:749, 1971.

Lindahl O: Determination of the sagittal mobility of the lumbar spine. *Acta Orthop Scand* 37:241, 1966.

Lindahl O, Movin A: The mechanics of extension of the kneejoint. *Acta Orthop Scand* 38:226, 1967.

Lipetz S, Gutin B: Electromyographic study of four abdominal exercises. *Med Sci Sports* 2:35, 1970.

Lockhart RD, Hamilton GF, Fyfe FW: *Anatomy of the Human Body.* Philadelphia, J.B. Lippincott Co., 1959.

Loebl WY: Measurement of spinal posture and range of spinal movement. *Ann Phys Med* 9:103, 1967.

Long C: Intrinsic-extrinsic muscle control of the fingers. *J Bone Joint Surg* 50-A:973, 1968.

Loptata M, Evanich MJ, Lourenco RV: The electromyogram of the diaphragm in the investigation of human regulation of ventilaton. *Chest* 70 Suppl:162S, 1976.

Low JL: The reliability of joint measurement. *Physiotherapy* 62:227, 1976.

Mann R, Inman VT: Phasic activity of intrinsic muscles of the foot. *J Bone Joint Surg* 46-A:469, 1964.

Manter JT: Variations of the interosseous muscles of the human foot. *Anat Rec* 93:117, 1945.

McKenzie J: The development of the sternomastoid and trapezius muscles. *Contributions to Embryology, No.258*, 37:121. Washington, DC, Carnegie Institution, 1962.

Michelle AA: *Iliopsoas.* Springfield, IL, Charles C Thomas, 1962.

Moore KL: *Clinically Oriented Anatomy.* Baltimore, Williams & Wilkins, 1980.

Moore ML: The measurement of joint motion. Part II: The technique of goniometry. *Phys Ther Rev* 29:256, 1949.

Moore ML: Clinical assessment of joint motion. In Licht S: *Therapeutic Exercise*, ed 2. Baltimore, Waverly Press, Inc., 1965.

Morris JM, Benner G, Lucas DB: An electromyographic study of the intrinsic muscles of the back in man. *J Anat* 96:509, 1962.

Murphey DL, Blanton PL, Biggs NL: Electromyographic investigation of flexion and hyperextension of the knee in normal adults. *Am J Phys Med* 50:80, 1971.

Nachemson A: Electromyographic studies on the vertebral portion of the psoas muscle. *Acta Orthop Scand* 37:177, 1966.

Nachemson A: Physiotherapy for low back pain patients. *Scand J Rehab Med* 1:85, 1969.

Nachemson A: Towards a better understanding of low back pain: A review of the mechanics of the lumbar disc. *Rheumatol Rheab* 14:129, 1975.

Nachemson A: A critical look at the treatment for low back pain. *Scand J Rehab Med* 11:143, 1979.

Nachemson A, Lindh M: Measurement of abdominal and back muscle strength with and without low back pain. *Scand J Rehab Med* 1:60, 1969.

Ouaknine G, Nathan H: Anastomotic connections between the eleventh nerve and the posterior root of the first cervical nerve in humans. *J Neurosurg* 38:189, 1973.

Paré EB, Schwartz JM, Stern JT: Electromyographic and anatomical study of the human tensor fasciae latae muscle. In *Proceedings of the 4th Congress of the International Society of Electrophysiological Kinesiology*. Boston, Published by the organizing committee, 1979.

Partridge MJ, Walters CE: Participation of the abdominal muscles in various movements of the trunk in man. *Phys Ther Rev* 39:791, 1959.

Patton NJ, Mortensen OA: A study of some mechanical factors affecting reciprocal activity in one-joint muscles. *Anat Rec* 166:360, 1970.

Pearson AA: The spinal accressory nerve in human embryos. *J Comp Neurol* 68:243, 1938.

Pearson AA, Sauter RW, Herrin GR: The accessory nerve and its relation to the upper spinal nerves. *J Anat* 114-A:371, 1964.

Pennal GF, Conn GS, McDonald G, et al: Motion studies of the lumbar spine. *J Bone Joint Surg* 54-B:442, 1972.

Pressman JJ, Kelemen G: Physiology of the larynx. *Physiol Rev* 35:506, 1955.

Provins KA: Maximum force exerted about the elbow and shoulder joints on each side separately and simultaneously. *J Appl Physiol* 7:393, 1955.

Quiring DP: In Warfel JH: *The Head, Neck and Trunk*, ed. 3. Philadelphia, Lea & Febiger, 1967.

Ralston HJ, Todd FN, Inman VT: Comparison of electrical activity and duration of tension in the human rectus femoris muscle. *Electromyog Clin Neurophysiol* 16:271, 1976.

Ramsey GH, Watson JS, Gramiak R, et al: Cinefluorographic analysis of the mechanism of swallowing. *Radiology* 64:498, 1955.

Romanes GJ (editor): *Cunningham's Textbook of Anatomy*, ed. 11. London, Oxford University Press, 1972.

Rustad WH, Morrison LF: Revised anatomy of the recurrent laryngeal nerves. *Laryngoscope* 62:237, 1952.

Salter N, Darcus HD: The effect of the degree of elbow flexion on the maximum torques developed in pronation and supination of the right hand. *J Anat* 86-B:197, 1952.

Saunders JB deCM, Davis C, Miller ER: The mechanism of deglutition. *Ann Otol Rhinol Laryngol* 60:897, 1951.

Schewing LE, Pauly JE: An electromyographic study of some muscles acting on the upper extremity of man. *Anat Rec* 135:239, 1959.

Scudder GN: Torque curves produced at the knee during isometric and isokinetic exercise. *Arch Phys Med Rehabil* 61:68, 1980.

Sharp JT, Draz W, Danon J, et al: Respiratory muscle function and the use of respiratory muscle electromyography in the evaluation of respiratory regulation. *Chest* 70 Suppl:150S, 1976.

Sharrard WJW: The segmental innervation of the lower limb muscles in man. *Ann Ray Col Surg* 35:106, 1964.

Shelton RL, Bosma JF, Sheets BV: Tongue, Hyoid and larynx displacement in swallow and phonation. *J Appl Physiol* 15:283, 1960.

Shevlin MG, Lehmann JF, Lucci JA: Electromyographic study of the function of some muscles crossing the glenohumeral joint. *Arch Phys Med* 50:254, 1969.

Silbiger M, Pikielney R, Douner M: Neuromuscular disorders affecting the pharynx. *Invest Radiol* 2:442, 1967.

Smith JW: Muscular control of the arches of the foot in standing: an electromyographical assessment. *J Anat* 88-B:152, 1954.

Soderberg GL: Exercises for the abdominal muscles. *J Health, Phys Ed Recreation* 37:67, 1966.

Stokes IAF, Abery JM: Influence of the hamstring muscles on lumber spine curvature in sitting. *Spine* 5:6, 1980.

Straus WL, Howell AB: The spinal accessory nerve and its musculature. *Quart Rev Biol* 11:387, 1936.

Sunderland S: *Nerves and Nerve Injuries*, ed. 2. Edinburgh, Churchill Livingstone, 1978.

Suzuki N: An electromyographic study of the role of muscles in arch support of the normal and flat foot. *Nagoya Med J* 17:57, 1972.

Tavores AS: L'Innervation Des Muscles Pectoraux. *Acta Anat* 21:132, 1954.

Travill AA: Electromyographic study of the extensor apparatus of the forearm. *Anat Rec* 144:373, 1962.

Truex RC, Carpenter MB (editors): *Strong and Elwyn's Human Neuroanatomy*, ed. 6. Baltimore, The Williams & Wilkins Co., 1969.

Vogel PH: The innervation of the larynx of man and dog. *Am J Anat* 90:427, 1952.

Walters CE, Patridge MJ: Electromyographic study of the differential action of the abdominal muscles during exercise. *Am J Phys Med* 36:259, 1957.

Warwick R, Williams PL (editors): *Gray's Anatomy*, British ed. 36. Philadelphia, W.B. Saunders Co., 1980.

Weathersby HT, Sutton LR, Erusen UL: The kinesiology of muscles of the thumb: an electromyographic study. *Arch Phys Med Rehabil* 44:321, 1963.

Wells KF: *Kinesiology*, ed. 4. Philadelphia, W.B. Saunders Co., 1966.

White A, Panjabi M: *Clinical Biomechanics of the Spine*. Philadelphia, J.B. Lippincott Co., 1978.

Wiles P: Movements of the lumbar vertebrae during flexion and extension. *Proc Roy Soc Med* 28:647, 1935.

Wilkie DR: The mechanical properties of muscle. *Br Med Bull* 12:177, 1956.

Williams M, Lissner HR: *Biomechanics of Human Motion.* Philadelphia, WB Saunders Co., 1962.

Williams M, Stutzman L: Strength variation through the range of joint motion. *Phys Ther Rev* 39:145, 1959.

Williams PC: *The Lumbosacral Spine.* New York, McGraw-Hill Book Co., The Blakiston Division, 1965.

Wolf S: Normative data on low back mobility and activity levels. *Am J Phys Med* 58:217, 1979.

Woodburne RT: *Essentials of Human Anatomy*, ed. 5. New York, Oxford University Press, 1973.

Wright WG: *Muscle Function.* New York, Paul B. Hoeber, Inc., 1928.

Zemlin WR: *Speech and Hearing Science.* Englewood Cliffs, NJ, Prentice-Hall, Inc., 1968.

Sachregister

Aktuelle Fachbibliothek

Voss/Ionta/Myers
Propriozeptive Neuromuskuläre Fazilitation
Bewegungsmuster und Techniken
4. Aufl. 1988. 376 S., 227 Abb.,
DM 88,–/DM 79,–*

Sullivan/Markos/Minor
PNF – Ein Weg zum therapeutischen Üben
Propriozeptive neuromuskuläre Fazilitation:
Therapie und klinische Anwendung
1985. 318 S., 299 Abb., DM 58,–

Daniels/Worthingham
Muskelfunktionsprüfung
Manuelle Untersuchungstechniken
5. Aufl. 1985. 192 S., 281 Abb., DM 36,–

Klinkmann-Eggers
Grifftechnik in der krankengymnastischen Behandlung
Ein Repetitorium
3. Aufl. 1985. 102 S., 99 Abb., DM 34,–

Klinkmann-Eggers
Spezifische Haltungskorrektur
Eine krankengymnastische Behandlungs-
methode mit auxoton-truncofugalen Spannungs-
übungen zur Korrektur von Wirbelsäulenhaltung
und muskulärer Dysbalance
1986. 89 S., 44 Abb., DM 28,–

Lehnert-Schroth
Dreidimensionale Skoliose-Behandlung
Eine krankengymnastische Spezialmethode zur
Verbesserung von Rückgratverkrümmungen
3. Aufl. 1986. 301 S., 361 Abb., DM 54,–

Weber/Hirsch
Krankengymnastik bei idiopathischer Skoliose
Befundaufnahme, Prinzip und Behandlung nach
Martha Scharll
1986. 172 S., 163 Abb., DM 48,–

Becker
Skoliosen- und Diskopathienbehandlung
Mit isometrischen Spannungen sowie
isometrischen Spannungsbehandlungen in der
Orthopädie, Gynäkologie, Chirurgie und bei
internen Erkrankungen
10. Aufl. 1987. 48 S., 23 Abb., DM 9,80

Schuh
Bindegewebsmassage
Ein Lehrbuch für Ausbildung und Praxis
1986. 274 S., DM 44,–/DM 39,60*

Teirich-Leube
Grundriß der Bindegewebsmassage
11. Aufl. 1986. 132 S., 62 Abb., DM 24,–

Hamann
Massage in Wort und Bild
Grundlagen und Durchführung der Heilmassage
4. Aufl. 1983. 487 S., 406 Abb., 12 Taf.,
DM 58,–

Muschinsky
Massagelehre in Theorie und Praxis
Klassische Massage – Bindegewebsmassage –
Unterwasserdruckstrahlmassage
1984. 285 S., 247 Abb., DM 44,–/DM 37,50*

*Mengenpreis ab 20 Expl.
Preisänderungen vorbehalten.

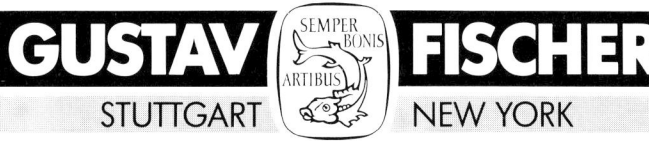

GUSTAV SEMPER BONIS ARTIBUS FISCHER
STUTTGART   NEW YORK

Aktuelle Fachbibliothek

Winkel/Vleeming/Fisher/Meijer/Vroege

Nichtoperative Orthopädie der Weichteile des Bewegungsapparates

Teil 1 · Anatomie in vivo
1985. 358 S., 297 Abb., DM 110,–/DM 98,–**

Teil 2 · Diagnostik
1985. 376 S., 307 Abb., DM 110,–/DM 98,–**

Teil 3 · Therapie der Extremitäten
1987. 544 S., 319 Abb., DM 148,–/DM 134,–**

Teil 4 · Therapie der Wirbelsäule
(erscheint Anfang 1989)

** Vorzugspreis für Komplettbezieher

Sachse

Manuelle Untersuchung und Mobilisationsbehandlung der Extremitätengelenke
Technischer Leitfaden
4. Aufl. 1986. 198 S., 103 Abb., DM 26,–

Prokop

Einführung in die Sportmedizin
für Ärzte, Sportler und Übungsleiter
3. Aufl. 1983. 171 S., 25 Abb., 7 Tab., DM 14,80

Schadé

Anatomischer Atlas des Menschen
6. Aufl. 1987. 192 S., 120 Abb., 11 farb. Ausschlagtaf., DM 52,–/DM 48,–*

Schöning

Bewegungstherapie im Wasser
Grundlagen und praktische Übungsanleitungen
1988. Etwa 260 S., etwa 310 Abb., etwa DM 48,–

Rössler

Krankengymnastische Gruppenbehandlung – mit Pfiff
1988. Etwa 400 S., 270 Abb., etwa DM 58,–

Brenner

Praktische Rechtskunde für Krankengymnasten, Masseure und med. Bademeister
1987. 343 S., DM 29,80

Hofmann/Kleinsorge

Kleine Pharmakologie
für medizinische und pharmazeutische Assistenzberufe
5. Aufl. 1987. 342 S., 30 Abb., 42 Tab., DM 19,80

Kleinsorge

Selbstentspannung
Trainingsheft für das Autogene Training
7. Aufl. 1988. 96 S., DM 9,80

Franke

Arbeitsbuch Aphasie
1987. 179 S., zahlr. Abb. u. Tab., DM 39,80

Dazu ist ergänzend erschienen:

Franke

Bildgrundwortschatz für Sprach- und Sprechbehinderte
Aphasiker, Anarthriker und Dysarthriker
1987. 12 Taf. auf 30 S., DM 36,–

* Mengenpreis ab 20 Expl.
Preisänderungen vorbehalten.

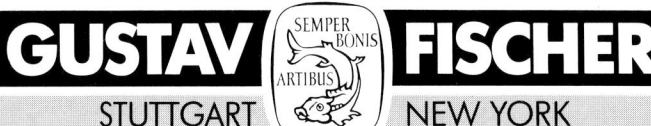

GUSTAV FISCHER
STUTTGART NEW YORK